T. Colin Campbell – Thomas M. Campbell

# Die „China Study"

# T. Colin Campbell
## Thomas M. Campbell

---

# Die „China Study"

## und ihre verblüffenden
## Konsequenzen für die Lebensführung

---

| | |
|---|---|
| Übersetzung | **Maria Michalitsch** |
| englisches Vorwort | **John Robbins** |
| deutsches Vorwort | **Gunter Neeb** |

Verlag für Ganzheitliche Medizin Dr. Erich Wühr GmbH,
Bad Kötzting / Bayer. Wald

**Bibliografische Information der Deutschen Nationalbibliothek**
Die Deutsche Nationalbibliothek verzeichnet diese Publikation in der Deutschen Nationalbibliografie;
detaillierte bibliografische Daten sind im Internet über <http://dnb.d-nb.de> abrufbar.

Haftung: Sämtliche Angaben in diesem Buch sind nach bestem wissenschaftlichen Können der Autoren gemacht. Eine Gewähr übernehmen der Verlag und die Autoren nicht, insbesondere die Behandlung betreffend.
Es bleibt in der alleinigen Verantwortung des Lesers, diese Angaben einer eigenen Prüfung zu unterziehen. Wenn
er die Methoden, die in diesem Buch beschrieben sind, an Patienten anwenden will, so tut er dies auf eigene
Verantwortung und Haftung.
Die erwähnten Produktnamen sind geschützte Marken oder eingetragene Markenzeichen der jeweiligen Eigen-
tümer, Unternehmen oder Organisationen, auch wenn sie nicht ausdrücklich als solche jeweils gekennzeichnet
wurden.

ISBN: 978-3-927344-91-4

Titel der Originalausgabe: „The China Study. The Most Comprehensive Study of Nutrition Ever Conducted and
the Startling Implications for Diet, Weight Loss and Long-term Health" von T. Colin Campbell Ph.D. and Thomas
M. Campbell II

© 2004 T. Colin Campbell Ph.D. and Thomas M. Campbell II

© 2010 Verlag für Ganzheitliche Medizin Dr. Erich Wühr GmbH
D-93444 Bad Kötzting/Bayer. Wald

Druck: TYPOS, CZ-30537 Plzeň/Pilsen

Karen Campbell gewidmet,
deren unbeschreibliche Liebe und Fürsorge
dieses Buch erst ermöglichten,

sowie Thomas McIlwain Campbell
und Betty DeMott Campbell
mit ihren unbeschreiblichen Gaben und Begabungen.

## Über die Autoren

**Dr. T. Colin Campbell** war mehr als vierzig Jahren an der Spitze der Ernährungsforschung tätig. Sein Vermächtnis – die China Study – ist die umfassendste Studie über Gesundheit und Ernährung, die jemals durchgeführt wurde. Dr. Campbell trägt inzwischen den Titel eines Jacob Gould Schurman Professor Emeritus für Ernährungsbiochemie an der Cornell Universität. Er erhielt über viele Jahre Forschungsgelder aus seriösen Quellen und veröffentlichte sehr viele Forschungsarbeiten. Die China Study stellt den Höhepunkt der zwanzigjährigen Zusammenarbeit zwischen der Cornell Universität, der Oxford Universität und der Chinesischen Akademie für Präventivmedizin dar.

**Thomas Campbell** schlug nach seinem Abschluss an der Cornell Universität 1999 die medizinische Laufbahn ein. Zudem ist er Autor, Schauspieler und Marathonläufer. Geboren und aufgewachsen in Ithaca, New York, trat er auf Bühnen in London, Chicago und den meisten Staaten östlich des Mississippis auf. Er spielt gern Fußball und geht Bergwandern und Skifahren.

# Danksagung

Dieses Buch, von seiner ursprünglichen Konzeption bis zu seiner fertigen Form, dauerte viele Jahre. Aber erst die letzten drei Jahre gaben ihm Form. Dies habe ich meiner großen lebenslangen Liebe, meiner Frau Karen zu verdanken, mit der ich bereits 43 Jahre verheiratet bin. Ich wollte das Buch machen und sie wollte es noch mehr. Sie sagte, es muss für die Kinder dieser Welt geschrieben werden. Sie redete mir gut zu, sie trieb mich an, sie bestand darauf, dass wir richtig hart an dem Buch arbeiteten. Sie las jedes Wort mehrere Male, auch die gestrichenen!

Aber am wichtigsten ist, dass Karen vorschlug, ich sollte mit Tom, dem jüngsten unserer fünf Kinder arbeiten. Seine schriftstellerischen Fähigkeiten, sein konsequentes Streben, die Inhalte seriös widerzugeben und seine unglaublich schnelle Auffassungsgabe, mit der er das Thema in sich aufsog, machten das Projekt erst möglich. Er schrieb einige Kapitel des Buches selbst und überarbeitete andere, was immer mehr Klarheit in meine Aussagen brachte.

Und unsere anderen Kinder (Nelson und seine Frau Kim, LeAnne, Keith, Dan) und unsere Enkelkinder hätten nicht motivierender sein können. Ihre Liebe und Unterstützung kann nicht in Worte gefasst werden.

Ich bin einer weiteren Familie von mir zu großem Dank verpflichtet: meinen vielen Studenten, Doktoranden und anderen wissenschaftlichen Mitarbeitern sowie natürlich meinen Professorenkollegen, die in meiner Forschungsgruppe mitarbeiteten und die Perlen in meiner Karriere waren. Bedauerlicherweise konnte ich nur einen kleinen Ausschnitt aus ihren wissenschaftlichen Erkenntnissen in diesem Buch zitieren. Es hätten natürlich noch viel, viel mehr berücksichtigt werden können.

Es haben natürlich noch viel mehr Freunde, Partner und Familienangehörige ihren Beitrag geleistet durch das akribische Korrekturlesen verschiedener Versionen des Manuskripts und durch ihre detaillierten Kommentare. In alphabetischer Reihenfolge sind dies Nelson Campbell, Ron Campbell, Kent Caroll, Antonia Demas, Mark Epstein, John und Martha Ferger, Kimberly Kathan, Doug Lisle, John Robbins, Paul Sontrop und Glenn Yeffeth. Ratschläge, Unterstützung und großzügige Hilfe in vielen anderen Formen erhielt ich von Neal Barnard, Jodi Blanco, Junshi Chen, Robert Goodland, Michael Jacobson, Ted Lange, Howard Lyman, Bob Mecoy, John Allen Mollenhauer, Jeff Nelson, Sushma Palmer, Jeff Prince, Frank Rhodes, Bob Richardson und Kathy Ward.

Natürlich bin ich auch meinem amerikanischen Verlger BenBella Books sehr dankbar, hier vor allem Glenn Yeffeth, Shanna Caughey, Meghan Kuckelman, Laura Watkins und Leah Wilson, die aus einem einfachen Word-Dokument die englische Version des vorliegenden Buches gemacht haben.

Das Herz des Buches ist die China Study selbst. Dies ist natürlich nicht die ganze Geschichte, doch war sie der entscheidende Punkt in der Entwicklung meiner Ideen. Die Studie hätte ohne die außerordentliche Leistung und überaus harte Arbeit von Junshi Chen und Li Junyao in Peking, Sir Richard Peto und Jillian Boreham an der Universität von Oxford in England und Linda Youngman, Martin Root und Banoo Parpia in meiner eigenen Forschungsgruppe an der Cornell Universität nicht durchgeführt werden können. Dr. Chen leitete mehr als 200 professionelle wissenschaftliche Mitarbeiter, die die Studie in ganz China durchführten. Seine professionelle Haltung und persönlichen Charakterzüge waren mir eine Inspiration. Es sind seine Arbeiten und Menschen wie er, die unsere Welt zu einem besseren Ort werden lassen.

Auf ganz ähnliche Art und Weise engagierten sich Dr. Caldwell Esselstyn und Dr. John McDougall (bzw. Anne und Mary) für dieses Buch. Ihre Hingabe und ihr Engagement waren vorbildlich.

All dies war natürlich nur möglich, weil mir meine Eltern, Tom und Betty Campbell, einen so wunderbaren Start ins Leben ermöglichten. Ihnen widme ich dies Buch. Ihre Liebe und Zuwendung eröffneten mir und meinen Geschwistern mehr Möglichkeiten als sie sich vorzustellen vermochten.

Ich muss es auch all meinen Kollegen hoch anrechnen, die meine Ideen und nicht selten auch mich in Misskredit brachten. Diese inspirierten mich auf eine andere Art und Weise. Sie zwangen mich herauszufinden, warum Ideen so viel unnötige Feindschaft entgegengebracht wird, die eigentlich Teil einer wissenschaftlichen Debatte sein sollten. Indem ich eine Antwort darauf suchte, fand ich eine weisere und einzigartigere Perspektive, die ich anders nicht erreicht hätte.

Abschließend muss ich den amerikanischen Steuerzahlern danken. Sie haben meine Arbeit über mehr als vier Jahrzehnte finanziert. Ich hoffe, dass ich mit den Lektionen, die ich gelernt habe, ihnen einen Teil meiner Schuld zurückzahlen kann.

T. Colin Cambell

Zusätzlich zu all jenen, die oben erwähnt wurden, sage ich meinen Eltern Dank. Mein Anteil an diesem Buch war und ist immer noch ein Geschenk von ihnen, für das ich ihnen mein ganzes Leben dankbar sein werde. Worte können nicht gut genug beschreiben, welches Glück ich habe, Eltern zu haben, die so wunderbare Lehrer, Helfer und Motivatoren sind.

Eine große Hilfe war uns auch Kimberly Katha, die uns mit Rat und Tat zur Seite stand, die immer für uns da war und mit großer Hingabe mitarbeitete. Sie machte die Tiefs erträglich und die Hochs außergewöhnlich in dieser Achterbahn der Abenteuer.

Thomas M. Campbell II

# Geleitwort

T. Colin Campbell ist von seinem Wesen her noch immer ein Bauernjunge aus Nord-Virginia. Immer wenn wir Zeit miteinander verbringen, teilen wir unsere Erinnerungen vom Bauernhof. Ob es das Düngen mit Kuhmist, das Fahren mit Traktoren oder das Hüten der Rinder ist, wir beide blicken auf einen reichen Erfahrungsschatz aus dem Leben auf dem Bauernhof zurück.

Mit diesem Hintergrund schlugen wir jedoch unterschiedliche berufliche Laufbahnen ein. Es sind die Leistungen seiner späteren professionellen Karriere, für die ich Colin bewundere. Er war an der Entdeckung einer Chemikalie, später bekannt als Dioxin, beteiligt, und danach leitete er eine der wichtigsten Ernährungs- und Gesundheitsstudien, die so genannte *China Study*. Mittlerweile publizierte er hunderte wissenschaftliche Arbeiten, nahm an zahlreichen staatlichen Expertenausschüssen teil und trug zur Bildung nationaler und internationaler Diät- und Gesundheitsorganisationen bei, wie beispielsweise dem American Institute for Cancer Research und dem World Cancer Research Fund.[A] Als Wissenschaftler ist er maßgeblich daran beteiligt, wie Ernährung und Gesundheit in unserem Land angesehen werden.

Als ich Colin jedoch persönlich kennen lernte, begann ich, ihn nicht nur wegen seiner langen Liste professioneller Leistungen zu respektieren. Seither respektiere ich ihn auch für seinen Mut und seine Integrität.

Colin stellt ernsthaft den gegenwärtigen Stand der Dinge in Frage, und obwohl die Forschungsergebnisse auf seiner Seite sind, ist es niemals leicht, gegen den Strom zu schwimmen. Ich kenne dies aus eigener Erfahrung, da ich mitangeklagt war, als Oprah Winfrey von einigen Rinderzüchtern verklagt wurde, nachdem sie ihre Absicht kundgetan hatte, kein Rindfleisch mehr zu essen. Ich war in Washington, D.C., setzte mich für bessere landwirtschaftliche Verfahren ein und kämpfte für eine Veränderung der Nahrungsmittelproduktion in diesem Land. Ich habe es mit einigen der einflussreichsten und kapitalkräftigsten Gruppen des Landes aufgenommen, und daher weiß ich, dass dies nicht leicht ist.

Aufgrund unserer ähnlichen Laufbahnen fühle ich mich mit Colins Geschichte besonders verbunden. Wir wuchsen beide auf einem Bauernhof auf, lernten Unabhängigkeit, Ehrlichkeit und Integrität in kleinen Gemeinden und etablierten uns in „ordentlichen" Berufen. Obgleich wir beide Erfolg hatten (ich erinnere mich noch an den ersten von mir ausgestellten siebenstelligen Scheck für ein riesiges Viehgeschäft in Montana), erkannten wir bald, dass das System, in dem wir lebten, einige Verbesserungen brauchen konnte. Dieses System herauszufordern, das uns mit großen Ehrungen bedachte, verlangte einen eisernen Willen und standhafte Integrität. Colin verfügt über beides, und dieses Buch stellt einen brillanten Schlussstein einer langen und ehrwürdigen Laufbahn dar. Wir können von Colin lernen, der den Höhepunkt seiner Profession erreicht hatte und dann den Mut aufbrachte, noch höher zu greifen, indem er nach Veränderung verlangte.

Ob Sie nun an Ihrer persönlichen Gesundheit oder aber am erbärmlichen Gesundheitszustand in diesem Land interessiert sind, dieses Buch wird Sie reichlich beschenken. Lesen Sie es aufmerksam, nehmen Sie seine Informationen auf und nützen Sie sie in Ihrem Leben.

Howard Lyman, Autor von *Mad Cowboy*

---

A    Amerikanisches Institut für Krebsforschung und Welt-Krebs-Forschungsfonds

# Vorwort zur englischen Ausgabe

Wenn Sie wie die meisten Amerikaner heutzutage leben, dann sind Sie von Fastfood-Restaurantketten umgeben. Sie werden von Werbung für Junkfood bombardiert. Es ist leichter, einen Schokoriegel, einen Big Mac oder ein Coca-Cola zu finden als einen Apfel. Und Ihre Kinder essen in einer Schulcafeteria, wo man unter Gemüse das Ketchup auf dem Burger versteht.

Angenommen, Sie suchen Ihren Hausarzt oder Ihre Hausärztin auf, um Ratschläge für Ihre Gesundheit einzuholen. Im Wartezimmer liegt ein 243 Seiten starkes Hochglanzmagazin mit dem Titel *Hausarzt: Ihr essenzieller Leitfaden für Gesundheit und Wohlbefinden*. Es wird herausgegeben von der Amerikanischen Akademie für praktische Ärzte und gratis verschickt an alle niedergelassenen praktischen Ärzte der Vereinigten Staaten. Im Innenteil prangen im Überfluss ganzseitige Hochglanzinserate von McDonald's, Dr Pepper oder Werbung für Schokoladenpudding und Oreo-Kekse.[A]

Sie ergreifen eine Ausgabe von *National Geographic Kids*, ein Magazin, herausgegeben von der National Geographic Society „für Kinder ab sechs Jahren", und erwarten einen „gesunden" Lesestoff für die Jüngsten. Die Seiten sind hingegen voller Inserate für Twinkies, M&Ms, Frosted Flakes, Froot Loops, Hostess Cup Cakes und Xtreme Jell-O Pudding Sticks[B].

Das ist es, was von Wissenschaftlern und Lebensmittelaktivisten an der Yale Universität als toxisches Ernährungsumfeld bezeichnet wird. Und in diesem Umfeld leben die meisten von uns heutzutage.

Eine unvermeidliche Tatsache ist es, dass gewisse Leute schrecklich viel Geld am Verkauf ungesunder Nahrungsmittel verdienen. Diese Leute wollen, dass Sie die Nahrungsmittel, die sie verkaufen, weiterhin essen, auch wenn Sie dadurch übergewichtig werden, Ihre Vitalität dahinschwindet, Ihre Lebensqualität sich dadurch verschlechtert und Sie früher sterben. Diese Leute wollen Sie schwach, fügsam und unwissend halten. Sie wollen Sie nicht gut informiert sein lassen, aktiv und voller Energie, und sie sind durchaus bereit, Milliarden Dollar jährlich dafür auszugeben, um dieses Ziel zu erreichen.

Sie können das alles hinnehmen, Sie können sich den Verkäufern von minderwertiger Fertigkost unterwerfen, oder Sie finden eine gesündere und lebensbejahendere Beziehung zu Ihrem Körper und dem Essen, das Sie zu sich nehmen. Wenn Sie vor Gesundheit strahlen möchten, schlank, klar und sich lebendig fühlen wollen, brauchen Sie einen Verbündeten in der heutigen Umwelt.

Glücklicherweise halten Sie gerade jetzt einen solchen Verbündeten in Ihren Händen. T. Colin Campbell ist ein weithin anerkannter brillanter Wissenschaftler, ein engagierter Forscher und ein großer Menschenfreund. Nachdem ich die Freude und die besondere Ehre habe, sein Freund zu sein, kann ich dies alles bezeugen und dem noch etwas hinzufügen: Er ist auch ein Mann von großer Bescheidenheit und menschlicher Tiefe, ein Mann, dessen Liebe für andere, jeden seiner Schritte begleitet.

Campbells neues Buch – *Die China Study* – ist ein großartiger Lichtstrahl im Dunkel unserer Zeit, der das Umfeld und die tatsächlichen Zusammenhänge von Ernährung und Gesundheit derart klar und vollständig erhellt, dass Sie nie wieder denjenigen zum Opfer fallen werden, die daraus Profit schlagen, dass Sie fehl informiert, verwirrt und gehorsam weiterhin deren minderwertige Kost essen.

Eines der vielen Dinge, das ich an diesem Buch schätze, ist, dass Campbell nicht einfach nur seine Schlussfolgerungen darlegt. Er predigt nicht von oben herab, indem er Ihnen wie einem Kind erklärt,

---

A   In vielen Arztpraxen hierzulande liegen ähnliche „Ärzte"-Zeitschriften aus mit von Fertiggerichtherstellern bezahlten Artikeln, in denen so genannte Diätologen die Vorteile von Tütensuppen und Tiefkühlkost hervorheben.
B   Amerikanische Süßwaren, Snacks und Convenient Foods

was Sie essen sollen und was nicht. Stattdessen stellt er – wie ein guter zuverlässiger Freund, der zufällig mehr in seinem Leben gelernt, entdeckt und gemacht hat, als die meisten von uns sich je vorstellen könnten – fachkundig, klar und deutlich Informationen und Datenmaterial bereit, um besser verstehen zu können, was heutzutage alles mit Gesundheit und Ernährung verknüpft ist. Er bestärkt Sie, fundierte Entscheidungen zu treffen. Natürlich gibt er auch Empfehlungen und macht Vorschläge, und dabei auch noch sehr gute. Aber er stellt immer dar, wie er zu seinen Schlussfolgerungen gekommen ist. Das Datenmaterial und die Belege sind das, was zählt. Sein einziges Anliegen ist es, Ihnen dabei zu helfen, Ihr Leben so informiert und gesund wie möglich zu leben.

Ich habe *Die China Study* bereits zweimal gelesen, und jedes Mal habe ich unermesslich viel gelernt. Dies ist ein mutiges und weises Buch. *Die China Study* ist außerordentlich hilfreich, hervorragend geschrieben und von außergewöhnlicher Wichtigkeit. Campbells Werk ist revolutionär in seinen Schlussfolgerungen und eindrucksvoll in seiner Klarheit.

Wenn Sie Speck und Eier zum Frühstück essen und danach ein cholsesterinsenkendes Medikament einnehmen wollen, dann ist das Ihr gutes Recht. Wenn Sie aber wirklich Verantwortung für Ihre Gesundheit übernehmen wollen, dann lesen Sie dieses Buch, *Die China Study*, und lesen Sie es bald! Wenn Sie den Rat dieses außergewöhnlichen Leitfadens beherzigen, wird es Ihnen Ihr Körper jeden Tag für den Rest Ihres Lebens danken.

John Robbins, Autor von *Ernährung für ein Neues Jahrtausend*,
*Reclaiming Our Health* und *Food Revolution*

# Vorwort zur deutschen Ausgabe

Im April 2007 saß ich an den Ufern des Züricher Sees, weil ich dort eine Vorlesung zum Thema Traditionelle Chinesische Medizin (TCM) und Krebs gab, und hatte mir das gerade in Englisch erschienene Buch *The China Study* als neue Lektüre mitgenommen. Nach einigen Seiten begann ich mich zu wundern, dann zu staunen, und schließlich zu zweifeln:

Was dort, Seite für Seite, über den Zusammenhang zwischen Ernährung und Erkrankungen stand, war so unglaublich, dass es längst wissenschaftliches Allgemeinwissen sein müsste, wenn es glaubhaft war.

Denn, obwohl ich sicher eine Menge wissenschaftlicher Veröffentlichungen kenne, waren die Fakten, die sich aus dieser bisher größten epidemiologischen Studie zum Thema Ernährung ergeben, zu neu und umwerfend, um sie einfach so glauben zu können. Doch dann begann Prof. Campbell, Belege aufzuzählen und Seite für Seite – wie ich meine – diese unwiderlegbar zu beweisen. Nicht mit einer, sondern mit Hunderten von Substudien, die über 20 Jahre lang an über 10.000 Probanden durchgeführt worden waren!

Dort stand zum Beispiel, dass Milchprodukte, vermutlich via IGF-1 (Somatomedin C) vermittelte Zellstimulation, die Teilung von Tumorzellen beschleunigen, während noch immer in der Onkologie den abgemagerten Patienten empfohlen wurde, ihre Eiweißzufuhr mittels konzentrierter Milchprodukte, wie Käse und Joghurt zu erhöhen.

Einige Studien, die seit dem „Schönreden" dieses Zusammenhangs durch die Deutsche Gesellschaft für Ernährung e. V. (deren Mitglieder u.a. auch Wirtschaftsverbände sind) im Jahre 2001[A] gemacht wurden, zeigen aber, dass nicht nur das IGF-1 der Kühe (bovines IGF) ins Blut gelangt, sondern auch die Produktion von humanem (menschlichem) IGF-1 durch das Kasein der Milch ansteigt[B]. Menschen, die artfremde Milchprodukte zu sich nehmen, haben sozusagen einen doppelten Effekt. Dieser Effekt auf existierende Tumorzellen durch Erhöhung der Zellteilung (Proliferation) und Hemmung des Absterbens (Apoptose) ist bereits unbestrittenes medizinisches Allgemeinwissen[C]. Das Argument, Kalorienrestriktion sei die Ursache für die Verringerung von Krebs bei Asiaten[D], wird durch den Inhalt der *China Study* wirksam widerlegt[E]. Doch der Verbraucher wird hiervon nicht unterrichtet. Zur Zellteilungshemmung bekommt er Chemotherapie, als Diätempfehlung Milchprodukte, die die Zellteilung wieder beschleunigen.

Auch wurden die Wirkunterschiede zwischen aktivem Vitamin D (Calcitriol) durch Sonnenlicht und dem üblicherweise extern zugeführten D3 (Colecalciferol und Calcium) bei Brustkrebs[F] und Osteopo-

---

A    DGE-Stellungnahme: „Milch und Krebs", vom 1.11.2001. Zu finden unter www.dge.de.

B    Hoppe, Moelgard: Differential effects of casein versus whey on fasting plasma levels of insulin, IGF-1 and IGF-1/IGFBP-3: results from a randomized 7-day supplementation study in prepubertal boys, in: European Journal of Clinical Nutrition (2009) 63, 1076–1083; doi:10.1038/ejcn.2009.34; published online 27 May 2009

C    z.B. bei: Haim, W.: IGF 1, proliferation and cancer, in: Endocrine Abstracts (2009) 20 S5.1, European Congress of Endocrinology 2009

D    Kari FW, Dunn SE, French JE, Barrett JC: Roles for insulin-like growth factor-1 in mediating the anti-carcinogenic effects of caloric restriction. J Nutr Health Aging 3 (1999) 92–101

E    http://www.ctsu.ox.ac.uk/~china/monograph/

F    z.B.: Amir, et al: A phase 2 trial exploring the effects of high-dose (10,000 IU/day) vitamin D(3) in breast cancer patients with bone metastases. In: PMID: 19918922 [PubMed – as supplied by publisher]

rose erklärt[A]. Aber immer noch wird nur Arznei verschrieben, anstatt diesen betroffenen Patienten mehr Kontakt mit dem kostenlosen Sonnenlicht anzuraten – aber vielleicht gerade weil es umsonst ist?

Als ich später Nachforschungen hierzu betrieb, wurde mir klar, dass man eine solche erdrückende Beweislast, die zu einer Revolution der Ernährungsindustrie durch den Verbraucher führen könnte, nicht widerlegen kann, sondern nur ignorieren. Dies war in den USA durch andere Ernährungsgewohnheiten und eine andere Informationspolitik möglich, beim ernährungsorientierten Verbraucher im weniger zentral organisierten Europa aber wahrscheinlich schwerer der Fall. Hier fällt diese Information auf fruchtbaren Boden.

Da ich selbst Patienten mit Krebs, Autoimmunerkrankungen, koronaren Herzkrankheiten, Diabetes und anderen in diesem Buch relevanten Erkrankungen hatte und habe, begann ich, den Inhalt dieser Studie sofort in die Praxis umzusetzen:

Jeder Patient mit Tumorzellen wurde zu strengem Milchprodukteverzicht angehalten, anderen Patienten empfahl ich die Umstellung von tierischem auf pflanzliches Eiweiß. In meinen Vorlesungen und Kursen empfahl ich den Teilnehmern (Ärzte, Heilpraktiker) das Buch für sich und ihre Patienten.

Da ich keine Abstinenz predigen wollte, ohne sie selbst zu praktizieren, ging ich trotz guter Gesundheit mit gutem Beispiel voran und lebte im Selbstversuch 18 Monate ohne tierisches Eiweiß (außer ab und an etwas Fisch).

Es war weder Selbstkasteiung noch Qual, sondern ich stellte hierbei fest, dass das bewusstere Essen zu Hause wie auch in Restaurants zur Auswahl höherwertiger Speisen führte. Als Folge reduzierte sich mein Gewicht und mein Wohlbefinden erhöhte sich. Auch konnte ich Tipps für Alternativen beim Essen durch Erfahrung geben, zum Beispiel statt Marmelade, Wurst und Käse aufs Brot ein Frühstück mit Nussmus oder Tomatenmark mit frischem Brotbelag wie Basilikum, Tomaten oder Gurken. Kurz, ich lernte in dieser Zeit am eigenen Leib, welchen schädlichen Einfluss die erst seit 50 Jahren existierende „moderne" Ernährung auf unsere Gesundheit hat und wie gut eine Umstellung tut.

Da ein selbstverantwortlicher Verbraucher, wie manche Politiker ihn darstellen, nur dann existieren kann, wenn er auch ein wohlinformierter Verbraucher ist, empfahl ich das Buch sofort dem Verlag für Ganzheitliche Medizin. Dies tat ich mit dem Hinweis, dass dies vielleicht eines der wichtigsten Bücher dieses Jahrzehnts sein wird, wenn genug Leute es lesen und für sich selbst umsetzen.

Und hier ist es nun: DIE CHINA STUDY in deutscher Sprache! Möge es noch vielen Ärzten, Patienten und Verbrauchern ebenso wie mir ein Augenöffner sein und zu unserer Gesundheit gereichen.

Idstein, im Herbst 2009

Gunter R. Neeb,
Doktor und Arzt f. Chinesische Medizin (VR China),
Gastprofessor der Universität Kunming

---

A    Scharla: Stellenwert von nativen und biologisch aktivem Vitamin D bei der Prävention und Therapie der Osteoporose, in: ZRheumatol 2006:65:391–399

**Anmerkungen zur deutschen Ausgabe**

- Zugunsten der leichteren Lesbarkeit entschieden wir uns gegen eine geschlechtsneutralere Schreibweise (wie z.B. Leser/Leserin oder LeserIn).

- Bei den alphabetischen Fußnoten jeweils am Ende der Seite handelt es sich um Anmerkungen der Übersetzerin und/oder des deutschen Verlages.

- Hochgestellte arabische Ziffern im Text verweisen auf Referenzen der Autoren im Anhang „Verweise" ab S. 349

# Inhaltsverzeichnis

## Teil 1: Die „China Study"

## Teil 2: Die Überflusserkrankungen

## Teil 3: Leitfaden für eine gesunde Ernährung

## Teil 4: Warum haben Sie davon nicht schon früher gehört?

# Anhang

# Einleitung

Das immense Bedürfnis der Öffentlichkeit nach Ernährungsrichtlinien erstaunt mich immer wieder, obgleich ich mein gesamtes Arbeitsleben der Durchführung experimenteller Forschung in Ernährungs- und Gesundheitsfragen gewidmet habe. Ernährungsbücher sind beständige Bestseller. Nahezu jede gängige Illustrierte bietet Ernährungsratschläge. Zeitungen bringen regelmäßig Artikel und in TV- und Radiosendungen laufen ständig Diskussionen über Ernährung und Gesundheit.

Sind Sie angesichts dieser Informationsflut wirklich sicher, was Sie tun können, um Ihren Gesundheitszustand zu verbessern?

Sollten Sie Nahrungsmittel aus biologischem Anbau kaufen, um eine Pestizidbelastung zu vermeiden? Sind Umweltgifte eine Hauptursache für Krebs? Oder ist Ihre Gesundheit durch Ihre Gene von Geburt an „vorherbestimmt"? Machen Sie Kohlenhydrate wirklich dick? Sollten Sie mehr wegen der Gesamtmenge der zu sich genommenen Fette besorgt sein oder bloß wegen der gesättigten Fettsäuren und Transfette? Welche Vitamine – wenn überhaupt – sollten Sie einnehmen? Kaufen Sie Nahrungsmittel, die mit zusätzlichen Ballaststoffen angereichert sind? Sollten Sie Fisch essen, und wenn ja, wie oft? Verhindert der Verzehr von Sojaprodukten die Entstehung von Herzerkrankungen?

Ich vermute, dass Sie sich der Antworten auf diese Fragen nicht ganz sicher sind. Wenn das der Fall ist, sind Sie nicht alleine. Obwohl Informationen und Meinungen im Überfluss vorhanden sind, *wissen sehr wenige Menschen wirklich, was sie zu ihrer Gesundheit beitragen können*.

Der Grund dafür ist nicht, dass es keine Untersuchungen gibt. Es gibt sie. Wir wissen enorm viel über die Verbindung zwischen Ernährung und Gesundheit. Aber die wahre Wissenschaft wird unter einem Wirrwarr von unsachlichen oder sogar gesundheitsgefährdenden Informationen begraben – verursacht durch Pseudowissenschaft, Modediäten und Propaganda der Nahrungsmittelindustrie.

Dies möchte ich ändern. Ich möchte Ihnen ein neues Rahmenwerk zum besseren Verständnis von Ernährung und Gesundheit bieten, ein Rahmenwerk, das Verwirrung ausschließt, Krankheit verhindert oder behandelt, und Ihnen erlaubt, ein erfüllteres Leben zu führen.

Beinahe fünfzig Jahre lang war ich Teil „des Systems", arbeitete auf höchster Ebene, entwickelte und leitete große Forschungsprojekte, entschied welche Forschungen finanziell gefördert würden und arbeitete gewaltige Mengen an wissenschaftlichen Daten in Berichte für nationale Expertenausschüsse ein.

Nach einer langen Laufbahn in Forschung und gesundheitspolitischer Öffentlichkeitsarbeit verstehe ich jetzt, warum Amerikaner so verwirrt sind. Als Steuerzahlende, die die Rechnung für Forschung und Gesundheitspolitik in Amerika begleichen, haben Sie das Recht zu erfahren, dass viele der gängigen Auffassungen über Ernährung, Gesundheit und Krankheit, die Ihnen vermittelt wurden, falsch sind:

- Synthetische Chemikalien in der Umwelt und in Nahrungsmitteln – so problematisch sie auch sein mögen – sind nicht die Hauptursache für Krebs.
- Die Gene, die Sie von Ihren Eltern erben, sind nicht die entscheidenden Faktoren dafür, ob Sie einer der zehn führenden Todesursachen zum Opfer fallen.
- Die Hoffnung, dass die genetische Forschung letztendlich zur Entwicklung von Arzneimitteln zur Heilung von Erkrankungen führt, lässt sehr viel machtvollere Lösungsansätze außer Acht, die man heutzutage anwenden kann.
- Zwanghaftes Kontrollieren der Aufnahme jeglicher Nährstoffe, wie zum Beispiel Kohlenhydrate, Fette, Cholesterin oder Omega-3-Fettsäuren, führt nicht zu langfristiger Gesundheit.
- Vitamine und Nahrungsergänzungsmittel gewährleisten keinen langfristigen Schutz gegen Erkrankung.
- Medikamente und operative Eingriffe heilen nicht die Krankheiten, an denen die meisten Amerikaner sterben.
- Ihr Hausarzt weiß wahrscheinlich nicht, was Sie brauchen, um so gesund wie nur möglich zu sein.

Ich beabsichtige nichts Geringeres als eine Neudefinition dessen, was wir als gesunde Ernährung betrachten. Die provozierenden Ergebnisse aus meinen vier Dekaden biomedizinischen Forschens, inklusive der Untersuchungsergebnisse einer 27 Jahre dauernden Laborversuchsreihe (finanziert von einem der angesehensten Leistungsträger), belegen, dass eine angemessene Ernährungsweise Ihr Leben retten kann.

Ich werde nicht von Ihnen erwarten, dass Sie den Schlussfolgerungen glauben, die auf meinen persönlichen Beobachtungen beruhen, so wie es einige populäre Autoren tun. In diesem Buch befinden sich über 750 Literaturangaben, und die überwältigende Mehrheit besteht aus primären Informationsquellen, einschließlich hunderter wissenschaftlicher Publikationen anderer Forscher, die einen Weg zu weniger Krebs, weniger Herzerkrankungen, weniger Gehirnschlägen, weniger Fettleibigkeit, weniger Autoimmunerkrankungen, weniger Osteoporose, weniger Alzheimer, weniger Nierensteinen und weniger Erblindungen aufzeigen.

Viele Forschungsergebnisse, die in den renommiertesten Wissenschaftsjournalen veröffentlicht wurden, zeigen folgendes:

- Eine Änderung der Ernährungsweise ermöglicht es Diabetikern, ohne Medikation auszukommen.
- Herzerkrankungen können allein mit Ernährung rückgängig gemacht werden.
- Brustkrebs korreliert mit der Menge gewisser weiblicher Sexualhormone im Blut, die durch Nahrungsmittel aufgenommen werden.
- Der Verzehr von Milchprodukten kann das Risiko von Prostatakrebs erhöhen.
- Antioxidanzien, die in Obst und Gemüse vorkommen, stehen in direktem Zusammenhang mit der geistigen Leistungsfähigkeit im Alter.
- Nierensteinen kann mit einer gesunden Ernährungsweise vorgebeugt werden.

- Diabetes vom Typ I, eine der verheerendsten Erkrankungen, die einem Kind widerfahren kann, steht in direktem Zusammenhang mit den Ernährungspraktiken im Säuglings- und Kleinkindalter.

Diese Ergebnisse zeigen, dass eine angemessene Ernährung die mächtigste Waffe gegen Erkrankungen ist. Das Verständnis dieser wissenschaftlichen Belege ist nicht nur zur Förderung unserer Gesundheit wichtig, sondern hat auch tief greifende Auswirkungen auf unsere gesamte Gesellschaft. Wir *müssen* wissen, warum Fehlinformationen unsere Gesellschaft beherrschen und warum wir enormen Irrtümern unterliegen, was das Erforschen von Ernährung und Krankheit betrifft, und wie wir Gesundheit fördern und Krankheiten behandeln können.

In vieler Hinsicht versagt das amerikanische Gesundheitssystem. Unsere Pro-Kopf-Ausgaben für das Gesundheitswesen sind weit höher als in jeder anderen Gesellschaft der Welt, und dennoch sind zwei Drittel der Amerikaner übergewichtig, und über 15 Millionen Amerikaner leiden an Diabetes – eine Zahl, die rapide ansteigt. Herzerkrankungen fallen wir genauso oft zum Opfer wie vor dreißig Jahren, und der Kampf gegen Krebs, der in den Siebzigerjahren begann, hat kläglich versagt. Die Hälfte aller Amerikaner leidet an einem Gesundheitsproblem, das die wöchentliche Einnahme eines verschreibungspflichtigen Arzneimittels erfordert, und über 100 Millionen Amerikaner weisen einen erhöhten Cholesterinspiegel auf.

Zu allem Übel führen wir unsere Jugend steil bergab auf einen Weg, auf dem sich Krankheit immer früher in ihrem Leben manifestiert. Ein Drittel der jungen Menschen in diesem Land ist übergewichtig oder gefährdet, übergewichtig zu werden. Zunehmend werden sie Opfer einer Form von Diabetes, die früher nur bei Erwachsenen festgestellt wurde, und diese jungen Menschen nehmen jetzt mehr Medikamente ein als je zuvor.

All diese Probleme laufen auf drei Punkte hinaus: Frühstück, Mittagessen und Abendessen.

Vor mehr als vierzig Jahren, zu Beginn meiner Karriere, hätte ich nie vermutet, dass Essen in einem so engen Zusammenhang mit Gesundheitsproblemen steht. Jahrelang dachte ich nicht viel darüber nach, welche Nahrungsmittel man am besten essen sollte. Ich aß einfach, was jeder andere auch aß: das, wovon man mir sagte, es sei gutes Essen. Wir alle essen, was schmackhaft oder praktisch ist, oder das, was uns unsere Eltern an Vorlieben mitgegeben haben. Die meisten von uns leben innerhalb kultureller Grenzen, die unsere Essgewohnheiten und Vorlieben festlegen.

So war es bei mir. Ich wuchs in einem Milchviehbetrieb auf, wo Milch essenziell für unser Leben war. In der Schule brachte man uns bei, dass Kuhmilch stark machen und die Knochen und Zähne gesund erhalten würde. Sie stellte das vollkommene Nahrungsmittel aus der Natur dar. Auf unserem Bauernhof brachten wir die meisten unserer Nahrungsmittel aus dem Garten oder der Viehwirtschaft hervor.

Ich war der erste in meiner Familie, der auf eine Hochschule ging. Ich studierte vorklinische Veterinärmedizin an der Penn State Universität, besuchte danach ein Jahr lang die Veterinärschule an der Universität von Georgia, als die Cornell Universität mit einem Stipendium für eine Forschung über „Tiernahrung" winkte. Ich stieg um, zum Teil, weil man mir das Studium bezahlen würde, anstatt dass ich dafür bezahlen musste. Dort machte ich meinen Magister. Ich war der letzte Hochschulabsolvent von Professor Clive McCay, ein Cornell-Professor, berühmt dafür, dass er das Leben von Ratten verlängerte, indem er ihnen viel weniger zu essen gab, als sie normalerweise essen würden. Die Forschung für meine Dissertation an der Cornell Universität war dem Auffinden besserer Methoden für ein schnelleres Wachstum von Kühen und Schafen gewidmet. Das war mein Versuch, unsere Möglichkeiten zur Produktion von tierischem Eiweiß zu verbessern, dem Grundpfeiler „gesunder Ernährung", wie man mir weismachte.

Ich wollte Gesundheit fördern, indem ich für den Verzehr von mehr Fleisch, Milch und Eiern eintrat. Dies war eine naheliegende Fortsetzung meines eigenen Lebens auf einem Bauernhof, und ich war zufrieden in dem Glauben, dass die amerikanische Ernährungsweise die beste der Welt war. Während dieser prägenden Jahre begegnete ich einem immer wiederkehrenden Thema: Wir aßen die vermeintlich richtigen Nahrungsmittel, insbesondere eine Fülle an qualitativ hochwertigem Tierprotein.

Den Großteil meiner anfänglichen Laufbahn arbeitete ich mit zwei der giftigsten Chemikalien, die je entdeckt worden waren: Dioxin und Aflatoxin. Ich arbeitete zunächst am MIT (Massachusetts Institute of Technology), wo ich einem rätselhaften Problem bezüglich Hühnerfutter zugeteilt war. Millionen von Küken starben jedes Jahr an einer unbekannten toxischen Chemikalie im Futter, und ich sollte dieses Gift isolieren und seine chemische Struktur ermitteln. Nach zweieinhalb Jahren trug ich zur Entdeckung von Dioxin bei, wohl die giftigste chemische Verbindung, die je gefunden worden war. Diese Chemikalie hat inzwischen weit verbreitete Beachtung erhalten, insbesondere weil sie Teil des Unkrautvertilgungsmittels 2,4,5-T oder auch des Entlaubungsmittels „Agent Orange" war, das im Vietnamkrieg eingesetzt wurde.

Nachdem ich das MIT verlassen und eine Fakultätsposition an der Virginia Tech Universität angenommen hatte, begann ich, die technische Unterstützung für ein landesweites Projekt mit unterernährten Kindern auf den Philippinen zu koordinieren. Teil des Projekts war die Untersuchung des ungewöhnlich hohen Auftretens von Leberkrebs bei philippinischen Kindern – normalerweise eine Erkrankung im Erwachsenenalter. Es wurde angenommen, dass eine erhöhte Aufnahme von Aflatoxin, ein Schimmelgift, das in Erdnüssen und Getreide vorkommt, die Ursache für dieses Problem war. Aflatoxin wird als eines der stärksten Karzinogene[A] bezeichnet, das je entdeckt worden ist.

Über zehn Jahre hinweg war unser Hauptziel auf den Philippinen, die Unterernährung der armen Bevölkerung im Kindesalter zu verbessern. Ein Projekt, das von der U.S. Agency for International Development[B] gefördert wurde. Schließlich etablierten wir landesweit 110 „Selbsthilfe"-Bildungszentren für Ernährung.

Das Ziel dieser Bestrebungen auf den Philippinen war ein einfaches: Die Kinder sollten so viel Eiweiß wie möglich bekommen. Es war eine weit verbreitete Annahme, dass ein Großteil der Unterernährung bei Kindern weltweit durch einen Proteinmangel verursacht war, insbesondere durch einen Mangel an tierischem Eiweiß. Universitäten und Regierungen auf der ganzen Welt arbeiteten daran, die Auswirkungen dieses wahrgenommenen Proteinmangels in den nicht industrialisierten Ländern zu mildern.

---

A   Karzinogene: Krebsauslösende Faktoren
B   US-Kommission für Internationale Entwicklung

In diesem Projekt deckte ich jedoch ein dunkles Geheimnis auf: *Kinder, die am meisten Protein zu sich nahmen, bekamen am ehesten Leberkrebs!* Es waren die Kinder der wohlhabendsten Familien.

Zu jener Zeit hörte ich von einem Forschungsbericht aus Indien mit sehr provokativen und aussagekräftigen Ergebnissen. Indische Forscher untersuchten zwei Gruppen von Ratten. Eine Gruppe erhielt krebserregendes Aflatoxin und wurde daraufhin mit Futter, bestehend aus 20 % Protein, gefüttert, was ungefähr dem Proteinanteil der westlichen Ernährungsweise entspricht. Der anderen Gruppe wurde die gleiche Menge Aflatoxin verabreicht, erhielt dann aber Futter, das nur 5 % Protein enthielt. Erstaunlicherweise bekam jedes einzelne Tier Leberkrebs, das mit der Nahrung mit dem hohen Proteinanteil gefüttert wurde, wohingegen die Tiere, die mit nur 5 % Protein gefüttert wurden, keinen Leberkrebs entwickelten. Das Ergebnis bestand aus 100 zu 0 Fällen, was keinen Zweifel darüber lässt, dass Ernährung chemische Karzinogene – sogar sehr starke Karzinogene – in ihrer Wirkung übertrifft und die Entstehung von Krebs verhindern kann.

Diese Aussagen standen im Widerspruch zu allem, was ich bis dahin gelernt hatte. Zu behaupten, dass Protein nicht gesund wäre oder sogar die Entstehung von Krebs förderte, war ketzerisch. Dies stellte ein Schlüsselerlebnis meiner Karriere dar. Indem ich Protein und generell Nahrungsmittel tierischen Ursprungs in Frage stellen würde, ging ich das Risiko ein, als Ketzer hingestellt zu werden, selbst wenn es sich um Ergebnisse der allgemeingültigen „guten Wissenschaft" handelte.

Aber ich war noch nie für die Einhaltung von Vorschriften um ihrer selbst willen. Als ich lernte, eine Gruppe von Pferden oder eine Rinderherde einzutreiben, Tiere zu jagen, in unserem Bach zu fischen oder auf den Feldern zu arbeiten, kam ich zu dem Schluss, dass eigenständiges Denken Teil des Lernprozesses war. Es musste so sein. Draußen auf dem Feld auf Schwierigkeiten zu stoßen, hieß herauszufinden, was als Nächstes zu tun war. Es war wie ein großes Klassenzimmer, was Ihnen jeder Bauernjunge bestätigen würde. Dieses Gefühl der Eigenständigkeit blieb mir bis heute erhalten.

Auf diese Weise mit einer schwierigen Entscheidung konfrontiert, entschloss ich mich, eine gründliche Laborstudie zur Untersuchung der Rolle der Ernährung – speziell der des Proteins – bei der Krebsentstehung durchzuführen. Meine Kollegen und ich waren vorsichtig bei der Ausarbeitung unserer Hypothese, rigoros in der Methodik und zurückhaltend, was die Auswertung unserer Ergebnisse betraf. Ich entschied mich, diese Forschung als Grundlagenstudie durchzuführen, in der die biochemischen Faktoren bei der Krebsentstehung untersucht wurden. Es war wichtig, nicht nur zu verstehen, *ob* sondern auch *wie* Protein die Entstehung von Krebs begünstigen würde. Es war eine hochklassige Studie. Indem ich sorgfältig die Regeln der gültigen „guten" Wissenschaft befolgte, war ich in der Lage, eine provokante Fragestellung zu untersuchen, ohne die reflexartigen Reaktionen hervorzurufen, die oft als Antwort auf radikale Ideen auftreten. Letztendlich wurde die Studie über einen Zeitraum von 27 *Jahren* finanziell erheblich von anerkannten Instituten gefördert (größtenteils durch die National Institutes of Health[A] (NIH), die American Cancer Society[B] und das American Institute for Cancer

A   Eine Vereinigung nationaler Gesundheitsinstitute
B   Amerikanische Krebsgesellschaft

Research[A]). Dann wurden unsere Ergebnisse vor der Publikation in vielen der besten wissenschaftlichen Journale noch ein zweites Mal geprüft.

Unsere Ergebnisse waren schockierend. Eine proteinarme Ernährungsweise hemmte die Krebsentstehung durch Aflatoxin, unabhängig von der Menge des Karzinogens, die den Tieren verabreicht worden war. Auch nach bereits erfolgtem Auftreten von Krebs hemmte eine proteinarme Ernährung ein späteres Krebswachstum. In anderen Worten, die krebserzeugende Wirkung dieser hoch karzinogenen Substanz wurde durch eine proteinarme Nahrungszufuhr vernachlässigbar. *Der Einfluss des Nahrungsproteins erwies sich tatsächlich als so gewaltig, dass wir lediglich durch die Änderung der Proteinmenge das Krebswachstum anregen oder hemmen konnten.*

Außerdem entsprach die verabreichte Proteinmenge derjenigen, die normalerweise Menschen zu sich nehmen. Wir benutzten keine außergewöhnlich hohen Dosen, wie es in Krebsstudien sehr oft der Fall ist.

Aber das ist nicht alles. Wir entdeckten, dass nicht alle Proteine diesen Effekt haben. Welches Protein erwies sich durchwegs stark und nachhaltig als krebserregend? Kasein, das 87 % des in der Kuhmilch enthaltenen Proteins ausmacht, förderte alle Stadien des Krebswachstums. Welche Proteinart erwies sich auch bei Verabreichung hoher Dosen als nicht förderlich für die Krebsentstehung? Die gefahrlosen Proteine waren pflanzlichen Ursprungs, z.B. aus Weizen und Soja. In Anbetracht dieser Ergebnisse wurden einige meiner bisher meist geschätzten Thesen zunächst in Frage gestellt und dann zerschlagen.

An diesem Punkt waren die experimentellen Tierstudien noch nicht beendet. Ich übernahm die Leitung für die umfassendste Studie über Ernährung, Lebensweise und Krankheit, die jemals mit Menschen in der Geschichte der biomedizinischen Forschung gemacht wurde. Es war ein gewaltiges Unterfangen, das gemeinsam von der Cornell Universität, der Oxford Universität und der Chinesischen Akademie für Präventivmedizin durchgeführt wurde. Die *New York Times* bezeichnete die Studie als „Grand Prix der Epidemiologie". In diesem Projekt wurde eine enorme Bandbreite an Erkrankungen sowie Ernährungs- und Lebensstilfaktoren im ländlichen China – und in jüngster Zeit auch Taiwan – untersucht. Allgemein mehr als die *China Study* bekannt, brachte dieses Projekt letztendlich mehr als *8.000 statistisch signifikante Verbindungen zwischen verschiedenen Ernährungsfaktoren und Krankheiten* hervor!

Was dieses Projekt besonders bemerkenswert machte, ist, dass unter all den relevanten Beziehungen zwischen Ernährung und Krankheit derart viele auf das gleiche Ergebnis hindeuteten: Diejenigen Menschen, die die meisten Nahrungsmittel tierischen Ursprungs zu sich nahmen, litten am meisten unter chronischen Erkrankungen. Sogar relativ kleine Nahrungsmittelmengen tierischen Ursprungs waren mit nachteiligen Wirkungen assoziiert. Diejenigen Menschen, die den größten Nahrungsmittelanteil pflanzlichen Ursprungs zu sich nahmen, waren am gesündesten und tendierten dazu, keinerlei chronische Erkrankungen zu haben. Diese Ergebnisse konnten nicht ignoriert werden. Von den anfänglich geführten experimentellen Tierstudien über die Wirkung tierischen Proteins bis zu dieser gewaltigen Personenstudie über Ernährungsmuster stimmten die Ergebnisse überein. Die gesundheitlichen Auswirkungen des

---

A   Amerikanisches Institut für Krebsforschung

Verzehrs von Nahrungsmitteln tierischer oder pflanzlicher Herkunft waren außergewöhnlich verschieden.

Ich konnte und wollte mich aber nicht nur auf die Ergebnisse unserer Tierstudien und der gewaltigen Humanstudie in China stützen, wie eindrucksvoll sie auch gewesen sein mögen. Ich fand auch die Untersuchungsergebnisse anderer Forscher und Kliniker, und diese erwiesen sich als die erstaunlichsten Forschungsergebnisse der letzten fünfzig Jahre.

Diese Ergebnisse, die im zweiten Teil des vorliegenden Buches vorgestellt werden, zeigen, dass Herzerkrankungen, Diabetes und Adipositas[A] mit Hilfe einer gesunden Ernährungsweise reversibel sind, also rückgängig gemacht werden können. Andere Untersuchungen zeigen, dass verschiedene Krebserkrankungen, Autoimmunerkrankungen, der Zustand von Knochen und Nieren, das Sehvermögen und altersbedingte Hirnschäden (wie kognitive Störungen und Alzheimer) in einem überzeugenden Ausmaß durch Ernährung beeinflusst werden. Am wichtigsten ist der Umstand, dass die Ernährungsweise, die diese Erkrankungen rückgängig machte und/oder verhindern konnte, aus denselben vollwertigen pflanzlichen Nahrungsmitteln bestand, die sich sowohl in meinen experimentellen Forschungen als auch in der China Study als optimal gesundheitsfördernd erwiesen hatten. *Die Ergebnisse stimmten überein.*

Und trotz der Macht dieser Information, trotz der Hoffnungen, die sie hervorruft, und trotz der Notwendigkeit, diesen Zusammenhang zwischen Ernährung und Gesundheit zu verstehen, *sind die Menschen nach wie vor verunsichert.* Freunde von mir, die unter Herzerkrankungen leiden, haben sich schicksalsergeben und mutlos dem ausgeliefert, was sie als eine unvermeidbare Erkrankung ansehen. Ich habe mit Frauen gesprochen, deren Angst vor Brustkrebs derart groß ist, dass sie ihre eigenen Brüste und sogar die Brüste ihrer Töchter operativ entfernen lassen wollen, als ob dieser Weg der einzige wäre, um das Risiko der Erkrankung zu verringern. So viele Menschen, die ich getroffen habe, sind auf einen Weg der Krankheit, Mutlosigkeit und Verunsicherung geführt worden, was ihre Gesundheit und ihren eigenen Beitrag zu deren Erhaltung betrifft.

Die Menschen sind verunsichert, und ich werde Ihnen sagen warum. Die Antworten, die in Teil IV dieses Buches erörtert werden, haben etwas mit der Art zu tun, wie Informationen über Gesundheit gebildet und übermittelt werden, und von wem diese Abläufe und Informationsflüsse kontrolliert werden. Da ich so lange hinter den Kulissen Informationen über Gesundheit erforscht und formuliert habe, konnte ich sehen, was wirklich vor sich geht – und ich bin bereit, der Welt mitzuteilen, was in diesem System falsch läuft. Die Grenzen zwischen Regierung, Industrie, Wissenschaft und Medizin sind im Laufe der Zeit verschwommen. Die Grenze zwischen dem Erzielen eines Gewinns und der Förderung der Gesundheit sind unscharf geworden. Die Probleme mit dem System erscheinen nicht in Form von Korruption im Hollywood-Stil. Die Probleme sind viel subtiler und dennoch viel gefährlicher. Das Resultat sind gewaltige Mengen an Falschinformationen, für die durchschnittliche amerikanische Konsumenten gleich zweimal bezahlen. Zum einen stellen sie das erforderliche Steuergeld für die

---

A   Adipositas: (engl. obesity) krankhaftes Übergewicht, das zu gesundheitlichen Beeinträchtigungen führt; Risikofaktor für Folgeerkrankungen wie Diabetes mellitus, Hyperlipidämie (Erhöhung der Blutfette), Bluthochdruck, Arteriosklerose und Gicht.

Forschungen zur Verfügung, zum anderen erbringen sie das Geld für die medizinische Versorgung ihrer größtenteils vermeidbaren Erkrankungen.

Diese Geschichte, die mit meinem persönlichen Hintergrund beginnt und in einem neuen Verständnis von Ernährung und Gesundheit gipfelt, ist Gegenstand dieses Buches. Vor sechs Jahren organisierte und lehrte ich ein neues Wahlfach – vegetarische Ernährung – an der Cornell Universität. Es war der erste Kurs dieser Art an einer amerikanischen Universität, und er war viel erfolgreicher als ich erwartet hatte. Schwerpunkt dieses Kurses ist der gesundheitliche Nutzen einer Ernährung pflanzlichen Ursprungs. Nach meiner Zeit am MIT, der Virginia Tech Universität und der Rückkehr an die Cornell Universität vor dreißig Jahren wurde ich mit der Aufgabe betraut, die Konzepte und Prinzipien von Chemie, Biochemie, Physiologie und Toxikologie in einem Ernährungskurs auf hohem Niveau miteinander zu verbinden.

Nach vier Jahrzehnten Tätigkeit in wissenschaftlicher Forschung, Bildung und Politik auf höchster Ebene unserer Gesellschaft fühle ich mich nun imstande, diese Disziplinen zu einer überzeugenden Geschichte zusammenzufügen. Das ist es, was ich in meinem neuesten Kurs getan habe, und viele meiner Studenten bestätigten mir, dass sich ihr Leben am Ende des Semesters zum Besseren hin verändert hatte. Das ist es auch, was ich für Sie tun möchte: Ich hoffe, dass sich Ihr Leben ebenso verändern wird.

# Teil 1

# Die „China Study“

# Kapitel 1

# Probleme, die wir haben –
# Lösungen, die wir brauchen

Wie kann einer, der Nahrungsmittel nicht kennt,
die Krankheiten des Menschen verstehen?

Hippokrates, der Urvater der Medizin (ca. 460–370 v. Chr.)

An einem sonnigen Morgen im Jahr 1946, als der Sommer fast vorbei war und der Herbst schon beginnen wollte, war alles, was auf der Milchfarm meiner Familie zu hören war, Stille. Da gab es kein Brummen von vorbeifahrenden Autos, keine Flugzeuge, die hoch oben ihre Kondensstreifen hinterließen, nur Stille. Da waren die Singvögel natürlich, die Hähne krähten hin und wieder, aber diese Geräusche füllten kaum die Stille, den Frieden.

Als glücklicher, zwölfjähriger Junge stand ich im ersten Stock unserer Scheune, deren gewaltige, braune Tore geöffnet waren und die Sonnenstrahlen hereinließen. Ich hatte gerade ein großes Bauernfrühstück beendet, bestehend aus Eiern, Speck, Wurst, frittierten Kartoffeln, Schinken und ein paar Gläsern Vollmilch. Meine Mutter hatte diese fantastische Mahlzeit zubereitet. Mein Appetit war seit 4.30 Uhr Früh gewachsen, seit ich aufgestanden war, um mit meinem Vater Tom und meinem Bruder Jack die Kühe zu melken.

Mein Vater, damals 45 Jahre alt, stand mit mir in der sommerlichen Stille. Er öffnete einen 25 kg Sack mit Alfalfasamen und leerte all die kleinen Samen auf den Holzboden des Stalls. Dann öffnete er eine Schachtel mit einem feinen, schwarzen Pulver. Das Pulver, erklärte er mir, enthielt Bakterien, die das Wachstum der Alfalfasamen förderten. Sie würden sich an die Samen heften und während ihrer gesamten Lebensdauer zu einem Teil der Wurzeln der heranwachsenden Pflanze werden. Nach nur zwei Jahren formeller Schulbildung war mein Vater stolz darauf zu wissen, dass die Bakterien die Alfalfapflanze darin unterstützten, Stickstoff aus der Luft in Protein zu verwandeln. Das Protein, erklärte er mir, sei gut für die Kühe, die es letztendlich fraßen. So bestand unsere Arbeit an diesem Morgen aus dem Mischen der Bakterien mit Alfalfasamen, bevor wir sie aussäten. Neugierig wie ich war, fragte ich meinen Dad, warum und auf welche Weise das funktionierte. Er freute sich, es mir zu erklären, und ich freute mich, es zu hören. Hierbei handelte es sich um wichtiges Wissen für einen Bauernjungen.

Siebzehn Jahre später, im Jahr 1963, erlitt mein Vater seinen ersten Herzinfarkt. Er war 61 Jahre alt. Im Alter von 70 verstarb er an einem zweiten, massiven Koronararterienverschluss. Ich war am Boden zerstört. Mein Vater, der so viele Tage mit meinen Geschwistern und mir auf dem stillen Land verbracht hatte und uns Dinge lehrte, die ich immer noch in meinem Herzen bewahre, war von uns gegangen.

Jetzt, nach Jahrzehnten experimenteller Studien über Ernährung und Gesundheit, weiß ich, dass genau diese Erkrankung, die koronare Herzkrankheit, die meinen Vater getötet hatte, nicht nur verhindert, sondern sogar rückgängig gemacht werden kann. Die Gesundheit der Herzgefäße ist ohne lebensbedrohende Operationen und ohne eventuell tödliche Arzneimittel möglich. Ich habe herausgefunden, dass sie meist ganz einfach durch das Essen der richtigen Nahrungsmittel erreicht werden kann.

Das ist die Geschichte über die Art und Weise, wie Nahrung unser Leben verändern kann. Ich verbrachte meine Karriere mit Forschung und Unterricht, um das komplexe Mysterium zu enthüllen, warum Gesundheit manchen Menschen versagt bleibt und andere wiederum beglückt, und jetzt weiß ich, dass dies in erster Linie das Resultat der jeweiligen Ernährungsweise ist. Diese Information könnte zu keinem besseren Zeitpunkt publik werden. Unser Gesundheitswesen kostet zu viel, es schließt viel zu viele Menschen aus, und es fördert weder Gesundheit noch verhindert es Krankheit. Viel wurde geschrieben, wie das Problem gelöst werden könnte, aber der Fortschritt erwies sich als quälend langsam.

## Krankheit, wer ist dein nächstes Opfer?

Wenn Sie männlichen Geschlechts sind und in den USA leben, haben Sie laut American Cancer Society (Amerikanische Krebsgesellschaft) eine 47 %ige Chance an Krebs zu erkranken. Sind Sie eine Frau, schneiden Sie etwas besser ab, aber Sie haben dennoch eine gewaltige 38 %ige Chance, irgendwann in Ihrem Leben an Krebs zu erkranken. Die Wahrscheinlichkeit, dass wir an Krebs sterben, ist eine der größten auf der Welt, und sie wird immer größer (Abb. 1.1).

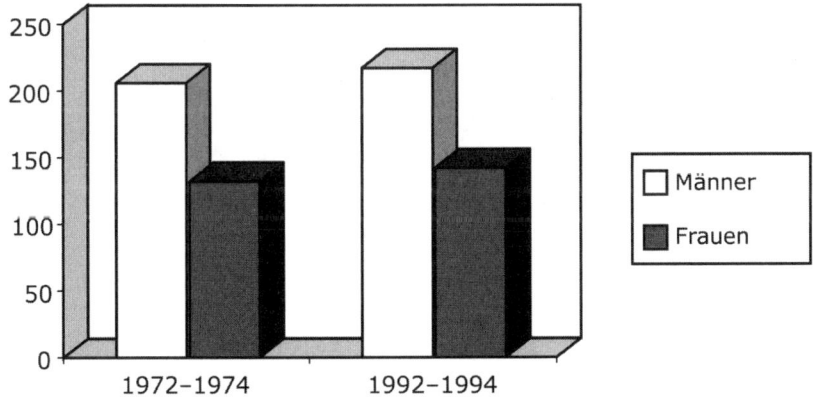

**Abb. 1.1: Sterblichkeitsraten infolge von Krebs (pro 100.000 Menschen)**

(Aktuelle Vergleichszahlen aus Deutschland siehe *Anhang D* ab S. 338.) Trotz des dreißig Jahre andauernden, massiv finanzierten Kampfes gegen den Krebs, gab es nur kleine Fortschritte.

Im Gegensatz zu dem, was viele glauben, ist Krebs kein natürlicher Prozess. Die Einführung einer gesunden Ernährungs- und Lebensweise kann die Mehrzahl der Krebserkrankungen in den Vereinigten Staaten verhindern. Das Älterwerden kann und sollte würde- und friedvoll sein.

Und Krebs ist nur ein Teil des größeren Gefüges von Krankheit und Tod in den USA. Bei näherem Hinsehen können wir ein übergreifendes Muster von schlechter Gesundheit erkennen. Beispielsweise werden wir zusehends die übergewichtigsten Menschen der Welt. Es gibt bereits signifikant mehr übergewichtige Amerikaner als solche mit gesundem Normalgewicht. Wie in Abbildung 1.2. gezeigt wird, ist die Anzahl der adipösen Menschen über die letzten Jahrzehnte extrem hoch angestiegen.[2]

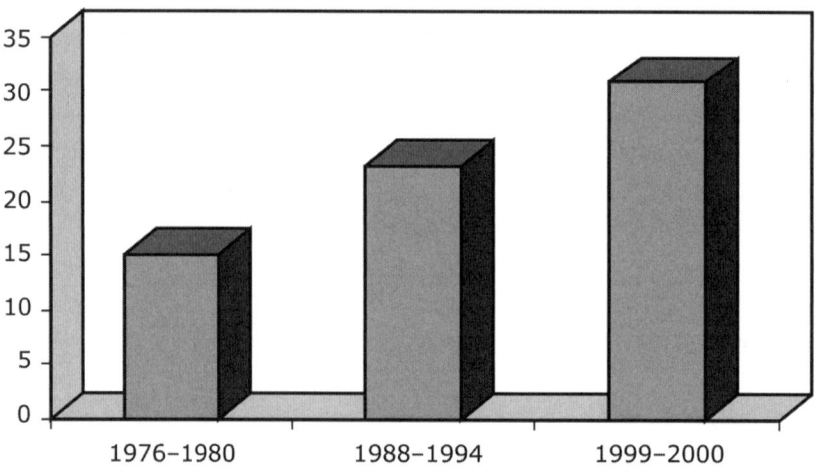

**Abb. 1.2: Adipöser Bevölkerungsanteil in Prozent[2]**

Laut Nationalem Zentrum für Gesundheitsstatistik ist beinahe ein Drittel der über Zwanzigjährigen in diesem Land adipös![3] (Aktuelle Vergleichszahlen aus Deutschland siehe S. 343, 344)

Als adipös gilt jemand, der mehr als ein Drittel über dem Normalgewicht wiegt. Ähnlich erschreckende Trends sind bereits bei zweijährigen Kindern zu beobachten.[3]

| Größe (in cm) | Unteres Adipositas-Grenzgewicht (in kg) = ca. Body Mass Index (BMI) ab 30 |
|---|---|
| 150 | 68 |
| 155 | 72 |
| 160 | 77 |
| 165 | 82 |
| 170 | 87 |
| 175 | 92 |

| Größe (in cm) | Unteres Adipositas-Grenzgewicht (in kg)<br>= ca. Body Mass Index (BMI) ab 30 |
|---|---|
| 180 | 97 |
| 185 | 103 |
| 190 | 108 |
| 195 | 114 |
| 200 | 120 |

Tabelle 1.3: Wann ist jemand adipös (beide Geschlechter, siehe auch S. 126f)?

Krebs und Adipositas sind jedoch nicht die einzigen Epidemien, die einen großen Schatten auf Amerikas Gesundheit werfen. Auch Diabetes hat noch nie dagewesene Ausmaße angenommen.

Einer von dreizehn Amerikanern leidet jetzt an Diabetes, und dieses Verhältnis steigt stetig an. Wenn wir die Bedeutung der Ernährung nicht beachten, dann werden noch weitere Millionen Amerikaner ohne ihr Wissen Diabetes bekommen und die Konsequenzen dieser Erkrankung erleiden, die Erblindung, Amputationen, Herzgefäßerkrankungen, Nierenerkrankungen und den frühzeitigen Tod miteinschließen. Und trotzdem gehören Fastfood-Restaurants, die uns Fertiggerichte ohne Nährwert auftischen, zur fixen Einrichtung in nahezu jeder Stadt. Wir essen öfter denn je auswärts,[4] und Schnelligkeit ist heutzutage wichtiger als Qualität. Und während wir mehr Zeit mit Fernsehen, Computerspielen und Computerarbeit verbringen, sind wir immer weniger körperlich aktiv.

## DIABETES STATISTIKEN FÜR DIE USA

| |
|---|
| **Anstieg der Inzidenz von 1990 bis 1998 in Prozent:**[5]<br>Alter 30–39 (70 %)    Alter 40–49 (40 %)    Alter 50–59 (31 %) |
| **Diabetiker**, die von ihrer Erkrankung nichts wissen:[5] **34 %** |
| **Folgen von Diabetes:**[6] Herzerkrankung und Gehirnschlag, Erblindung, Nierenleiden, Nervensystemerkrankungen, Zahnerkrankungen, Gliedmaßenamputationen |
| **Jährlicher Aufwand für Diabetes:**[7] US $ 98 Milliarden |

Sowohl Diabetes als auch Adipositas sind lediglich allgemeine Symptome eines schlechten Gesundheitszustandes. Beide treten kaum ohne andere Erkrankungen auf und kündigen oft tiefer gehende, ernstzunehmende Gesundheitsprobleme an, wie zum Beispiel Herzerkrankungen, Krebs und Gehirnschlag. Zwei der beängstigendsten Statistiken zeigen, dass die Häufigkeit von Diabetes bei Menschen zwischen 30 und 40 in weniger als zehn Jahren um 70 % zugenommen hat, und die Anzahl der adipösen Menschen sich in den letzten 30 Jahren beinahe verdoppelt hat. Der unglaublich schnelle Anstieg dieser „Alarmerkrankungen" bei Amerikanern jungen bis mittleren Alters prognostiziert eine Katastrophe im Gesundheitswesen für die kommenden

Jahrzehnte. Es könnte zu einer untragbaren Belastung für das Gesundheitssystem werden, das ohnehin auf unzählige Arten überfordert ist. (Aktuelle Vergleichszahlen aus Deutschland siehe S. 345, 346)

Allerdings ist die häufigste Todesursache in unserer westlichen Gesellschaft nicht Adipositas, Diabetes oder Krebs, sondern die koronare Herzkrankheit. Einer von drei Amerikanern stirbt an dieser Herzerkrankung. Der American Heart Association zufolge leiden gegenwärtig über 60 Millionen Amerikaner unter einer Form der Herz- und Gefäßerkrankungen, Bluthochdruck, Gehirnschlag und Herzinfarkt mit eingeschlossen.[8] So wie ich kennen zweifellos auch Sie jemanden, der an einer Herzerkrankung gestorben ist. Aber seit mein eigener Vater vor über dreißig Jahren an einem Herzinfarkt starb, wurden viele neue Erkenntnisse über die Zusammenhänge dieser Erkrankung gewonnen. Die dramatischste und neueste Erkenntnis ist, dass die koronare Herzkrankheit durch eine gesunde Ernährungsweise nicht nur verhindert, sondern sogar rückgängig gemacht werden kann.[9, 10] Menschen, die infolge einer schweren Angina pectoris nicht imstande sind, die grundlegenden körperlichen Tätigkeiten auszuüben, können durch einfache Änderungen ihrer Ernährungsgewohnheiten ein neues Leben beginnen. Wenn wir uns diese revolutionäre Erkenntnis zu Eigen machen, können wir die gefährlichste Krankheit in diesem Land gemeinsam besiegen.

## Hoppla... Wir wollten nicht, dass das passiert!

Während immer mehr Amerikaner Opfer chronischer Erkrankungen werden, hoffen wir, dass unsere Krankenhäuser und Ärzte alles denkbar Mögliche tun, um uns zu helfen. Unglücklicherweise sind Zeitungen und Gerichte voll mit Geschichten und Fällen, die darüber berichten, dass unzureichende medizinische Versorgung zum Normalfall geworden ist.

Eine der meist angesehenen Stimmen in medizinischen Kreisen, das *Journal of the American Medical Association (JAMA)*, veröffentlichte einen neuen Artikel von Dr. med. Barbara Starfield, in welchem diese darlegt, dass jährlich 225.400 Menschen durch ärztliche Kunstfehler und unerwünschte Wirkungen von Medikamenten oder Operationen getötet werden (siehe Tab. 1.5).[11] Das heißt, dass unser Gesundheitssystem bei den führenden Todesursachen in den USA an dritter Stelle steht, gleich hinter Krebs und Herzerkrankungen (siehe Tab. 1.4).[12]

| Todesursache | Anzahl der Todesfälle |
|---|---|
| Herzerkrankungen | 710.760 |
| Krebs (Maligne Neoplasmen) | 553.091 |
| Medizinische Versorgung[11] | 225.400 |
| Gehirnschlag (zerebrovaskuläre Erkrankungen) | 167.661 |
| Chronische Erkrankungen d. unteren Atemwege | 122.009 |
| Unfälle | 97.900 |

| Todesursache | Anzahl der Todesfälle |
|---|---|
| Diabetes mellitus | 69.301 |
| Grippe und Lungenentzündung (Influenza und Pneumonien) | 65.313 |
| Alzheimer | 49.558 |

**Tabelle 1.4: Führende Todesursachen[12]**

| Anzahl der Menschen in den USA, die jährlich an Folgendem sterben: | |
|---|---|
| Ärztliche Kunstfehler[13] | 7.400 |
| Unnötige operative Eingriffe[14] | 12.000 |
| Andere vermeidbare Irrtümer in Krankenhäusern[11] | 20.000 |
| In Krankenhäusern erworbene Infektionskrankheiten[11] | 80.000 |
| Unerwünschte Nebenwirkungen von Medikamenten[15] | 106.000 |

**Tabelle 1.5: Todesfälle durch medizinische Fehlversorgung**

Die letzte und größte Kategorie der Todesursachen in dieser Tabelle umfasst die stationären Patienten, die an „toxischen, unbeabsichtigten und unerwünschten Wirkungen eines Arzneimittels"[15] während der Behandlung mit der üblichen, vorschriftsmäßigen Dosierung sterben.[16] Selbst bei der Anwendung erprobter und zugelassener Medikamente und dem korrekten Behandlungsablauf sterben jedes Jahr über 100.000 Menschen an unbeabsichtigten Reaktionen auf diese „Heilmittel", die eigentlich ihre Gesundheit wieder herstellen sollten.[15] In demselben Bericht, der 39 eigenständige Studien zusammenfasste und analysierte, ist übrigens auch nachzulesen, dass beinahe 7 % (ein Mensch von fünfzehn) aller stationär aufgenommenen Patienten eine schwere Arzneimittelnebenwirkung erfuhren, und zwar eine, „die entweder eine ärztliche Behandlung erforderte, den stationären Aufenthalt verlängerte, zu einer dauerhaften Behinderung oder zum Tode führte."[15] Dabei handelte es sich um Menschen, die ihre Medikamente vorschriftsmäßig eingenommen hatten. Diese Anzahl beinhaltet noch nicht die zigtausenden Menschen, die an den Folgen einer inkorrekten Einnahme und Verwendung der Medikamente leiden. Auch sind hier noch nicht die Fälle unerwünschter Nebenwirkungen berücksichtigt, die unter „mögliche" Nebenwirkungen im Beipackzettel angeführt sind, ebenso wenig wie Medikamente, die ihr eigentliches Behandlungsziel nicht erfüllten. In anderen Worten, ein Mensch von fünfzehn (ca. 7 %) ist eine sehr zurückhaltend berechnete Zahl.[15]

Gäbe es in Medizinerkreisen ein besseres Verständnis für die Wichtigkeit der Ernährung und eine größere Akzeptanz für Prävention und natürliche Behandlungsmethoden, würden wir im letzten Stadium einer Erkrankung nicht so viele toxische, potenziell tödliche Drogen in unsere Körper hineinschütten. Wir würden nicht verzweifelt nach der einen neuen Medizin suchen, die zwar alle Symptome erleichtert, aber oftmals nichts an der zugrunde liegenden Ursache unserer Erkrankungen ändert. Wir würden unser Geld nicht für die Entwicklung, Patentierung und Kommerzialisierung so genannter „Wundermittel" ausgeben, die oft zusätzliche Gesundheitsprobleme schaffen. Das derzeitige Gesundheitssystem hält nicht, was es verspricht. Es ist nun an der Zeit, Gesundheit aus einem breiteren Blickwinkel zu betrachten, einen, der ein angemessenes Verständnis und die richtige Nutzung einer gesunden Ernährung zulässt.

Wenn ich auf alles, was ich gelernt habe, zurückblicke, bin ich über die Umstände, in denen Amerikaner sterben, entsetzt. Sie sterben oftmals unnötigerweise zu früh, zu schmerzvoll und zu kostspielig.

## Ein kostspieliges Grab

Wir zahlen mehr für unser Gesundheitswesen als jedes andere Land auf der Welt (Abb. 1.6). Im Jahr 1997 betrugen unsere Ausgaben für die medizinische Versorgung über eine Billion Dollar.[17] Tatsächlich steigen die Kosten für unsere „Gesundheit" außerhalb jeglicher Kontrolle spiralartig

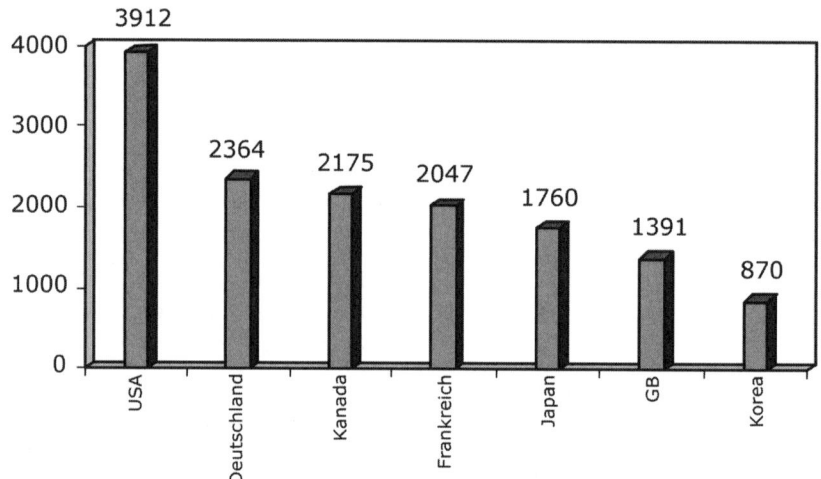

**Abb. 1.6: Kosten für das Gesundheitswesen pro Person 1997, US$[17]**

derart in die Höhe, dass laut Health Care Financing Administration[A] unser System im Jahr 2030 sechzehn Billionen Dollar kosten wird.[17] Die Kosten haben sich beständig schneller entwickelt als die Inflationsrate, sodass jetzt einer von sieben erwirtschafteten Dollar für das Gesundheitswesen aufgewendet wird (Abb. 1.7). Wir erleben einen 300 %igen Anstieg der Ausgaben des Bruttoinlandsprodukts in weniger als vierzig Jahren! (Für aktuelle Vergleichszahlen siehe auch S. 347, 348) Was wird mit dem Extrageld finanziert? Werden wir dadurch gesünder? Ich sage, dem ist nicht so, und viele seriöse Kommentatoren stimmen mir zu.

---

A    Finanzverwaltung des Gesundheitswesens

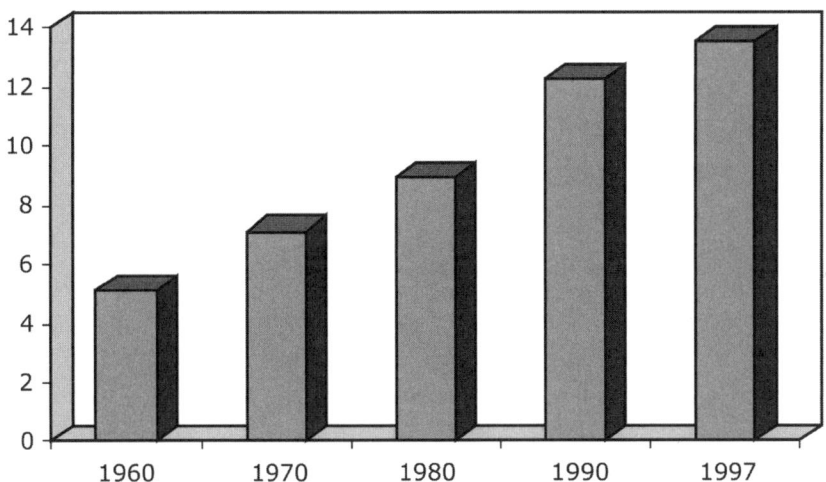

**Abb. 1.7: Kosten für das Gesundheitswesen gemessen in Prozent des BIP[17, 18]**

Unlängst wurde der Gesundheitsstatus von zwölf Ländern inklusive den USA, Kanada, Australien und einiger westeuropäischer Länder mit Hilfe von sechzehn verschiedenen Indikatoren bezüglich der Wirksamkeit der Gesundheitsversorgung verglichen.[19] Im Durchschnitt wenden andere Länder im Vergleich zu den USA ungefähr die Hälfte pro Kopf für das Gesundheitswesen auf. Daher könnte man annehmen, dass unser Gesundheitssystem besser abschneidet als die der anderen Länder. Bedauerlicherweise liegt das US-Gesundheitssystem durchweg unter den letzten Leistungserbringern.[11] In einer anderen, weltweiten Analyse der Leistungserbringung von Gesundheitssystemen wurden die Vereinigten Staaten von der WHO auf den 37. Platz gestellt.[20] Unser Gesundheitssystem ist offensichtlich nicht das beste der Welt, obwohl wir bei weitem das meiste Geld dafür aufwenden.

Allzu oft werden in den USA ärztliche Entscheidungen die Behandlung betreffend in Abhängigkeit von der finanziellen Situation des Patienten und nicht seines jeweiligen Gesundheitszustandes getroffen. Ich fürchte, die Folgen, nicht krankenversichert zu sein, waren noch nie so beängstigend. Beinahe 44 Millionen Amerikaner sind nicht krankenversichert.[21] Es erscheint mir nicht akzeptabel, dass wir mehr Kosten im Gesundheitswesen aufwenden als jedes andere Land dieser Welt und es dennoch zig Millionen Menschen ohne Zugang zu einer medizinischen Grundversorgung gibt.[A]

Von drei unterschiedlichen Perspektiven aus gesehen ist unser Gesundheitssystem zutiefst belastet: Krankheitshäufigkeit, Effizienz des Gesundheitswesens und Wirtschaftlichkeit. Durch simples Aufzählen von Zahlen und Statistiken werde ich dem Thema jedoch nicht gerecht. Viele von uns haben schmerzvolle Zeiten in Krankenhäusern oder Pflegeheimen verbracht und zusehen müssen, wie ein geliebter Mensch seinem Leiden erliegt. Vielleicht waren Sie selbst ein Patient und wissen aus erster Hand, wie schlecht unser System manchmal funktio-

---

A   Bei Redaktionsschluss der deutschen Ausgabe hatte US-Präsident Obama gerade ein Gesetz durchgesetzt, das jedem Amerikaner eine medizinische Grundversorgung sicherstellen soll.

niert. Ist es nicht paradox, dass ein System, das unseren Heilungsprozess unterstützen sollte, uns oft noch kränker macht?

# Die Verunsicherung verringern

Das amerikanische Volk muss die Wahrheit erfahren. Die Menschen müssen erfahren, was wir in unseren Untersuchungen aufgedeckt haben. Sie müssen wissen, warum wir unnötigerweise krank sind und warum so viele von uns früh sterben – trotz der Milliarden, die für die Forschung ausgegeben werden. Ironischerweise ist die Lösung einfach und kostengünstig. Die Antwort auf die amerikanische Gesundheitskrise sind die Nahrungsmittel, die jeder von uns täglich auswählt und zu sich nimmt. So einfach ist das.

Obwohl viele von uns davon überzeugt sind, über Ernährung gut informiert zu sein, sind sie es nicht. Wir neigen dazu, eine einseitige Diät nach der anderen zu befolgen. Wir verabscheuen gesättigte Fette, Butter oder Kohlenhydrate und begeistern uns für Vitamin E, Kalziumpräparate, Aspirin oder Zink und konzentrieren unsere Energien und Bestrebungen auf extrem spezielle Nahrungsmittelkomponenten, als ob uns diese die Geheimnisse der Gesundheit erschließen würden. Allzu oft wiegen die Wunschvorstellungen schwerer als die Fakten. Vielleicht erinnern Sie sich an die Proteinmodediät, die in den späten Siebzigern um sich griff. Das Versprechen dieser Modediät war, dass man Gewicht verlieren würde, indem man wirkliches Essen durch ein Proteingetränk ersetzte. Innerhalb kürzester Zeit verstarben beinahe sechzig Frauen während dieser Diät. In jüngster Zeit wenden Millionen Menschen eine protein- und fettreiche Diät an, die auf Büchern wie *Dr. Atkins Diät-Revolution*, *Protein Power* und *Die South Beach Diät* basiert. Es gibt immer mehr Belege, dass diese modernen Proteindiäten fortlaufend zu einer Vielzahl gefährlicher Gesundheitsstörungen führen. Was wir über Ernährung nicht wissen – und was wir nicht verstehen – *kann* uns schaden.

Seit über zwei Jahrzehnten kämpfe ich gegen diese allgemeine Verunsicherung an. Im Jahr 1988 wurde ich vor das Governmental Affairs Committee des US-Senats geladen, bei dem Senator John Glenn den Vorsitz innehatte. Ich sollte meine Ansichten ausführen, weshalb die Öffentlichkeit derart verunsichert sei, was Ernährungsweisen und Nahrungsmittel betrifft. Nachdem ich dieser Frage sowohl vor, als auch seit der Ansprache nachgegangen bin, bin ich überzeugt davon, dass eine der Hauptursachen für diese Verwirrung folgende ist: Allzu oft konzentrieren wir Wissenschaftler uns auf Details und lassen den größeren Zusammenhang außer Acht. Zum Beispiel setzen wir unsere ganzen Hoffnungen und Anstrengungen jeweils auf einen einzigen isolierten Nährstoff, ob es nun Vitamin A zur Krebsprävention oder Vitamin E zur Vermeidung von Herzinfarkt ist. Wir missachten und vereinfachen die unendliche Komplexität des Lebens allzu sehr. Oftmals führen die genaue Erforschung biochemischer Bestandteile von Nahrungsmitteln und der Versuch, dadurch zu umfassenderen Rückschlüssen über Ernährung und Gesundheit zu gelangen, zu widersprüchlichen Ergebnissen. Widersprüchliche Ergebnisse führen zu verunsicherten Wissenschaftlern und Entscheidungsträgern und zu einer zunehmend verwirrten Öffentlichkeit.

# Eine andere Art der medizinischen Verordnung

Die meisten der Autoren einiger der meistgekauften „Ernährungsbücher" behaupten von sich, Wissenschaftler zu sein. Mir ist aber keine ihrer „Forschungen" bekannt, die eine primäre, professionell entwickelte Versuchsdurchführung beinhaltete. Das heißt, sie haben keine Versuchsreihen entworfen und durchgeführt, die von Fachkollegen geprüft worden wären. Sie haben nur wenige oder keine Publikationen in durch Experten geprüften wissenschaftlichen Fachzeitschriften; sie haben praktisch keine formale Ausbildung in Ernährungswissenschaften; sie gehören keiner qualifizierten Forschungsgesellschaft an; sie haben nie als Expertengutachter fungiert. Nichtsdestotrotz entwickeln sie oftmals lukrative Geschäfte und Produkte, die ihnen viel Geld einbringen, während der Leser mit einer weiteren kurzlebigen und nutzlosen Modediät zurückgelassen wird.

Wenn Sie die Bücher über „Gesundheit" in Ihrer nächstgelegenen Buchhandlung kennen, haben Sie wahrscheinlich von *Dr. Atkins Diät-Revolution, Die South Beach Diät, Der neue Zucker-Knacker, Das Optimum* oder der *4 Blutgruppen Diät* gehört. Diese Bücher tragen dazu bei, Gesundheitsinformationen verwirrender zu machen, sie unverständlicher und letztendlich noch schwerer definierbar zu machen. Wenn Sie gerade durch diese Modediät für kurzfristige Lösungen noch nicht erschöpft, verstopft oder halbverhungert sind, dreht sich alles im Kopf vor lauter Kalorienzählen und Abwiegen von Kohlenhydraten, Proteinen und Fetten. Was ist überhaupt das wirkliche Problem? Sind es die Fette? Sind es die Kohlenhydrate? Welches Verhältnis zwischen den Nährstoffen führt zur größtmöglichen Gewichtsabnahme? Ist Gemüse aus der Familie der Kreuzblütler[A] gut für Menschen meiner Blutgruppe? Nehme ich die richtigen Nahrungsergänzungsmittel? Wie viel Vitamin C brauche ich täglich? Bin ich übersäuert? Wie viel Gramm Protein brauche ich täglich?

Sie verstehen, was ich meine? Das hat mit Gesundheit nichts zu tun. Das sind Modediäten, die das Schlechteste aus Medizin, Wissenschaft und Massenmedien verkörpern.

Wenn Sie nur an einem Zwei-Wochen-Menüplan interessiert sind, um abzunehmen, dann ist dieses Buch nichts für Sie. Ich wende mich an Ihre Intelligenz, nicht an Ihre Fähigkeit, ein Rezept oder einen Menüplan zu befolgen. Ich möchte Ihnen eine profundere und nützlichere Betrachtungsweise von Gesundheit anbieten. Ich verfüge über ein Rezept für größtmögliche Gesundheit, das einfach ist, leicht zu befolgen und mehr Vorteile als irgendeine Arznei oder Operation bringt – ohne jegliche Nebenwirkungen. Dieses Rezept ist nicht bloß ein Menüplan, es erfordert keine Tabellen oder tägliches Kalorienzählen, und es dient nicht dem Zweck, meinen eigenen finanziellen Interessen zu nützen. Aber das Wichtigste daran ist, dass die stützenden wissenschaftlichen Belege überwältigend sind. Hier geht es um die Änderung Ihrer Ernährungs- und Lebensweise und den außergewöhnlichen Gesundheitszustand, der darauf folgt.

So, was ist nun mein Rezept für dauerhafte Gesundheit? Kurz gesagt handelt es sich dabei um den vielfältigen Gesundheitsnutzen pflanzlicher Nahrungsmittel und die weitgehend unbeachteten Gesundheitsrisiken von Nahrungsmitteln tierischer Herkunft, welche alle Fleischarten, Milchprodukte und Eier beinhalten. Ich begann nicht mit vorgefassten Meinungen philosophischer oder sonst einer Art, um den Wert einer Ernährungsweise auf pflanzlicher Basis

---

A    Dazu gehören z.B. Kohl, Brokkoli, Rettich, Radieschen oder Kresse.

zu beweisen. Ich begann am anderen Ende des Spektrums: als fleischliebender Milchbauer im Privatleben und etablierter Wissenschaftler im Berufsleben. Ich pflegte sogar die Ansichten von Vegetariern zu beklagen, als ich Nahrungsmittelbiochemie in Vorklinikkursen unterrichtete.

Mein einziges Interesse gilt nun, meine Ansichten so klar wie möglich auf einer wissenschaftlichen Basis zu erklären. Nur wenn Menschen die Belege auch glauben und die Vorteile davon selbst erfahren, kann eine Änderung der Ernährungsgewohnheiten stattfinden und auch beibehalten werden. Menschen entscheiden sich aus mehreren Gründen für das, was sie essen – gesundheitliche Erwägungen sind nur einer von vielen. Meine Aufgabe besteht lediglich darin, die wissenschaftlichen Ergebnisse so darzulegen, dass sie verständlich sind. Der Rest liegt bei Ihnen.

Die wissenschaftliche Basis für meine Ansichten ist größtenteils eine empirische, erlangt durch Beobachtungen und Messungen. Es handelt sich hier nicht um Illusionen, Hypothesen oder Anekdoten, sondern um gesetzmäßige Forschungsergebnisse. Es ist eine Art von Wissenschaft, für die ursprünglich bereits vor 2.400 Jahren Hippokrates, der Vater der westlichen Medizin, eingetreten ist, indem er sagte: „Es gibt, in der Tat, zwei Dinge: zu wissen und zu glauben, dass man weiß. Zu wissen ist Wissenschaft. Zu glauben, dass man weiß, ist Ignoranz." Ich habe vor, Ihnen zu zeigen, was ich zu wissen lernte.

Viele meiner Ergebnisse stammen von Humanstudien, die ich selbst mit meinen Studierenden und Kollegen meiner Forschungsgruppe durchgeführt habe. Diese Studien unterschieden sich sowohl im Aufbau als auch in der Zielsetzung. Sie umfassten eine Untersuchung von Leberkrebs bei philippinischen Kindern in Zusammenhang mit ihrer Aufnahme eines Schimmelgiftes, Aflatoxin;[22, 23] ein landesweites Programm von Selbsthilfe-Ernährungszentren für unterernährte Vorschulkinder auf den Philippinen;[24] eine Studie über den Einfluss von Ernährungsfaktoren auf die Knochendichte und Osteoporose bei 800 Frauen in China;[25–27] eine Studie über Biomarker, die bei Brustkrebs charakteristisch sind;[28, 29] und eine umfassende, landesweite Studie über Faktoren der Ernährungs- und Lebensweise, die mit der Sterblichkeitsrate infolge bestimmter Erkrankungen in 170 Dörfern der Volksrepublik China und Taiwan assoziiert sind (allgemein bekannt als die „China Study").[30–33]

Diese Studien, die eine außergewöhnlich facettenreiche Bandbreite aufweisen, befassten sich mit Erkrankungen, von denen man annahm, dass sie mit unterschiedlichen Ernährungsweisen in Zusammenhang stünden. Dadurch eröffnete sich die Gelegenheit, Zusammenhänge zwischen Ernährung und Erkrankungen umfassend zu erforschen. Die China Study, deren Leiter ich war, begann 1983 und dauert noch immer an.

Zusätzlich zu den Humanstudien führte ich 27 Jahre lang ein Versuchsprogramm mit Tierstudien durch. Diese Forschungen begannen in den späten 1960er-Jahren, wurden von den National Institutes of Health (NIH)[A] gefördert, und untersuchten die Verbindung zwischen Ernährung und Krebs in einer beachtlichen Gründlichkeit. Unsere Ergebnisse, die in den renommiertesten Wissenschaftsjournalen veröffentlicht worden sind, hinterfragten die Kerngrundsätze für die Ursachen der Krebsentstehung.

---

A    National Institutes of Health (NIH) ist eine wichtige US-amerikanische Behörde für medizinische Forschung mit Sitz in Maryland.

Letzten Endes hatten meine Kollegen und ich die Ehre, Subventionen für insgesamt 74 Jahre bekommen zu haben. In anderen Worten, weil wir mehr als ein Forschungsprogramm auf einmal betrieben, führten wir in weniger als 35 Jahren subventionierte Forschung im Wert von 74 Jahren durch. Aus dieser Forschung gingen 350 wissenschaftliche Artikel hervor, deren Autor bzw. Mitautor ich war. Zahlreiche Auszeichnungen wurden mir, meinen Studierenden und Kollegen für diese lange Folge von Studien und Veröffentlichungen verliehen. Unter anderem beinhalteten sie 1998 die Auszeichnung des Amerikanischen Instituts für Krebsforschung „in Anerkennung der lebenslangen und bedeutenden Leistungen in wissenschaftlicher Forschung [...] über Ernährungsweisen, Nahrungsmittel und Krebs", eine Auszeichnung 1998 vom *Self*-Magazin für eine der „Top 25 Nahrungsmitteleinflüsse" sowie 2004 den Burton-Kallman-Wissenschaftspreis der Natural Nutrition Food Association. Zudem bezeugten Lektoratseinladungen von Forschungs- und medizinischen Einrichtungen in mehr als vierzig Bundesstaaten und etlichen anderen Ländern das Interesse der Fachkollegenschaft an diesen Ergebnissen. Mein Auftreten vor Kongressgremien sowie Bundes- und Staatsbehörden wiesen auch auf ein beachtliches öffentliches Interesse an unseren Ergebnissen hin. Interviews in der *McNeil-Lehrer News Hour* Sendung, in mindestens 25 weiteren TV-Programmen, Leitartikel in *USA Today*, der *New York Times* und der *Saturday Evening Post* sowie überregional ausgestrahlte TV-Dokumentationen über unsere Forschung waren auch Bestandteil unserer Öffentlichkeitsarbeit.

## Das Versprechen für die Zukunft

Ich bin zu der Erkenntnis gekommen, dass der Nutzen, den eine Ernährung mit pflanzlichen Nahrungsmitteln bringt, bei weitem vielfältiger und eindrucksvoller ist als bei jeder medikamentösen oder chirurgischen Therapie in der medizinischen Praxis. Herzerkrankung, Krebs, Diabetes, Schlaganfall und Bluthochdruck, Arthritis, Katarakt, Alzheimer, Impotenz und viele andere chronische Erkrankungen können großteils verhindert werden. Diese Erkrankungen, die im Allgemeinen mit dem Alter und der Zelldegeneration auftreten, raffen die Mehrheit von uns frühzeitig dahin.

Zudem existieren nun beeindruckende Belege, die beweisen, dass fortgeschrittene Herzerkrankungen, bestimmte relativ fortgeschrittene Krebsarten, Diabetes und einige andere degenerative Erkrankungen durch Ernährung rückgängig gemacht werden können. Ich erinnere mich noch daran, als meine Vorgesetzten nur widerwillig die Ergebnisse akzeptierten, dass Ernährung beispielsweise Herzerkrankungen *verhindern* kann, aber vehement die Möglichkeit leugneten, dass sie eine solche Erkrankung *rückgängig* machen könnte, wenn sie bereits fortgeschritten ist. Aber die Belege können nicht mehr länger ignoriert werden. Jene in Wissenschaft und Medizin, die ihren Geist vor solchen Möglichkeiten verschließen, agieren mehr als starrköpfig – sie handeln unverantwortlich.

Einer der aufregenderen Vorteile einer guten Ernährungsweise ist die Prävention von Erkrankungen, von denen angenommen wurde, dass sie aufgrund einer genetischen Veranlagung entstehen würden. Jetzt wissen wir, dass wir diese „genetischen" Krankheiten großteils vermeiden können, obwohl wir vielleicht das Gen (oder die Gene) aufweisen, das für die Erkrankung verantwortlich ist. Aber die Finanzierung der genetischen Forschung steigt nach wie vor spiralförmig an, in der Überzeugung, dass bestimmte Gene das Auftreten bestimmter Erkrankungen erklären können, und in der Hoffnung, dass es uns irgendwie möglich sein wird, diese „bösen" Gene „auszuschalten". Die Werbeabteilungen der Pharmafirmen stellen eine Zukunft in Aussicht, in der jeder von uns eine persönliche Ausweiskarte mit der Auflistung all unserer guten und schlechten Gene tragen wird. Unter Verwendung dieser Karte wird von uns erwartet werden, dass wir unseren Arzt aufsuchen und dieser uns eine einzige Pille zur Unterdrückung unserer ungünstigen Gene verschreibt. Ich habe den schweren Verdacht, dass diese Wunder nie realisiert werden, und wenn doch, dass sie schwerwiegende, unbeabsichtigte Folgen haben werden. Diese futuristischen Hirngespinste versperren den Blick auf kostengünstige und wirkungsvolle Lösungen für Gesundheitsprobleme: Lösungen, die auf Ernährung basieren.

In meinem eigenen Labor haben wir in Tierversuchen nachgewiesen, dass das Krebswachstum mittels Ernährung an- bzw. abgestellt werden kann – unabhängig von einer sehr starken genetischen Prädisposition. Wir untersuchten diese Auswirkungen aufs gründlichste und veröffentlichten unsere Ergebnisse in den besten wissenschaftlichen Fachzeitschriften. Wie Sie später sehen werden, sind diese Ergebnisse sehr spektakulär, und die gleichen Resultate konnten immer wieder bei Menschen gezeigt werden.

Die richtige Ernährungsweise verhindert nicht nur die Krankheitsentstehung, sondern sie bringt darüber hinaus auch Gesundheit und ein Gefühl des körperlichen und geistigen Wohlbefindens hervor. Einige Weltklasse-Athleten, wie zum Beispiel Ironman Dave Scott, Leichtathletikstars Carl Lewis und Edwin Moses, Tennisass Martina Navratilova, Weltmeister im Ringen Chris Campbell (nicht mit mir verwandt) und die 68-jährige Marathonläuferin Ruth Heidrich haben entdeckt, dass ihnen der Konsum einer fettarmen Diät auf pflanzlicher Basis einen signifikanten Vorsprung bei ihrer sportlichen Leistung einbringt. Im Laborversuch fütterten wir Ratten mit einer Kost, die der üblichen amerikanischen Ernährung sehr ähnlich ist – reich an tierischem Protein – und verglichen sie mit anderen Ratten, die Futter mit niedrigem tierischen Proteingehalt erhielten. Raten Sie, was passierte, als beide Gruppen von Ratten die Gelegenheit erhielten, freiwillig ein Laufrad zu benutzen? Diejenigen, die die Kost mit niedrigem tierischen Proteingehalt bekommen hatten, bewegten sich wesentlich mehr und ermüdeten langsamer als diejenigen, die die gleiche Nahrung erhalten hatten, die die meisten von uns essen. Hier handelt es sich um die gleiche Auswirkung, die bei den Weltklasse-Athleten beobachtet werden kann.

Dies sollte keine Neuigkeit für unser Medizinsystem sein. Vor einem Jahrhundert untersuchte Professor Russell Chittenden, ein bekannter Ernährungswissenschaftler an der medizinischen Fakultät der Yale Universität, den Einfluss einer rein pflanzlichen Diät auf die körperliche Leistungsfähigkeit von Studierenden.[34, 35] Er verköstigte einige Studierende, Fakultätskollegen und sich selbst mit einer auf pflanzlichen Nahrungsmitteln basierenden Kost und testete ihre körperliche Leistungsfähigkeit. Er kam zu den gleichen Ergebnissen wie wir bei unseren Ratten beinahe ein Jahrhundert später – und sie waren gleichermaßen spektakulär.

Zu alledem stellt sich die Frage, warum wir uns und unsere Gesundheit derart übermäßig von Medikamenten und operativen Eingriffen abhängig machen. In seiner einfachsten Form würde eine gesunde Ernährungsweise größtenteils die enormen Medikamentenkosten sowie auch die unerwünschten Nebenwirkungen verhindern. Weniger Menschen müssten in ihren letzten Lebensjahren langwierige und kostspielige Kämpfe mit chronischen Erkrankungen in Krankenhäusern führen. Die Kosten für die medizinische Versorgung würden sinken, die Behandlungsfehler würden abnehmen, während vorzeitige Todesfälle stark zurückgehen würden. Im Wesentlichen würde unser Gesundheitssystem unsere Gesundheit endlich bewahren und fördern, so wie es sein sollte.

## Einfache Ansätze

Wenn ich zurückblicke, denke ich oft an das Leben auf dem Bauernhof und wie es auf so viele Arten mein Denken prägte. Meine Familie war in jedem Moment ihres Lebens mit der Natur verbunden. Im Sommer, von Sonnenaufgang bis Sonnenuntergang, waren wir im Freien und pflanzten oder ernteten die Feldfrüchte und kümmerten uns um die Tiere. Meine Mutter hatte den besten Garten in unserem Teil des Landes und schuftete tagaus tagein während des Sommers, um unsere Familie mit frischen Nahrungsmitteln zu versorgen.

Mein Leben war sicherlich eine erstaunliche Reise. Ich wurde immer wieder aufgerüttelt durch das, was ich lernte. Ich wünschte, meine Familie und andere um uns herum hätten in der Mitte des 20. Jahrhunderts dieselben Informationen über Ernährung und Gesundheit gehabt, wie wir sie jetzt kennen. Dann wäre es meinem Vater möglich gewesen, seine Herzerkrankung zu verhindern oder rückgängig zu machen. Er hätte meinen jüngsten Sohn kennen gelernt, seinen Namensvetter, der an diesem Buch mitarbeitete. Er hätte einige Jahre länger leben können – mit einer besseren gesundheitlichen Lebensqualität. Meine wissenschaftliche Reise der letzten 45 Jahre überzeugte mich davon, dass es nun dringender denn je ist, den Menschen zu zeigen, wie sie derartige Tragödien verhindern können. Die wissenschaftlichen Ergebnisse sind da, und sie müssen nur bekannt gemacht werden. Wir können den gegenwärtigen Zustand nicht kritiklos hinnehmen und unseren Liebsten zusehen, wie sie unnötigerweise leiden. Es ist an der Zeit, sich zu erheben, reinen Tisch zu machen und die Verantwortung für unsere Gesundheit zu übernehmen.

# Kapitel 2
# Wo das Protein zuhause ist

Meine gesamte berufliche Karriere in der biomedizinischen Forschung drehte sich um Protein. Wie an einer unsichtbaren Leine verfolgte es mich von den fundamentalen Laborforschungen zu den praxisnahen Projekten für unterernährte Kinder auf den Philippinen bis hin zur höchsten Regierungsebene, wo die Richtlinien für unsere nationale Gesundheitspolitik entworfen wurden. Protein, oft mit unübertroffener Ehrfurcht bedacht, ist der rote Faden, der das Wissen über Ernährung aus der Vergangenheit mit der Gegenwart verbindet.

Die Geschichte des Proteins ist zum Teil wissenschaftlich, zum Teil kulturell bedingt und basiert zu einem großen Teil auf einem Mythos. Ich erinnere mich an die Worte Goethes, auf die mich erstmals mein Freund Howard Lyman, ein prominenter Lektor, Autor und ehemaliger Viehzüchter, aufmerksam machte: „Wir sind am besten darin, die offensichtlichen Dinge zu verbergen." Nichts wurde so gut verborgen wie die unbekannte Geschichte des Proteins. Die Glaubenssätze rund ums Protein zensieren, kritisieren und leiten – direkt oder indirekt – beinahe jeden Gedanken in der biomedizinischen Forschung.

Seit der Entdeckung dieser stickstoffhaltigen Verbindung durch den holländischen Chemiker Gerhard Mulder 1839, wurde das Protein als der heiligste aller Nährstoffe auf einen Sockel gestellt. Das Wort Protein kommt vom griechischen Wort *proteios*, was soviel wie „erstrangig" bedeutet.

Im 19. Jahrhundert war Protein gleichbedeutend mit Fleisch, und dieser Zusammenhang blieb uns über ein gutes Jahrhundert erhalten. Auch heutzutage setzen viele Menschen Protein mit Nahrungsmitteln tierischen Ursprungs gleich. Wenn Sie das erste Nahrungsmittel nennen sollten, das Ihnen in den Sinn kommt, wenn ich „Protein" sage, würden Sie vielleicht „Rindfleisch" sagen. Falls dem so ist, sind Sie nicht alleine.

Bei vielen der grundlegendsten Fragen über Protein herrscht allgemeine Verwirrung:

- Welches sind gute Proteinquellen?
- Wie viel Protein sollte man zu sich nehmen?
- Ist pflanzliches Protein genauso gut wie tierisches Protein?
- Ist es notwendig, bestimmte pflanzliche Nahrungsmittel in einer Mahlzeit zu kombinieren, um vollwertiges Protein zu erhalten?
- Ist es ratsam, besonders für Menschen, die schwere körperliche Arbeit leisten oder Sport betreiben, Proteinpulver oder Aminosäuren-Nahrungsergänzungsmittel zu sich zu nehmen?
- Sollte man Protein-Nahrungsergänzungsmittel nehmen, um Muskeln aufzubauen?

- Einige Proteinquellen werden als hochwertig, andere als minderwertig angesehen; was bedeutet das?
- Womit decken Vegetarier ihren Proteinbedarf?
- Ist ein gesundes Wachstum vegetarisch lebender Kinder ohne tierisches Protein möglich?

Vielen dieser häufig gestellten Fragen und Bedenken liegt die Überzeugung zugrunde, dass Fleisch gleichbedeutend mit Protein ist, und Protein gleich Fleisch ist. Diese Annahme rührt daher, dass Protein die „Seele" von Nahrungsmitteln tierischen Ursprungs ausmacht. Von vielen Fleisch- und Milchprodukten können wir den Fettanteil entfernen, aber es bleibt dennoch ein erkennbares Fleisch- oder Milchprodukt übrig. Dies passiert andauernd, man denke nur an magere Fleischstücke und entrahmte Milch. Aber wenn wir den Proteinanteil von Tierprodukten entfernen würden, bliebe nichts vom Ursprünglichen übrig. Ein proteinfreies Steak beispielsweise würde eine Wasserpfütze sein mit Fett und einem kleinen Anteil an Vitaminen und Mineralien. Würden Sie das essen? Kurz gesagt, damit ein Nahrungsmittel als tierischen Ursprungs erkannt werden kann, muss es Protein enthalten. Protein ist der Kernbestandteil aller Nahrungsmittel tierischen Ursprungs.

Frühe Wissenschaftler wie Carl Voit (1831–1908), ein bekannter deutscher Wissenschaftler, waren überzeugte Verfechter des Proteins. Voit entdeckte, dass man nur 48,5 g Protein am Tag braucht, und dennoch empfahl er – aufgrund der kulturellen Überzeugung zu jener Zeit – die gewaltige Menge von 118 g pro Tag. Protein war gleichbedeutend mit Fleisch, und jeder strebte nach mehr Fleisch, genauso wie wir größere Häuser oder schnellere Autos haben wollen. Voit ging davon aus, dass man von einer guten Sache nie zuviel haben könne.

Voit war der Lehrer mehrerer bekannter Ernährungswissenschaftler Anfang des 20. Jahrhunderts; dazu gehörten Max Rubner (1854–1932) und W.O. Atwater (1844–1907). Beide Studenten folgten genau der Empfehlung ihres Lehrers. Rubner erklärte, dass die Proteinaufnahme, und damit meinte er den Verzehr von Fleisch, ein Symbol für die Zivilisation selbst wäre: „Eine große Portion an Protein ist das Recht des zivilisierten Mannes." Atwater richtete das erste Ernährungsforschungslabor an dem United States Department of Agriculture (USDA)[A] ein. Als Leiter des USDA empfahl er 125 g Protein pro Tag (im Vergleich dazu werden heutzutage nur ungefähr 55 g täglich empfohlen). Später werden wir sehen, wie wichtig diese frühe Empfehlung für diese Regierungsabteilung war.

Eine kulturelle Ausrichtung wurde somit fest verwurzelt. Wenn Sie zivilisiert waren, aßen Sie viel Protein. Wenn Sie reich waren, aßen Sie Fleisch, und wenn Sie arm waren, aßen Sie pflanzliche Grundnahrungsmittel wie Kartoffeln und Brot. Die ärmeren Gesellschaftsschichten wurden von manchen als träge und ungeschickt angesehen – als Folge davon, dass sie nicht genug Fleisch bzw. Protein zu sich nahmen. Elitäres Denken und Arroganz dominierten großteils das wachsende Fachgebiet der Ernährungslehre im 19. Jahrhundert. Die gesamte Auffassung, dass größer auch besser, zivilisierter und vielleicht sogar hochgeistiger sei, durchdrang jeden Gedanken über das Protein.

---

A    US-Landwirtschaftsministerium

Major McCay, ein bekannter englischer Arzt Anfang des 20. Jahrhunderts, sorgte für einen eher unterhaltsamen, aber höchst unglücklichen Moment in dieser Geschichte. Der Arzt Mc-Cay war 1912 in der britischen Kolonie Indien stationiert und hatte die Aufgabe, gute Kämpfer aus den indischen Völkern herauszufinden. Unter anderem behauptete er, dass Menschen, die weniger Protein zu sich nahmen, „einen armseligen Körperbau" aufwiesen und „eine unterwürfige, verweichlichte Veranlagung alles ist, was man sich erwarten kann".

## Die dringliche Forderung nach Qualität

Protein, Fette, Kohlenhydrate und Alkohol liefern praktisch alle Kalorien, die wir zu uns nehmen. Fett, Kohlenhydrate und Protein sind *Makro*nährstoffe und machen – abgesehen von Wasser – beinahe das gesamte Gewicht der Nahrungsmittel aus. Einen kleinen Anteil stellen die Vitamine und mineralischen *Mikro*nährstoffe dar. Die notwendigen Mengen der letztgenannten *Mikro*nährstoffe für eine optimale Gesundheit sind sehr gering und bewegen sich im Milligramm- und Mikrogrammbereich.

Protein, der heiligste aller Nährstoffe, ist ein lebensnotwendiger Baustein für unseren Organismus, und es gibt hunderttausende unterschiedliche Arten. Sie fungieren als Enzyme, Hormone, Zellstrukturen und transportieren Moleküle, die alle erst das Leben möglich machen. Proteine sind lange Ketten, aufgebaut aus hunderten oder tausenden Aminosäuren aufgebaut, von welchen es fünfzehn bis zwanzig verschiedene Arten gibt, je nachdem, wie sie gezählt werden. Proteine verschleißen regelmäßig und müssen daher erneuert werden. Dies wird durch den Verzehr von proteinhaltiger Nahrung erreicht. Sobald sie verdaut ist, versorgen uns diese Proteine mit einem ganz neuen Nachschub an Aminosäuren, die für die Bildung neuen Proteins verwendet werden, um das alte, abgebaute, zu ersetzen. Die Qualität der verschiedenen Nahrungsmittelproteine wird danach bewertet, wie gut sie uns mit den notwendigen Aminosäuren versorgen, um unser körpereigenes Protein zu erneuern.

Dieser Vorgang des Zerlegens und Wiederzusammensetzens der Aminosäuren aus Proteinen ist vergleichbar mit jemandem, der uns eine bunte Perlenkette gibt, um eine alte Perlenkette zu ersetzen, die wir verloren haben. Allerdings sind die bunten Perlen der neuen Kette nicht in der gleichen Reihenfolge angeordnet wie bei der alten Kette. Also zerreißen wir die Kette und fangen die Perlen auf. Dann rekonstruieren wir unsere neue Kette, sodass die Perlen in derselben Reihenfolge angeordnet sind wie bei der alten verlorenen Kette. Aber wenn wir beispielsweise an blauen Perlen knapp sind, wird sich der Aufbau unserer neuen Kette verlangsamen oder stillstehen, bis wir wieder mehr blaue Perlen bekommen. Das ist das gleiche Prinzip, wie neues Zellprotein gemacht wird, um dem alten, aufgebrauchten Protein zu entsprechen.

Etwa acht Aminosäuren („bunte Perlen"), die für die Herstellung von Zellprotein notwendig sind, müssen durch Nahrungsmittel aufgenommen werden. Sie werden „essenzielle" Aminosäuren genannt, weil unser Organismus sie nicht selbst herzustellen vermag. Wenn, wie bei unserer Perlenkette, nur eine einzige dieser acht „essenziellen" Aminosäuren in unserem Nahrungsprotein fehlt, wird die Synthese der neuen Proteine verlangsamt oder gar angehalten. An dieser Stelle kommt die Vorstellung der Proteinqualität ins Spiel. Nahrungsmittelprotein der besten Qualität ist, einfach gesagt, jenes, das uns nach seiner Verdauung mit der richtigen Art und Menge an Aminosäuren versorgt, um unser neues Zellprotein effizient herzustellen. Das ist es, was das Wort „Qualität" hier bedeutet: Es ist die Fähigkeit der Nahrungsmittelproteine, die richtigen Arten und Mengen an Aminosäuren für die Herstellung unseres neuen Proteins zu liefern.

Was meinen Sie, könnten wir essen, um am effizientesten mit Bausteinen zur Erneuerung unseres Proteins versorgt zu werden? Die Antwort ist Menschenfleisch. Seine Proteine enthalten genau die richtige Menge der erforderlichen Aminosäuren. Aber während unsere Mitmenschen nicht für eine Mahlzeit gedacht sind, nehmen wir uns das nächstfolgende „beste" Protein, indem wir andere Tiere essen. Die Proteine anderer Tiere sind unserem sehr ähnlich, weil sie meist die richtige Menge jeder der notwendigen Aminosäuren aufweisen. Diese Proteine können sehr effizient verwendet werden und werden daher als „qualitativ hochwertig" bezeichnet. Unter den Nahrungsmitteln tierischen Ursprungs weisen Milch und Eier die besten Aminosäurenübereinstimmungen mit unserem Protein auf und werden daher als hochwertigste Qualität angesehen. Während es den „qualitativ minderwertigeren" pflanzlichen Proteinen an einer oder mehreren der essenziellen Aminosäuren mangelt, enthalten sie jedoch als Gruppe *alle* Aminosäuren.

Die Auffassung der Qualität betrifft in Wirklichkeit die Effizienz, mit der ein Nahrungsprotein zur Förderung des Wachstums verwendet wird. Das wäre schön und gut, wenn die größte Effizienz der bestmöglichen Gesundheit entsprechen würde, aber weil dem nicht so ist, sind die Begriffe Effizienz und Qualität irreführend. Vielmehr – um Ihnen einen Vorgeschmack auf das, was noch kommt, zu geben – gibt es einen Berg von überwältigenden Studien, die zeigen, dass so genanntes „minderwertiges" pflanzliches Protein, das eine langsame aber beständige Bildung neuer Proteine gewährleistet, die gesündeste Proteinart ist. Das langsam aber beständig wirkende Protein gewinnt das Rennen. Die Qualität des Proteins eines bestimmten Nahrungsmittels wird ermittelt, indem beobachtet wird, wie schnell Tiere wachsen, während sie das Protein konsumieren. Einige Nahrungsmittel, nämlich jene tierischen Ursprungs, stellen sich daraufhin als Nahrungsmittel mit einem besonders hohen Verhältnis zwischen Proteingehalt und Effizienz heraus.[1]

Diese Betonung der Wirkung auf das körperliche Wachstum, als ob dieses mit guter Gesundheit gleichzusetzen wäre, fördert den Konsum von Protein höchster „Qualität". Wie Ihnen jeder Verkaufsprofi bestätigen wird, genießt ein Produkt, das als qualitativ hochwertig beschrieben wird, sofort das Vertrauen der Konsumenten. Seit gut über 100 Jahren sind wir in dieser irreführenden Sprache gefangen und haben oftmals den bedauerlichen Trugschluss gezogen, dass mehr Qualität auch mehr Gesundheit bedeuten würde.

Der Ursprung für das Konzept der Proteinqualität war in der Öffentlichkeit nicht sehr bekannt, aber dafür waren dessen Auswirkungen sehr signifikant – und sind es noch immer. Die Menschen, beispielsweise, die sich für eine Ernährung pflanzlichen Ursprungs entscheiden, werden sich – sogar heute noch – oft fragen: „Wo bekomme ich mein Protein her?" Als ob Pflanzen kein Protein enthalten würden. Sogar wenn der Umstand bekannt ist, dass Pflanzen Protein enthalten, so besteht noch immer die Sorge über die angebliche mindere Qualität.

Dies brachte Menschen zu der Annahme, dass sie bei jeder Mahlzeit peinlich genau Proteine unterschiedlicher pflanzlicher Quellen kombinieren müssten, um die fehlenden Aminosäuren der einzelnen Nahrungsmittel auszugleichen. Allerdings wird in dieser Angelegenheit weit übertrieben. Wir wissen heutzutage, dass der menschliche Organismus mittels hochkomplexer Stoffwechselabläufe imstande ist, alle essenziellen Aminosäuren aus der natürlichen Vielfalt der pflanzlichen Proteine zu beziehen. Es ist nicht erforderlich, größere Mengen pflanzlichen Proteins zu essen oder peinlich genau jede Mahlzeit zu planen. Bedauerlicherweise wird diese Tatsache durch das fortdauernde Konzept einer unterschiedlichen Qualität von Protein verdeckt.

# Das Proteindefizit

Die wichtigste Aufgabe bei der Ernährung und in der Landwirtschaft während meiner frühen Karriere war das Auffinden von Möglichkeiten, den Proteinkonsum zu erhöhen und sicherzustellen, dass es qualitativ hochwertig war. Meine Kollegen und ich glaubten alle an dieses gemeinsame Ziel. Von meinen frühen Jahren auf dem Bauernhof bis zu meiner Hochschulausbildung akzeptierte ich diese quasi erwiesene Ehrfurcht für das Protein. Als Junge, kann ich mich erinnern, war der kostspieligste Teil des Viehfutters die Proteinzusätze, die wir unseren Rindern und Schweinen gaben. An der Universität verbrachte ich dann drei Jahre (1958–1961) mit meiner Doktoratsstudie, in der ich versuchte, die Versorgung von qualitativ hochwertigem Protein mittels effizienterer Züchtung von Rindern und Schafen zu verbessern, damit wir mehr davon konsumieren könnten.[2, 3]

Ich durchlief meine Hochschulstudien mit der tiefen Überzeugung, dass die Förderung von qualitativ hochwertigem Protein, wie es in Nahrungsmitteln tierischen Ursprungs vorkommt, eine sehr wichtige Aufgabe war. Meine Dissertationsstudie, obwohl einige Male im darauf folgenden Jahrzehnt daraus zitiert worden ist, machte nur einen kleinen Teil unter viel größeren Bestrebungen anderer Studiengruppen aus, die sich mit den weltweiten Gegebenheiten des Proteinkonsums befassten. Während der 1960er und 1970er Jahre hörte ich immer wieder von einer Proteinunterversorgung in der nicht industrialisierten Welt.[4]

Auf der Grundlage dieses „Proteindefizit" resultierten der Welthunger und die Unterernährung von Kindern in den so genannten Entwicklungsländern aus einer zu geringen Proteinaufnahme, speziell des qualitativ hochwertigen Proteins, was damals soviel wie tierisches Protein hieß.[1, 4, 5]

Dieser Auffassung zufolge litten die Menschen in den weniger industrialisierten Ländern besonders unter einem Mangel an hochwertigem oder tierischem Protein. Projekte, die sich mit dem Problem des „Proteindefizits" befassten, entstanden plötzlich überall. Ein prominenter Professor am MIT (Massachusetts Institute of Technology) und einer seiner jüngeren Kollegen kamen 1976 zu dem Schluss, dass „eine adäquate Versorgung mit Protein ein zentraler Aspekt des Welternährungsproblems ist"[5] und weiter, dass „wenn nicht [...] wünschenswerterweise mit angemessenen Mengen an Milch, Eiern, Fleisch oder Fisch [ergänzt wird], so enthält die

Getreidekost [der armen Länder] [...] unzureichend Protein für das Wachstum der Kinder [...]".
Um dieses schlimme Problem zu beheben, passierte Folgendes:

- Das MIT entwickelte ein proteinreiches Nahrungsergänzungsmittel namens *Incaparina*.
- Die Universität Purdue züchtete eine Maisart, die mehr Lysin enthält – die „mangelhafte" Aminosäure im Maisprotein.
- Die US-Regierung subventionierte die Produktion von Milchpulver, um die Armen der Welt mit qualitativ hochwertigem Protein zu versorgen.
- Die Universität von Cornell unterstützte die Philippinen mit einer Fülle an Fachkräften, um sowohl eine proteinreiche Reisart zu entwickeln, als auch eine Viehwirtschaft aufzubauen.
- Die Universität Auburn und das MIT vermahlten Fisch, um ein „Fischproteinkonzentrat" herzustellen, das die Armen der Welt ernähren sollte.

Die Vereinten Nationen, das US-Regierungsprogramm „Food for Peace"[A], bedeutende Universitäten und zahllose andere Organisationen und Universitäten, sie alle griffen den Schlachtruf auf, um den Welthunger mit qualitativ hochwertigem Protein auszumerzen. Ich kannte die meisten Projekte aus erster Hand sowie auch die Personen, die sie durchführten und leiteten.

Die Food and Agriculture Organization (FAO)[B] übt mit ihren landwirtschaftlichen Entwicklungsprogrammen einen beträchtlichen Einfluss auf die nicht industrialisierten Länder aus. Zwei ihrer Mitarbeiter[6] erklärten im Jahr 1970, dass „[...] im Großen und Ganzen der Mangel an Protein ohne Frage den schwerwiegendsten qualitativen Mangel in der Ernährung der Entwicklungsländer darstellt. Der Großteil der Bevölkerung in diesen Ländern ernährt sich hauptsächlich von pflanzlichen, meist proteinarmen Nahrungsmitteln, was in einem schlechten Gesundheitszustand und einer verringerten Leistungsfähigkeit des Einzelnen resultiert." M. Autret, eine sehr einflussreiche Persönlichkeit der FAO, fügte hinzu, „infolge des niedrigen tierischen Proteingehalts in der Nahrung und des Mangels an Vielfalt im Nahrungsangebot ist die Proteinqualität [in Entwicklungsländern] unzureichend."[4] Er berichtete über eine sehr enge Verbindung zwischen dem Konsum von Tierprodukten und dem jährlichen Einkommen. Autret setzte sich nachhaltig für die Zunahme der Produktion und des Konsums tierischen Proteins ein, um dem wachsenden „Proteindefizit" in der Welt entgegenzutreten. Er befürwortete auch, dass alle wissenschaftlichen und technologischen Ressourcen mobilisiert werden müssten, um neue, proteinreiche Nahrungsmittel herzustellen oder den größtmöglichen Gewinn aus bisher unzureichend genutzten Quellen zu ziehen, um die Menschheit damit zu ernähren."[4]

Bruce Stillings von der Universität von Maryland und dem US-Department of Commerce,[C] ein weiterer Befürworter des Konsums fleischreicher Kost, machte 1973 folgendes Eingeständnis: „Obwohl tierisches Protein in der Ernährung nicht *per se* erforderlich ist, so ist es doch üblich, die Menge, also Quantität, des Proteins aus tierischen Quellen mit der gesamten Qualität

---

A    Essen für den Frieden
B    Ernährungs- und Landwirtschaftsorganisation der Vereinten Nationen
C    US-Handelsministerium

des Proteins in der Ernährung gleichzusetzen."[1] Er meinte weiterhin, dass „[...] die Bereitstellung einer angemessenen Menge an tierischen Produkten allgemein als ideal zur Verbesserung der weltweiten Versorgung mit Protein anerkannt wird."

Freilich stimmt es, dass die Versorgung mit Protein ein wichtiger Weg zur Verbesserung der Ernährungssituation in den nicht industrialisierten Ländern ist, insbesondere, wenn ein Volk alle Kalorien aus einer einzigen pflanzlichen Quelle bezieht. Aber es ist nicht der einzige Weg, und, wie wir bald sehen werden, auch nicht notwendigerweise der Weg, der im Einklang mit langfristiger Gesundheit steht.

## Die Ernährung der Kinder

Das war also das Klima zu jener Zeit, und ich war Teil davon wie jeder andere auch. Ich verließ das MIT, um im Jahr 1965 eine Lehrstelle an der Virginia Tech[A] anzunehmen. Professor Charlie Engel, der damalige Leiter der Abteilung für Biochemie und Ernährung an der Virginia Tech, hatte großes Interesse an der Entwicklung eines Ernährungsprogramms für unterernährte Kinder. Er wollte ein „Mutterwerk"-Selbsthilfe-Projekt auf den Philippinen realisieren. Das Projekt wurde „Mutterwerk"[B] genannt, weil sein Schwerpunkt auf der Ausbildung der Mütter unterernährter Kinder lag. Die Idee dahinter war, den Müttern das nötige Wissen zu vermitteln, dass die richtigen Arten einheimischer Nahrungsmittel zur Gesundheit ihrer Kinder beitragen. Dadurch würden sie nicht mehr auf die spärlichen Arzneimittel und die meist nicht existenten Ärzte angewiesen sein. Engel startete das Projekt im Jahr 1967 und bat mich, in der Funktion als Campus-Koordinator für längere Aufenthalte auf die Philippinen zu kommen, während er den gesamten Zeitraum des Projekts über in Manila blieb.

Gemäß der Gewichtung des Proteins als ein Mittel gegen Unterernährung mussten wir diesen Nährstoff zum Herzstück unserer „Mutterwerk"-Bildungszentren erheben und dadurch zu einem erhöhten Proteinkonsum beitragen. Fisch als eine Proteinquelle war größtenteils auf die Küstengebiete beschränkt. Wir wollten vor allem den Anbau von Erdnüssen als Proteinquelle fördern, weil diese Frucht fast überall gedeihen konnte. Die Erdnuss ist wie die Luzerne, Sojabohnen, Klee, Erbsen und andere Bohnen eine Hülsenfrucht. So wie diese anderen Stickstoff-Binder sind auch Erdnüsse reich an Protein.

Jedoch gab es ein quälendes Problem mit diesen schmackhaften Hülsenfrüchten. Nach und nach tauchten starke Beweise auf – zunächst aus England[7–9] und später aus dem MIT (demselben Labor, in dem auch ich gearbeitet hatte)[10, 11] –, dass Erdnüsse sehr oft mit einem von Pilzen gebildeten Toxin namens Aflatoxin (AF) kontaminiert waren. Es war ein alarmierendes Problem, denn AF erzeugte erwiesenermaßen Leberkrebs bei Ratten. Es hieß, dass es sich hierbei um das stärkste chemische Karzinogen handelte, das jemals entdeckt worden war.

Also mussten wir zwei eng miteinander verbundene Projekte in Angriff nehmen: Die Unterernährung bei Kindern lindern und das Problem der AF-Kontamination beseitigen.

---

A  Gängige Abkürzung für Virginia Polytechnic Institute and State University
B  „Mothercraft" im Englischen

Bevor ich auf die Philippinen reiste, war ich auf Haiti, um einige Mutterwerkzentren im Versuchsstadium zu besuchen, die von meinen Kollegen an der Virginia Tech, den Professoren Ken King und Ryland Webb, geleitet wurden. Es war meine erste Reise in ein nicht industrialisiertes Land, und Haiti passte ganz gewiss in dieses Bild. Papa Doc Duvalier, Präsident von Haiti, holte sich alles aus den wenigen Ressourcen, über die das Land verfügte, für seinen eigenen luxuriösen Lebensstil heraus. Zu jener Zeit starben 54 % der Kinder, bevor sie das fünfte Lebensjahr erreicht hatten, großteils an Unterernährung.

Anschließend reiste ich auf die Philippinen und fand dort eine ähnliche Situation vor. Wir beschlossen, die Standorte der Mutterwerkzentren basierend auf dem Ausmaß der Unterernährung in den einzelnen Dörfern zu errichten. Wir legten den Schwerpunkt unserer Bestrebungen auf die hilfsbedürftigsten Dörfer. In einer Voruntersuchung wurden in jedem Dorf (barrio) die Kinder gewogen, und ihr Gewicht wurde altersgemäß mit dem westlichen Standard verglichen. Es wurde in Unterernährung ersten, zweiten und dritten Grades unterschieden. Unterernährung dritten Grades, die schwerste Form, repräsentierte Kinder unter dem 65. Perzentil. Bedenken Sie, dass ein Kind bei einem Perzentilwert von 100 lediglich den US-Durchschnitt repräsentiert. Unter einem Perzentilwert von 65 bedeutet, dem Verhungern nahe zu sein.

In den Stadtgebieten einiger der großen Städte wurden 15 %–20 % der Kinder zwischen drei und sechs Jahren als unterernährt im dritten Grad eingestuft. Ich kann mich noch gut an meine ersten Erfahrungen mit diesen Kindern erinnern: Eine Mutter, selbst kaum mehr als ein Hauch von einem Menschen, hielt ihre etwa dreijährigen Zwillinge im Arm und versuchte, sie mit etwas Porridge zu füttern. Die Kinder, beide mit hervortretenden Augen, wogen nur 5 und 6,3 kg. Ältere Kinder, die infolge der Unterernährung erblindet waren und von ihren jüngeren Geschwistern herumgeführt wurden, um nach Almosen zu suchen. Kinder ohne Beine oder Arme, die um einen Bissen Essen rangen.

## Eine Enthüllung, für die gestorben wurde

Natürlich wurden wir durch diesen Anblick reichlich motiviert, unser Projekt voranzutreiben. Wie ich bereits erwähnte, mussten wir zuerst das Problem der AF-Kontamination der Erdnüsse, unserem bevorzugten proteinreichen Nahrungsmittel, lösen.

Der erste Schritt zur Untersuchung von AF war, einige grundlegende Informationen zu sammeln. Wer auf den Philippinen konsumierte AF, und wer litt an Leberkrebs? Um diese Fragen zu beantworten, beantragte ich einen Forschungszuschuss bei den National Institutes of Health (NIH) und erhielt ihn. Zudem gingen wir von einer zweiten Strategie aus, indem wir eine andere Frage stellten: Wie wirkt sich AF tatsächlich auf Leberkrebs aus? Wir wollten dieser Frage auf einer molekularen Ebene nachgehen, indem wir Laborratten untersuchten. Ich erhielt einen zweiten NIH-Forschungszuschuss für diese grundlegende biochemische Studie. Diese beiden Zuschüsse initiierten ein zweigleisiges Forschungsprojekt, ein grundlegendes und ein angewandtes, das für die restliche Dauer meiner beruflichen Laufbahn fortbestand. Ich stellte fest, dass die Untersuchung einer Fragestellung sowohl aus einer grundlegenden, als auch aus einer angewandten Perspektive sehr lohnend ist, weil wir somit nicht nur die Auswirkung eines Nahrungsmittels oder einer chemischen Verbindung auf unsere Gesundheit herausfinden, sondern auch, warum es diese Auswirkung ausübt. Auf diese Weise können wir nicht nur die biochemischen Grundlagen von Nahrung und Gesundheit verstehen, sondern auch, wie sie sich auf Menschen im alltäglichen Leben auswirken könnten.

Wir begannen schrittweise mit einer Serie von Untersuchungen. Zuerst wollten wir wissen, welche Nahrungsmittel am meisten AF enthalten. Wir fanden heraus, dass Erdnüsse und Mais die am meisten kontaminierten Nahrungsmittel waren. Alle 29 Erdnussbuttergläser beispielsweise, die wir in örtlichen Lebensmittelgeschäften gekauft hatten, waren kontaminiert, und zwar mit 300-mal so hohen Mengen, wie sie in US-Nahrungsmitteln erlaubt waren. Ganze Erdnüsse waren weit weniger kontaminiert; sie überschritten nie die Aflatoxinmengen, die in den US-Produkten erlaubt waren. Diese Diskrepanz zwischen Erdnussbutter und ganzen Erdnüssen hatte ihren Ursprung in den Erdnussfabriken. Die besten Erdnüsse, die in „Cocktailgläser" gefüllt wurden, waren von einem laufenden Förderband handverlesen, die schlechtesten, verschimmeltsten Erdnüsse blieben bis zum Ende auf dem Förderband, um zu Erdnussbutter verarbeitet zu werden.

Unsere zweite Fragestellung war, wer am meisten anfällig für diese AF-Kontamination und seine krebserregende Wirkung war. Wir fanden heraus, dass dies Kinder waren. Sie waren es, die die AF-verseuchte Erdnussbutter aßen. Wir schätzten den AF-Konsum, indem wir die Ausscheidung von Stoffwechselprodukten des Aflatoxins im Harn von Kindern analysierten, die in Haushalten mit einem teilweise aufgebrauchten Erdnussbutterglas lebten.[12] Während wir diese Informationen sammelten, stellte sich ein interessantes Muster heraus: Die beiden Gebiete des Landes mit der höchsten Leberkrebsrate, die Städte Manila und Cebu, waren auch die gleichen Gebiete, in denen am meisten AF konsumiert wurde. Erdnussbutter wurde fast ausschließlich in Manila konsumiert, während der Maiskonsum in Cebu, der zweitgrößten Stadt auf den Philippinen, verbreitet war.

Wie sich herausstellte, gab es aber noch mehr zu dieser Geschichte. Dies kristallisierte sich heraus, als ich die Bekanntschaft eines prominenten Arztes, Jose Caedo, machte, der ein Berater von Präsident Marcos war. Er erzählte mir, dass das Leberkrebsproblem auf den Philippinen sehr ernst war. Das Verheerende daran war, dass die Krankheit das Leben von Kindern vor Vollendung ihres 10. Lebensjahres kostete. Während diese Krankheit im Westen meist Menschen nach dem 40. Lebensjahr trifft, erzählte mir Caedo, dass er persönlich Kinder unter vier Jahren aufgrund von Leberkrebs operiert hatte!

Das allein war schon unglaublich, aber was er mir dann noch berichtete, war sogar noch bemerkenswerter: *Nämlich, dass die Kinder, die an Leberkrebs erkrankten, aus den wohlhabendsten Familien stammten.* Die Familien mit dem meisten Geld aßen, wie wir annahmen, die gesündeste Kost, eine Kost, die unserer fleischreichen amerikanischen Ernährung am meisten glich. *Sie konsumierten mehr Protein als jeder andere im Land (qualitativ hochwertiges tierisches Protein noch dazu) und dennoch waren sie diejenigen, die an Leberkrebs erkrankten!*

Wie konnte das sein? Weltweit war die Leberkrebsrate in Ländern mit dem niedrigsten durchschnittlichen Proteinverbrauch am höchsten. Daher wurde in weiten Kreisen angenommen, dass dieser Krebs als Resultat eines Proteinmangels entstehen würde. Überdies war die

Mangelproblematik ein Hauptgrund, warum wir auf den Philippinen arbeiteten: Um den Proteinkonsum bei möglichst vielen unterernährten Kindern zu erhöhen. Jedoch berichteten mir nun Caedo und seine Kollegen, dass die Kinder mit der proteinreichsten Ernährung die höchste Leberkrebsrate aufwiesen. Dies erschien mir zunächst recht seltsam, doch mit der Zeit bestätigten meine eigenen Forschungsergebnisse mehr und mehr deren Beobachtungen.

Zu dieser Zeit erschien ein Forschungsbericht aus Indien in einer unbekannten medizinischen Fachzeitschrift.[13] Es war eine experimentelle Untersuchung über Leberkrebs und Proteinkonsum in zwei Gruppen von Laborratten. Der einen Gruppe wurde AF verabreicht und dann eine Kost mit 20 % Protein gefüttert. Der zweiten Gruppe wurde die gleiche Menge AF gegeben und dann eine Kost mit nur 5 % Protein gefüttert. Jede einzelne Ratte, die zu 20 % mit Protein gefüttert wurde, bekam Leberkrebs oder die vorausgehenden Zellschädigungen, aber keine einzige Ratte, die 5 % Protein bekam, erkrankte an Leberkrebs oder der vorausgehenden Schädigung. Es war kein geringfügiger Unterschied: Es handelte sich um 100 % gegenüber 0 %. Dies stimmte mit meinen Beobachtungen bei den philippinischen Kindern in hohem Maße überein. Die Kinder mit der höchsten Anfälligkeit für Leberkrebs waren jene, die am meisten Protein zu sich nahmen.

Niemand schien den Bericht aus Indien zu akzeptieren. Auf einem Flug von Detroit, als ich von einer Präsentation auf einer Konferenz zurückkehrte, reiste ich mit einem ehemaligen Kollegen vom MIT, Professor Paul Newberne. Zu dieser Zeit war Newberne einer der ersten Menschen, die der Rolle der Ernährung bei der Entstehung von Krebs große Beachtung schenkten. Ich berichtete ihm über meine Eindrücke von den Philippinen und über die Studie aus Indien. Er wies die Studie kurzerhand von sich, indem er sagte: „Die müssen die Nummern der Rattenkäfige verwechselt haben. Auf keinen Fall kann eine proteinreiche Kost die Entstehung von Krebs fördern."

Ich erkannte, dass ich auf eine provokante Idee gestoßen war, die den Unglauben und sogar den Zorn von Kollegen hervorrief. Sollte ich die Beobachtung, dass Protein die Krebsentstehung fördern kann, ernst nehmen und dabei riskieren, dass mich alle für einen Narren hielten? Oder sollte ich dieser Geschichte meinen Rücken kehren?

Irgendwie schien es, als ob ich diesen Moment in meiner beruflichen Laufbahn bereits aufgrund von Ereignissen in meinem persönlichen Leben vorausgeahnt hätte. Als ich fünf Jahre alt war, lag meine Tante, die mit uns zusammenlebte, im Sterben. Sie hatte Krebs. Einige Male nahm mein Onkel meinen Bruder Jack und mich ins Krankenhaus mit, um seine Frau zu besuchen. Obwohl ich zu jung war, um alles zu verstehen, so erinnere ich mich doch, wie mich das große „K"-Wort traf: Krebs. Ich dachte damals, „Wenn ich groß bin, dann will ich ein Heilmittel gegen Krebs finden."

Viele Jahre später, nur einige Jahre nachdem ich geheiratet hatte, ungefähr zu der Zeit, als ich meine Arbeit auf den Philippinen begann, starb die Mutter meiner Frau an Dickdarmkrebs im jungen Alter von 51. Zu dieser Zeit wurde ich gerade auf einen möglichen Zusammenhang zwischen Ernährung und Krebs in unserer frühen Forschung aufmerksam. Der Fall meiner Schwiegermutter war besonders schwierig, weil sie aufgrund der Tatsache, dass sie keine Krankenversicherung hatte, keine adäquate medizinische Behandlung erhielt. Meine Frau Karen war ihre einzige Tochter, und sie hatten eine sehr enge Beziehung zueinander. Diese schweren Erfahrungen machten meine beruflichen Entscheidungen sehr einfach: Ich würde überall hingehen, wohin mich meine Forschungen führten, um zu einem besseren Verständnis dieser schrecklichen Erkrankung beizutragen.

Wenn ich zurückblicke, war das der Beginn der Schwerpunktsetzung auf Ernährung und Krebs in meiner beruflichen Laufbahn. Der Moment der Entscheidung, den Zusammenhang zwischen Protein und Krebs zu erforschen, war der Wendepunkt. Wenn ich diese Geschichte glauben wollte, gab es nur eine Lösung: ich müsste mit einer experimentellen Grundlagenforschung beginnen, um nicht nur herauszufinden *ob*, sondern auch *wie* der Verzehr von mehr Protein zu mehr Krebs führen kann. Und das war genau das, was ich machte. Es führte mich weiter, als ich mir jemals vorgestellt hatte. Die außergewöhnlichen Forschungsergebnisse, die meine Kollegen, Studierenden und ich erhielten, könnten Sie zum nochmaligen Überdenken Ihrer gegenwärtigen Ernährungsweise anregen. Aber darüber hinaus führten die Studienergebnisse zu breiteren Fragestellungen, Fragen, die letztendlich zu Rissen in den eigentlichen Grundfesten unserer Auffassung von Gesundheit und Ernährung führen könnten.

## Die Natur der Wissenschaft – Was Sie wissen müssen, um Forschung zu verstehen

Wissenschaftliche Beweise sind schwer definierbar. Sogar mehr als in den „Kernwissenschaften" Biologie, Chemie und Physik ist die Aufstellung eines *absoluten* Beweises in Medizin und Gesundheit beinahe unmöglich. Das primäre Anliegen in wissenschaftlichen Untersuchungen ist es, zu ermitteln, was *wahrscheinlich* zutrifft. Der Grund hierfür ist, dass Gesundheitsforschung von Natur aus Statistik ist. Angenommen, Sie werfen einen Ball in die Luft. Wird er herunterfallen? Ja, jedes Mal. Das ist Physik. Angenommen, Sie rauchen vier Packungen Zigaretten am Tag. Werden Sie an Lungenkrebs erkranken? Die Antwort ist: Vielleicht. Wir wissen, dass die Chancen auf Lungenkrebs viel höher sind, als wenn Sie nicht rauchen würden, und wir können Ihnen sagen, wie diese „Chancen" (statistisch) stehen, aber wir können nicht mit Sicherheit wissen, ob Sie als Individuum an Lungenkrebs erkranken werden.

In der Ernährungswissenschaft ist das Entwirren der Zusammenhänge zwischen Ernährung und Gesundheit nicht so geradlinig. Menschen leben alle Arten von unterschiedlichen Leben, haben unterschiedliche genetische Hintergründe und essen unterschiedliche Nahrungsmittel. Forschungsbegrenzungen wie Kosteneinschränkungen, Zeitzwänge und Messfehler sind signifikante Hürden. Am wichtigsten ist vielleicht, dass Ernährung, Lebensstil und Gesundheit durch derart komplexe, facettenreiche Systeme miteinander interagieren, dass die Aufstellung eines Beweises für irgendeinen Faktor und irgendeine Erkrankung nahezu unmöglich ist, sogar wenn man über die perfekte Versuchsanordnung, unlimitierte Zeit und unbeschränkte Geldmittel verfügt.

Aufgrund dieser Schwierigkeiten verwenden wir viele unterschiedliche Strategien in der Forschung. In einigen Fällen ermitteln wir, ob eine hypothetische Ursache eine hypothetische Wirkung hervorruft, indem wir die Unterschiede, die bereits zwischen verschiedenen Gruppen von Menschen bestehen, *beobachten* und messen. Wir könnten Gesellschaften, die unterschiedliche Mengen an Fett konsumieren, *beobachten* und vergleichen, und danach *beobachten*, ob diese Unterschiede mit ähnlichen Unterschieden in der Häufigkeit von Brustkrebs oder Osteoporose oder einer anderen Erkrankung übereinstimmen. Wir könnten charakteristische Ernährungsgewohnheiten von Menschen, die bereits unter der Erkrankung leiden, und einer vergleichbaren Gruppe von Menschen, die diese Erkrankung nicht haben, *beobachten* und miteinander vergleichen. Wir könnten Erkrankungsraten des Jahres 1950 *beobachten* und mit denen des Jahres 1990 vergleichen, und dann *beobachten*, ob eine Veränderung der Erkrankungsraten mit einer Veränderung in der Ernährungsweise übereinstimmt.

Zusätzlich zum *Beobachten* von dem, was bereits ist, könnten wir ein Experiment durchführen und absichtsvoll mittels einer hypothetischen Behandlung *intervenieren*, um zu sehen, was passieren wird. Wir intervenieren beispielsweise, wenn die Wirkung und die Sicherheit eines Arzneimittels getestet wird. Eine Gruppe von Menschen bekommt das Arzneimittel, und eine zweite Gruppe erhält ein Placebo. Es ist jedoch weitaus schwieriger, bei der Ernährung zu intervenieren, besonders wenn die Menschen nicht an einen klinischen Rahmen gebunden sind. Denn in diesem Fall müssen wir uns darauf verlassen, dass jeder sich an die spezifische Diät hält.

Während wir *beobachtende und intervenierende* Forschung betreiben, beginnen wir die Ergebnisse zu sammeln und wägen die Belege für oder gegen eine bestimmte Hypothese ab. Wenn das Gewicht der Belege eine Annahme derart unterstützt, dass diese nicht länger glaubhaft zurückgewiesen werden kann, so machen wir diese Annahme als wahrscheinliche Wahrheit geltend. Und in dieser Weise bringe ich die Beweisgründe für eine Ernährung vor, die auf ganzen, pflanzlichen Nahrungsmitteln beruht. Während Sie weiter lesen, werden Sie sehen, dass jene, die den absoluten Beweis für die optimale Ernährungsweise in ein oder zwei Studien suchen, enttäuscht und verunsichert werden. Jedoch bin ich überzeugt, dass jene, die die Wahrheit bezüglich Ernährung und Gesundheit suchen, indem sie die Belege aus der Vielfalt der vorhandenen Studien sorgfältig prüfen, erstaunt sein und aufgeklärt hervorgehen werden. Es gibt mehrere Konzepte, die man ins Auge fassen sollte, wenn man das Gewicht der Beweisgründe beurteilt, einschließlich der folgenden.

## Korrelation versus Kausalzusammenhang

Sie werden feststellen, dass in vielen Studien die Worte Korrelation bzw. Übereinstimmung und Zusammenhang verwendet werden, um eine Beziehung zwischen zwei Faktoren zu beschreiben, und vielleicht sogar auf ein Ursache-Wirkung-Verhältnis hinzuweisen. Dieses Konzept wird in der China Study besonders hervorgehoben. Wir beobachteten, ob es Beziehungsmuster zwischen den unterschiedlichen Ernährungsweisen, Lebensstilen und Erkrankungen innerhalb der Untersuchung von 65 Landkreisen und 130 Dörfern bei 6500 Erwachsenen und ihren Familien gab. Wenn beispielsweise Bevölkerungsgruppen mit einem höheren Proteinkonsum auch eine *hohe* Anzahl von Leberkrebsfällen aufweisen, dann können wir sagen, dass Protein mit dem Auftreten von Leberkrebs *positiv* korreliert bzw. in direktem Zusammenhang steht: Wenn einer der beiden Faktoren ansteigt, steigt auch der andere. Wenn der Proteinverbrauch in Bevölkerungsgruppen, die eine *niedrige* Leberkrebsrate aufweisen, höher ist, können wir sagen, dass Protein im *umgekehrten* Zusammenhang mit dem Auftreten von Leberkrebs steht. In anderen Worten gehen die beiden Faktoren in entgegengesetzte Richtungen: Wenn einer der Faktoren ansteigt, sinkt der andere.

Wenn der Proteinkonsum in unserem hypothetischen Beispiel mit dem Auftreten von Leberkrebs in direktem Zusammenhang steht, beweist das nicht, dass Protein Leberkrebs verursacht oder verhindert. Ein klassisches Beispiel für dieses Problem ist, dass Länder mit mehr Telefonmasten oft ein höheres Vorkommen von Herzerkrankungen und vielen anderen Erkrankungen aufweisen. Daher sind Telefonmasten und Herzerkrankungen positiv korreliert. Aber dies beweist nicht, dass Telefonmasten Herzerkrankungen verursachen. Tatsächlich können Korrelationen bzw. Übereinstimmungen mit Kausalzusammenhängen nicht gleichgesetzt werden.

Dies heißt nicht, dass Korrelationen nutzlos sind. Wenn sie richtig interpretiert werden, können sie effektiv genutzt werden, um Beziehungen zwischen Ernährung und Gesundheit zu untersuchen. Die China Study beispielsweise enthält über 8.000 statistisch signifikante Korrelationen, was von einem immensen Wert ist. Wenn so viele korrelierende Daten vorhanden sind, können Wissenschaftler damit beginnen, Beziehungsmuster zwischen Ernährung, Lebensstilen und Erkrankungen zu identifizieren. Diese Muster repräsentieren wiederum, wie Ernährungs- und Gesundheitsprozesse, die ungewöhnlich komplex sind, wirklich ablaufen. Wenn jedoch jemand beweisen will, dass ein einzelner Faktor ein einzelnes Ergebnis verursacht, dann ist eine Korrelation nicht ausreichend.

## Statistische Signifikanz

Sie könnten vielleicht denken, dass die Entscheidung, ob zwei Faktoren miteinander korrelieren oder nicht, auf der Hand liegt – entweder sie tun es oder nicht. Aber das ist nicht der Fall. Wenn Sie eine große Menge an Daten zur Verfügung haben, müssen Sie eine statistische Analyse vornehmen, um zu beurteilen, ob zwei Faktoren miteinander korrelieren. Die Antwort ist nicht einfach ja oder nein. Es handelt sich um eine Wahrscheinlichkeit, die wir *statistische Signifikanz* nennen. Statistische Signifikanz ist ein Maß dafür, ob eine beobachtete experimentelle Auswirkung wirklich zuverlässig oder nur ein Zufallsprodukt ist. Wenn Sie dreimal eine Münze werfen und sie jedes Mal auf der Zahl landet, ist es wahrscheinlich Zufall. Wenn Sie die Münze 100-mal werfen und sie jedes Mal auf der Zahl landet, können Sie ziemlich sicher sein, dass die Münze auf beiden Seiten Zahlen aufweist. Das ist das Konzept hinter der *statistischen Signifikanz* – es ist die Wahrscheinlichkeit, dass die Korrelation (oder ein anderes Ergebnis) echt ist und nicht nur purer Zufall.

Ein Ergebnis nennt man statistisch signifikant, wenn die Wahrscheinlichkeit unter 5 % liegt, dass es aus einem Zufall heraus entstanden ist. Das heißt zum Beispiel, dass es zu 95 % wahrscheinlich ist, das gleiche Ergebnis bei Wiederholung der Studie zu erhalten. Dieser Grenzwert von 95 % ist willkürlich gewählt, aber trotzdem ist es der Standard. Ein anderer willkürlich gesetzter Grenzwert ist 99 %. Im Falle, dass die Ergebnisse diesen Test bestehen, werden sie *statistisch hochsignifikant* genannt. In der Diskussion über Ernährungs- und Krankheitsforschung in diesem Buch tauchen statistische Signifikanzen von Zeit zu Zeit auf, und diese können bei der Beurteilung der Zuverlässigkeit oder „Gewichtung" der Belege herangezogen werden.

## Wirkmechanismen

Oftmals werden Korrelationen als zuverlässiger angesehen, wenn in einer anderen Studie nachgewiesen wird, dass die beiden korrelierenden Faktoren biologisch miteinander in Beziehung stehen. Telefonmasten und Herzerkrankungen beispielsweise korrelieren positiv miteinander, aber es gibt keine Studie über einen biologischen Zusammenhang zwischen Telefonmasten und Herzerkrankungen. Es *gibt* allerdings Studien, die die Vorgänge darstellen, inwieweit der Proteinkonsum und Leberkrebs biologisch und kausal zusammenhängen könnten (wie Sie in Kapitel 3 sehen werden). Die Kenntnis des Ablaufs, wie etwas im Körper funktioniert, heißt, seine Wirkungsweise bzw. seinen „Wirkmechanismus" zu kennen. Und die Kenntnis des Wirkmechanismus erhärtet das Forschungsergebnis. Man kann dies auf eine andere Weise ausdrücken: Zwei korrelierende Faktoren stehen in einem wahrscheinlichen biologischen Zusammenhang. Wenn eine Wechselbeziehung biologisch wahrscheinlich ist, wird sie als viel zuverlässiger angesehen.

## Meta-Analyse

Letztendlich sollten wir das Konzept der Meta-Analyse verstehen. Eine Meta-Analyse ordnet die kombinierten Daten von vielen einzelnen Studien und analysiert sie als eine Datenreihe. Durch Sammeln und Analysieren einer großen Menge von kombinierten Daten kann das Ergebnis erheblich mehr Gewicht bekommen. Ergebnisse aus Meta-Analysen sind daher viel aussagekräftiger als die Ergebnisse aus einzelnen Forschungsstudien, obwohl es, wie überall, auch hier Ausnahmen geben kann.

Nach Erhalt der Ergebnisse aus einer Vielzahl von Studien können wir oben beschriebene Hilfsmittel und Konzepte für die Beurteilung der Gewichtung der Daten verwenden. Mit Hilfe dieses Arbeitsaufwands können wir anfangen zu verstehen, was höchstwahrscheinlich wahr ist, und wir können dementsprechend handeln. Andere Hypothesen erscheinen dann nicht mehr plausibel, und wir können uns der Ergebnisse sicher sein. Absolute Beweise, im technischen Sinne, sind nicht erreichbar und unbedeutend. Aber ein vernünftiger Beweis (mit 99 %iger Wahrscheinlichkeit) ist erreichbar und ausschlaggebend. Zum Beispiel bildeten wir aufgrund dieses Prozesses der Beurteilung von Forschungsergebnissen unsere Meinung bezüglich Rauchen und Gesundheit. Es wurde nie zu „100 %" bewiesen, dass Rauchen Lungenkrebs hervorruft, aber die Wahrscheinlichkeit, dass Rauchen nicht mit Lungenkrebs in Zusammenhang steht, ist astronomisch gesehen so niedrig, dass die Angelegenheit seit langem als entschieden betrachtet wird.

# Kapitel 3
# Krebs ausschalten

Amerikaner fürchten Krebs mehr als jede andere Erkrankung. Das wochen-, ja sogar jahrelange langsame und qualvolle Dahinsiechen mit Krebs bevor man stirbt, ist eine schreckliche Vorstellung. Das ist vielleicht der Grund, warum die Angst vor Krebs größer ist als vor anderen schweren Krankheiten.

So kommt es, dass wann immer die Medien über ein neu entdecktes chemisches Karzinogen berichten, die Öffentlichkeit Notiz davon nimmt und prompt darauf reagiert. Manche Karzinogene lösen völlige Panik aus. Einen solchen Fall gab es vor einigen Jahren mit einem Mittel namens Alar, einer Chemikalie, die routinemäßig als Wachstumsregulator auf Äpfel gesprüht wurde. Kurz nachdem ein Bericht vom Natural Resources Defense Council (NRDC)[A] mit dem Titel „Nicht tolerierbares Risiko: Pestizide im Essen unserer Kinder"[1] erschienen war, strahlte die TV-Sendung *60 Minutes* einen Beitrag über Alar aus. 1989 berichtete ein Repräsentant des NRDC auf CBS's *60 Minutes*, dass diese Substanz aus der Apfelindustrie „das stärkste Karzinogen in der Nahrungsmittelversorgung"[2, 3] darstellt.

Die Reaktion der Öffentlichkeit erfolgte sehr schnell. Eine Frau rief die Bundespolizei an, damit sie den Schulbus stoppen sollten, um den Apfel ihres Kindes zu konfiszieren.[4] Die Schulen im ganzen Land, unter anderem in New York, Los Angeles, Atlanta und Chicago, boten keine Äpfel und keine Produkte aus Äpfeln mehr an. Laut John Rice, dem früheren Vorsitzenden der U.S. Appel Association, steckte die Apfelindustrie einen wirtschaftlichen Tiefschlag von einem Verlust von 250 Millionen US-Dollar ein.[5] Letztendlich wurde die Produktion und die Verwendung von Alar im Juni 1989 als Reaktion auf den öffentlichen Aufschrei eingestellt.[3]

Der Fall Alar ist nicht unüblich. In den vergangenen Jahrzehnten wurden mehrere chemische Substanzen in den Boulevardmedien als krebsauslösende Stoffe bezeichnet. Vielleicht haben Sie von einigen gehört:

- Aminotriazol (ein Unkrautvertilgungsmittel, das bei Preiselbeeren eingesetzt wurde und 1959 die „Preiselbeer-Panik" auslöste)
- DDT (weithin bekannt nach Rachel Carsons Buch *Der stumme Frühling*)
- Nitrit (ein Fleischkonservierungsmittel und Farb- und Geschmacksverstärker, das in Würstchen und Speck verwendet wird)
- Roter Farbstoff E 128 (Red 2 G)
- Künstliche Süßstoffe (inklusive Zyklamat und Saccharin)
- Dioxin (ein Kontaminationsstoff aus der Industrie und aus Agent Orange, einem Entlaubungsmittel, das im Vietnamkrieg eingesetzt wurde)

---

A    Das NRDC ist eine gemeinnützige Umweltschutzorganisation, siehe auch http://www.nrdc.org/.

- Aflatoxin (ein Schimmelgift, das in verschimmelten Erdnüssen und verschimmeltem Mais vorkommt)

Diese widerlichen Substanzen sind mir wohl bekannt. Ich war Mitglied der National Academy of Sciences Expert Panel[A] für Saccharin und Nahrungsmittelsicherheitspolitik (1978–79), die zu einer Zeit mit der Beurteilung eines möglichen Gesundheitsrisikos von Saccharin beauftragt war, als sich die Öffentlichkeit in hellem Aufruhr befand, nachdem die FDA[B] den Antrag eingebracht hatte, den künstlichen Süßstoff zu verbieten. Ich war einer der ersten Wissenschaftler, die Dioxin isolierten. Ich hatte Zugang zum Wissen aus erster Hand über die maßgebliche Forschung über Nitrite, die im MIT-Labor durchgeführt wurde, und ich verbrachte viele Jahre mit der Erforschung von und der Veröffentlichung über Aflatoxin, eine der stärksten karzinogenen Substanzen, die jemals entdeckt worden ist – zumindest bei Ratten.

Aber während diese Chemikalien bedeutende Unterschiede in ihren Eigenschaften aufweisen, verfügen alle über eine ähnliche Geschichte in Bezug auf Krebs. In jedem einzelnen Fall wurde wissenschaftlich nachgewiesen, dass diese Stoffe die Krebsrate bei Versuchstieren steigern können. Der Fall der Nitrite dient uns als ausgezeichnetes Beispiel.

## „Die Hotdog-Minen"

Sollten Sie es wagen, sich selbst als mittleren Alters oder älter zu bezeichnen, dann würden Sie vielleicht in Ihrem Stuhl schaukeln, wenn Sie mich sagen hören „Nitrite, Hotdogs und Krebs", mit dem Kopf nicken und sagen: „Oh ja, ich erinnere mich an so etwas." Für die Jüngeren unter Ihnen – geben Sie gut Acht, denn Geschichte wiederholt sich auf eine seltsame Weise.

Die Zeit: Die frühen siebziger Jahre. Der Schauplatz: Im Vietnamkrieg wurde es gerade ruhiger, Richard Nixon war im Begriff, für immer mit Watergate in Verbindung gebracht zu werden, ausgelöst durch die Energiekrise bildeten sich an den Tankstellen lange Schlangen, und Nitrit wurde gerade zu einer Schlagzeile.

> *Natriumnitrit*: Ein Fleischkonservierungsmittel, das seit den zwanziger Jahren verwendet wird.[6] Es tötet Bakterien und verleiht Wurst, Würstchen (Hotdogs), Speck und Dosenfleisch eine erfreuliche rosa Farbe und einen angenehmen Geschmack.

Im Jahr 1970 berichtete das Magazin *Nature*, dass die Nitrite, die wir zu uns nehmen, im menschlichen Körper Nitrosamine bilden können.[7]

> *Nitrosamine*: Eine beängstigende Gruppe von chemischen Substanzen. Von nicht weniger als siebzehn Nitrosaminen wird vom U.S. National Toxicology Program „berechtigterweise angenommen, dass sie Karzinogene für den Menschen" sind.[8]

Warten Sie einen Moment. Wieso wird von diesen schrecklichen Nitrosaminen „angenommen, dass sie Karzinogene für den Menschen" sind? Die kurze Antwort: Tierexperimente zeig-

---

A   Expertenausschuss der Nationalen Akademie der Wissenschaften
B   Food and Drug Administration – US-Bundesbehörde zur Überwachung von Nahrungs- und Arzneimitteln

ten, dass bei einem Anstieg der Chemikalienbelastung die Häufigkeit von Krebs ebenfalls ansteigt. Aber das ist als Erklärung nicht ausreichend. Wir brauchen eine vollständigere Antwort.

Lassen Sie uns ein Nitrosamin, NSAR (N-Nitrososarcosin), genauer betrachten. In einer Studie wurden zwanzig Ratten in zwei Gruppen geteilt und beiden Gruppen wurde eine unterschiedliche Menge an NSAR verabreicht. Die Ratten der Gruppe mit der hohen Dosis erhielten doppelt soviel wie die Ratten mit der niedrigen Dosierung. Etwas mehr als 35 % der Ratten mit der niedrigeren Menge NSAR starben an Kehlkopfkrebs. Von den Ratten mit der höheren Dosierung starben 100 % an Krebs während des zweiten Jahres des Experiments.[9–11]

Wie viel NSAR wurde den Ratten verabreicht? Beide Gruppen von Ratten erhielten eine unglaubliche Menge. Lassen Sie mich die „niedrige" Menge erklären, indem ich ein kleines Szenario zur Veranschaulichung ausführe. Angenommen, Sie besuchen regelmäßig einen Freund und essen bei ihm jede Mahlzeit. Dieser Freund hat die Nase voll von Ihnen und möchte Sie mit Kehlkopfkrebs strafen, indem er Ihnen NSAR verabreicht. Er gibt er Ihnen entsprechend die „niedrige" Dosis, die der einen Gruppe der Ratten verabreicht wurde. Sie betreten also sein Haus, und Ihr Freund bietet Ihnen ein Wurstbrötchen an, das mit einem halben Kilogramm Fleischwurst belegt ist! Sie essen das Brötchen. Er bietet Ihnen ein Weiteres an, und noch eines, und noch eines, und noch eines ... Insgesamt müssen Sie 270.000 dieser Wurstbrötchen essen, bevor Sie das Haus Ihres Freundes wieder verlassen dürfen.[9, 12] Bleibt nur zu hoffen, dass Sie die Wurst mögen, denn Ihr Freund wird Sie damit nun jeden Tag mehr als 30 Jahre lang versorgen! Wenn er das getan hat, werden Sie ungefähr soviel NSAR aufgenommen haben (proportional zum Körpergewicht) wie die Ratten in der Gruppe mit der „niedrigen" Dosierung.

Weil höhere Krebsraten nicht nur bei Ratten, sondern auch bei Mäusen beobachtet wurden, indem unterschiedliche Methoden der Verabreichung zur Anwendung kamen, wird von NSAR „berechtigterweise angenommen", ein Karzinogen für den Menschen zu sein. Obwohl keine Studien an Menschen durchgeführt wurden, um diese Einschätzung zu überprüfen, so ist es doch wahrscheinlich, dass ein chemischer Stoff wie dieser, der durchwegs sowohl bei Mäusen als auch bei Ratten Krebs auslöst, beim Menschen bis zu einem gewissen Grad Krebs auslösen kann. Es ist allerdings unmöglich abzuschätzen, wie hoch die Dosierung der Substanz sein müsste, insbesondere, weil die Dosierungen bei den Versuchstieren so astronomisch hoch waren. Trotzdem werden Tierexperimente alleine als hinreichend angesehen, um daraus zu folgern, dass von NSAR „berechtigterweise angenommen" wird, beim Menschen karzinogen zu wirken.[9]

Als im Jahr 1970 ein Artikel im angesehenen Wissenschaftsjournal *Nature* über die Bildung von Nitrosaminen mit Hilfe von Nitriten im menschlichen Körper berichtete und dadurch implizierte, dass Letztere zur Krebsentstehung beitragen würden, löste dies Angst in der Bevölkerung aus. So lautete die offizielle Version: „Die Reduktion der menschlichen Belastung mit Nitriten und bestimmten sekundären Aminen insbesondere aus Nahrungsmitteln könnte eine Abnahme der Krebshäufigkeit bei Menschen zur Folge haben."[7] Plötzlich waren Nitrite potenzielle Killer geworden. Weil wir Menschen Nitriten durch den Konsum von haltbar gemachtem Fleisch wie Würstchen und Speck ausgesetzt sind, kamen einige Produkte unter Beschuss. Hotdogs stellten eine einfache Zielscheibe dar. Neben den Zusätzen wie Nitriten können Hotdogs aus zerkleinerten Lippen, Schnauzen, Milzen, Zungen, Schlünden und anderen

„Fleischsorten" hergestellt werden.[13] Folglich schienen Hotdogs nicht mehr ganz so „hot", als die Diskussion über Nitrite bzw. Nitrosamine entbrannte. Ralph Nader bezeichnete Hotdogs als eine „von Amerikas tödlichsten Minen".[14] Einige Konsumentenschutzgruppen forderten ein Verbot von Nitritzusätzen, und Regierungsbehörden leiteten eine genaue Überprüfung der potenziellen Gesundheitsrisiken durch Nitrit ein.[3]

Die Angelegenheit wurde 1978 wieder aufgerüttelt, als in einer Studie am Massachusetts Institut für Technologie (MIT) nachgewiesen wurde, dass Nitrit die Entstehung von Lymphkrebs bei Ratten fördert. Die Studie zeigte – wie 1979 in einer Ausgabe von *Science* berichtet wurde[15] –, dass Ratten, die Nitrit erhielten, im Durchschnitt zu 10,2 % Lymphkrebs bekamen, während jene, die kein Nitrit fraßen, nur zu 5,4 % an Lymphkrebs erkrankten. Diese Ergebnisse waren ausreichend, um einen öffentlichen Aufruhr auszulösen. Hitzige Debatten folgten daraufhin in Regierung, Industrie und Forschungskreisen. Als sich der aufgewirbelte Staub gelegt hatte, gaben Expertenausschüsse Empfehlungen aus, die Industrie schränkte die Verwendung von Nitrit ein, und die Angelegenheit fiel wieder aus dem Rampenlicht der Öffentlichkeit.

Um die Geschichte zusammenzufassen: Unbedeutende Forschungsergebnisse können sehr große Wellen in der Öffentlichkeit schlagen, wenn es um krebsauslösende Stoffe geht. Ein Anstieg der Krebshäufigkeit von 5 % auf 10 % bei Ratten, die große Mengen an Nitriten erhielten, löste eine explosive Debatte aus. Ganz gewiss wurden Millionen von Dollar nach besagter MIT-Studie aufgewendet, um die Ergebnisse zu untersuchen und zu diskutieren. Und von NSAR, einem Nitrosamin, das möglicherweise aus Nitrit geformt wird, wurde nach mehreren Tierversuchen, in denen den Tieren beinahe über die Hälfte ihrer Lebensspanne außerordentlich hohe Mengen der Substanz verabreicht worden waren, „berechtigterweise angenommen, dass es ein Karzinogen für den Menschen darstellt".

## Zurück zum Protein

Der Punkt ist nicht, dass Nitrit ohne Risiken ist. Es geht darum, dass lediglich die Möglichkeit, wie unwahrscheinlich sie auch sein mag, dass etwas Krebs verursachen kann, die Öffentlichkeit in Angst versetzt. Aber was passiert, wenn Forscher beträchtlich mehr eindrucksvolle wissenschaftliche Ergebnisse vorweisen können, die bei weitem erheblicher sind? Was wäre, wenn eine chemische Substanz bei 100 % der Versuchstiere Krebs auszulösen vermag und sein entsprechendes Nichtvorhandensein die Krebsrate bei den Tieren auf 0 % reduzieren würde? Was wäre weiterhin, wenn diese Substanz bei ganz alltäglichen Verabreichungsdosierungen dazu imstande wäre und nicht bei den außerordentlichen Dosierungen, die in den NSAR-Experimenten verwendet worden waren? Eine derartige Substanz zu finden, wäre wohl der Heilige Gral in der Krebsforschung. Die Auswirkungen auf die menschliche Gesundheit wären enorm. Es wäre anzunehmen, dass diese Chemikalie von beträchtlich größerer Bedeutung wäre als Nitrit und Alar, und sogar wichtiger als Aflatoxin, ein hoch eingestuftes Karzinogen.

Das war genau das, was ich in dem indischen Forschungsbericht[16] gesehen hatte, als ich mich auf den Philippinen befand. Die Substanz war Protein, das in einer Dosierung an Ratten verfüttert wurde, die im Bereich des normalen Verzehrs lag. Protein! Diese Versuchsergebnisse waren mehr als verblüffend. In der indischen Studie wurden alle Ratten durch die Gabe von Aflatoxin für Leberkrebs anfällig gemacht, doch nur die Tiere, die mit 20 % Protein gefüttert wurden, erkrankten an dem Krebs, während jene, die mit 5 % Protein gefüttert wurden, keinen Krebs bekamen.

Wissenschaftler, mich selbst eingeschlossen, neigen dazu, ein skeptischer Haufen zu sein, insbesondere, wenn sie mit derartig aufsehenerregenden Ergebnissen konfrontiert werden. Tatsächlich ist es unsere Verantwortung als Forscher, derartig provokative Ergebnisse in Frage zu stellen und genauer zu untersuchen. Wir könnten annehmen, dass diese Ergebnisse ausschließlich auf Ratten, denen Aflatoxin verabreicht wurde, und auf keine andere Spezies, einschließlich des Menschen, zutreffen würden. Vielleicht waren andere unbekannte Nährstoffe im Spiel, die die Daten beeinflussten. Vielleicht hatte mein Freund, der ausgezeichnete MIT-Professor, Recht, und die Tieridentitäten wurden in der indischen Studie verwechselt.

Die Fragen bettelten schier um Antworten. Um in dieser Angelegenheit weiter zu forschen, suchte ich, wie ich vorher bereits erwähnte, bei den National Institutes of Health (NIH) um zwei Forschungsstipendien an, die ich auch erhielt. Eines der Stipendien war für eine Humanstudie, das andere für eine Tierversuchsreihe. In beiden Ansuchen schrie ich nicht „Wolf!", indem ich angedeutet hätte, dass Protein die Entstehung von Krebs fördern könnte. Ich hatte alles zu verlieren und nichts zu gewinnen, hätte ich mich wie ein Ketzer verhalten. Außerdem war ich nicht davon überzeugt, dass Protein tatsächlich schädlich sein könnte. In der Tierversuchsreihe beantragte ich die Untersuchung der „Wirkung *unterschiedlicher Faktoren* auf den Aflatoxin-Stoffwechsel". Ein kurzer Überblick über die Humanstudie, die als Schwerpunkt den Einfluss von Aflatoxin auf Leberkrebs auf den Philippinen hatte, wurde im letzten Kapitel gegeben. Sie wurde nach drei Jahren abgeschlossen und später in einer viel anspruchsvolleren Studie in China wieder aufgenommen (siehe Kapitel 4).

Eine Untersuchung dieser Auswirkung von Protein auf die Tumorentstehung musste äußerst gründlich durchgeführt werden. Sonst hätte dies niemanden überzeugt, insbesondere nicht meine Kollegen, die meine zukünftigen Ansuchen für erneute Geldmittel überprüfen würden! Zurückblickend müssen wir wohl erfolgreich gewesen sein. Die NIH-Geldmittel für diese Studie wurden für die nächsten neunzehn Jahre gewährt und führten zu zusätzlichen Geldmitteln von anderen Forschungszentren (American Cancer Society, American Institute for Cancer Research und Cancer Research Foundation of America).[A] Allein aufgrund der Tierstudienergebnisse kamen aus diesem Projekt mehr als 100 wissenschaftliche Artikel hervor, die in einigen der besten Fachzeitschriften publiziert wurden, des Weiteren viele öffentliche Präsentationen und etliche Einladungen zur Teilnahme an Expertenausschüssen.

---

A    Amerikanische Krebsgesellschaft, das Amerikanische Institut für Krebsforschung und die Amerikanische Stiftung für Krebsforschung

## Tierrechte

Im Nachfolgenden geht es in diesem Kapitel um experimentelle Tierstudien, die Nage-tiere einbezogen (Ratten und Mäuse). Ich weiß sehr gut, dass viele Menschen gegen die Verwendung von Versuchstieren in der Forschung sind. Und ich respektiere diese Beden-ken. Trotzdem möchte ich Ihnen respektvoll vorschlagen, Folgendes in Erwägung zu zie-hen: Es ist sehr wahrscheinlich, dass ich mich heute nicht für eine Ernährung pflanzlichen Ursprungs einsetzen würde, wenn diese Tierversuche nicht gewesen wären. Die Ergeb-nisse und Grundsätze, die aus diesen Tierexperimenten hervorgegangen sind, trugen in großem Maße zu meinen Interpretationen meiner späteren Arbeit bei, die China Study eingeschlossen, wie Sie bald sehen werden.

Eine nahe liegende Frage bezüglich dieses Streitpunktes ist, ob es einen anderen Weg gegeben hätte, um zu den gleichen Informationen ohne den Einsatz von Versuchstieren zu kommen. Bis heute habe ich keinen anderen Weg gefunden, nicht einmal, nachdem ich den Rat meiner Tierschutz-Kollegen eingeholt hatte. Diese Tierversuchsreihen legten einige sehr wichtige Prinzipien der Krebsentstehung so genau dar, wie es in einer Hu-manstudie nicht möglich gewesen wäre. Diese Prinzipien haben ein enormes Potenzial, das wir nun nutzen können, für unsere Mitgeschöpfe, unsere Umwelt und uns selbst.

## Die drei Stadien von Krebs

Die Krebserkrankung durchläuft drei Stadien: Entstehung (Initiation), Wachstum und Aus-dehnung. Um einen groben Vergleich anzustellen, ist die Krebsentstehung ähnlich wie das Anpflanzen eines Rasens. Die Initiation (Entstehungsstadium) erfolgt, wenn Sie den Samen in die Erde legen. Die Wachstumsphase setzt ein, wenn das Gras zu wachsen beginnt. Das Aus-dehnungsstadium ist, wenn das Gras überall unkontrolliert wächst und auf die Hauseinfahrt, den gesamten Garten sowie den Gehweg übergreift.

Also wie kommt es dazu, dass die Grassamen überhaupt erfolgreich „implantiert", also ein-gepflanzt, werden können, das heißt, wodurch entstehen krebsanfällige Zellen? Chemische Substanzen, die das bewirken können, werden Karzinogene genannt. Diese Stoffe sind zumeist Nebenprodukte aus industriellen Verarbeitungen, obwohl manche wenige auch in der Na-tur vorkommen, wie es bei Aflatoxin der Fall ist. Diese Karzinogene bewirken eine genetische Veränderung oder Mutation von normalen, gesunden Zellen zu krebsanfälligen Zellen. Eine Mutation hat eine dauerhafte Veränderung der Gene einer Zelle und eine Schädigung der DNA zur Folge.

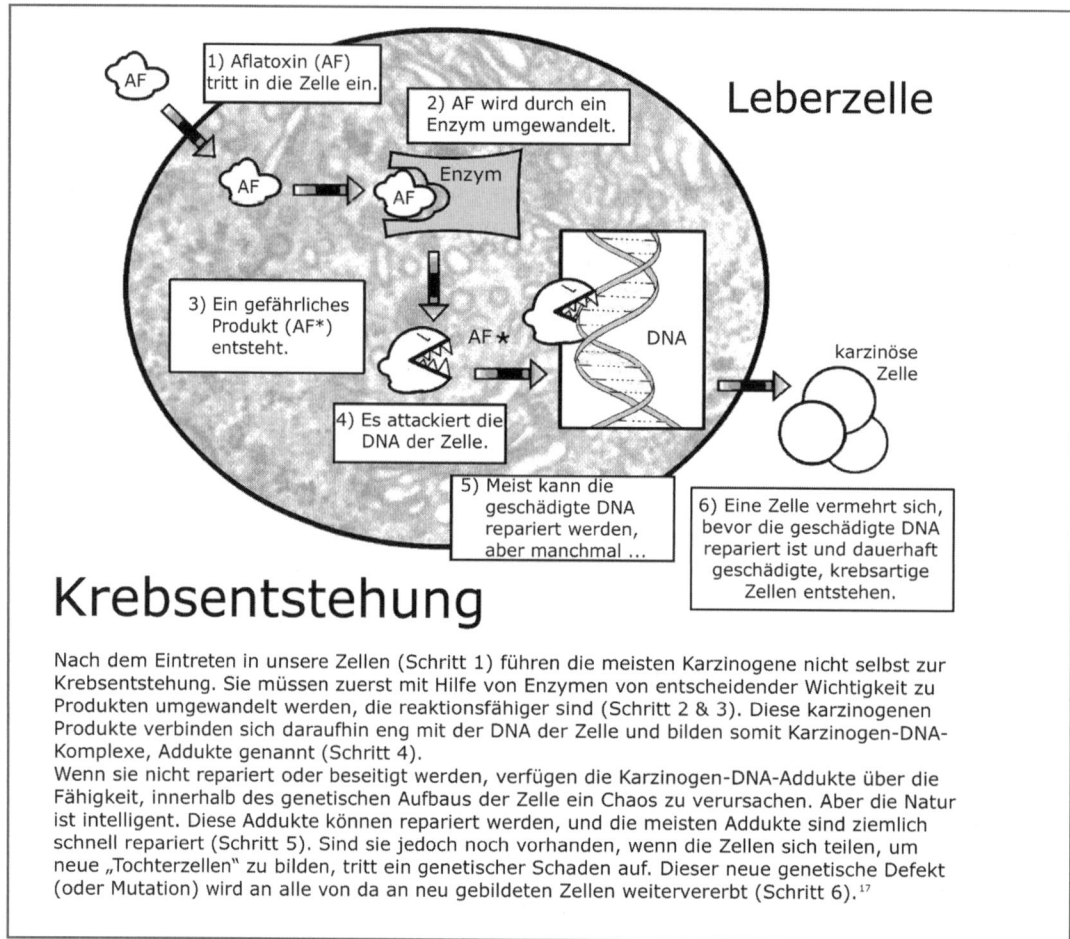

**Leberzelle**

1) Aflatoxin (AF) tritt in die Zelle ein.

2) AF wird durch ein Enzym umgewandelt.

Enzym

3) Ein gefährliches Produkt (AF*) entsteht.

DNA

karzinöse Zelle

4) Es attackiert die DNA der Zelle.

5) Meist kann die geschädigte DNA repariert werden, aber manchmal ...

6) Eine Zelle vermehrt sich, bevor die geschädigte DNA repariert ist und dauerhaft geschädigte, krebsartige Zellen entstehen.

# Krebsentstehung

Nach dem Eintreten in unsere Zellen (Schritt 1) führen die meisten Karzinogene nicht selbst zur Krebsentstehung. Sie müssen zuerst mit Hilfe von Enzymen von entscheidender Wichtigkeit zu Produkten umgewandelt werden, die reaktionsfähiger sind (Schritt 2 & 3). Diese karzinogenen Produkte verbinden sich daraufhin eng mit der DNA der Zelle und bilden somit Karzinogen-DNA-Komplexe, Addukte genannt (Schritt 4).

Wenn sie nicht repariert oder beseitigt werden, verfügen die Karzinogen-DNA-Addukte über die Fähigkeit, innerhalb des genetischen Aufbaus der Zelle ein Chaos zu verursachen. Aber die Natur ist intelligent. Diese Addukte können repariert werden, und die meisten Addukte sind ziemlich schnell repariert (Schritt 5). Sind sie jedoch noch vorhanden, wenn die Zellen sich teilen, um neue „Tochterzellen" zu bilden, tritt ein genetischer Schaden auf. Dieser neue genetische Defekt (oder Mutation) wird an alle von da an neu gebildeten Zellen weitervererbt (Schritt 6).[17]

**Abb. 3.1: Tumorentstehung (Initiation) durch Aflatoxin in einer Leberzelle**

Das gesamte Entstehungsstadium (Abb. 3.1) kann in einer sehr kurzen Zeitspanne vollendet sein – sogar in Minuten. Es ist die erforderliche Zeit, die ein chemisches Karzinogen braucht, um konsumiert oder anderweitig aufgenommen zu werden, in das Blut zu gelangen, zu den Zellen transportiert zu werden, in sein aktives Produkt verwandelt zu werden, an die DNA gebunden und an die Tochterzellen weitergegeben zu werden. Sobald die neuen Tochterzellen gebildet sind, ist die Entstehungsphase abgeschlossen. Diese Tochterzellen und all ihre Nachkommen werden für immer genetisch geschädigt sein und möglicherweise Krebs hervorrufen. Außer in seltenen Fällen gilt eine abgeschlossene Entstehungsphase als irreversibel, also nicht umkehrbar.

An diesem Punkt sind in unserer Rasenmetapher die Grassamen in die Erde gesät und bereit zu sprießen. Das Stadium der Entstehung ist abgeschlossen. Das zweite Stadium wird Wachstumsstadium genannt. So wie die Samen bereit sind, zu Grashalmen zu wachsen und sich zu einem grünen Rasen zu entwickeln, so sind unsere neu gebildeten Zellen bereit zu wachsen und sich zu vermehren, bis sie zu einem offensichtlichen und feststellbaren Krebs geworden sind. Dieses Stadium erstreckt sich über eine viel längere Zeitspanne als die Entstehungsphase (Initiation). Beim Menschen dauert es oftmals mehrere Jahre. In dieser Zeit vermehrt sich der neu gebildete Zellhaufen und wächst zu immer größer werdenden Massen heran, bis ein klinisch sichtbarer Tumor geformt ist.

Aber so wie die Samen in der Erde werden die ersten Krebszellen nicht wachsen und sich vermehren, wenn nicht die richtigen Bedingungen zusammentreffen. Die Samen in der Erde beispielsweise brauchen ein gesundes Maß an Wasser, Sonnenlicht und anderen Nährstoffen, bevor sie zu einem ganzen Rasen werden. Wenn irgendeiner dieser Faktoren fehlt oder nicht zugegeben wird, werden die Samen nicht wachsen. Wenn irgendeiner der Faktoren nach dem Wachstumsbeginn ausfällt, werden die neuen Sämlinge ruhen, während sie auf eine weitere Versorgung mit den fehlenden Faktoren warten. Dies ist eines der grundlegendsten Merkmale des Wachstumsstadiums. *Das Wachstum ist reversibel und abhängig davon, ob das frühe Krebswachstum die richtigen Bedingungen für ein weiteres Wachstum erhält.* Daher sind zu diesem Zeitpunkt bestimmte Ernährungsfaktoren von ausschlaggebender Bedeutung. Diese Ernährungsfaktoren, Wachstumsförderer genannt, nähren den Krebs. Andere Ernährungsfaktoren, Wachstumshemmer genannt, verlangsamen das Krebswachstum. Der Krebs wächst und gedeiht, wenn es mehr Wachstumsförderer als Wachstumshemmer gibt. Wenn die Wachstumshemmer vorherrschen, wird das Krebswachstum verzögert oder ganz aufgehalten. Es ist ein Push-Pull-Prozess. Die grundlegende Bedeutung dieser Umkehrbarkeit kann nicht genug betont werden.

## Protein und Entstehungsphase (Initiation)

Wie beeinflusst die Proteinaufnahme die Krebsentstehung? Unser erster Test war die Überprüfung, ob die Proteinaufnahme das Enzym beeinflusst, das für den Aflatoxinstoffwechsel verantwortlich ist, die multifunktionelle Oxidase (MFO). Dieses Enzym ist sehr komplex, da es auch Arzneimittel und andere chemische Stoffe umwandelt – egal ob „Freund oder Feind" des Körpers. Paradoxerweise bewirkt dieses Enzym zweierlei: es entgiftet einerseits und aktiviert Aflatoxin andererseits. Es handelt sich um einen außergewöhnlichen Katalysator.

Zu der Zeit, als wir unsere Forschung begannen, stellten wir die Hypothese auf, dass das Protein, das wir konsumieren, das Tumorwachstum verändert, indem es den Prozess, wie Aflatoxin durch die Leberenzyme entgiftet wird, verändert.

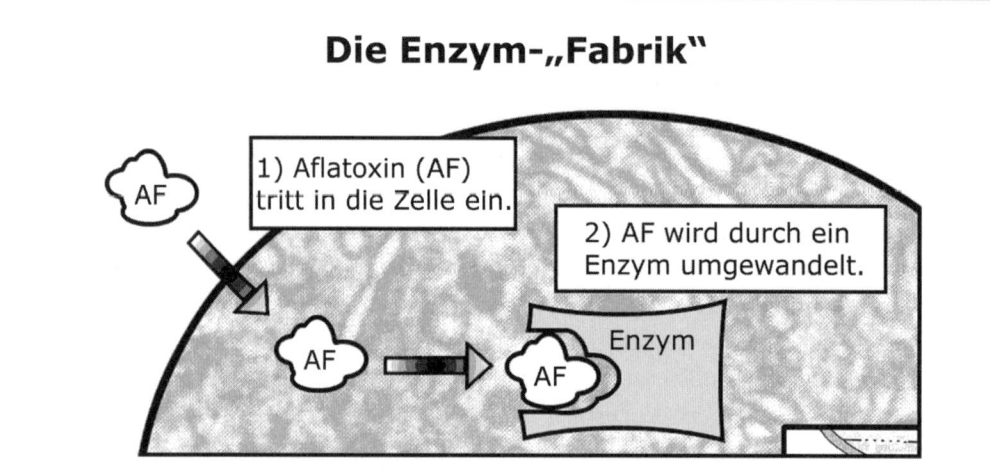

## Die Enzym-„Fabrik"

1) Aflatoxin (AF) tritt in die Zelle ein.

2) AF wird durch ein Enzym umgewandelt.

AF

AF

AF

Enzym

Vereinfacht kann man sich das MFO-Enzymsystem als Fabrik innerhalb des Zellbetriebes vorstellen. Die Fabrik, in der alle komplexen Reaktionen stattfinden, wird mit unterschiedlichen chemischen „Rohmaterialien" beliefert. Die Rohmaterialien werden entweder zerlegt oder eingebaut. Nach einem Umwandlungsprozess sind die chemischen „Rohmaterialien" bereit, die Fabrik zumeist als normale, ungefährliche Produkte zu verlassen. Aber es können auch Nebenprodukte bei diesen komplexen Prozessen entstehen, die außerordentlich gefährlich sind. Denken Sie nur an Schlote von Fabriken aus dem wirklichen Leben. Wenn Sie jemand aufforderte, Ihr Gesicht in einen Schlot zu stecken und für einige Stunden tief durchzuatmen, würden Sie sich weigern. Die gefährlichen Nebenprodukte innerhalb der Zelle sind, falls sie nicht in Grenzen gehalten werden, die hochreaktiven Aflatoxinmetabolite, die daraufhin die DNA der Zelle angreifen und ihren genetischen Bauplan zerstören.

Wir ermittelten zunächst, ob die Proteinmenge, die wir essen, diese Enzymaktivität verändern könnte. Nach einer Reihe von Versuchen (Tabelle 3.2[18]) erhielten wir eine eindeutige Antwort. Die Enzymaktivität konnte einfach durch bloßes Verändern der aufgenommenen Proteinmenge beeinflusst werden.[18–21]

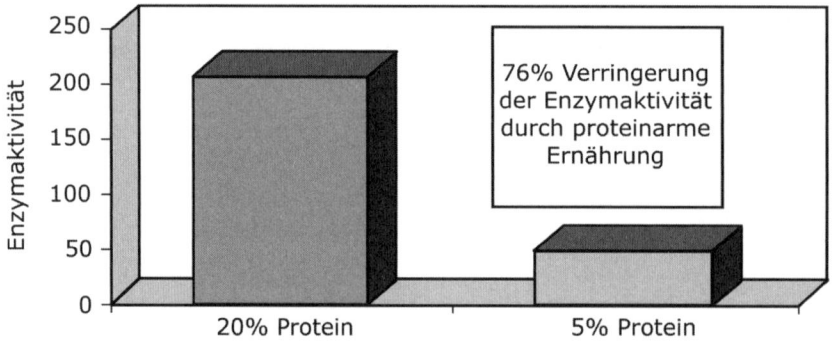

**Abb. 3.2: Die Wirkung von Nahrungsprotein auf die Enzymaktivität**

Durch Verringern der Proteinaufnahme auf eine Menge wie in der Ursprungsstudie von Indien (von 20 % auf 5 %) wurde die Enzymaktivität nicht nur in sehr hohem Maße, sondern auch sehr rasch herabgesetzt.[22] Was heißt das? Die Verminderung der Enzymaktivität durch proteinarme Ernährung brachte mit sich, dass weniger Aflatoxin zu seinem gefährlichen Stoffwechselprodukt umgewandelt wurde, das die Fähigkeit hat, sich an die DNA zu binden und diese zu mutieren.

Wir entschieden uns, diese Auswirkung zu testen: Konnte eine proteinarme Ernährung tatsächlich die Bindung des Aflatoxinmetabolits an die DNA verringern, was daraufhin weniger DNA-Addukte zur Folge hatte? Eine Studentin in meinem Labor, Rachel Preston, führte das Experiment durch (Abb. 3.3) und zeigte, dass je niedriger die Proteinaufnahme ist, desto geringer ist die Menge der Aflatoxin-DNA-Addukte.[23]

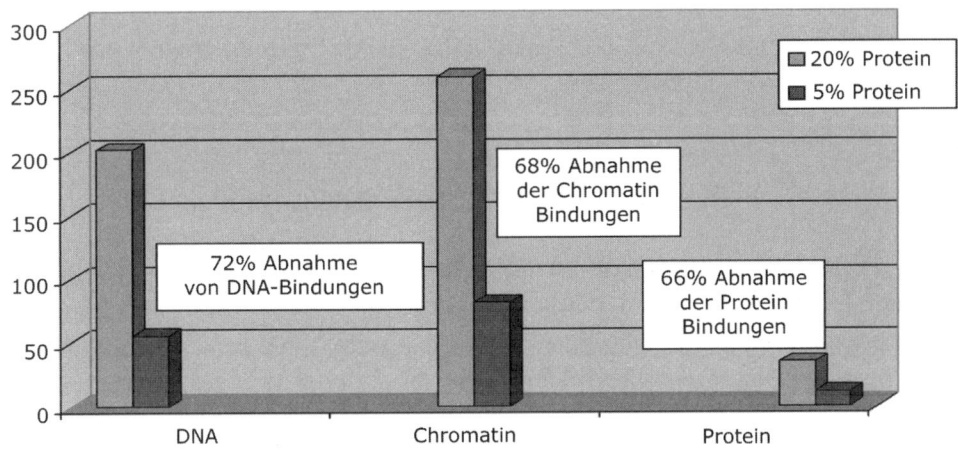

**Abb. 3.3: Abnahme der karzinogenen Bindungen an Zellkernkomponenten infolge von proteinarmer Ernährung**

Wir hatten nun eindrucksvolle Belege, dass ein geringer Proteinkonsum die Enzymaktivität deutlich senken und damit gefährliche karzinogene Bindungen an die DNA verhindern kann. Das waren sicherlich ganz eindrucksvolle Ergebnisse. Sie könnten vielleicht sogar für eine „Erklärung" ausreichen, inwiefern der Verzehr von weniger Protein zu weniger Krebs führt. Aber wir wollten mehr darüber wissen und uns dieser Auswirkung noch einmal vergewissern, und so setzten wir unsere Suche nach anderen Erklärungen fort. Im Laufe der Zeit erfuhren wir etwas ziemlich Bemerkenswertes. Beinahe jedes Mal, wenn wir nach einer Möglichkeit oder einem Mechanismus suchten, wodurch die Wirkung des Proteins hervorgerufen wird, fanden wir einen! Zum Beispiel entdeckten wir, dass eine proteinarme Ernährung oder deren Entsprechung die Tumorbildung aufgrund folgender Mechanismen reduzieren kann:

- weniger Aflatoxin gelangt in die Zelle[24–26]
- die Zellen vermehren sich langsamer[18]
- vielfache Veränderungen zur Verminderung der Enzymaktivität fanden innerhalb der Enzymkomplexe statt[27]

- die Menge der kritischen Komponenten der maßgeblichen Enzyme wurde verringert[28, 29]
- weniger Aflatoxin-DNA-Addukte wurden gebildet[23, 30]

Die Tatsache, dass wir mehr als eine Möglichkeit (Mechanismus) fanden, wie sich eine proteinarme Ernährung auswirkt, war Augen öffnend. Dadurch erhielten die Ergebnisse der indischen Forscher noch mehr Gewicht. Außerdem deuteten unsere Ergebnisse darauf hin, dass biologische Einflüsse – obwohl sie oftmals als durch eine einzelne Reaktion agierend beschrieben werden – viel wahrscheinlicher durch eine große Anzahl unterschiedlicher gleichzeitig ablaufender Reaktionen wirken und höchstwahrscheinlich auf äußerst ganzheitliche und aufeinander abgestimmte Weise agieren. Konnte das heißen, dass der Körper viele Bereitschaftssysteme hat, für den Fall, dass eines davon auf irgendeine Weise umgangen wird? Während sich unsere Forschung in den darauf folgenden Jahren entwickelte, wurde diese These immer offenkundiger.

In unserer umfangreichen Forschung schien ein Konzept sehr deutlich: Niedrigere Proteinaufnahme vermindert drastisch die Krebsentstehung. Dieses Ergebnis, obwohl gut fundiert, würde viele Menschen enorm provozieren.

## Protein und Wachstumsstadium

Um beim Rasengleichnis zu bleiben, so ist das Aussäen der Grassamen in die Erde gleichzusetzen mit dem Entstehungsstadium. Wir konnten durch eine Vielzahl von Experimenten beweisen, dass eine proteinarme Ernährung zur Zeit der Anpflanzung die Anzahl der Samen in unserem „kanzerösen" Rasen verringern kann. Das war ein unglaubliches Ergebnis, aber wir mussten dennoch weiterforschen. Wir fragten uns: Was passiert während des Wachstumsstadiums des Karzinoms, der überaus wichtigen reversiblen, also umkehrbaren Phase? Würde sich der Nutzen einer niedrigen Proteinaufnahme, der während des Entstehungsstadiums erzielt wurde, im Stadium des Wachstums fortsetzen?

In praktischer Hinsicht war es – was Zeit und Geld betraf – sehr schwierig, dieses Krebsstadium zu untersuchen. Es ist eine kostspielige Studie, in der die Ratten solange leben, bis sie einen vollständigen Tumor entwickelt haben. Jedes derartige Experiment würde mehr als zwei Jahre dauern (die normale Lebensspanne von Ratten) und würde gut über 100.000 US-Dollar kosten (heutzutage sogar noch mehr). Um all unsere Fragen zu beantworten, konnten wir nicht die vollständige Tumorentwicklung untersuchen; ich wäre heute, fünfunddreißig Jahre später, noch immer im Labor!

Zu dieser Zeit erfuhren wir von einigen hochinteressanten Arbeiten, die gerade von anderen Forschern publiziert worden waren.[31] In diesen Studien wurde gezeigt, wie man kleine Anhäufungen von krebsähnlichen Zellen misst, die gleich nach Vollendung des Entstehungsstadiums erscheinen. Diese kleinen mikroskopischen Zellanhäufungen wurden Foci[A] genannt.

Foci sind Zellverdichtungen von Krebsvorläufern, die sich zu Tumoren auswachsen. Obwohl die meisten Foci keine voll ausgebildeten Tumorzellen werden, sind sie doch für die Tumorentwicklung voraussagekräftig.

---

A   Foci = Plural von Fokus

Durch Beobachten der Entwicklung der Foci und Messen der Anzahl und Größenzunahme[32] konnten wir indirekt herausfinden, wie Tumore sich entwickeln und welchen Effekt Protein haben könnte. Indem wir die Wirkungen von Protein auf das Wachstum der Foci anstatt der Tumore untersuchten, konnten wir vermeiden, ein Leben lang im Labor zu arbeiten und einige Millionen Dollar dafür aufzuwenden.

Was wir herausfanden, war wirklich bemerkenswert. *Die Entwicklung der Foci war beinahe gänzlich von der konsumierten Proteinmenge abhängig, egal wie viel Aflatoxin konsumiert wurde.*

Dies wurde auf viele interessante Weisen dokumentiert, erstmals durch meine graduierten Studenten Scott Appleton[33] und George Dunaif[34] (ein typischer Vergleich wird in Abbildung 3.4 gezeigt). Nach der Initiation mit Aflatoxin wuchsen die Foci weit mehr mit der 20 %igen Proteinkost (wachstumsfördernd) als mit der 5 %igen Proteinkost.[33, 34]

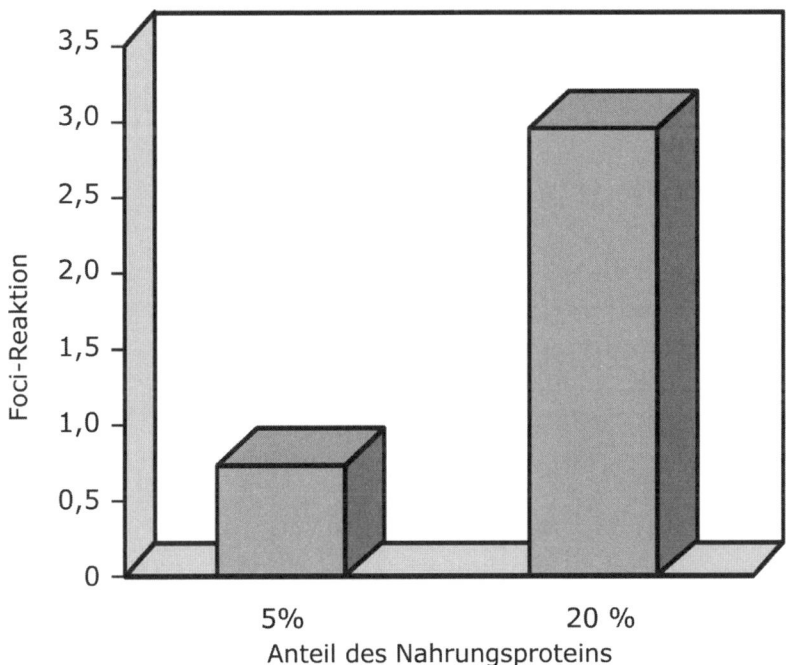

**Abb. 3.4: Nahrungsprotein und Foci-Entwicklung**

Bis zu diesem Punkt waren alle Tiere der gleichen Menge Aflatoxin ausgesetzt worden. Aber was würde passieren, wenn die anfängliche Aflatoxinbelastung differieren würde? Würde Protein nach wie vor einen Einfluss ausüben? Wir untersuchten diese Frage, indem wir beiden Gruppen von Ratten entweder eine hohe oder eine niedrige Aflatoxindosis verabreichten, einhergehend mit einer standardisierten Basiskost. Dadurch begannen beide Gruppen von Ratten den Krebsprozess mit einer unterschiedlichen Menge von initiierten, kanzerösen „Samen". Dann, während der Wachstumsphase, fütterten wir der Gruppe mit der hohen Aflatoxindosis eine proteinarme Kost, und der Gruppe mit der niedrigen Aflatoxindosierung eine proteinreiche Kost. Wir fragten uns, ob die Tiere, die anfänglich viele kanzeröse Samen bekamen, ihre missliche Ausgangssituation mit Hilfe einer proteinarmen Ernährung überwinden könnten.

Und wiederum waren die Ergebnisse bemerkenswert (Abb. 3.5). Die Tiere, bei denen eine hohe Aflatoxindosis die größte Krebsinitiation auslöste, entwickelten *wesentlich weniger Foci*, sobald sie mit der Kost bestehend aus 5 % Protein gefüttert wurden. Im Gegensatz dazu entwickelten die Tiere, bei denen der Krebs durch eine niedrige Aflatoxindosis initiiert worden war, tatsächlich *wesentlich mehr Foci*, sobald sie daraufhin mit einer 20 %igen Proteinkost gefüttert wurden.

Ein Grundsatz wurde aufgestellt. Die Entwicklung der Foci, die ursprünglich durch die Menge der Karzinogenbelastung festgelegt wurde, wird tatsächlich weit mehr durch das Nahrungsprotein bestimmt, das während der Wachstumsphase konsumiert wird. Proteinaufnahme im Wachstumsstadium übertrumpft das Karzinogen, unabhängig von der ursprünglichen Belastung.

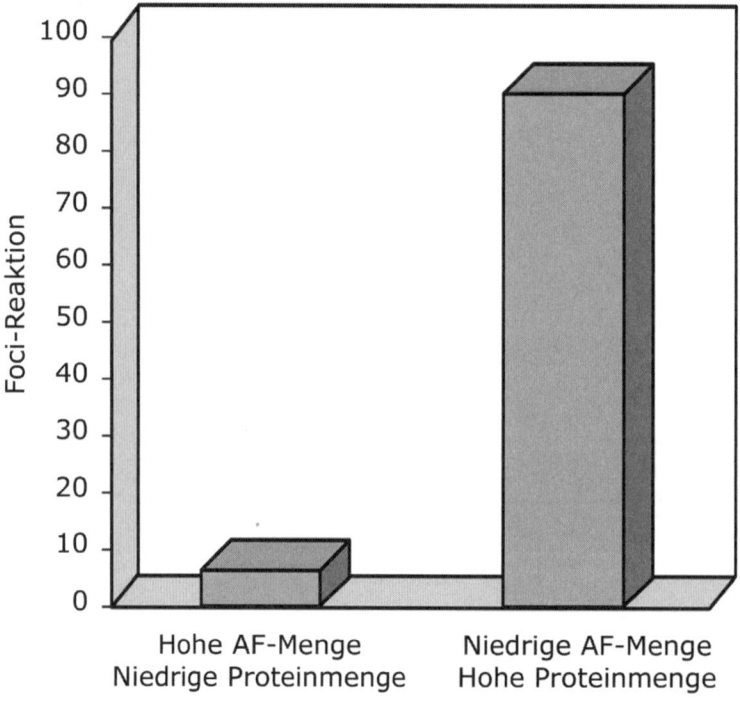

**Abb. 3.5: Karzinogen-Dosis versus Proteinkonsum**

Mit dieser Hintergrundinformation konzipierten wir ein viel umfangreicheres Experiment. Es handelte sich um eine abgestufte Versuchsreihe, die von meiner graduierten Studentin Linda Youngman durchgeführt wurde.[35] Alle Tiere wurden mit der gleichen Menge des Karzinogens belastet und daraufhin während des 12 Wochen dauernden Wachstumsstadiums abwechselnd entweder mit 5 % oder 20 % Nahrungsprotein gefüttert. Wir teilten die zwölfwöchige Wachstumsphase in vier Zeitabschnitte von jeweils drei Wochen ein. Abschnitt 1 repräsentiert die Wochen eins bis drei, Abschnitt 2 repräsentiert die Wochen vier bis sechs und so weiter.

Wenn die Tiere während der Abschnitte 1 und 2 mit der 20 %-proteinhaltigen Kost gefüttert wurden (20-20), vergrößerten sich die Foci weiterhin wie erwartet. Wenn die Tiere aber zu Beginn des Abschnitts 3 auf die proteinarme Kost (20-20-5) umgestellt wurden, fand eine starke Abnahme der Entwicklung der Foci statt. Und wenn die Tiere daraufhin wieder auf die 20 %-proteinhaltige Kost im Abschnitt 4 umgestellt wurden (20-20-5-20), wurde die Entwicklung der Foci erneut angeregt.

In einem weiteren Experiment wurden die Tiere während des Abschnitts 1 mit 20 % Nahrungsprotein gefüttert und dann im Abschnitt 2 auf 5 % Protein umgestellt (20-5), und die Entwicklung der Foci ging stark zurück. Aber als diese Tiere während des Abschnitts 3 wiederum 20 % Protein erhielten (20-5-20), konnten wir wieder den dramatisch begünstigenden Einfluss des Nahrungsproteins auf die Entwicklung der Foci beobachten.

Diese unterschiedlichen Experimente waren sehr umfassend und aussagekräftig. Das Wachstum der Foci konnte in beide Richtungen beeinflusst werden, jeweils durch die Änderung der konsumierten Proteinmenge, und in jedem Stadium der Foci-Entwicklung.

Diese Experimente zeigten auch, dass der Körper sich an frühere Attacken von Karzinogenen „erinnern" konnte,[35, 36] wenngleich sie mit geringer Proteinaufnahme inaktiv sind. Das heißt, dass die Aflatoxinbelastung einen genetischen „Abdruck" hinterlassen hatte, der mit 5 % Nahrungsprotein inaktiv blieb, bis neun Wochen später dieser Abdruck mit 20 % Protein reaktiviert wurde und zur Bildung von Foci führte. Einfach ausgedrückt, der Körper ist nachtragend. Waren wir in der Vergangenheit einem Karzinogen ausgesetzt, das zur Bildung einiger Krebszellen führte, die inaktiv geblieben sind, kann dieser Krebs dennoch einige Zeit später durch schlechte Ernährung „wiedererweckt" werden.

Diese Studien zeigten, dass die Krebsentwicklung durch relativ kleine Umstellungen des Proteinkonsums verändert werden kann. Aber wie viel Protein ist zu viel oder zu wenig? In einer Studie mit Ratten untersuchten wir die Bandbreite von 4 %–24 % Nahrungsprotein (Abb. 3.6[37]). Foci entwickelten sich nicht bis zu einer Proteingabe von ungefähr 10 %. Über 10 % stieg die Entwicklung der Foci dramatisch mit dem Anstieg des Nahrungsproteins. Die Ergebnisse wurden später ein zweites Mal durch einen Gastprofessor aus Japan, Fumiyiki Horio[38], in meinem Labor bestätigt.

Das signifikanteste Ergebnis dieses Experiments war folgendes: Foci entwickelten sich nur, wenn die Tiere die Menge des für ihr physiologisches Körperwachstum erforderliche Nahrungsprotein abgedeckt oder überschritten hatten (12 %).[39] Das heißt, sobald die Tiere ihren Proteinbedarf abgedeckt und überschritten hatten, brach die Erkrankung aus.

Diese Erkenntnis kann für Menschen beträchtliche Bedeutung haben, auch wenn es sich um Untersuchungen an Ratten handelt. Denn das erforderliche Protein für das Wachstum von jungen Ratten und Menschen sowie das benötigte Protein für die Gesundheiterhaltung von erwachsenen Ratten und Menschen ist auffallend ähnlich.[40, 41]

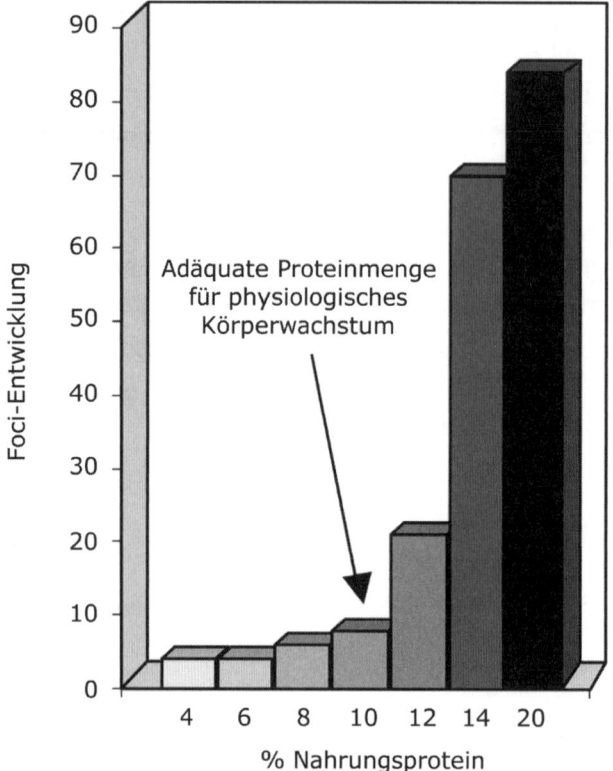

**Abb. 3.6: Foci-Wachstum gefördert durch Nahrungsprotein**

Entsprechend der empfohlenen Proteintagesmenge sollten wir Menschen etwa 10 % unserer Energie aus Protein beziehen. Das ist beträchtlich mehr, als die tatsächlich erforderliche Menge. Aber weil der Bedarf individuell variieren kann, werden 10 % empfohlen, um die adäquate Aufnahme so gut wie aller Menschen sicherzustellen. Was konsumieren die meisten von uns regelmäßig? Der durchschnittliche Amerikaner konsumiert 15 %–16 % Protein täglich. Setzen wir uns damit dem Risiko einer Krebserkrankung aus? Diese Tierstudien deuten an, dass wir es tun.

Zehn Prozent Nahrungsprotein entspricht dem Verzehr von etwa 50–60 g Protein pro Tag, abhängig vom Körpergewicht und der gesamten Kalorienaufnahme. Der nationale Durchschnitt von 15 %–16 % entspricht etwa 70–100 g Protein pro Tag, wobei Männer sich im oberen Bereich dieser Bandbreite und Frauen sich am unteren Ende der Bandbreite befinden. Bezogen auf Nahrungsmittel enthalten 100 kcal Spinat (ca. 425 g) 12 g Protein, und 100 kcal rohe Kichererbsen (knapp über zwei Esslöffel) enthalten 5 g Protein. Ungefähr 13 g Protein sind in 100 kcal Porterhouse-Steak enthalten (ca. 45 g).

Eine weitere Frage war noch, ob die Proteinaufnahme das extrem wichtige Verhältnis zwischen Aflatoxindosis und Foci-Bildung verändern könnte. Eine chemische Substanz wird nicht generell als Karzinogen angesehen, außer höhere Dosen führen zu einer höheren Neuerkrankungsrate von Krebs. Zum Beispiel, wenn die Aflatoxindosis größer wird, sollten Foci- und Tumorwachstum dementsprechend ansteigen. Wenn die ansteigende Reaktion bei einem fragwürdigen chemischen Karzinogen ausbleibt, ergeben sich beträchtliche Zweifel, ob es tatsächlich karzinogen wirkt.

Um die Frage dieses Verhältnisses zwischen Dosis und Reaktion zu untersuchen, wurde zehn Gruppen von Ratten eine ansteigende Dosis Aflatoxin verabreicht, und daraufhin während der Wachstumsphase entweder reguläre Dosen (20 %) oder niedrige Dosen (5–10 %) Protein gefüttert (Abb. 3.7[34]).

Bei den Tieren, die 20 % Protein erhielten, stiegen die Foci – wie erwartet – in Anzahl und Größe an, sobald die Dosierung des Aflatoxins angehoben wurde. Das Verhältnis zwischen Dosis und Reaktion war überzeugend und eindeutig. Bei den Tieren hingegen, die mit 5 % Protein gefüttert wurden, *verschwand die Dosis-Reaktion-Kurve vollständig.* Es gab keine Foci-Reaktion, sogar dann nicht, als die Tiere die maximal tolerierte Aflatoxindosis erhielten. Dies war nun ein weiteres Ergebnis, das zeigte, dass eine proteinarme Kost den krebsauslösenden Effekt eines extrem starken Karzinogens, des Aflatoxins, aufheben kann.

Ist es möglich, dass chemische Karzinogene nicht generell Krebs verursachen, sofern nicht die „richtigen" Ernährungsbedingungen gegeben sind? Ist es möglich, dass wir ständig in unserem Leben kleinen Mengen von krebsauslösenden Stoffen ausgesetzt sind, aber nicht an Krebs erkranken, außer wir nehmen Nahrungsmittel zu uns, die das Tumorwachstum fördern und nähren? Können wir den Krebs mit Hilfe von Ernährung bezwingen?

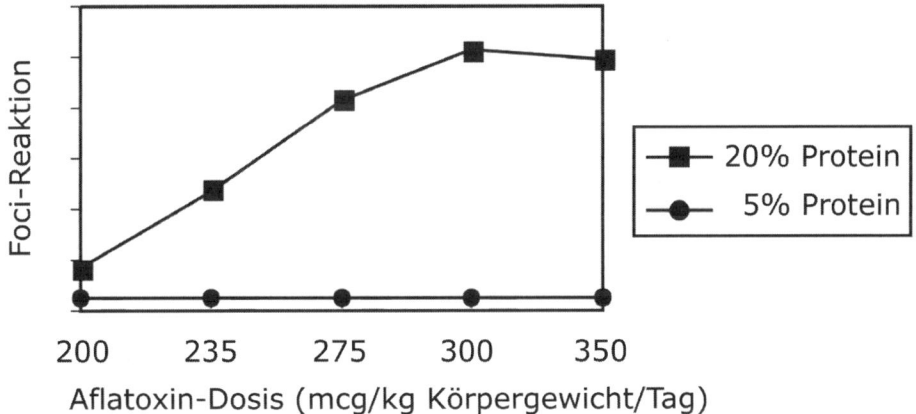

**Abb. 3.7: Aflatoxin-Dosis – Foci-Reaktion**

## Nicht alle Proteine sind gleich

Sind Sie der Geschichte bis hierher gefolgt, so haben Sie gesehen, wie provokativ diese Ergebnisse sind. Die Bekämpfung von Krebs mittels Ernährung war und ist noch immer eine radikale Vorstellung. Als ob dies nicht genug wäre, würde ein weiterer Punkt für brisante Ergebnisse sorgen: Machte es einen Unterschied, welcher Proteintyp in diesen Experimenten verwendet wurde? In allen diesen Versuchsreihen setzten wir Kasein ein, das zu 87 % das Kuhmilchprotein ausmacht. Also war die nächstfolgende logische Frage, ob Pflanzenprotein, das auf die gleiche

Art untersucht wird, denselben Effekt auf das Krebswachstum hat wie Kasein. Die Antwort heißt überraschenderweise „NEIN". *In diesen Experimenten wirkte sich pflanzliches Protein nicht förderlich auf das Krebswachstum aus, auch nicht beim Konsum hoher Mengen.* Ein vorklinischer Medizinstudent, der mit mir an einem „Honors Degree" arbeitete, David Schulsinger, führte die Untersuchung durch (Abb. 3.8[42]). *Gluten, das Weizenprotein, führte nicht zu den gleichen Ergebnissen wie Kasein, auch nicht bei einer Gabe des gleichen Anteils von 20 %.*

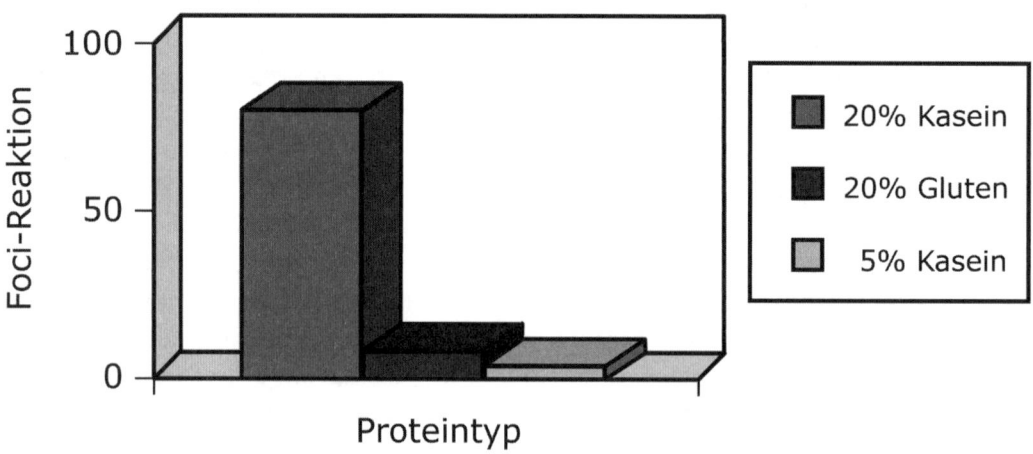

**Abb. 3.8: Proteintyp und Foci-Reaktion**

Wir untersuchten auch, ob Sojaprotein den gleichen Effekt auf die Entwicklung der Foci hatte wie Kasein. *Ratten, die mit 20 % Sojaprotein gefüttert wurden, bildeten keine anfänglichen Foci, genauso wie mit der 20 %igen Weizenproteinkost.* Plötzlich stand Protein, in diesem Fall Milchprotein, ziemlich schlecht da. Wir hatten entdeckt, dass eine geringe Proteinaufnahme die Krebsentstehung hemmt und auf vielfache, synchrone Arten wirkt. Als ob das nicht genug wäre, stellten wir fest, dass eine hohe Proteinaufnahme mehr als für das normale Wachstum erforderlich ist, das Krebswachstum nach seiner Entstehung fördert. Wie ein Lichtschalter, der aus- und eingeschaltet werden kann, konnten wir das Krebswachstum durch bloßes Ändern der Proteinmenge kontrollieren, unabhängig von der anfänglichen Karzinogenbelastung. Der Krebs fördernde Faktor in diesem Fall war jedoch Kuhmilchprotein. Für meine Kollegen war die Vorstellung schon schwierig genug, dass Protein das Krebswachstum fördern könnte, aber Kuhmilchprotein? War ich denn verrückt?

## Zusätzliche Fragen

Für jene Leser und Leserinnen, die ein wenig mehr wissen wollen, habe ich einige Fragen und Informationen im Anhang A (siehe S. 321f) zusammengestellt.

# Das grosse Finale

Bis zu diesem Zeitpunkt hatten wir uns auf Experimente gestützt, in denen wir lediglich die frühzeitigen Indikatoren für die Tumorentwicklung gemessen hatten, nämlich die frühen krebsartigen Foci. Nun war es an der Zeit, die große Untersuchung durchzuführen, eine, in der wir die vollständige Tumorausbildung messen würden. Wir organisierten eine sehr umfangreiche Studie mit mehreren hundert Ratten und untersuchten die Tumorbildung unter Verwendung mehrerer unterschiedlicher Vorgehensweisen über ihre gesamte Lebensdauer hinweg.[36, 43]

Die Auswirkungen der Proteinfütterung auf die Tumorentwicklung waren nichts weniger als spektakulär. Ratten leben durchschnittlich ungefähr zwei Jahre, also erstreckte sich die Studie über 100 Wochen hinweg. Alle Tiere, die Aflatoxin erhielten und mit dem gleichmäßigen Anteil von 20 % Kasein gefüttert wurden, waren nach 100 Wochen an Leberkrebs gestorben oder beinahe tot.[36, 43] Alle Tiere, die der gleichen Aflatoxinbelastung ausgesetzt wurden, aber die proteinarme Kost von 5 % Protein erhielten, waren nach 100 Wochen lebendig, aktiv und blühend und hatten ein seidig glänzendes Fell. Das war ein Ergebnis von praktisch 100 zu 0, ein Ergebnis, das beinahe nie in Forschungen erzielt wird und fast identisch mit der ursprünglichen Studie aus Indien war.[16]

In demselben Experiment[36] wechselten wir das Futter von einigen Ratten entweder nach vierzig oder sechzig Wochen, um noch einmal die Umkehrbarkeit des Krebswachstums zu untersuchen. Die Tiere, die von der proteinreichen zur proteinarmen Kost wechselten, wiesen ein signifikant niedrigeres Tumorwachstum auf (35 %–40 % niedriger!) als die Tiere, die mit dem proteinreichen Futter gefüttert wurden. Bei den Tieren, die in der Mitte ihrer Lebensdauer von der proteinarmen zur proteinreichen Kost umgestellt wurden, begannen wiederum Tumore zu wachsen. Diese Untersuchungsergebnisse über voll ausgebildete Tumore bestätigten unsere früheren Ergebnisse, als wir noch Foci untersuchten: Durch Ernährung kann Krebs „ein-" und „ausgeschaltet" werden.

Wir untersuchten auch die anfänglich entstandenen Foci in diesen „lebenslangen" Studien, um ihre Reaktion auf Nahrungsprotein mit der Tumorreaktion zu vergleichen. Die Übereinstimmung zwischen dem Wachstum der Foci und Tumore konnte nicht größer sein (Abb. 3.9a und Abb. 3.9b).[36, 43]

Wie viel mehr mussten wir noch herausfinden? Ich hätte es mir nie träumen lassen, dass unsere bisherigen Ergebnisse so unglaublich widerspruchsfrei, aus biologischer Sicht überzeugend und statistisch signifikant sein würden. Wir hatten mit unseren Ergebnissen die ursprüngliche Arbeit aus Indien vollkommen bestätigt, und das mit einer außerordentlichen Gründlichkeit.

Es steht außer Zweifel: Kuhmilchprotein ist ein außerordentlich potenter Krebswachstumsförderer bei Ratten mit Aflatoxinbelastung. Die Tatsache, dass dieser Wachstumsförderungseffekt bei Nahrungsproteinanteilen auftritt (10 %–20 %), die auch beim Menschen üblich sind, ist besonders quälend – und provokativ.

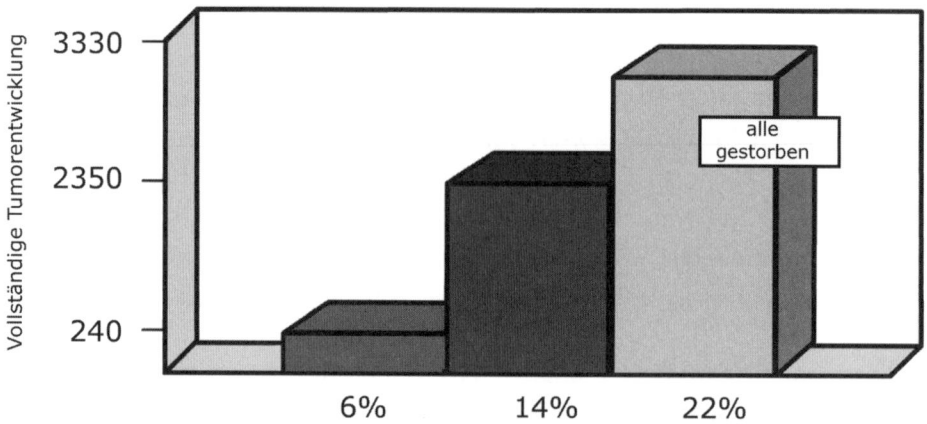

**Abb. 3.9a: Tumorentwicklung über eine Zeitspanne von 100 Wochen**

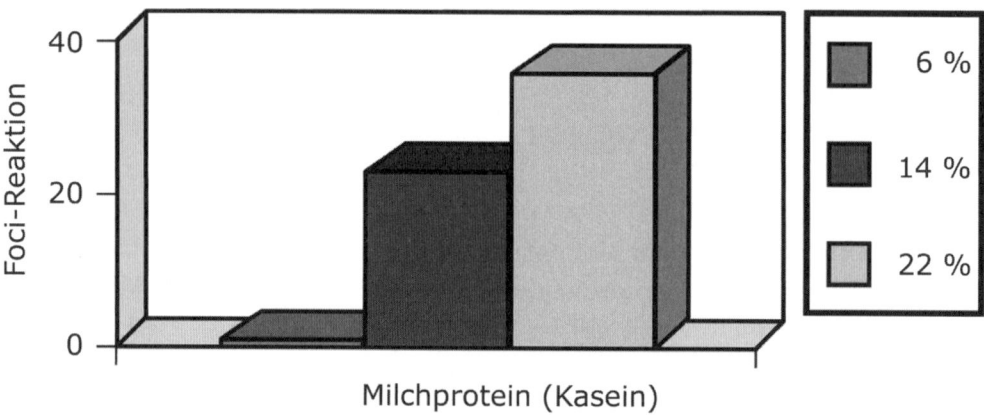

**Abb. 3.9b: Anfänglich gebildete Foci, auf „lebenslange" Sicht**

# Andere Krebsarten, andere Karzinogene

Also hier ist die zentrale Frage: Wie kann diese Studie auf die Gesundheit des Menschen und auf Leberkrebs im Besonderen umgelegt werden? Eine Methode, um diese Frage zu untersuchen, ist die Erforschung anderer Spezies, anderer Karzinogene und anderer Organe. Ist der Einfluss des Kaseins auf Krebs durchwegs in allen diesen Kategorien gleich bleibend, so ist es wahrscheinlicher, dass die Menschen dem mehr Beachtung schenken werden. Also wurden unsere Studien noch umfangreicher, um herauszufinden, ob unsere Entdeckungen aufrecht erhalten blieben.

Während unsere Rattenversuche im Gange waren, wurden Studien veröffentlicht[44, 45], die besagten, dass eine chronische Infektion mit dem Hepatitis B-Virus (HBV) der Hauptrisikofaktor für menschlichen Leberkrebs wäre. Es wurde angenommen, dass für Menschen mit einer chronischen HBV-Infektion das Risiko, an Leberkrebs zu erkranken, 20–40-mal so hoch wäre.

Im Laufe der Jahre wurden beachtliche Untersuchungen durchgeführt, um zu zeigen, wie das Virus Leberkrebs auslöst.[46] Tatsächlich ist es so, dass ein Stück des Virusgens sich in das genetische Material einer Mausleber einbaut und dort die Entstehung von Leberkrebs initiiert. Wenn dieser Vorgang in einem Experiment stattfindet, werden die Tiere *transgen* genannt.

So gut wie alle Forschungen, die in anderen Labors an HBV-transgenen Mäusen durchgeführt wurden – und das waren sehr viele – dienten in erster Linie dem Zweck, den molekularen Mechanismus der Wirkungsweise von HBV zu verstehen. Keinerlei Beachtung wurde der Ernährung und ihrem Einfluss auf die Tumorentwicklung gegeben. Über mehrere Jahre hinweg verfolgte ich einigermaßen belustigt, wie eine Forschungsgruppe behauptete, dass Aflatoxin der Hauptauslöser für menschlichen Leberkrebs wäre und eine andere Gruppe für das HBV als Hauptursache argumentierte. In keiner der beiden Gruppen wagte es jemand, in Erwägung zu ziehen, dass die Ernährung etwas mit dieser Erkrankung zu tun haben könnte.

Wir wollten etwas über die Wirkung von Kasein auf HBV-ausgelösten Leberkrebs bei Mäusen erfahren. Dies bedeutete einen großen Schritt zu tun. Die Untersuchungen gingen über die Verwendung von Aflatoxin als Karzinogen und Ratten als Spezies hinaus. Ein brillanter junger graduierter Student aus China in meiner Gruppe, Jifan Hu, begann mit den Untersuchungen und später schloss sich ihm Dr. Zhiqiang Cheng an. Wir brauchten eine Kolonie dieser transgenen Mäuse. Es gab zwei solcher „Züchtungen" von Mäusen, eine in La Jolla, Kalifornien, und eine andere in Rockville, Maryland. Jeder Stamm hatte ein unterschiedliches Stück des HBV-Gens in seinen Leberzellgenen eingebaut, und beide waren daher höchst leberkrebsanfällig. Ich kontaktierte die verantwortlichen Forscher und fragte nach, ob sie uns dabei unterstützen würden, unsere eigene Mäusekolonie aufzubauen. Beide Forschungsgruppen fragten nach, was wir vorhätten und beide tendierten dazu, die Untersuchung des Einflusses von Protein als dumm zu erachten. Ich suchte auch um einen Forschungszuschuss an, welcher jedoch abgelehnt wurde. Die Gutachter konnten sich für die Vorstellung eines ernährungsbedingten Effekts auf einen virusinduzierten Krebs nicht erwärmen, insbesondere nicht für die Auswirkung von Nahrungsprotein. Ich begann, mich zu fragen: War ich vielleicht zu eindeutig beim Hinterfragen des mystischen Werts von Protein für unsere Gesundheit? Die Gutachten des Zuschussantrags deuteten diese Möglichkeit gewiss an.

Letztendlich bekamen wir die finanziellen Mittel, führten die Studien an beiden Mäusestämmen durch und *erhielten im Wesentlichen die gleichen Ergebnisse wie bei den Untersuchungen an Ratten.*[47, 48] Sie können sich selbst von den Resultaten überzeugen. Die folgende Abbildung (Abb. 3.10[47]) zeigt einen Querschnitt einer Mäuseleber unter dem Mikroskop. Das dunkel eingefärbte Material lässt auf die Krebsentwicklung schließen (lassen Sie das „Loch" unbeachtet, dies ist nur der Querschnitt durch eine Vene). Bei den Tieren, die mit 22 % Milchprotein (Kasein) gefüttert wurden, ist eine hochgradige frühzeitige Krebsentstehung zu sehen (D), viel weniger bei den Tieren mit 14 % Kasein (C) und keine bei den Tieren mit 6 % Kasein (B). Im Bild A wird eine Leber ohne Virusgene gezeigt (Kontrollgruppe).

**Nicht-transgene Mäuse (Kontrollgruppe) mit 22% Kaseinkost**

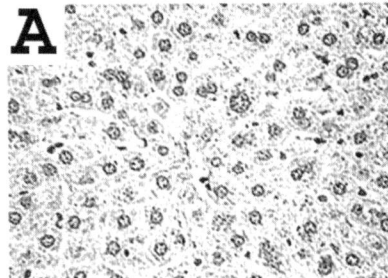

**Transgene Mäuse mit 6% Kaseinkost**

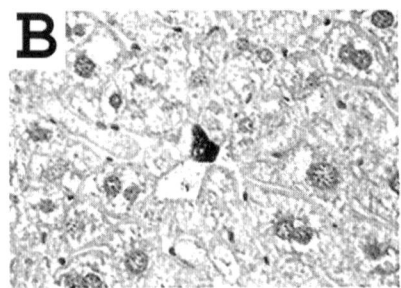

**Transgene Mäuse mit 14% Kaseinkost**

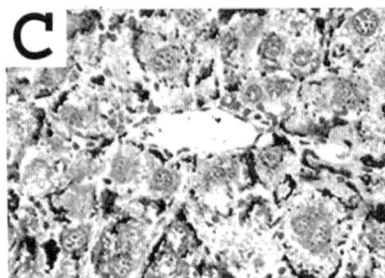

**Transgene Mäuse mit 22% Kaseinkost**

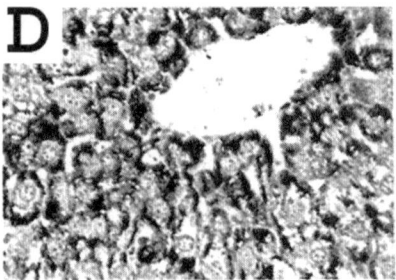

**Abb. 3.10: Die Auswirkung von Nahrungsprotein Kasein) auf genetisch verursachten (HBV) Leberkrebs in Mäusen**

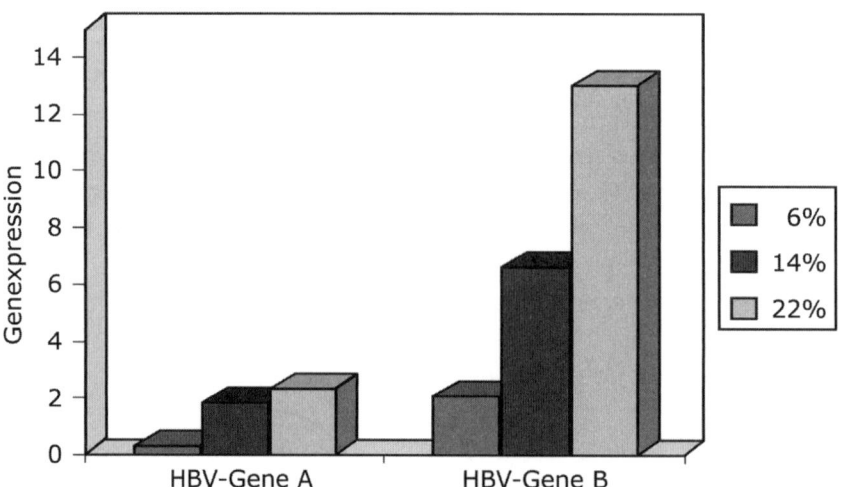

**Abb. 3.11: Die Auswirkung des Nahrungsproteins auf die Genexpression in Mäusen**

Die Abbildung 3.11[47] zeigt die Genexpression (Aktivität) der beiden krebsauslösenden HBV-Gene, die in die Mäuseleber eingesetzt wurden. Sowohl die Bilder als auch die grafische Darstellung zeigen das gleiche Ergebnis: Die Ernährung bestehend aus 22 % Kasein löste die virale Genexpression aus, die Krebs verursachte, während die Ernährung mit 6 % Kasein nahezu keine derartige Aktivität aufwies.

Mittlerweile hatten wir mehr als genug Belege, dass Kasein, dieses heilige Protein aus der Kuhmilch, das Wachstum von Leberkrebs dramatisch fördert, und zwar bei:

- Ratten mit Aflatoxinbelastung
- Mäusen mit HBV-Infektion

Nicht nur, dass diese Auswirkungen essenziell sind, sondern wir entdeckten auch ein gesamtes Netzwerk von komplementären Weisen, wie sie funktionierten.

Die nächste Frage war, ob wir diese Ergebnisse im Hinblick auf andere Krebsarten und andere Karzinogene verallgemeinern könnten? An der medizinischen Fakultät der Universität Illinois in Chicago untersuchte eine andere Forschungsgruppe Brustkrebs bei Ratten.[49-51] Diese Studie zeigte, dass der steigende Konsum von Kasein die Entwicklung von Brustkrebs förderte. Man entdeckte, dass Kasein in höherer Dosierung Folgendes bewirkt:

- Es fördert Brustkrebs in Ratten mit zwei experimentellen Karzinogenbelastungen (7,12-Dimethylbenzanthracen (DMBA) und N-nitroso-N-methylurea (NMU)).
- Es steuert ein Netzwerk von Reaktionen, die in Verbindung miteinander das Krebswachstum fördern.
- Es agiert über das gleiche weibliche Hormonsystem, das es auch beim Menschen gibt.

# Größere Auswirkungen

Ein eindrucksvolles, gleich bleibendes Muster begann sich herauszukristallisieren. Bei zwei unterschiedlichen Organen, zwei verschiedenen Karzinogenen und zwei unterschiedlichen Tierarten fördert Kasein das Krebswachstum mit Hilfe von hochintegrierten Systemabläufen. Es handelt sich um einen zwingenden, überzeugenden und gleich bleibenden Effekt. Beispielsweise beeinflusst Kasein die Art, wie Zellen mit Karzinogenen interagieren, die Art, wie die DNA auf Karzinogene reagiert und die Art und Weise, wie Krebszellen wachsen. Die Fülle und die Übereinstimmung dieser Untersuchungsergebnisse weisen nachhaltig darauf hin, dass sie auch für uns Menschen relevant sind. Vier Gründe sprechen dafür: Erstens haben Ratten und Menschen nahezu einen identischen Bedarf an Protein. Zweitens verhält sich Protein im Menschen nahezu auf die gleiche Art und Weise wie in Ratten. Drittens ist der aufgenommene Proteinanteil, der das Tumorwachstum auslöste, gleich groß wie der Proteinanteil, den Menschen konsumieren. Und viertens ist sowohl bei Nagetieren als auch bei Menschen das Entstehungsstadium bei weitem unwichtiger als die Wachstumsphase der Krebserkrankung. Das liegt daran, dass wir wahrscheinlich einer bestimmten Menge von Karzinogenen in unserem

Alltag ausgesetzt sind. Ob diese jedoch zu voll ausgebildeten Tumoren führen, hängt davon ab, wie sehr oder wie wenig sie gefördert werden.

Obwohl ich überzeugt worden war, dass ein zunehmender Kaseinkonsum das Krebswachstum fördert, musste ich doch aufpassen, um nicht zu sehr zu verallgemeinern. Hier handelte es sich um außerordentlich provokative Ergebnisse, die heftige Skepsis erregten. Aber trotz alledem waren diese Ergebnisse ein Hinweis darauf, was noch kommen würde. Ich wollte meine Forschungsergebnisse noch mehr erweitern. Welchen Einfluss hatten andere Nährstoffe auf Krebs und wie interagierten sie mit unterschiedlichen Karzinogenen und verschiedenen Organen? Könnte sich die Wirkung anderer Nährstoffe, Karzinogene oder Organe gegenseitig aufheben? Oder könnten die Auswirkungen von Nährstoffen innerhalb einer bestimmten Nahrungsmittelgruppe übereinstimmen? Würde die Wachstumsförderung noch immer reversibel sein? Falls dem so wäre, könnte Krebs leicht unter Kontrolle gehalten, ja sogar umgekehrt werden, einfach, indem der Konsum der wachstumsfördernden Nährstoffe verringert und/oder die Aufnahme der wachstumshemmenden Nährstoffe erhöht würde.

Wir initiierten weitere Studien mit einigen unterschiedlichen Nährstoffen, darunter Fischprotein, Nahrungsfette und Antioxidanzien, die als Carotinoide bekannt sind. Einige exzellente Studenten meiner Forschungsgruppe, Tom O'Connor und Youping He, untersuchten die möglichen Auswirkungen dieser Nährstoffe auf Leber- und Bauchspeicheldrüsenkrebs. *Die Ergebnisse dieser Studien – sowie vieler anderer Studien – zeigten, dass die Ernährung einen weit größeren Einfluss auf das Wachstumsstadium von Krebs hat als die Menge des krebsauslösenden Karzinogens.* Die Vorstellung, dass Nährstoffe die Krebsentwicklung in erster Linie während der Wachstumsphase beeinflussen, begann sich nun als generelles Merkmal in der Wechselbeziehung zwischen Ernährung und Krebs herauszukristallisieren. Das *Journal of the National Cancer Institute*, das öffentliche Druckwerk des U.S. National Cancer Institute,[A] wurde auf diese Studien aufmerksam und veröffentlichte einige unserer Ergebnisse auf der Titelseite.[52]

Zudem begann sich ein Muster zu zeigen: *Nährstoffe aus Nahrungsmitteln tierischen Ursprungs steigerten das Tumorwachstum, während Nährstoffe aus pflanzlichen Nahrungsmitteln die Tumorentwicklung reduzierten.* In unserer großen, lebenslangen Studie mit an Aflatoxin induzierten Tumoren erkrankten Ratten war das Muster gleich bleibend. Bei den Mäusen mit den durch das Hepatitis B-Virus veränderten Genen war das Muster gleich bleibend. In Studien von anderen Forschergruppen, die Brustkrebs und unterschiedliche Karzinogene untersuchten, war das Muster gleich bleibend. In Studien über Bauchspeicheldrüsenkrebs und andere Nährstoffe war das Muster gleich bleibend.[52, 53] In Studien über Carotinoide-Antioxidanzien und Krebsentstehung war das Muster gleich bleibend.[54, 55] Vom ersten Stadium der Krebsentstehung bis zum zweiten Stadium des Krebswachstums war das Muster das gleiche. Von einem Mechanismus zum anderen blieb das Muster einheitlich.

So viel an Übereinstimmung war überwältigend und eindrucksvoll, doch ein Aspekt dieser Forschung gebot uns, zurückhaltend zu bleiben: All diese Belege wurden in experimentellen Tierstudien gesammelt. Trotz der überzeugenden Argumente, dass diese provokativen Forschungsergebnisse für die menschliche Gesundheit *qualitativ* relevant sein würden, wussten

---

A    Das National Cancer Institute (NCI, nationales Krebsinstitut) ist ein US-amerikanisches Krebsforschungszentrum. Es ist Teil der National Institutes of Health (NIH, nationale Gesundheitsinstitute).

wir nicht, ob sie *quantitativ* relevant seien. In anderen Worten, haben diese Gesetzmäßigkeiten bezüglich des tierischen Proteins und Krebs entscheidende Bedeutung für alle Menschen in allen Situationen, oder sind sie kaum bedeutend und treffen lediglich auf eine Minderheit in einigermaßen ungewöhnlichen Situationen zu? Haben diese Gesetzmäßigkeiten tausend Krebserkrankungen bei Menschen jedes Jahr zur Folge oder eine Million Krebserkrankungen oder mehr? Wir brauchten direkte Belege aus Humanstudien. Im Idealfall würden diese Belege mit Hilfe einer rigorosen Methodik gesammelt, in einer Studie, in der die Ernährungsmuster einer großen Anzahl von Menschen umfassend untersucht werden würden. Diese sollten einen ähnlichen Lebensstil, einen ähnlichen genetischen Hintergrund und doch ein weitgehend unterschiedliches Vorkommen von Erkrankungen aufweisen.

Es gibt selten die Gelegenheit, eine derartige Studie durchzuführen. Bestenfalls, und mit unglaublich viel Glück, würden wir genau die Gelegenheit bekommen, die wir brauchten. Im Jahr 1980 trat dieser Glücksfall ein, als ich den äußerst sympathischen und professionellen Forscher Dr. Junshi Chen aus China in meinem Labor begrüßen durfte. Durch diesen bemerkenswerten Mann eröffneten sich Möglichkeiten, die größeren Zusammenhänge zu erforschen. Wir erhielten die Möglichkeit zur Durchführung einer Humanstudie, die all jene Gesetzmäßigkeiten, die wir im Labor zu enthüllen begonnen hatten, auf die nächste Ebene bringen würde. Es war an der Zeit, die Rolle von Ernährung, Lebensstil und Krankheit auf die umfassendste Art und Weise zu untersuchen, wie es noch nie zuvor in der Geschichte der Medizin unternommen worden war. Wir begannen unsere CHINA STUDY.

# Kapitel 4
# Lektionen aus China

## Eine Momentaufnahme

Hatten Sie jemals das Gefühl, dass Sie einen Moment für immer einfangen wollten? Solche Momente sind derart ergreifend, dass Sie sie niemals vergessen. Für einige Menschen stehen bei diesen Momenten ihre Familie, nahe Freunde oder Erlebnisse mit diesen im Mittelpunkt. Für andere sind es Momente, die mit Natur, Spiritualität oder Religion zu tun haben. Ich vermute, dass es für die meisten von uns ein bisschen von beidem ist. Sie werden zu den persönlichen Augenblicken, sowohl glückliche, als auch traurige, die unsere Erinnerung bestimmen. Es sind diese Momente, in denen einfach alles „zusammentrifft". Sie sind die Momentaufnahmen der Zeit, die einen wichtigen Teil unserer Lebenserfahrung bestimmen.

Auch Forscher schätzen den Wert solcher Momentaufnahmen. Wir konstruieren Experimente in der Hoffnung die genauen Einzelheiten eines bestimmten Moments für die künftigen Jahre auszuwerten und zu erhalten. Anfang der 1980er Jahre erhielt ich glücklicherweise eine derartige Chance, als ein bedeutender und sehr erfahrener Wissenschaftler aus China, Junshi Chen, nach Cornell kam, um in meinem Labor mitzuarbeiten. Er war stellvertretender Direktor von Chinas führendem Gesundheitsforschungszentrum und einer der ersten chinesischen Wissenschaftler, die die USA besuchten, nachdem die Beziehungen zwischen diesen beiden Ländern etabliert worden waren.

## Der Krebs-Atlas

In den frühen 1970er Jahren starb der Premierminister von China, Chou Enlai, an Krebs. Angesichts dieser tödlichen Erkrankung initiierte Premierminister Chou eine landesweite Erhebung, um Informationen über eine Erkrankung zu sammeln, über die man nicht viel wusste. Es wurde eine gewaltige Datenerhebung über Sterblichkeitsraten von zwölf unterschiedlichen Krebsarten in mehr als 2.400 chinesischen Landkreisen mit 880 Millionen (96 %) ihrer Einwohner. Diese Untersuchung war in vielerlei Hinsicht bemerkenswert. Es handelte sich um das ambitionierteste biomedizinische Forschungsprojekt, das je durchgeführt worden war. 650.000 Mitarbeiter waren darin eingebunden.

Das Endergebnis der Datenerhebung war ein großartiger, farbcodierter Atlas, der zeigte, wo bestimmte Krebstypen häufig vorkamen und wo sie beinahe nie auftraten.[1]

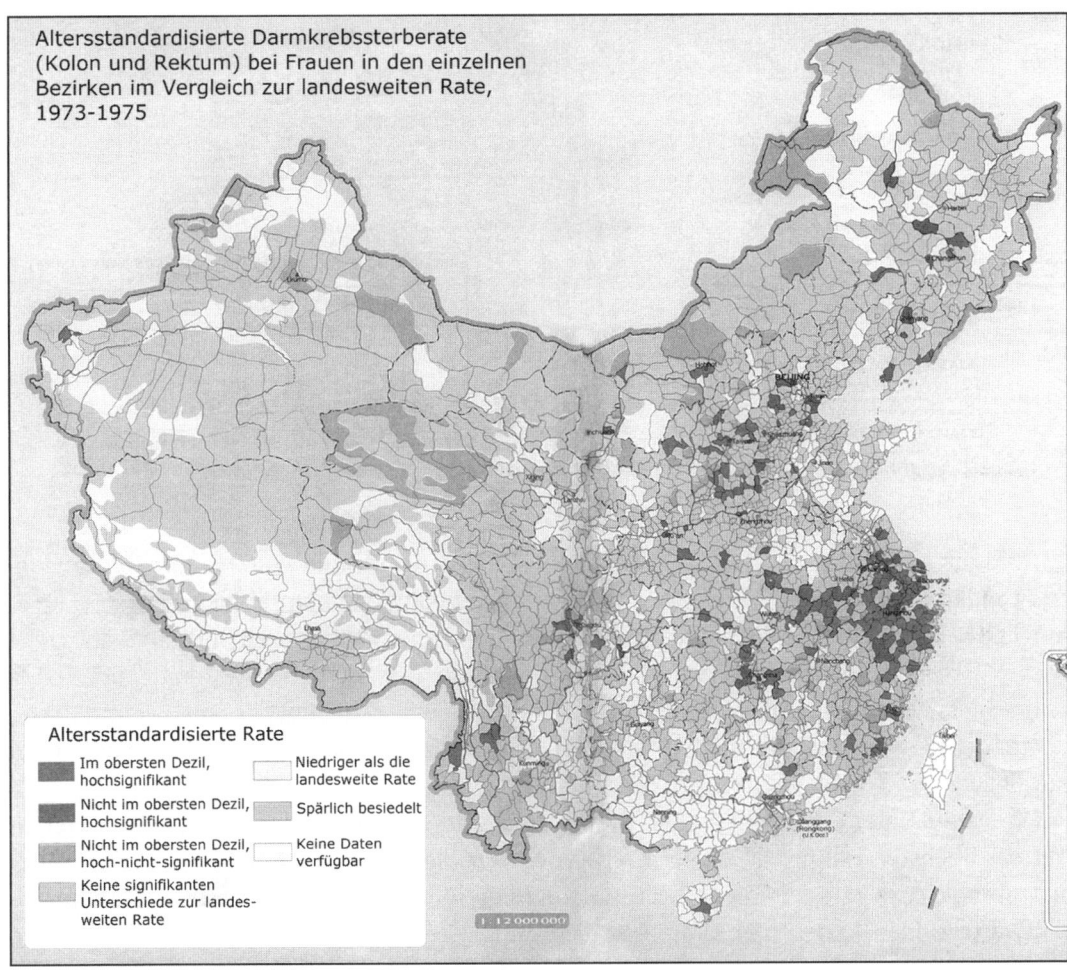

Altersstandardisierte Darmkrebssterberate (Kolon und Rektum) bei Frauen in den einzelnen Bezirken im Vergleich zur landesweiten Rate, 1973-1975

Altersstandardisierte Rate

Im obersten Dezil, hochsignifikant — Niedriger als die landesweite Rate

Nicht im obersten Dezil, hochsignifikant — Spärlich besiedelt

Nicht im obersten Dezil, hoch-nicht-signifikant — Keine Daten verfügbar

Keine signifikanten Unterschiede zur landesweiten Rate

1 : 12 000 000

**Abb. 4.1: Ein Beispiel aus dem Krebs-Atlas aus China: „Kolon und Rektum (Frauen)"**

Dieser Atlas machte deutlich, dass in China Krebs örtlich begrenzt war. Einige Krebsarten kamen an bestimmten Orten häufiger vor als an anderen. Frühere Studien hatten den Weg für diese Vorstellung bereitet, indem sie zeigten, dass das Auftreten von Krebs auch in unterschiedlichen Ländern weitgehend variiert.[2–4] Allerdings waren diese Daten aus China umso bemerkenswerter, als die geografischen Schwankungen der Krebsraten viel ausgeprägter waren (Tab. 4.2). Zudem entstanden sie in einem Land, wo 87 % der Bevölkerung der gleichen ethnischen Gruppe angehört, nämlich dem Volk der Han.

| Krebslokalisation (Krebstyp) | Männer | Frauen |
|---|---|---|
| Alle Krebserkrankungen | 35–721 | 35–491 |
| Nasen-Rachenraum | 0–75 | 0–26 |

| Krebslokalisation (Krebstyp) | Männer | Frauen |
|---|---|---|
| Speiseröhre | 1–435 | 0–286 |
| Magen | 6–386 | 2–141 |
| Leber | 7–248 | 3–67 |
| Dickdarm-Enddarm | 2–67 | 2–61 |
| Lunge | 3–59 | 0–26 |
| Brust | - | 0–20 |
| Altersstandardisierte Sterblichkeitsraten, Anzahl der Todesfälle/100.000 Menschen/Jahr | | |

**Tab. 4.2: Spannbreite der Sterblichkeitsraten in unterschiedlichen chinesischen Landkreisen**

Warum gab es derartig gewaltige Schwankungen bei den Krebsraten zwischen den verschiedenen Landkreisen, während der genetische Hintergrund von Ort zu Ort ähnlich war? Könnte es möglich sein, dass Kreb größtenteils auf Umwelt- und Lebensstilfaktoren und nicht auf genetische Faktoren zurückzuführen war? Einige prominente Wissenschaftler waren bereits zu diesem Schluss gekommen. Die Autoren eines bedeutenden Berichts über Ernährung und Krebs, der für den US-Kongress im Jahr 1981 erstellt wurde, schätzten die genetische Veranlagung auf nur ungefähr 2–3 % *des gesamten Krebsrisikos* ein.[4]

Die Daten hinter dem chinesischen Krebs-Atlas waren sehr umfassend. In den Landkreisen mit der höchsten Häufigkeit einiger Krebstypen war die Häufigkeit mehr als 100-mal höher als in Landkreisen mit dem niedrigsten Auftreten dieser Krebsarten. Das sind wirklich beachtenswerte Zahlen. In den USA differieren die Häufigkeiten bestimmter Krebsarten von einem Landesteil zum anderen lediglich um das 2- bis 3-fache. (Im Vergleich dazu siehe auch S. 340)

Tatsache ist, dass sehr kleine und relativ unbedeutende Unterschiede in der Krebshäufigkeit große Schlagzeilen, viel Geld und große Politik bedeuten. Da gibt es beispielsweise eine langjährige Geschichte aus meinem Heimatstaat New York über erhöhte Brustkrebsraten in Long Island. Große Geldsummen (ca. US $ 30 Millionen[5]) und Jahre über Jahre an Arbeit wurden in die Untersuchung dieses Sachverhalts gesteckt. Welche Zahlen lösten einen derartigen Aufruhr aus? Zwei Gebiete in Long Island wiesen Brustkrebsraten auf, die nur 10–20 % höher als der Staatsdurchschnitt waren. Dieser Unterschied war Schlagzeilen auf Titelseiten wert, verängstigte viele Menschen und bewegte Politiker zum Handeln. Vergleichen Sie dies mit den Ergebnissen in China, wo einige Landesteile 100-mal höhere Krebsraten (10.000 %!) aufwiesen als andere.

Da China in genetischer Hinsicht relativ homogen ist, war es eindeutig, dass diese Unterschiede durch umweltbedingte Ursachen zu erklären sein mussten. Dadurch wurden einige kritische Fragen aufgeworfen:

- Warum war die Krebshäufigkeit in einigen ländlichen chinesischen Landkreisen derart hoch und in anderen nicht?

- Warum waren diese Unterschiede so unglaublich groß?
- Warum waren Krebserkrankungen insgesamt in China weniger verbreitet als in den USA?

Je mehr Chen und ich darüber diskutierten, desto mehr wünschten wir uns, dass wir eine Momentaufnahme der Ernährungs- und Umweltbedingungen aus dem ländlichen Raum Chinas hätten. Wenn wir nur in die Leben dieser Menschen blicken könnten, um festzustellen, was sie essen, wie sie leben, was in ihrem Blut und Harn ist und wie sie sterben. Wenn wir nur ein Abbild ihrer Erfahrungen mit noch nie dagewesener Klarheit und Genauigkeit konstruieren könnten, um sie für die künftigen Jahre zu studieren. Wenn wir das könnten, wären wir vielleicht imstande, einige Antworten zu unseren „Warum"-Fragen zu geben.

Manchmal treffen Wissenschaft, Politik und Finanzierung auf eine Art zusammen, die eine wirklich außergewöhnliche Studie ermöglicht. So etwas passierte uns. Wir erhielten die Möglichkeit, alles zu machen, was wir wollten, und noch mehr. Wir waren in der Lage, das umfassendste Bild über Ernährung, Lebensweise und Krankheit zu schaffen, das jemals gemacht wurde.

## Alles fügt sich zusammen

Wir stellten ein Forschungsteam von Weltklasse zusammen. Da war zuerst Chen, der stellvertretende Direktor des bedeutendsten Ernährungs- und Gesundheitsforschungslabors der Regierung in ganz China war. Wir warben Junyao Li an, einen der Autoren der *Krebs-Atlas-Studie* und wichtigsten Forscher in Chinas Akademie für medizinische Forschungen im Gesundheitsministerium. Das dritte Mitglied des Teams war Richard Peto von der Universität Oxford. Als einer der führenden Epidemiologen der Welt hoch geachtet, wurde Peto zum Ritter geschlagen und mit etlichen Preisen für seine Leistungen in der Krebsforschung ausgezeichnet. Ich vervollständigte das Team in meiner Funktion als Projektleiter.

Alles fügte sich zusammen. Es sollte das erste größere Forschungsprojekt zwischen China und den Vereinigten Staaten werden. Wir klärten die notwendigen Finanzierungsfragen und überstanden sowohl die Aufdringlichkeit des CIA als auch die Zurückhaltung der chinesischen Regierung. Nun konnten wir beginnen.

Wir beschlossen, die Studie so ausgedehnt und umfangreich wie nur möglich zu gestalten. Mit Hilfe des *Krebs-Atlas* hatten wir Zugang zu den Sterblichkeitsraten von mehr als vier Dutzend unterschiedlichen Krankheiten, einschließlich verschiedener Krebstypen, Herzerkrankungen und Infektionskrankheiten.[6] Wir erfassten 367 Variablen und verglichen jede einzelne mit allen anderen Variablen. Wir reisten in 65 Landkreise in ganz China und führten Befragungen und Bluttests bei 6.500 Erwachsenen durch. Wir nahmen Harnproben ab und erhoben unmittelbar sämtliche Nahrungsmittel, die von den Familien während eines Dreitageszeitraumes gegessen worden waren. Zudem analysierten wir Nahrungsmittelstichproben von Märkten im ganzen Land.

Die für die Studie ausgewählten 65 Landkreise waren im ländlichen und ländlich-urbanen Raum Chinas angesiedelt. Diese Auswahl war beabsichtigt, weil wir Menschen untersuchen wollten, die größtenteils in derselben Region lebten und aßen. Dies stellte sich als erfolgreiche Strategie heraus, als wir erfuhren, dass zwischen 90–94 % der erwachsenen Probanden jedes Landkreises seit ihrer Geburt noch immer in demselben Landkreis lebten.

Am Ende der Untersuchung hatten wir *mehr als 8.000 statistisch signifikante Zusammenhänge* zwischen Lebensstil-, Ernährungs- und Erkrankungsvariablen. Wir hatten eine Untersuchung, die hinsichtlich Qualität, Umfang und Einzigartigkeit unübertroffen war. Wir hatten etwas, das die *New York Times* als den „Grand Prix der Epidemiologie" bezeichnete. Kurz gesagt hatten wir genau das aufschlussreiche Bild gezeichnet, das wir uns ursprünglich vorgestellt hatten.

Dies war die perfekte Gelegenheit, die Grundsätze, die wir in Tierexperimenten entdeckt hatten, zu überprüfen. Würden die Laborergebnisse mit den Erfahrung an Menschen in der realen Welt übereinstimmen? Würden unsere Entdeckungen über Aflatoxin induzierten Leberkrebs bei Ratten auf andere Krebstypen und andere Krankheiten beim Menschen zutreffen?

---

## Weitere Informationen

Wir sind sehr stolz auf den Umfang und die Qualität der China Study. Damit Sie sehen, warum das so ist, lesen Sie bitte den Anhang B auf Seite 323ff. Dort finden Sie eine genauere Beschreibung des Grunddesigns und der Kenndaten der Studie.

---

## Die chinesischen Ernährungsgewohnheiten

Ausschlaggebend für die Bedeutung der China Study war die Art der Ernährung, die im ländlichen Raum Chinas üblich ist. Es war eine seltene Gelegenheit, die gesundheitlichen Auswirkungen einer größtenteils pflanzlichen Ernährung zu untersuchen.

In den USA stammen 15 %–16 % der gesamten Kalorien aus Protein, und über 80 % dieser Menge stammen aus Nahrungsmitteln tierischen Ursprungs. Im ländlichen Raum Chinas stammen allerdings lediglich 9 %–10 % der aufgenommenen Kalorienmenge aus Protein und nur 10 % des Proteins stammen von Nahrungsmitteln tierischer Herkunft. Das bedeutet, dass es wesentliche Unterschiede in der Ernährungsweise in China und den USA gibt, wie in Tabelle 4.3 gezeigt wird.

| Nährstoff | China | USA |
|---|---|---|
| Kalorien (kcal/Tag) | 2641 | 1989 |
| Fettgesamtmenge (% der Kalorien) | 14,5 | 34–38 |
| Ballaststoffe (g/Tag) | 33 | 12 |

| Nährstoff | China | USA |
|---|---|---|
| Proteingesamtmenge (g/Tag) | 64 | 91 |
| Tierisches Protein (% der Kalorien) | 0,8 | 10–11 |
| Eisengesamtmenge (mg/Tag) | 34 | 18 |

**Tab. 4.3: Nahrungsaufnahme in China und den USA**

Die Angaben in Tabelle 4.3 beziehen sich auf ein Körpergewicht von 65 Kilogramm. Das ist die Standardmethode, wie chinesische Ämter derartige Daten aufzeichnen. Sie ermöglicht uns den einfachen Vergleich zwischen unterschiedlichen Bevölkerungen. (Die Kalorienaufnahme eines männlichen amerikanischen Erwachsenen mit 77 Kilogramm beträgt ungefähr 2.400 kcal pro Tag. Ein durchschnittlicher erwachsener Mann aus dem ländlichen Raum Chinas mit 77 Kilogramm nimmt täglich etwa 3.000 kcal zu sich.)

In jeder der oben angeführten Kategorien sind gewaltige Unterschiede zwischen der chinesischen und der amerikanischen Ernährungsweise zu sehen: In China wird insgesamt eine viel höhere Kalorienmenge, weniger Fett, weniger Protein, viel weniger Nahrungsmittel tierischen Ursprungs, mehr Ballaststoffe und viel mehr Eisen zu sich genommen. Diese Unterschiede in der Ernährungsweise sind äußerst wichtig.

Während das Essverhalten in China sehr unterschiedlich von dem in den Vereinigten Staaten ist, gibt es dennoch auch große Unterschiede innerhalb Chinas. Experimentelle Schwankungen (d.h. eine Bandbreite von Werten) sind ganz wesentlich bei einer Untersuchung von Zusammenhängen zwischen Ernährung und Gesundheit. Erfreulicherweise wiesen in der China Study die meisten der untersuchten Faktoren beträchtliche Unterschiede auf. Bei der Krankheitshäufigkeit gab es außergewöhnliche Schwankungen (Tab. 4.2), und auch die klinischen Untersuchungen und Nahrungsmittelaufnahmen wiesen mehr als genug Unterschiede auf. Der Blutcholesterinwert beispielsweise schwankte vom niedrigsten zum höchsten – als Durchschnittswerte der Landkreise – beinahe um das Zweifache, das Beta-Carotin im Blut um das Neunfache, Blutfette etwa um das Dreifache, die Fettaufnahme ungefähr um das Sechsfache und die Ballaststoffaufnahme um ungefähr das Fünffache. Diese Tatsache war äußerst wichtig, da wir ja in erster Linie jeden Landkreis in China mit jedem anderen Landkreis vergleichen wollten.

Unsere Studie war die erste groß angelegte Forschungsarbeit, die diese besondere Bandbreite der Ernährungsgewohnheiten und ihre gesundheitlichen Konsequenzen untersuchte. Tatsächlich vergleichen wir im Fall von China eine Ernährung, die reich an pflanzlichen Nahrungsmitteln ist mit einer Ernährung, die noch reicher an pflanzlichen Nahrungsmitteln ist. In beinahe allen anderen Studien, die alle im Westen durchgeführt wurden, geht es um einen Vergleich zwischen einer Ernährung, die reich an Nahrungsmitteln tierischen Ursprungs ist, und einer, die noch reicher an Nahrungsmitteln tierischer Herkunft ist. Der Unterschied zwischen der Ernährungspraxis im ländlichen China und der westlichen Ernährungspraxis und den darauf folgenden Krankheitsmustern ist enorm. Durch diesen charakteristischen Unterschied, ebenso sehr wie durch alle anderen, wurde diese Studie so bedeutend.

Die Medien bezeichneten die China Study als einen Meilenstein in der Wissenschaft. In einem Artikel der *Saturday Evening Post* war zu lesen, das Projekt „sollte die Medizin- und Ernährungsforscher auf der ganzen Welt wachrütteln".[8] Einige aus dem medizinischen Establishment meinten, dass diese Studie nicht wiederholbar sei. Ich war mir sicher, dass unsere Studie die Gelegenheit bot, viele der umstrittensten Vorstellungen über Ernährung und Gesundheit zu untersuchen, die sich im Laufe meiner Forschung herausgebildet hatten.

Im Folgenden möchte ich Ihnen zeigen, was wir durch diese Studie gelernt haben, und wie weitere zwanzig Jahre Forschung, Überlegungen und Erfahrung nicht nur mein Denken über den Zusammenhang zwischen Ernährung und Gesundheit, sondern auch die Ernährungsweise meiner Familie und mir verändert haben.

## Erkrankungen durch Armut und durch Überfluss

Es braucht keinen Wissenschaftler, um sich auszurechnen, dass die Möglichkeit des Todes für eine recht lange Zeit ziemlich stabil bei 100 % liegt. Es gibt nur eine Sache, die wir im Leben tun müssen, und das ist zu sterben. Ich habe oft Menschen getroffen, die gerade diese Tatsache als Rechtfertigung für ihre Ambivalenz gegenüber Gesundheitsempfehlungen verwenden. Ich vertrete da eine andere Ansicht. Ich habe nie in der Hoffnung auf Unsterblichkeit nach Gesundheit gestrebt. Bei guter Gesundheit zu sein, heißt, dass wir die Zeit, die wir haben, gänzlich auskosten können. Es bedeutet, unser gesamtes Leben hindurch so mobil wie möglich zu sein, ohne lähmende, schmerzhafte und langwierige Kämpfe gegen Krankheiten auf sich nehmen zu müssen. Es gibt viele bessere Wege zu sterben, aber auch zu leben.

Da der chinesische *Krebs-Atlas* die Sterblichkeitsraten für mehr als vier Dutzend unterschiedliche Erkrankungen beinhaltet, hatten wir die seltene Gelegenheit die vielen Todesursachen der Menschen zu untersuchen. Wir stellten uns die Frage: Gibt es eine Tendenz, dass bestimmte Erkrankungen gehäuft mit anderen in bestimmten Landesteilen vorkommen? Trat zum Beispiel Dickdarmkrebs in den gleichen Regionen auf wie Diabetes? Wenn dem so wäre, könnten wir annehmen, dass Diabetes und Dickdarmkrebs – oder andere Erkrankungen, die gemeinsam auftraten – die gleichen Ursachen hätten. Diese Ursachen könnten eine Reihe unterschiedlicher Faktoren beinhalten, von geografischen und ökologischen bis hin zu biologischen Ursachen. Aber weil alle Erkrankungen (fehlerhafte) biologische Prozesse sind, können wir annehmen, dass – was auch immer für „Ursachen" beobachtet werden – sie sich letztendlich durch biologische Vorgänge äußern.

Wenn diese Erkrankungen so aufgelistet werden, dass jede Krankheitsrate mit jeder anderen verglichen werden kann,[9] kommen zwei Gruppen von Erkrankungen zum Vorschein: jene, die typischerweise in wirtschaftlich höher entwickelten Regionen vorkommen (Erkrankungen durch Überfluss) und jene, die typischerweise in ländlichen, agrarwirtschaftlich geprägten Gebieten auftreten (Erkrankungen durch Armut)[10] (Tab. 4.4).

| Erkrankungen durch Überfluss (Nahrungsüberfluss) | Krebs (Dickdarm, Lunge, Brust, Leukämie, kindliches Gehirn, Magen, Leber), Diabetes, koronare Herzerkrankung |
|---|---|
| Erkrankungen durch Armut (mangelhafte Ernährung und schlechte hygienische Bedingungen) | Pneumonie, Darmverschluss, Magengeschwür, Verdauungskrankheiten, Lungentuberkulose, parasitäre Erkrankungen, rheumatische Herzerkrankungen, metabolische und endokrine Erkrankungen (mit Ausnahme von Diabetes), Erkrankungen während der Schwangerschaft und viele andere |

**Tabelle 4.4: Beobachtete Krankheitshäufungen im ländlichen Raum Chinas**

Tabelle 4.4 zeigt, dass jede Krankheit in beiden Gruppierungen dazu tendiert, gemeinsam mit Erkrankungen der eigenen Gruppe aufzutreten, nicht aber mit jenen der anderen Gruppe. Ein Gebiet im ländlichen China, das beispielsweise eine hohe Häufigkeit von Pneumonie aufweist, wird keine hohe Brustkrebshäufigkeit aufweisen, dafür aber ein häufiges Vorkommen von parasitären Erkrankungen. Die Erkrankung, an der die meisten Menschen im Westen sterben, die koronare Herzkrankheit, kommt in jenen Gebieten häufiger vor, in denen auch Brustkrebs häufiger auftritt. Die koronare Herzkrankheit kommt, nebenbei bemerkt, in vielen nicht industrialisierten Ländern der Welt vergleichsweise selten vor; und dies nicht, weil etwa die Menschen jünger sterben und dadurch diesen westlichen Erkrankungen entgehen. Denn diese Vergleiche sind altersstandardisiert, das heißt, es werden Menschen des gleichen Alters miteinander verglichen.

Derartige Zusammenhänge zwischen Erkrankungen sind bereits seit längerem bekannt. Was bei der China Study hinzukam, war eine unübertroffene Datenmenge von Sterberaten für viele unterschiedliche Krankheiten und eine einzigartige Bandbreite unterschiedlicher Ernährungsweisen. Wie erwartet treten bestimmte Erkrankungen gehäuft in der gleichen geografischen Region auf, was darauf schließen lässt, dass sie gemeinsame Ursachen haben.

Diese beiden Gruppen von Erkrankungen wurden üblicherweise als Erkrankungen durch Überfluss und Erkrankungen durch Armut bezeichnet. Wenn der Wohlstand in einer sich entwickelnden Bevölkerung zunimmt, ändern die Menschen ihre Essgewohnheiten, ihren Lebensstil, ihre Sanitäreinrichtungen sowie ihre Gesundheitspflegesysteme. Je höher der Wohlstand, desto mehr Menschen sterben an „Wohlstandserkrankungen" durch Überfluss als an „Mangelerkrankungen" durch Armut. Weil die Erkrankungen durch Überfluss so eng mit den Essgewohnheiten verknüpft sind, sollten sie besser als „Krankheiten durch Nahrungsüberfluss" bezeichnet werden. Die überwiegende Mehrheit der Menschen in den Vereinigten Staaten und anderen westlichen Ländern sterben an diesen Wohlstandserkrankungen. Aus diesem Grund werden sie oft „westliche" Erkrankungen genannt. Einige ländliche Landkreise wiesen wenige Krankheiten durch Überfluss auf, während in anderen Landkreisen viel mehr solcher Erkrankungen vorkamen. Die Kernfrage der China Study war folgende: Ist dies auf unterschiedliche Ernährungsgewohnheiten zurückzuführen?

## Statistische Signifikanz

In diesem Kapitel werde ich auf die statistische Signifikanz der unterschiedlichen Beobachtungen hinweisen. Die römische Zahl Eins (I) bedeutet 95+% Wahrscheinlichkeit; die römische Zahl Zwei (II) bedeutet 99+% Wahrscheinlichkeit; die römische Zahl Drei (III) bedeutet 99,9+% Wahrscheinlichkeit. Keine römische Nummerierung heißt, dass der Zusammenhang etwas weniger wahrscheinlich als 95 % ist.

Mit anderen Worten: Eine 95 %ige Wahrscheinlichkeit bedeutet eine Wahrscheinlichkeit von 19 aus 20, dass eine Beobachtung zutrifft; eine 99 %ige Wahrscheinlichkeit bedeutet eine Wahrscheinlichkeit von 99 aus 100, dass eine Beobachtung zutrifft; und eine 99,9 %ige Wahrscheinlichkeit bedeutet eine Wahrscheinlichkeit von 999 aus 1.000, dass eine Beobachtung zutrifft.

## Blutcholesterin und Erkrankung

Wir verglichen die Häufigkeit der westlichen Erkrankungen in jedem Landkreis mit Hilfe von Ernährungs- und Lebensstilvariablen. Zu unserer Verwunderung fanden wir heraus, dass einer der größten Frühindikatoren für westliche Erkrankungen das Blutcholesterin ist.[III]

## In Ihrer Nahrung – In Ihrem Blut

Es gibt zwei Hauptkategorien von Cholesterin. Das *Nahrungscholesterin* kommt in den Nahrungsmitteln vor, die wir zu uns nehmen. Es ist ein Nahrungsbestandteil ähnlich wie Zucker, Fett, Protein, Vitamine und Mineralien. Dieses Cholesterin kommt nur in Nahrungsmitteln tierischen Ursprungs vor und wird auf den Nahrungsmittelverpackungen angeführt. Die Menge des Nahrungscholesterins, das Sie zu sich nehmen, kann Ihr Arzt *nicht* feststellen, wenn Sie Ihren Cholesterinwert kontrollieren lassen. Der Arzt kann das Nahrungscholesterin ebenso wenig messen, wie er die Anzahl der Hotdogs und Hühnerbrüstchen messen kann, die Sie gegessen haben. Stattdessen wird die Menge des Cholesterins im Blut gemessen. Dieser zweite Cholesterintyp, das *Blutcholesterin*, ist ein Ergebnis des Leberstoffwechsels. Blutcholesterin und Nahrungscholesterin – obwohl chemisch identisch – sind nicht dasselbe. Eine ähnliche Situation gibt es bei den Fetten. Nahrungsfett ist das, was Sie zu sich nehmen: Das Fett auf Ihren Pommes Frites beispielsweise. Körperfett hingegen ist das Fett, das im Körper produziert wird und unterscheidet sich sehr von dem Fett, das Sie morgens auf Ihren Toast streichen (Butter oder Margarine). Nahrungsfette und -cholesterin werden nicht zwangsläufig in Körperfett und Blutcholesterin umgewandelt. Das Verfahren, wie der Körper Blutcholesterin und Körperfett herstellt, ist äußerst komplex und geschieht mit Hilfe von hunderten unterschiedlichen chemischen Reaktionen und Dutzenden Nährstoffen. Aufgrund dieser Komplexität können die gesundheitlichen Auswirkungen der Aufnahme von Nahrungsfett und Nahrungscholesterin von den gesundheitlichen Auswirkungen eines erhöhten Blutcholesterins (was Ihr Arzt kontrolliert) oder zuviel an Körperfett sehr verschieden sein.

Ebenso wie die Blutcholesterinwerte in bestimmten Landkreisen im ländlichen Raum Chinas anstiegen, stieg auch die Neuerkrankungsrate der „westlichen" Erkrankungen. Dabei verwunderte uns, dass die chinesischen Blutwerte bei weitem niedriger als erwartet waren. Der durchschnittliche Cholesterinspiegel war bloß 127mg/dL, was beinahe 100 Einheiten weniger ist als der amerikanische Durchschnitt (215 mg/dL)[12]! Einige Landkreise wiesen so niedrige Durchschnittswerte wie 94 mg/dL auf. Bei zwei Gruppen von etwa fünfundzwanzigjährigen Frauen aus dem Binnenland Chinas hatte das durchschnittliche Blutcholesterin den verblüffend niedrigen Wert von 80 mg/dL.

Falls Sie Ihren eigenen Cholesterinwert kennen, können Sie ermessen, wie niedrig diese Werte wirklich sind. In den Vereinigten Staaten liegt die Bandbreite bei etwa 170–290 mg/dL. Unsere niedrigen Werte liegen nahe den hohen Werten aus dem ländlichen Raum Chinas. Tatsächlich gab es in den USA den Mythos, dass ein Cholesterinwert unter 150 mg/dL zu Gesundheitsproblemen führen könnte. Wenn wir diesen Gedankengang weiterführen, so müssten 85 % aller Chinesen aus ländlichen Gebieten in Schwierigkeiten sein. Aber die Wahrheit sieht ganz anders aus. *Niedrigere Blutcholesterinwerte stehen in direktem Zusammenhang mit niedrigeren Raten von Herzerkrankungen, Krebs und anderen westlichen Erkrankungen. Das gilt sogar für Werte, die weit niedriger sind, als die im Westen als „gefahrlos" erachteten.*

Zu Beginn der China Study hätte niemand einen Zusammenhang zwischen dem Cholesterin und irgendeiner der Krankheitshäufigkeiten vorausgesagt. Was für eine Überraschung waren dann die Ergebnisse! Als zum Beispiel die Cholesterinwerte von 170 mg/dL auf 90 mg/dL zurückgingen, nahmen auch Leberkrebs,[II] Rektumkrebs,[I] Dickdarmkrebs,[II] Lungenkrebs bei Männern,[I] Lungenkrebs bei Frauen, Brustkrebs, Leukämie bei Kindern, Leukämie bei Erwachsenen,[I] Hirnkrebs bei Kindern, Hirnkrebs bei Erwachsenen,[I] Magenkrebs, Speiseröhren- und Kehlkopfkrebs ab. Wie Sie sehen, ist das eine ziemlich lange Liste. Die meisten Amerikaner wissen, dass Sie bei hohen Cholesterinwerten um Ihr Herz besorgt sein müssen, aber sie wissen nicht, dass Sie sich vielleicht auch über Krebs Gedanken machen sollten.

Es gibt mehrere Arten von Blutcholesterin, einschließlich des LDL- und HDL-Cholesterins. LDL ist das „schlechte" und HDL das „gute" Cholesterin. In der China Study waren hohe Spiegel des ungünstigen LDL-Cholesterins auch mit westlichen Krankheiten assoziiert.

Bedenken Sie, dass diese Erkrankungen nach westlichen Maßstäben relativ selten in China vorkommen, und dass die Blutcholesterinspiegel verglichen mit dem Westen ziemlich niedrig sind. Unsere Ergebnisse lieferten überzeugende Argumente, dass viele Chinesen mit niedrigeren Cholesterinwerten gesünder sind, sogar bei Werten unter 170 mg/dL. Nun stellen Sie sich ein Land vor, dessen Bevölkerung weitaus höhere Cholesterinspiegel aufweist als der chinesische Durchschnittswert. Man wird erwarten, dass Erkrankungen wie Herzerkrankungen und einige Krebstypen weit verbreitet sind und vielleicht sogar zu den führenden Todesursachen zählen!

Genau das ist im Westen der Fall. Ich gebe Ihnen einige Beispiele aus der Zeit unserer Studie: Die Sterblichkeitsrate aufgrund der koronaren Herzkrankheit war bei amerikanischen Männern *17-mal höher* als unter Männern aus den ländlichen Gebieten Chinas.[13] Die amerikanische Todesrate aufgrund von Brustkrebs war *5-mal höher* als in den ländlichen Regionen Chinas.

Noch bemerkenswerter waren die außergewöhnlich niedrigen Raten der koronaren Herzerkrankung in den südwestlichen chinesischen Provinzen Sichuan und Guizhou. Während eines dreijährigen Beobachtungszeitraumes (1973–1975) starb keine einzige Person an koronarer Herzkrankheit vor dem vierundsechzigsten Lebensjahr bei einer Bevölkerungsanzahl von 246.000 Männern in einem Guizhou-Landkreis und 181.000 Frauen in einem Sichuan-Landkreis![14]

Nachdem diese niedrigen Cholesterinzahlen veröffentlicht worden waren, erfuhr ich von drei sehr bedeutenden Herzforschern und Ärzten, Bill Castelli, Bill Roberts und Caldwell Esselstyn Jr., dass sie in ihrer langen Berufslaufbahn bei ihren Patienten mit Blutcholesterinwerten unter 150 mg/dL niemals einen Todesfall aufgrund einer Herzerkrankung erlebt hatten. Castelli war der langjährige Leiter der bekannten Framingham-Herz-Studie der NHI.[A] Esselstyn war ein renommierter Chirurg an der Cleveland-Klinik, der eine bemerkenswerte Studie über die Umkehrbarkeit von Herzerkrankungen durchführte (Kapitel 5). Roberts war lange Zeit der Herausgeber der renommierten Medizinfachzeitschrift *Cardiology*.

## Blutcholesterin und Ernährung

Blutcholesterin ist eindeutig ein wichtiger Indikator für das Erkrankungsrisiko. Die große Frage stellt sich nun: Wie wird das Blutcholesterin durch Essen beeinflusst? Kurz umrissen ist es so, dass der Verzehr von Nahrungsmitteln tierischen Ursprungs mit *steigenden* Blutcholesterinwerten korreliert (Tab. 4.5). Beinahe ohne Ausnahmen war die Aufnahme von Nährstoffen aus pflanzlichen Nahrungsmitteln mit *abnehmendem* Blutcholesterinspiegel assoziiert.

| | |
|---|---|
| Wenn die Aufnahme von Fleisch,[I] Milch, Eiern, Fisch,[I-II] Fett[I] und tierischem Protein ansteigt, | steigt das Blutcholesterin. |
| Wenn die Aufnahme von pflanzlichen Nahrungsmitteln und Nährstoffen (einschl. pflanzliches Protein,[I] Ballaststoffe,[II] Cellulose,[II] Hemicellulose,[I] lösliche Kohlenhydrate,[II] B-Vitamine aus Pflanzen (Carotine, B2, B3),[I] Hülsenfrüchte, helle Gemüsesorten, Obst, Karotten, Kartoffel und etliche Getreidekornsorten) ansteigt, | sinkt das Blutcholesterin. |

**Tabelle 4.5: Nahrungsmittel, die den Blutcholesterinspiegel beeinflussen**

Verschiedene experimentelle Tier- als auch Humanstudien haben nun gezeigt, dass der Konsum von tierischem Protein den Blutcholesterinspiegel erhöht.[15–18] Gesättigte Fette und Nahrungscholesterin bewirken auch einen Anstieg des Blutcholesterins, allerdings nicht so stark wie tierisches Protein. Im Gegensatz dazu enthalten pflanzliche Nahrungsmittel kein Cholesterin und unterstützen durch unterschiedliche Mechanismen die Verringerung des Blutcholesterins. All diese Ergebnisse stimmten mit den Ergebnissen der China Study überein.

---

A    National Institutes of Health, http://www.nih.gov/

Diese Verbindungen zwischen Krankheit und Blutcholesterin waren deshalb so bemerkenswert, weil sowohl das Blutcholesterin als auch der Konsum von Nahrungsmitteln tierischer Herkunft nach westlichen Maßstäben derart niedrig war. In den ländlichen Teilen Chinas beträgt der Konsum von tierischem Protein im Durchschnitt lediglich 7,1 g pro Tag pro Person, während ein Amerikaner die Riesenmenge von 70,0 g pro Tag durchschnittlich zu sich nimmt. Um diese Mengen zu veranschaulichen: 7 g tierisches Protein sind in ungefähr drei Hühnernuggets von McDonald's enthalten. Wir erwarteten, dass es bei einem derart niedrigen Konsum tierischen Proteins und derart niedrigen Blutcholesterinwerten wie im ländlichen Raum Chinas keinerlei Verbindungen zu westlichen Erkrankungen geben würde. Aber wir lagen falsch. Sogar diese kleinen Mengen von Tierprodukten im ländlichen China erhöhten das Risiko für westliche Erkrankungen.

Wir untersuchten die Auswirkungen der Ernährung auf die unterschiedlichen Typen des Blutcholesterins. Die gleichen dramatischen Auswirkungen konnten beobachtet werden. Der Konsum tierischen Proteins war bei Männern mit einer Erhöhung des „ungünstigen" Blutcholesterins assoziiert,[III] während der Konsum pflanzlichen Proteins mit der Verminderung desselben Cholesterins in Zusammenhang stand.[II]

Besuchen Sie irgendeine Arztpraxis und fragen Sie nach, welche Ernährungsfaktoren den Blutcholesterinspiegel beeinflussen können. Beinahe jeder Arzt oder jede Ärztin wird gesättigte Fette und Nahrungscholesterin nennen. In den letzten Jahrzehnten würden manche vielleicht auch den cholsesterinsenkenden Effekt von Soja oder ballaststoffreichen Kleieprodukten erwähnen, aber nur wenige würden sagen, dass tierisches Protein irgendetwas mit den Blutcholesterinwerten zu tun hätte.

Das war schon immer so. Während eines Forschungsurlaubs besuchte ich Vorlesungen für Medizinstudenten an der Universität Oxford über die ernährungsbedingten Ursachen von Herzerkrankungen, die von einem der dortigen prominenten Professoren der Medizin gehalten wurden. Er redete in einem fort über die negativen Auswirkungen gesättigter Fette und des Cholesterinkonsums auf die koronare Herzkrankheit, als ob diese die einzigen wichtigen Ernährungsfaktoren wären. Er wollte nicht anerkennen, dass der Konsum tierischen Proteins irgendetwas mit dem Blutcholesterinspiegel zu tun haben könnte, obwohl die Belege zu dieser Zeit mehr als deutlich bewiesen, dass tierisches Protein stärker mit dem Blutcholesterinspiegel korreliert als gesättigte Fette oder Nahrungscholesterin.[15] Wie zu viele andere machte ihn sein blindes Vertrauen in den Status quo unwillig, aufgeschlossen gegenüber Neuem zu sein. Als diese Forschungsergebnisse auf uns hereinströmten, fing ich an zu erkennen, dass Aufgeschlossenheit keinen Luxus darstellte, sondern eine Notwendigkeit.

## Fett im Alltag

Gäbe es eine Art Nahrungsmittelparade und jeder Nährstoff hätte einen Festzugswagen, würde das Fett den bei weitem größten haben. So viele Menschen, von Forschern über Pädagogen, von politischen Entscheidungsträgern zu Industriellen, haben so lange Zeit Forschungen über

Fett durchgeführt und Erklärungen darüber abgegeben. Menschen aus vielen unterschiedlichen Gemeinschaften haben diesen Koloss über ein halbes Jahrhundert lang konstruiert.

Wenn diese eigenartige Parade auf der Hauptstraße beginnt, würde die Aufmerksamkeit aller Menschen auf den Bürgersteigen, zwangsläufig von diesem riesigen Fettwagen angezogen werden. Die meisten Leute würden angesichts dieses Wagens sagen: „Ich muss mich von dem da fernhalten", um gleich darauf einen deftigen Happen davon zu essen. Andere würden auf die ungesättigte Hälfte des Wagens klettern und behaupten, dass diese Fette gesund wären und nur die gesättigten Fette schlecht wären. Viele Wissenschaftler würden mit dem Finger darauf zeigen und behaupten, dass sich die Herzerkrankungs- und Krebsclowns im Inneren des Fettwagens versteckten. In der Zwischenzeit würden einige selbsternannte Ernährungsgurus – wie der kürzlich verstorbene Robert Atkins – einen Laden auf dem Umzugswagen eröffnen und anfangen, ihre Bücher zu verkaufen. Am Ende des Tages wäre dem Durchschnittsbürger schlecht von der Völlerei und er würde sich unsicher am Kopf kratzen und fragen, was er denn anders hätte tun sollen und warum.

Es gibt gute Gründe, warum sich der durchschnittliche Konsument verunsichert fühlt. Die unbeantworteten Fragen über Fett bleiben genauso unbeantwortet wie in den letzten vierzig Jahren. Wie viel Fett sollte unsere Ernährung beinhalten? Welche Art von Fett? Ist mehrfach ungesättigtes Fett besser als gesättigtes? Ist einfach ungesättigtes Fett besser als diese beiden? Und wie ist das mit diesen speziellen Fetten wie Omega-3, Omega-6 und Transfette? Sollen wir Kokosfett meiden? Was ist mit Fischöl? Ist etwas Besonderes an Leinöl? Was ist denn überhaupt eine fettreiche Ernährung? Und was eine fettarme Ernährung?

Das kann verwirrend sein, sogar für ausgebildete Wissenschaftler. Die Hintergründe, die diesen Fragen zugrunde liegen, *wenn sie isoliert betrachtet werden*, sind sehr irreführend. Wie Sie sehen werden, ist die Überlegung, wie Netzwerke von Chemikalien funktionieren, bei weitem bedeutender als einzelne, isolierte Chemikalien.

In mancher Hinsicht jedoch ist es gerade diese dumme Manie bezüglich isolierter Aspekte des Fettkonsums, die uns die besten Lektionen lehrt. Daher lassen Sie uns einen genaueren Blick auf die Geschichte dieses Nährstoffes werfen, und wie sie in den letzten vierzig Jahren entstanden ist. Sie veranschaulicht, warum die Öffentlichkeit derart verunsichert ist, was Fett und Ernährung generell betrifft.

Durchschnittlich beziehen wir 35–40 % unserer gesamten Kalorienmenge aus Fett.[19] Seit dem späten 19. Jahrhundert, dem Anfang unserer industriellen Revolution, nehmen wir eine derart fettreiche Kost zu uns. Aufgrund des steigenden Wohlstands begannen wir, mehr Fleisch und Milchprodukte zu essen, also Nahrungsmittel, die relativ fettreich sind. Wir demonstrierten unseren Wohlstand durch den Konsum dieser Nahrungsmittel.

Im darauf folgenden 20. Jahrhundert begannen die Wissenschaftler die Ratsamkeit einer derart fettreichen Ernährung in Frage zu stellen. Nationale und internationale Ernährungsempfehlungen[20–23] kamen auf und legten uns nahe, dass wir unseren Fettkonsum auf unter 30 % der Kalorien reduzieren sollten. Das hielt einige Jahrzehnte an, doch nun sind die Ängste bezüglich einer fettreichen Ernährung abgeklungen. Manche Autoren von bekannten Büchern setzen sich sogar für eine erhöhte Fettaufnahme ein! Einige erfahrene Wissenschaftler meinten, dass es nicht notwendig wäre, weniger als 30 % Fett zu uns zu nehmen, solange wir die richtige Art von Fett konsumierten.

Der Anteil von 30 % Fett ist zu einem Orientierungswert geworden, trotz der Tatsache, dass es keinerlei Belege dafür gibt, dass es sich hier um einen entscheidenden Grenzwert handelt. Lassen Sie uns diesen Wert ein bisschen näher beleuchten, indem wir den Fettgehalt einiger Nahrungsmittel betrachten, wie in Tabelle 4.6 dargestellt.

Mit einigen wenigen Ausnahmen enthalten Nahrungsmittel tierischen Ursprungs erheblich mehr Fett als pflanzliche Nahrungsmittel.[24] Ein Vergleich zwischen den Fettanteilen in der Ernährung unterschiedlicher Länder verdeutlicht dies sehr gut. Die Übereinstimmung zwischen Fettkonsum und dem Konsum tierischen Proteins beträgt mehr als 90 %.[25] Das bedeutet, dass die Fettaufnahme parallel mit der Aufnahme von tierischem Protein ansteigt. In anderen Worten ist das Nahrungsfett ein Indikator dafür, wie viel Nahrungsmittel tierischer Herkunft eine Ernährungsform beinhaltet. Es ist nahezu eine genaue Entsprechung.

| Nahrungsmittel | Fettanteil in Prozent der Gesamtkalorien |
|---|---|
| Butter | 100 % |
| McDonald's Doppelcheeseburger | 67 % |
| Kuhmilch | 64 % |
| Schinken | 61 % |
| Hotdog | 54 % |
| Sojabohnen | 42 % |
| „Fettarme" (oder 2 %) Milch | 35 % |
| Hühnerfleisch | 26 % |
| Spinat | 14 % |
| Wheaties Frühstücksflocken | 8 % |
| Magermilch | 5 % |
| Erbsen | 5 % |
| Karotten | 4 % |
| Grüne Bohnen | 3,5 % |
| Ganze Ofenkartoffel | 1 % |

**Tabelle 4.6: Fettgehalt von Nahrungsmitteln (Beispiele)**

# Fette und Brustkrebs

Der Bericht über Ernährung, Diät und Krebs der National Academy of Sciences (NAS)[A] vom Jahr 1982, bei dem ich als Mitautor mitwirkte, war der erste Bericht eines medizinischen Expertenausschusses, der sich dem Zusammenhang zwischen Nahrungsfett und Krebs widmete. Dieser Bericht war der erste, in dem ein maximaler Fettanteil von 30 % der Gesamtkalorien für die Krebsprävention empfohlen wurde. Zuvor hielt das US-Senate Select Committee on Nutrition, ein Kongressausschuss des US-Senats mit dem damaligen Vorsitz von Senator George McGovern, weithin veröffentlichte Anhörungen über Ernährung und Herzerkrankungen ab und empfahl eine maximale Fettaufnahme von 30 % Nahrungsfett. Obwohl der McGovern-Bericht einen öffentlichen Diskurs über Ernährung und Krankheit hervorrief, so war es doch der NAS-Bericht von 1982, der dieser Debatte den notwendigen Impuls gab. Sein Schwerpunkt auf Krebs, im Gegensatz zu Herzkrankheit, führte zu einem Anstieg des öffentlichen Interesses. Dies wiederum führte zu weiteren Forschungen und einem Bewusstsein in der Öffentlichkeit über die Wichtigkeit der Ernährung in der Krankheitsprävention.

Viele der damaligen Berichte[20, 27, 28] drehten sich um die Frage, wie viel Nahrungsfett für die Gesundheit zuträglich sein würde. Die besondere Aufmerksamkeit, die dem Nahrungsfett zuteil wurde, war durch internationale Studien begründet, die einen engen Zusammenhang zwischen der Menge des konsumierten Nahrungsfetts und der Neuerkrankungsrate von Brustkrebs, Dickdarmkrebs und Herzkrankheiten aufzeigten. Das waren und sind die Erkrankungen, durch die die Mehrheit der Menschen in den westlichen Ländern frühzeitig dahingerafft wird. Ohne Frage war es vorherzusehen, dass dieser Zusammenhang große öffentliche Beachtung auf sich ziehen würde. Die China Study wurde inmitten dieses Umfelds begonnen.

Die meiner Ansicht nach bekannteste Studie[29] war die des verstorbenen Ken Carroll, Professor an der Western Ontario Universität in Kanada. Seine Ergebnisse zeigen eine sehr eindrucksvolle Verbindung zwischen Nahrungsfett und Brustkrebs (Abb. 4.7).

Diese Ergebnisse, die mit früheren Berichten anderer Wissenschaftler übereinstimmen,[3, 30] waren besonders verblüffend, als sie mit Migrantenstudien verglichen wurden.[31, 32] Diese Studien zeigen, dass Menschen, die von einer Region in eine andere umzogen und die typische Ernährungsweise ihres neuen Wohnortes annahmen, die Krankheitsrisiken der neuen Umgebung übernahmen. Daraus lässt sich nachhaltig schließen, dass Ernährung und Lebensweise die führenden Ursachen für diese Krankheiten sind. Es weist auch daraufhin, dass Vererbung nicht notwendigerweise eine wichtige Rolle einnimmt.

Wie bereits an früherer Stelle erwähnt, fassten Sir Richard Doll und Sir Richard Peto von der Universität Oxford (UK) viele dieser Studien in einem sehr bedeutenden Bericht, den sie dem US-Kongress vorlegten, zusammen und kamen hierin zum Schluss, dass nur 2 %–3 % aller Krebserkrankungen auf Vererbung zurückzuführen seien.[4]

Bedeuten die Daten in diesen internationalen Studien und den Untersuchungen von Migranten, dass wir die Häufigkeit von Brustkrebs bei uns auf beinahe Null senken können, wenn wir die idealen Entscheidungen betreffend unseres Lebensstils fällen? Die Ergebnisse legen zweifellos nahe, dass dies der Fall sein könnte. Hinsichtlich der Belege in Abbildung 4.7 scheint

---

A    Nationale Akademie der Wissenschaften: http://www.nasonline.org/site/PageServer

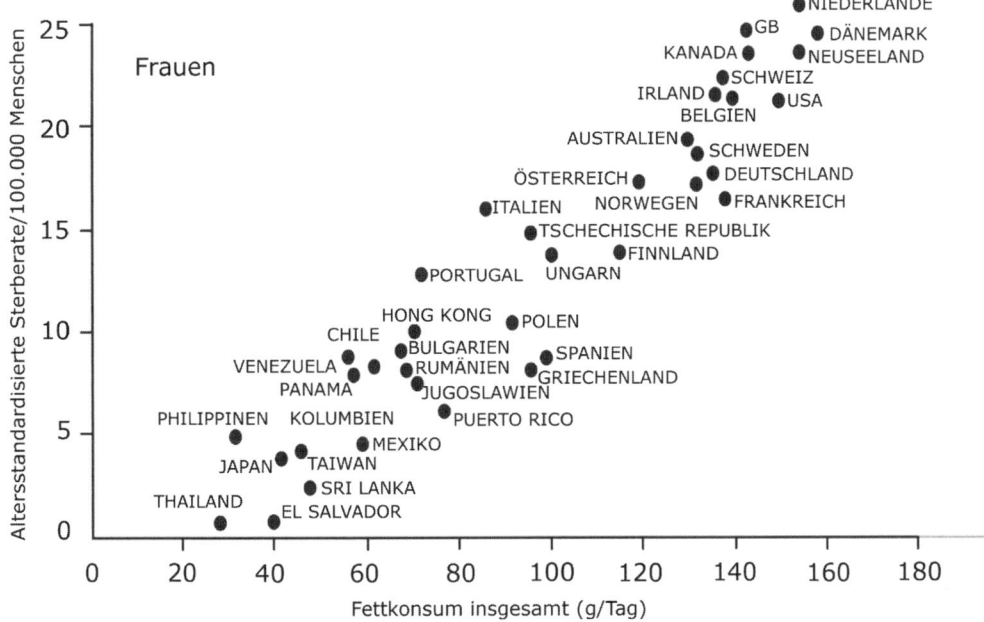

**Abb. 4.7: Gesamte Fettaufnahme und Brustkrebssterberate bei Frauen**

die Lösung offensichtlich zu sein: Wenn wir weniger Fett essen, verringern wir unser Brustkrebsrisiko. Die meisten Wissenschaftler kamen zu diesem Schluss. Einige vermuteten, dass das Fett in der Ernährung Brustkrebs verursacht. Aber diese Auslegung war zu einfach. Andere grafische Darstellungen, von Professor Carroll angefertigt, wurden größtenteils, ja nahezu komplett, ignoriert (Abb. 4.8 und Abb. 4.9). Sie zeigen, dass Brustkrebs mit dem Konsum tierischer Fette, nicht aber pflanzlicher Fette, in Zusammenhang steht.

Im ländlichen Raum Chinas unterschied sich die Aufnahme von Nahrungsfett zur Zeit unserer Studie 1983 aus zweierlei Gründen grundlegend von der in den Vereinigten Staaten. Erstens machte der Fettanteil nur 14,5 % der Kalorienaufnahme in China aus – verglichen mit etwa 36 % in den USA. Zweitens hing der Fettanteil in der Ernährung im ländlichen China beinahe vollständig von der Menge der Nahrungsmittel tierischer Herkunft ab, ähnlich wie in Abbildung 4.7. Die Übereinstimmung zwischen Nahrungsfett und tierischem Protein im ländlichen Raum Chinas war sehr hoch, nämlich 70 %–84 %, ähnlich wie beim Vergleich zwischen den unterschiedlichen Ländern, wo sie 93 % ausmachte.[25]

Dieser Umstand ist insofern wichtig, weil in China und in den internationalen Studien der Fettkonsum nur ein Indikator für den Konsum von *Nahrungsmitteln tierischen Ursprungs* war. Demnach könnte uns der Zusammenhang zwischen Fett und Brustkrebs in Wirklichkeit zeigen, dass bei einem Anstieg des Konsums von *Nahrungsmitteln tierischer Herkunft* die Brustkrebshäufigkeit ansteigt. In den USA ist dies nicht der Fall, denn wir entfernen wahlweise Fettanteile aus unserer Nahrung oder setzen Nahrungsmitteln wiederum Fett hinzu. Wir nehmen genauso viel oder gar mehr Fett aus pflanzlichen Nahrungsmitteln (Kartoffelchips, Pommes

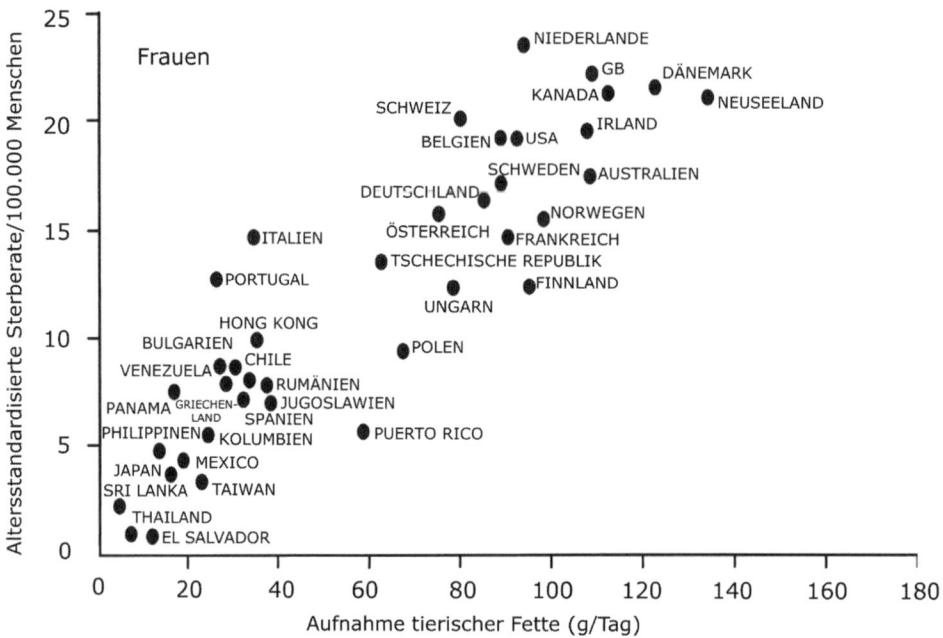

**Abb. 4.8: Aufnahme tierischer Fette und Brustkrebssterberate bei Frauen**

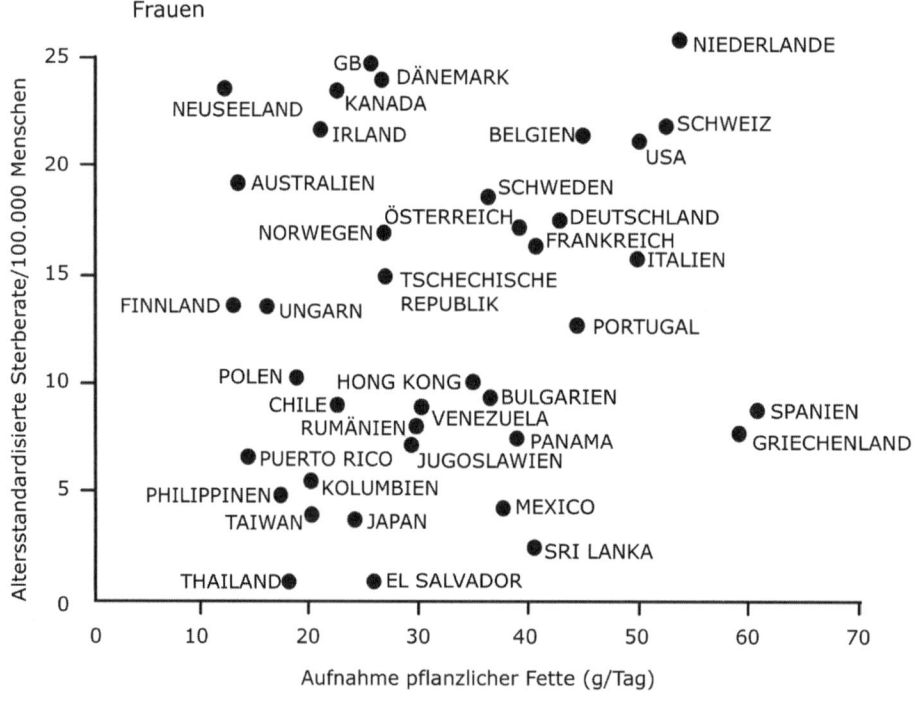

**Abb. 4.9: Aufnahme pflanzlicher Fette und Brustkrebssterberate bei Frauen**

Frites) auf als aus industriell weiterverarbeiteten Nahrungsmitteln tierischer Herkunft (Magermilch, mageres Fleisch). In China wird nicht am Fettgehalt des dortigen Nahrungsmittelbestandes herumgebastelt, wie wir es hierzulande tun.

Im ländlichen Raum Chinas unterschied sich die Aufnahme von Nahrungsfett zur Zeit unserer Studie 1983 aus zweierlei Gründen grundlegend von der in den Vereinigten Staaten. Erstens machte der Fettanteil nur 14,5 % der Kalorienaufnahme in China aus – verglichen mit etwa 36 % in den USA. Zweitens hing der Fettanteil in der Ernährung im ländlichen China beinahe vollständig von der Menge der Nahrungsmittel tierischer Herkunft ab, ähnlich wie in Abbildung 4.7. Die Übereinstimmung zwischen Nahrungsfett und tierischem Protein im ländlichen Raum Chinas war sehr hoch, nämlich 70 %–84 %, ähnlich wie beim Vergleich zwischen den unterschiedlichen Ländern, wo sie 93 % ausmachte.[25]

Dieser Umstand ist insofern wichtig, weil in China und in den internationalen Studien der Fettkonsum nur ein Indikator für den Konsum von *Nahrungsmitteln tierischen Ursprungs* war. Demnach könnte uns der Zusammenhang zwischen Fett und Brustkrebs in Wirklichkeit zeigen, dass bei einem Anstieg des Konsums von *Nahrungsmitteln tierischer Herkunft* die Brustkrebshäufigkeit ansteigt. In den USA ist dies nicht der Fall, denn wir entfernen wahlweise Fettanteile aus unserer Nahrung oder setzen Nahrungsmitteln wiederum Fett hinzu. Wir nehmen genauso viel oder gar mehr Fett aus pflanzlichen Nahrungsmitteln (Kartoffelchips, Pommes Frites) auf als aus industriell weiterverarbeiteten Nahrungsmitteln tierischer Herkunft (Magermilch, mageres Fleisch). In China wird nicht am Fettgehalt des dortigen Nahrungsmittelbestandes herumgebastelt, wie wir es hierzulande tun.

In diesem extrem niedrigen Bereich von Nahrungsfett in China, nämlich 6 %–24 %, dachte ich ursprünglich, dass es keinen Zusammenhang mit Erkrankungen wie Herzerkrankung oder verschiedenen Krebserkrankungen geben würde, wie es im Westen der Fall ist. Einige Leute in den USA – wie viele meiner Kollegen in Wissenschaft und Medizin – erachten eine 30 %-fetthaltige Kost als eine „fettarme" Ernährung. Daher wurde angenommen, dass der Fettgehalt einer fettarmen Kost, die nur 25 %–30 % Fett enthält, niedrig genug wäre, um den maximalen Nutzen für unsere Gesundheit zu erlangen. Das implizierte, dass ein noch niedrigerer Fettgehalt keinen weiteren Nutzen mehr bringen würde.

Überraschung! Die Ergebnisse vom ländlichen China zeigten, dass eine Verminderung des Nahrungsfetts von 24 % auf 6 % mit einem niedrigeren Brustkrebsrisiko in Zusammenhang steht. Allerdings bedeutete weniger Nahrungsfett im ländlichen Raum Chinas nicht nur den verminderten Konsum von Fett, sondern, was viel wichtiger ist, weniger Nahrungsmittel tierischen Ursprungs.

Diese Verbindung von Brustkrebs und Nahrungsfett, somit mit Nahrungsmitteln tierischer Herkunft, brachte andere Faktoren in den Blickpunkt, die auch das Risiko von Brustkrebs bei Frauen erhöhen:

- Menarche in jungem Alter (Einsetzen der ersten Menstruation)
- Hohes Blutcholesterin
- Späte Menopause (Letzte Menstruation)
- Hohe Exposition gegenüber weiblichen Sexualhormonen

Was zeigt die China Study bezüglich dieser Risikofaktoren? Höhere Mengen Nahrungsfett sind mit höherem Blutcholesterin assoziiert,[I] und beide dieser Faktoren sind zusammen mit höheren Spiegeln weiblicher Sexualhormone wiederum mit erhöhtem Auftreten von Brustkrebs[I] und der Menarche in jungem Alter assoziiert.[I]

Die viel spätere Menarche (Einsetzen der ersten Menstruation) in den ländlichen Regionen Chinas ist bemerkenswert. Jeweils 25 Frauen in jedem der 130 Dörfer in der Studie wurden über ihre erste Menstruation befragt. Der Dorfdurchschnitt lag zwischen fünfzehn und neunzehn Jahren mit einem Gesamtdurchschnitt von siebzehn Jahren. Der US-Durchschnitt lag bei etwa elf Jahren!

Viele Studien belegten, dass eine frühe Menarche zu einem höheren Brustkrebsrisiko führt.[34] Die Menarche wird durch die Wachstumsrate des Mädchens gesteuert; je schneller das Wachstum, desto früher das Einsetzen der ersten Menstruation. Es ist auch bekannt, dass ein schnelles Wachstum bei jungen Mädchen häufig dazu führt, dass sie im Erwachsenenalter größer sind und mehr Körpergewicht und Körperfett aufweisen. Jeder dieser Faktoren ist mit einem höheren Brustkrebsrisiko assoziiert. Eine Menarche in jungem Alter – sowohl bei chinesischen als auch westlichen Frauen – führt auch zu höheren Bluthormonspiegeln, wie zum Beispiel des Östrogens. Diese Hormonspiegel bleiben während der gesamten Zeit der Fruchtbarkeit bis zur Menopause hoch, wenn eine Ernährung reich an Nahrungsmitteln tierischen Ursprungs beibehalten wird. Unter diesen Bedingungen wird die Menopause um drei bis vier Jahre nach hinten verschoben[I] und somit die reproduktive Zeitspanne im Leben einer Frau vom Einsetzen der ersten Menstruation bis zur Menopause um ungefähr neun bis zehn Jahre ausgeweitet. Das bedeutet, dass die Zeitspanne, in der eine Frau hohen Hormonspiegeln ausgesetzt ist, stark verlängert ist. Andere Studien zeigen, dass eine Ausweitung der reproduktiven Zeitspanne über Jahre mit einem erhöhten Brustkrebsrisiko einhergeht.[35, 36]

Die Vernetzung der Zusammenhänge wird noch eindrucksvoller. Höherer Fettkonsum ist mit höheren Östrogenspiegeln während des kritischen Zeitraums von 35 bis 44 Jahren assoziiert,[III] wie auch mit höheren Prolaktinspiegeln im späteren Lebensalter von 55 bis 64 Jahren.[III] Diese Hormonspiegel korrelieren in hohem Maße mit dem Konsum tierischen Proteins,[III] von Milch[III] und Fleisch.[II]

Bedauerlicherweise konnten wir nicht zeigen, dass diese Hormonspiegel in China in einem direkten Zusammenhang mit dem Brustkrebsrisiko stehen, weil die Krankheitshäufigkeit so niedrig ist.[37]

Bei einem Vergleich der Hormonspiegel von chinesischen und britischen Frauen[38] waren die Östrogenspiegel der chinesischen Frauen nur halb so hoch wie jene der britischen Frauen. Letztere entsprechen dem Hormonprofil der amerikanischen Frauen. Da die reproduktive Lebensphase einer chinesischen Frau nur ca. 75 % von der einer britischen (oder amerikanischen) Frau beträgt, bedeutet das, zusammen mit den niedrigeren Östrogenspiegeln, dass eine chinesische Frau nur etwa 35 %–40 % der gesamten, lebenslangen Östrogenexposition einer britischen (oder amerikanischen) Frau erfährt. Dies korrespondiert mit der niedrigen Brustkrebsrate chinesischer Frauen, die nur ein Fünftel jener von westlichen Frauen beträgt.

Die enge Verbindung einer tierproteinreichen, fettreichen Ernährung mit Sexualhormonen und einer frühen Menarche, von denen beide das Brustkrebsrisiko erhöhen, ist eine wichtige

Beobachtung. Sie verdeutlicht, dass wir unsere Kinder keine Kost, die reich an Nahrungsmitteln tierischen Ursprungs ist, konsumieren lassen sollten. Falls Sie eine Frau sind, hätten Sie je geglaubt, dass eine Ernährung reich an Nahrungsmitteln tierischer Herkunft Ihre reproduktive Lebensphase um ca. neun bis zehn Jahre ausdehnen würde? Nebenbei bemerkt ist eine interessante Auswirkung dieser Beobachtung – wie von Gloria Steinem, der Gründerin des Magazins *MS*, festgestellt –, dass der Verzehr der richtigen Nahrungsmittel die Zahl der Teenagerschwangerschaften verringern kann, indem die Menarche hinausgezögert wird.

Gibt es außer den hormonellen Zusammenhängen noch eine Möglichkeit, eine Verbindung zwischen dem Konsum von Nahrungsmitteln tierischen Ursprungs und den gesamten Krebserkrankungsraten aufzuzeigen? Dies ist einigermaßen schwierig, aber einer der Faktoren, die wir untersuchten, war die Häufigkeit von Krebserkrankungen innerhalb jeder Familie. Der Konsum tierischen Proteins war in der China Study auf überzeugende Weise mit der Krebshäufigkeit in Familien assoziiert.[III] Diese Verbindung ist eine eindrucksvolle und signifikante Beobachtung, bedenkt man den außergewöhnlich niedrigen Konsum von tierischem Protein.

Ernährungs- und Krankheitsfaktoren wie beispielsweise der Verzehr von Tierprotein oder das Auftreten von Brustkrebs führen zu einer veränderten Konzentration bestimmter chemischer Substanzen in unserem Blut. Diese Substanzen werden Biomarker genannt. Zum Beispiel ist Blutcholesterin ein Biomarker für Herzerkrankungen. Wir untersuchten sechs Biomarker im Blut, die mit dem Konsum tierischen Proteins assoziiert sind.[39] Werden durch sie die Ergebnisse bestätigt, dass der Konsum tierischen Proteins mit dem Auftreten von Krebs innerhalb der Familien in Verbindung steht? Durchaus. Jeder einzelne auf Tierprotein bezogene Biomarker ist signifikant mit der Krebshäufigkeit in einer Familie assoziiert.[II-III]

In diesem Fall zeigen mehrfache Beobachtungen, die eng miteinander zu einem Netzwerk verknüpft sind, dass Nahrungsmittel tierischen Ursprungs in einem engen, direkten Zusammenhang mit Brustkrebs stehen. Diese Schlussfolgerung wird besonders aus folgenden zwei Gründen schlüssig: Erstens waren die einzelnen Teilbeobachtungen dieses Netzwerks durchwegs übereinstimmend und in den meisten Fällen statistisch signifikant. Zweitens traten diese Ergebnisse *bei außergewöhnlich niedrigen Aufnahmen von Nahrungsmitteln tierischen Ursprungs* auf.

Unsere Untersuchung von Brustkrebs (näher ausgeführt in Kapitel 7) ist ein ausgezeichnetes Beispiel dafür, was die China Study derart überzeugend macht. Vielmehr als eine einzelne, einfache Verknüpfung zwischen Fett und Brustkrebs[I] aufzuzeigen, war es uns möglich, ein weit reichendes Netzwerk an Informationen zusammenzufügen, wie sich Ernährung auf das Brustkrebsrisiko auswirkt. Wir konnten auf vielfache Art die Rolle der Ernährung und des Cholesterins untersuchen, das Menarchenalter und die weiblichen Reproduktionshormonspiegel, die alle als Risikofaktoren für Brustkrebs bekannt sind. Als jedes neue Ergebnis in die gleiche Richtung deutete, konnten wir ein Bild erkennen, das zugleich überzeugend, widerspruchsfrei und biologisch plausibel war.

# Die Bedeutung von Ballaststoffen

Der verstorbene Professor Denis Burkitt vom Trinity College in Dublin war außerordentlich sprachgewandt. Sein gesunder Menschenverstand, seine wissenschaftliche Glaubwürdigkeit und sein Sinn für Humor beeindruckten mich zutiefst, als ich ihn im Rahmen eines Cornell-Seminars kennenlernte. Der Gegenstand seiner Forschungen sind Ballaststoffe. Er reiste 10.000 Meilen mit einem Jeep durch felsige Landschaften, um die Ernährungsgewohnheiten der Menschen in Afrika zu untersuchen.

Er war der festen Meinung, dass, obwohl Ballaststoffe (pflanzliche Fasern) nicht verdaut werden, sie doch unverzichtbar für einen guten Gesundheitszustand sind. Ballaststoffe sind imstande, Wasser aus dem Körper in den Darm zu ziehen, wodurch der Darminhalt besser fortbewegt werden kann. Diese unverdauten Ballaststoffe sammeln ähnlich einem Klebeband widerwärtige chemische Substanzen auf, die ihren Weg in unsere Gedärme gefunden haben und die krebserregend sein könnten. Wenn wir nicht genügend Ballaststoffe zu uns nehmen, sind wir für Krankheiten anfällig, die aus einem chronisch verstopften Darm resultieren. Laut Burkitt schließen diese Dickdarmkarzinom, Divertikulose, Hämorrhoiden und Krampfadern mit ein.

Im Jahr 1993 wurde Burkitt der renommierte Bower Award verliehen, die prestigeträchtigste Auszeichnung der Welt neben dem Nobelpreis. Er lud mich ein, bei der Verleihungszeremonie am Franklin Institut in Philadelphia eine Rede zu halten, nur zwei Monate bevor er bedauerlicherweise von uns ging. Er war der Meinung, dass unsere China Study zu dieser Zeit die bedeutendste Forschung der Welt über Ernährung und Gesundheit darstellte.

Ballaststoffe sind ausschließlich in pflanzlichen Nahrungsmitteln enthalten. Dieses Fasermaterial, das den Zellwänden der Pflanzen die nötige Stabilität verleiht, kommt in tausenden unterschiedlichen chemischen Variationen vor. Es besteht hauptsächlich aus hochkomplexen Kohlenhydratmolekülen. Wir verdauen sehr wenig oder gar keine Ballaststoffe. Nichtstoweniger unterstützen die Pflanzenfasern, die selbst nur wenige oder keine Kalorien haben, unter anderem die Verdünnung der kalorischen Dichte unserer Ernährung, erzeugen ein Sättigungsgefühl und tragen zur Zügelung des Appetits bei. Dadurch wird ein Überkonsum von Kalorien vermieden.

Die durchschnittliche Ballaststoffaufnahme (Abb. 4.10) ist in China ungefähr dreimal so hoch wie in den USA.[40] Diese Unterschiede sind außerordentlich hoch, besonders in Anbetracht der Tatsache, dass in einigen Landkreisen der Durchschnitt sogar noch viel höher war.

Aber einigen „Experten" in den USA zufolge haben Ballaststoffe auch ihre Schattenseite. Sie behaupten, dass ein zu hoher Ballaststoffkonsum dazu führt, dass unser Körper nicht mehr genügend Eisen und ähnliche Mineralien aufnehmen kann, die aber für unsere Gesundheit essenziell sind. Die Fasern würden diese Nährstoffe binden und aus unserem System schleusen, bevor wir sie verdauen könnten. Sie meinen weiter, dass die maximale Menge der aufgenommenen Ballaststoffe etwa 30–35 g pro Tag betragen solle, was lediglich etwa die durchschnittliche Aufnahme eines auf dem Land lebenden Chinesen darstellt.

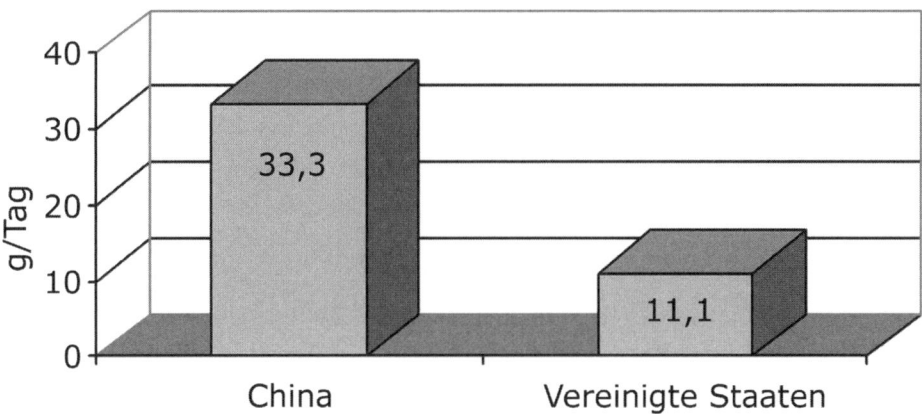

**Abb. 4.10: Durchschnittlicher Konsum von Ballaststoffen (g/Tag)**

Wir untersuchten diese Eisen-Ballaststoff-Thematik sehr sorgfältig in der China Study. Wie sich herausstellte, sind nicht die Ballaststoffe der Feind der Eisenaufnahme, wie so viele Experten behaupten. Wir untersuchten, wie viel Eisen die Chinesen konsumierten und wie viel ihr Körper davon aufnahm. Die Eisenmenge wurde auf *sechs* unterschiedliche Arten gemessen (vier Biomarker im Blut und zwei Schätzwerte der Eisenaufnahme), und als wir diese Messungen mit dem Ballaststoffkonsum verglichen, *gab es keine Anhaltspunkte dafür, dass die Zunahme des Ballaststoffkonsums die Eisenresorption im Körper beeinträchtigt.* Tatsächlich stellten wir die gegenteilige Wirkung fest. Ein guter Indikator für die Eisenmenge im Blut, nämlich Hämoglobin, stieg mit dem höheren Konsum von Ballaststoffen sogar an.[I] Wie sich herausstellte, enthalten ballaststoffreiche Nahrungsmittel wie Weizen und Mais (aber nicht der geschälte Reis, der in China konsumiert wird) auch sehr viel Eisen, was bedeutet, je höher der Konsum dieser Ballaststoffe, desto höher der Eisenkonsum.[III] Der Eisenkonsum im ländlichen Raum Chinas war erstaunlicherweise hoch (34 mg/Tag) verglichen mit dem durchschnittlichen Konsum in Amerika (18 mg/Tag), und er korrelierte bei weitem mehr mit pflanzlichen Nahrungsmitteln als mit Nahrungsmitteln tierischen Ursprungs.[41]

Die chinesischen Ergebnisse über Ballaststoffe und Eisen, wie so viele andere Beobachtungen in dieser Studie, unterstützten nicht die allgemeine Sichtweise der westlichen Wissenschaftler. Menschen, die mehr pflanzliche Nahrungsmittel, also mehr Ballaststoffe, zu sich nehmen, konsumieren dadurch mehr Eisen,[III] was sich in statistisch signifikant höheren Hämoglobinspiegeln niederschlägt. Leider gab es einige Verwirrung aufgrund der Tatsache, dass einige Menschen im ländlichen China niedrige Eisenspiegel aufwiesen. Dies traf hauptsächlich auf Regionen zu, wo parasitäre Erkrankungen verbreitet waren. In einigen ländlichen Regionen Chinas, wo parasitäre Erkrankungen häufiger auftraten, waren die Eisenwerte geringer.[I] Dieser Umstand gab einigen Leuten die Gelegenheit zu behaupten, dass die Betroffenen mehr Fleisch bräuchten, aber die Belege deuten daraufhin, dass dieses Problem eher durch eine Reduktion der Parasiten in diesen Regionen behoben werden kann.

Ein Großteil des anfänglichen Interesses für Ballaststoffe entstand aufgrund der Reisen Burkitts durch Afrika und seiner Behauptung, dass Dickdarmkrebs weniger häufig bei Bevölkerungen vorkommt, die eine ballaststoffreiche Kost zu sich nehmen. Es war Burkitt, der diese

Ansicht populär machte, aber sie ist mindestens schon 200 Jahre alt. Während des späten 18. und des frühen 19. Jahrhunderts waren einige der führenden Ärzte Englands bereits der Ansicht, dass Verstopfung, die mit weniger faserreichen Ernährungsformen (d.h. ballaststoff-armer Kost) einherging, mit einem erhöhten Risiko von Krebs, insbesondere Brust- und „intestinalen" Krebstypen, assoziiert ist.

Zu Beginn der China Study war die Überzeugung, dass Ballaststoffe Dickdarmkrebs verhindern könnten, die vorherrschende Auffassung, obwohl 1982 laut Committee on Diet, Nutrition and Cancer der Academy of Sciences[A] „kein schlüssiger Beweis gefunden wurde, der darauf hindeutet, dass Ballaststoffe [...] einen schützenden Effekt gegen Dickdarm- und Enddarmkrebs bei Menschen ausüben". Im Bericht hieß es weiter, „[...] wenn es diesen Effekt gibt, dann ist dieser wahrscheinlich eher auf bestimmte Bestandteile der Ballaststoffe zurückzuführen als auf die gesamten Fasern".[20]

Im Nachhinein betrachtet erscheint unsere Diskussion über dieses Thema als unzulänglich. Die Fragestellung, die Überprüfung der Forschungsliteratur und die Interpretation der Daten waren allesamt zu sehr darauf konzentriert, eine spezielle Faser als die verantwortliche Ursache zu finden. Nachdem keine gefunden wurde, wurde die Ballaststoff-Hypothese wieder verworfen.

Dies stellte sich als Fehler heraus. Die China Study lieferte Belege, dass es eine Verbindung zu bestimmten Krebstypen gibt. Die Ergebnisse zeigten, dass eine ballaststoffreiche Ernährung durchwegs konstant mit einem niedrigeren Vorkommen von Dickdarm- und Enddarmkrebs assoziiert war. Ballaststoffreiche Nahrung stand auch in direktem Zusammenhang mit niedrigeren Blutcholesterinspiegeln.[i,ii] Natürlich spiegelt eine ballaststoffreiche Ernährung eine Ernährung wider, die reich an pflanzlichen Nahrungsmitteln ist. Nahrungsmittel wie Hülsenfrüchte, Blattgemüse und ungeschältes Getreide enthalten viele Ballaststoffe.

## Antioxidanzien – eine wundervolle Sammlung der Natur

Eine der auffälligeren Eigenschaften von Pflanzen ist ihre große Bandbreite von leuchtenden Farben. Wenn Ihnen die Art gefällt, wie Essen präsentiert werden kann, dann ist es schwer, einen Teller mit Früchten und Gemüse zu übertreffen. Die roten, grünen, gelben, violetten und orangen Farben der pflanzlichen Nahrungsmittel sind verlockend und sehr gesund. Dieser Zusammenhang zwischen den schönen Farben der verschiedenen Gemüsesorten und ihr außerordentlicher Nutzen für unsere Gesundheit ist häufig beschrieben worden. Es hat sich herausgestellt, dass es eine wundervolle, wissenschaftlich einwandfreie Geschichte hinter dieser Verbindung zwischen Farbe und Gesundheit gibt.

Die Farben der Früchte und Gemüsesorten rühren von einer Vielfalt von chemischen Substanzen namens Antioxidanzien her. Diese chemischen Substanzen kommen beinahe ausschließlich in Pflanzen vor. In Nahrungsmitteln tierischen Ursprungs sind sie nur in dem Aus-

---

A   Ein Komitee der Akademie der Wissenschaften, das sich mit Ernährungsweisen, Nahrungsmitteln und Krebs beschäftigt.

maß enthalten, in dem die Tiere sie mit der Nahrung aufnehmen und dann einen kleinen Teil davon in den eigenen Zellen speichern.

Lebende Pflanzen illustrieren die Schönheit der Natur, sowohl durch die Farbe als auch durch ihre Chemie. Sie nehmen die Energie der Sonne auf und wandeln sie mit Hilfe der Photosynthese in Leben um. In diesem Vorgang wird die Sonnenenergie zuerst in einfache Zucker umgewandelt und dann in komplexere Kohlenhydrate, Fette und Proteine.

Dieser komplexe Prozess ist eine leistungsstarke Aktivität in der Pflanze und wird durch den Austausch von Elektronen zwischen den Molekülen angetrieben. Elektronen sind das Medium der Energieübertragung. Der Ort, an dem die Photosynthese stattfindet, ähnelt ein wenig einem nuklearen Reaktor. Die Elektronen, die in der Pflanze herumsausen und Sonnenlicht zu chemischer Energie verwandeln, müssen sehr sorgfältig geregelt werden. Wenn sie von ihrem rechtmäßigen Platz innerhalb des Prozesses abweichen, könnten sie freie Radikale schaffen, was einen verheerenden Schaden in der Pflanze anrichten würde. Es wäre so, als ob aus dem Kern des nuklearen Reaktors radioaktives Material (freie Radikale) aussickern würde, was für die Umgebung sehr gefährlich sein könnte.

Also wie regelt die Pflanze diese komplexen Reaktionen und wie schützt sie sich gegen umherstreifende, fehlgeleitete Elektronen und freie Radikale? Sie errichtet einen Schutzschild um potenziell gefährliche Reaktionen herum, der diese hochreaktiven Substanzen aufsaugt. Der Schutzschild ist aus Antioxidanzien gebildet, die Elektronen, die sonst von ihrem Kurs abweichen könnten, abfangen und beseitigen.

Antioxidanzien sind normalerweise gefärbt, weil dieselbe chemische Eigenschaft, die überschüssige Elektronen aufsaugt, auch sichtbare Farben erzeugt. Einige der Antioxidanzien werden Carotinoide genannt, von denen es hunderte gibt. Ihre Farbbandbreite reicht vom Gelb der Beta-Carotine (Kürbis) über das Rot der Lycopine (Tomaten) bis hin zum Orange der seltsam klingenden Crytoxanthine (Orangen). Andere Antioxidanzien können farblos sein, wie zum Beispiel Ascorbinsäure (Vitamin C) oder Vitamin E, die als Antioxidanzien in anderen Teilen der Pflanze wirken, um sie dort vor den Gefahren der unberechenbaren Elektronen zu schützen.

Was diesen bemerkenswerten Prozess für uns Säugetiere so bedeutend macht, ist jedoch die Tatsache, dass wir zeitlebens eine geringe Anzahl freier Radikale produzieren. Einfach nur den Sonnenstrahlen ausgesetzt zu sein, bestimmte industrielle Schadstoffe oder eine unausgewogene Ernährung bilden den Boden für unerwünschte Schäden durch freie Radikale. Freie Radikale sind sehr schädlich für uns. Sie bewirken, dass unser Gewebe starr und in seinen Funktionen eingeschränkt wird. Es ähnelt ein wenig dem Alterungsprozess, wenn unsere Körper steif werden und die Gelenke zu knirschen anfangen. Es ist größtenteils das, was das Altern ausmacht. Dieser Schaden durch unkontrollierte freie Radikale ist auch Teil jenes Prozesses, der zu Katarakt, Verhärtung der Arterien, zu Krebs, Emphysemen, Arthritis und vielen anderen Leiden führt, die mit Zunahme des Alters häufiger werden.

Aber hier ist das Problem: Wir errichten nicht von Natur aus Schutzschilder, um uns gegen freie Radikale zu schützen. Da wir keine Pflanzen sind, führen wir keine Photosynthese durch und daher produzieren wir auch keine eigenen Antioxidanzien. Glücklicherweise funktionieren die Antioxidanzien der Pflanzen im menschlichen Körper auf die gleiche Weise wie im pflanzlichen Organismus. Es ist ein wundervolles Zusammenspiel. Die Pflanzen errichten ihre Antioxidanzienschilder und sehen dadurch gleichzeitig unglaublich ansprechend aus mit ihren wunderschönen, appetitlichen Farben. Das wiederum zieht uns Säugetiere zu den Pflanzen hin, wir essen sie und übernehmen ihre Antioxidanzienschilder für unsere eigene Gesundheit. Ob Sie nun an Gott glauben, an die Evolution oder an den puren Zufall, Sie müssen zugeben, dass es sich hier um ein wunderbares, beinahe spirituelles Beispiel für die Weisheit der Natur handelt.

In der China Study beurteilten wir den Antioxidanzien-Status, indem wir die Aufnahme von Vitamin C und Beta-Carotinen erfassten und die Blutwerte von Vitamin C, Vitamin E und Carotinoiden untersuchten. Unter diesen Biomarkern für Antioxidanzien lieferte Vitamin C die eindrucksvollsten Ergebnisse.

Die signifikanteste Beziehung zwischen Vitamin C und Krebs war die Verbindung mit der Anzahl der krebsanfälligen Familien in jeder Region.[42] Waren die Vitamin C-Spiegel im Blut niedrig, war es *wahrscheinlicher*, dass in diesen Familien Krebs häufig vorkam.[III] Niedrige Spiegel von Vitamin C standen in engem Zusammenhang mit einem höheren Risiko von Speiseröhrenkrebs,[III] von Leukämie und Krebs im Nasenrachenraum, in Brust, Magen, Leber, Enddarm, Dickdarm und Lunge. Es war Speiseröhrenkrebs, der zuerst das Interesse von NOVA-Fernsehproduzenten weckte, die über die Krebssterblichkeitsrate in China berichteten. Es war diese Fernsehsendung, die unsere eigene Untersuchung anspornte, um die Hintergründe dieser Geschichte herauszufinden. Vitamin C kommt in erster Linie in Obst vor, und der Obstkonsum stand auch in umgekehrtem Verhältnis zu Speiseröhrenkrebs.[II] [43] Die Krebshäufigkeit war 5–8-mal höher in Gebieten, in denen der Obstkonsum am niedrigsten war. Derselbe Effekt des Vitamin C, der bei diesen Krebstypen besteht, trifft auch bei koronarer Herzkrankheit, hypertoner Herzerkrankung und Schlaganfall zu.[II] Die Aufnahme von Vitamin C aus Obst zeigte deutlich einen eindrucksvollen Schutzeffekt gegen eine Vielzahl von Erkrankungen.

Die anderen Messwerte von Antioxidanzien, die Blutspiegel von Alpha- und Beta-Carotin (ein Vitaminvorläufer) sowie Alpha- und Gamma-Tocopherol (Vitamin E) sind schlechte Indikatoren für den Effekt von Antioxidanzien. Diese Antioxidanzien werden im Blut von Lipoproteinen transportiert, die auch die Träger des „ungünstigen" Cholesterins sind. Jedes Mal, wenn wir also diese Antioxidanzien gemessen haben, erhielten wir gleichzeitig den Wert der ungesunden Biomarker. Dies war eine experimentelle Beeinträchtigung, die unsere Fähigkeit stark verminderte, den nutzbringenden Effekt der Carotinoide und Tocopherole zu ermitteln, selbst wenn dieser Nutzen bereits bekannt war.[44] Wir fanden jedoch heraus, dass die Häufigkeit von Magenkrebs anstieg, wenn die Blutwerte von Beta-Carotin niedriger waren.[45]

Kann man sagen, dass Vitamin C, Beta-Carotine und Ballaststoffe alleinverantwortlich für die Prävention dieser Krebstypen sind? Anders ausgedrückt, kann eine Pille, die Vitamin C und Beta-Carotine oder ein Ballaststoffergänzungsmittel enthält, diesen Gesundheitseffekt erzielen? Nein! Der gesundheitliche Erfolg liegt nicht in den individuellen Nährstoffen, sondern in den ganzen Nahrungsmitteln, die diese Nährstoffe enthalten: Pflanzliche Nahrungsmittel. In einer Schüssel Spinatsalat, beispielsweise, haben wir Ballaststoffe, Antioxidanzien und zahllose andere Nährstoffe, die in einer wundersamen Symphonie der Gesundheit zusammenspielen, während sie innerhalb unseres Körpers *zusammenwirken*. Die Botschaft könnte nicht einfacher sein: Essen Sie soviel naturbelassene Früchte, Gemüse und ungeschältes Getreide, wie Sie können, und Sie werden jeden der oben genannten Vorteile ebenso wie noch viele weitere genießen.

Ich habe auf den gesundheitlichen Wert von vollwertigen pflanzlichen Nahrungsmitteln hingewiesen, spätestens seit Vitaminergänzungsmittel in größerem Rahmen auf dem Markt eingeführt worden sind. Und ich habe mit Bestürzung zugesehen, wie die Industrie und die Medien so viele Menschen überzeugten, dass diese Produkte dieselbe gesunde Ernährungsweise repräsentieren wie vollwertige pflanzliche Nahrungsmittel. Wie wir in den späteren Kapiteln sehen werden, ist der versprochene gesundheitliche Nutzen durch die Einnahme von Ergänzungsmitteln einzelner Nährstoffe höchst fragwürdig. Der „Merksatz für Zuhause": Wenn Sie Vitamin C oder Beta-Carotine wollen, greifen Sie nicht zum Pillenfläschchen, greifen Sie zu Obst oder dunkelgrünem Blattgemüse.[A]

## Die Atkins-Krise

Falls Sie es nicht bemerkt haben sollten: es steht ein Riesenproblem im Raum. Es handelt sich hierbei um die „Low-carb-Diät"[B], die sehr populär geworden ist. Fast alle Ernährungsbücher in den Regalen der Buchhandlungen sind Variationen ein- und desselben Themas: Essen Sie soviel Protein, Fleisch und Fett wie Sie wollen, aber halten Sie sich von diesen „fettmachenden" Kohlenhydraten fern. Wie Sie bereits in diesem Buch gesehen haben, zeigen meine Studienergebnisse und mein Standpunkt, dass diese Ernährungsweise vielleicht die einzige größte Bedrohung für die amerikanische Gesundheit ist, der wir momentan gegenüberstehen. Also worum geht es hier überhaupt?

Eines der wesentlichsten Argumente am Anfang der meisten Bücher über kohlenhydratarme, proteinreiche Ernährung ist, dass Amerika sich dem Rat von Experten folgend die letzten 20 Jahre in der „low-fat Manie", also im fettarmen Ernährungswahnsinn suhlt, die Menschen jedoch dicker sind denn je. Dieses Argument verfügt über eine unmittelbare Anziehungskraft, aber es gibt eine unangenehme Tatsache, die beständig ignoriert wird: Einem Bericht zufolge, der die Ernährungsstatistiken der Regierung zusammenfasste, „konsumierten Amerikaner 1997 dreizehn *Pfund*[C] [meine Hervorhebung] mehr [zusätzliche] Fette und Öle pro Person als im Jahr 1970, d.h., der Fettkonsum ist von 52,6 auf 65,6 Pfund angestiegen". Es stimmt, dass wir eine Tendenz hatten, weniger Fett unserer Gesamtkalorienmenge zu konsumieren, wenn man den Fettanteil als Prozentanteil betrachtet. Aber dieser ist nur deshalb geringer, weil wir uns nun mit zuckerhaltigem Junkfood voll stopfen anstatt wie früher mit Fett. Bei der einfachen Betrachtung der Zahlen kann jeder sehen, dass Amerika nicht den Weg des „low-fat", also des fettarmen Ernährungsexperiments eingeschlagen hat – beim besten Willen nicht.

---

A    Wichtig für Menschen, die kein frisches Obst oder Salat vertragen: Petersilie enthält auf die gleiche Menge bezogen mehr Vitamin C als Orangen! Quelle: Paul Pitchford, Healing with Whole Foods

B    Von „low carbohydrate"; Diäten mit niedrigem Kohlenhydratanteil sind gemeint

C    ca. 5,9 Kilogramm

Tatsächlich ist die Behauptung, dass das Fettarm-„Gehirnwäsche"-Experiment versucht wurde und gescheitert ist, die erste von vielen Aussagen in aktuellen Ernährungsbüchern, die allesamt entweder als schwere Form von Ignoranz oder als opportunistische Täuschung beschrieben werden können. Es ist schwierig zu entscheiden, wo man in diesem Irrgarten der Fehlinformationen und falschen Versprechungen anfangen soll, die Autoren derselben zu widerlegen. Autoren, die völlig ohne Ausbildung in Ernährungslehre sind, Autoren, die noch nie eine durch Fachleute geprüfte, wissenschaftlich fundierte, experimentelle Untersuchung durchgeführt haben. Und trotzdem sind diese Bücher immens populär. Warum? Weil die Menschen *wirklich an Gewicht verlieren* – zumindest kurzfristig.

In einer veröffentlichten Studie,[47] die vom Atkins Center for Complementary Medicine[A] finanziert wurde, setzten Forscher 51 adipöse Menschen auf die Atkins-Diät.[48] Die 41 Testpersonen, die die Diät über einen Zeitraum von sechs Monaten beibehielten, verloren durchschnittlich 20 Pfund (ca. 9 kg). Zusätzlich nahmen die durchschnittlichen Cholesterinwerte geringfügig ab,[47] was vielleicht sogar bedeutender war. Aufgrund dieser beiden Resultate wurde diese Studie in den Medien als realer, wissenschaftlicher Nachweis präsentiert, dass die Atkins-Diät funktioniert und für die Gesundheit unbedenklich ist. Bedauerlicherweise befassten sich die Medien nicht näher damit.

Der erste Anhaltspunkt dafür, dass nicht alles so rosig ist, war, dass diese adipösen Testpersonen ihre tägliche Kalorienaufnahme während der Studie strikt reduzierten. Der durchschnittliche Amerikaner konsumiert 2.250 kcal am Tag.[49] Als die Studienteilnehmer auf Diät waren, konsumierten sie durchschnittlich 1.450 kcal täglich. Das sind 35 % weniger Kalorien! Es ist mir egal, ob Sie Würmer und Pappkarton essen; wenn Sie 35 % weniger Kalorien zu sich nehmen, werden Sie an Gewicht verlieren und Ihr Cholesterinspiegel wird sich auf kurze Sicht verbessern,[50] aber deshalb kann man noch lange nicht behaupten, dass Würmer und Pappkarton eine gesunde Ernährung bilden. Man könnte argumentieren, dass diese 1.450 kcal so sättigend sind, dass Menschen sich mit dieser Diät satt fühlen. Aber wenn Sie die Kalorienzufuhr mit dem Kalorienverbrauch vergleichen, ist es eine einfache Rechnung, dass eine Person dieses Maß an Kalorienreduktion über Jahre oder Jahrzehnte hinweg nicht aufrechterhalten kann, ohne entweder gebrechlich zu werden oder sich ins Nichts aufzulösen. Menschen sind bekanntermaßen erfolglos, was eine signifikante Einschränkung ihrer Energieaufnahme über einen langen Zeitraum betrifft. Aus diesem Grund muss noch eine Langzeitstudie durchgeführt werden, um den Erfolg der „low-carb"-Diäten zu zeigen. Dies ist jedoch nur der Beginn der Probleme.

In derselben Studie, die von der Atkins-Gruppe finanziert wurde, berichteten Forscher: „Irgendwann während der 24 Wochen berichteten 28 Testpersonen (68 %) über Verstopfung, 26 Personen (63 %) berichteten über Mundgeruch, 21 (51 %) berichteten über Kopfschmerzen, vier (10 %) stellten Haarausfall fest, und eine Frau (1 %) berichtete über eine verstärkte Menstruationsblutung."[47] Sie bezogen sich auch auf andere Studien, die berichteten: „Nachteilige Auswirkungen dieser Diät bei Kindern umfassten Nierensteine aus Kalziumoxalat und Urat, [...], Erbrechen, Amenorrhö [Ausbleiben der Menstruationsblutung bei Mädchen], Hypercholesterinämie [hohes Cholesterin] und [...] Vitaminmangelzustände."[47] Zusätzlich stellten sie

---

A    Atkins-Zentrum für Komplementäre Medizin

fest, dass die Diäthalter eine überwältigende Zunahme von 53 % der im Urin ausgeschiedenen Kalziummenge aufwiesen, was eine Katastrophe für ihre Knochengesundheit bedeuten könnte. Die Gewichtsabnahme, die teilweise lediglich aus anfänglichem Flüssigkeitsverlust besteht,[51] dürfte mit einem sehr hohen Preis einhergehen.

In einem anderen Bericht über kohlenhydratarme Diäten kamen australische Wissenschaftler zu dem Schluss: „Komplikationen wie Herzarrythmien, Kontraktilitätsabnahme des Myokards,[A] plötzlicher Tod, Osteoporose, Nierenschäden, erhöhtes Krebsrisiko, Beeinträchtigung der körperlichen Mobilität und Lipidanomalien stehen alle in direktem Zusammenhang mit einer langfristigen Einschränkung der Kohlenhydrate in der Ernährung."[51] Ein Mädchen im Teenageralter starb unlängst plötzlich, nachdem sie auf einer proteinreichen Diät war.[52, 53] Kurz gesagt, die meisten Menschen werden diese Diät nicht für den Rest ihres Lebens durchhalten können, und falls es doch einige fertigbringen, fordern sie ernsthafte gesundheitliche Probleme heraus. Ein Arzt nannte die proteinreichen, fettreichen und kohlenhydratarmen Diäten einmal die „Mach-dich-krank"-Diäten, und ich finde diesen Namen sehr passend. Sie können auch schlanker werden, indem Sie sich einer Chemotherapie unterziehen oder heroinsüchtig werden, aber ich würde auch diese beiden Methoden nicht empfehlen.

Ein Schlussgedanke noch: Die Diät ist nicht alles, was Atkins empfiehlt. Tatsächlich sind die meisten Ernährungsbücher lediglich ein Teil eines gewaltigen Nahrungs- und Gesundheitsimperiums. Im Falle der Atkins-Diät erklärt Atkins, dass viele seiner Patienten Nahrungsmittelergänzungen benötigen, von denen einige die „allgemeinen Probleme von Diäthaltern"[54] ausgleichen. In einer Textpassage, nachdem er unbewiesene Behauptungen über die Wirksamkeit von Antioxidanzien-Ergänzungsmitteln aufstellt, die neueren Studien widersprechen,[55] schreibt er: „Ergänzen Sie die [Antioxidanzien] mit Vita-Nährstoffen, die bekanntermaßen für jedes der vielen medizinischen Probleme nützlich sind, mit denen meine Patienten konfrontiert sind. Sie werden sehen, warum viele von meinen Patienten über dreißig Vitaminpillen am Tag nehmen."[56] *Dreißig Pillen am Tag?*

Da gibt es einerseits Verkäufer von Quacksalberprodukten, die keinerlei professionelle Ausbildung, Forschungshintergrund oder professionelle Publikationen im Bereich der Ernährung vorzuweisen haben, und andererseits gibt es Wissenschaftler, die akademisch gebildet sind, Untersuchungen geleitet haben und ihre Forschungsergebnisse einem wissenschaftlichen Forum vorgelegt haben... Vielleicht ist es ein Beleg für die Macht des modernen, cleveren Marketings, dass ein adipöser Mann mit Herzerkrankung und Bluthochdruck[57] einer der reichsten Verkäufer von Quacksalberprodukten geworden ist, die jemals gelebt haben. Er verkauft eine Diät, die Ihnen Schlankheit, ein gesundes Herz und die Wiederherstellung eines normalen Blutdrucks verspricht.

---

A    Abnahme der Pumpfunktion

# Die Wahrheit über Kohlenhydrate

Eine bedauernswerte Folge der aktuellen Popularität von Diätbüchern ist, dass die Menschen mehr denn je über den gesundheitlichen Nutzen von Kohlenhydraten verunsichert sind. Wie Sie in diesem Buch sehen werden, gibt es eine gewaltige Menge von wissenschaftlichen Belegen, die beweisen, dass die gesündeste Ernährung, die Sie zu sich nehmen können, eine *kohlenhydratreiche* Ernährung ist. Es wurde bewiesen, dass sie Herzerkrankungen und Diabetes rückgängig macht, eine Vielzahl von chronischen Erkrankungen verhindert, und ja, es wurde oftmals belegt, dass sie zu signifikanter Gewichtsabnahme führt. Aber ganz so einfach ist es nicht.

Mindestens 99 % der Kohlenhydrate, die wir zu uns nehmen, stammen aus Obst, Gemüse und Getreide. Wenn diese Nahrungsmittel im unverarbeiteten, unraffinierten, naturbelassenen Zustand konsumiert werden, dann befindet sich ein großer Teil der Kohlenhydrate in der so genannten „komplexen" Form. Das bedeutet, dass sie auf kontrollierte und geregelte Art während der Verdauung aufgeschlüsselt werden. Diese Kategorie der Kohlenhydrate beinhaltet die vielen Formen der Ballaststoffe, von denen beinahe alle unverdaut bleiben, aber dennoch für einen essenziellen gesundheitlichen Nutzen sorgen. Darüber hinaus sind diese komplexen Kohlenhydrate aus ganzen Nahrungsmitteln mit großzügigen Mengen von Vitaminen, Mineralien und nutzbarer Energie gebündelt. Obst, Gemüse und ungeschältes Getreide sind die gesündesten Nahrungsmittel, die Sie konsumieren können, und sie bestehen hauptsächlich aus Kohlenhydraten.

Auf der anderen Seite des Spektrums gibt es industriell weiterverarbeitete, hochraffinierte Kohlenhydrate, deren Ballaststoffe, Vitamine und Mineralien entfernt wurden. Typische einfache Kohlenhydrate findet man in Nahrungsmitteln wie Weißbrot[A] und Backwaren, in industriell weiterverarbeiteten Imbisswaren, inklusive Keksen und Chips, die aus Weißmehl gemacht sind, Süßwaren einschließlich Mehlspeisen und Schokoriegeln sowie in stark zuckerhaltigen Limonaden. Diese hochraffinierten Kohlenhydrate stammen aus Getreide oder Zuckerpflanzen wie Zuckerrohr oder Zuckerrüben. Sie werden bei der Verdauung sofort zur einfachsten Form von Kohlenhydraten aufgespalten und als Blutzucker oder Glukose vom Körper aufgenommen.

Unglücklicherweise konsumieren die meisten Amerikaner riesige Mengen einfacher, raffinierter Kohlenhydrate und dürftige Mengen komplexer Kohlenhydrate. An einem beliebigen Tag im Jahr 1996 aßen 42 % der Amerikaner Kuchen, Kekse oder Torten, allerdings nur 10 % irgendein dunkelgrünes Gemüse.[46] Ein weiteres bedenkliches Zeichen war, dass 1996 lediglich drei Gemüsesorten bereits die Hälfte der gesamten Gemüsetagesmenge ausmachten:[46] Kartoffeln, die größtenteils als Pommes Frites oder Chips konsumiert wurden; Kopfsalat, einer der nährstoffärmsten Gemüsesorten, die Sie zu sich nehmen können, und Dosentomaten, die wahrscheinlich nur ein Abbild des Pizza- und Pastakonsums sind. Fügen Sie dem noch die Tatsache hinzu, dass der durchschnittliche Amerikaner 1996 *zweiunddreißig Teelöffel von der Nahrung beigefügtem Zucker pro Tag* konsumierte,[46] so wird deutlich, dass die Amerikaner sich

---

A    Auch das so genannte „Schwarzbrot" enthält meist kein vollwertiges Mehl, sondern ist üblicherweise lediglich eingefärbt.

beinahe ausschließlich mit raffinierten, einfachen Kohlenhydraten voll stopfen – auf Kosten der gesunden komplexen Kohlenhydrate.

Das sind wirklich schlechte Nachrichten und zugleich der Hauptgrund, warum Kohlenhydrate als Ganzes einen derartig schlechten Ruf bekamen. Die überwiegende Mehrheit von Kohlenhydraten, die in Amerika konsumiert wird, kommt in Junkfood vor oder in Getreide, dass derart denaturiert ist, dass es mit Vitaminen und Mineralien angereichert werden muss. In diesem Punkt stimmen die populären Diätautoren und ich überein. Zum Beispiel könnten Sie eine fettarme, kohlenhydratreiche Ernährungsweise befolgen, indem Sie ausschließlich die folgenden Nahrungsmittel essen würden: Nudeln aus raffiniertem Mehl, Kartoffelchips, Limonaden, gezuckerte Cerealien (Getreideflocken, Müsli) und fettarme Schokoriegel. Auf diese Art zu essen, ist eine ganz *schlechte* Idee. Durch den Verzehr dieser Nahrungsmittel werden Sie nicht die gesundheitlichen Vorteile einer pflanzlichen Ernährungsweise erlangen. In experimentellen Studien rührt der gesundheitliche Nutzen einer kohlenhydratreichen Ernährung vom Verzehr der komplexen Kohlenhydrate her, die in ungeschälten Getreide- und Hülsenfrüchten, Obst und Gemüse vorkommen. Essen Sie einen Apfel, eine Zucchini oder einen Teller mit ungeschältem Reis, Bohnen und anderem Gemüse.

## Die China Study hat ein gewichtiges Wort mitzureden

Was die Gewichtsabnahme angeht, gibt es einige überraschende Ergebnisse aus der China Study, die Aufschluss über die Schlankheitsdebatte gibt. Als wir mit der China Study begannen, dachte ich, dass China das gegenteilige Problem hätte wie die USA. Ich hatte gehört, dass China sich nicht selbst ernähren könnte, dass es für Hungersnöte anfällig wäre, und dass es nicht genug Essen gäbe, sodass die Menschen ihre volle Körpergröße nicht erreichen könnten. Es würde ganz einfach nicht genügend Kalorien für alle geben. Obgleich China in den letzten 50 Jahren sehr wohl Ernährungsprobleme hatte, stellte sich schon bald heraus, dass diese Vorstellungen über die Kalorienaufnahme völlig falsch waren.

Wir wollten den Kalorienkonsum in China und Amerika vergleichen, doch da war ein Haken: Chinesen sind körperlich viel aktiver als Amerikaner, besonders in ländlichen Regionen, wo körperliche Arbeit die Regel darstellt. Einen überaus aktiven Arbeiter mit einem durchschnittlichen Amerikaner zu vergleichen, würde zu irreführenden Ergebnissen führen. Es wäre wie der Vergleich zwischen der aufgenommenen Energiemenge eines körperlich hart arbeitenden Menschen und der aufgenommenen Energiemenge eines Buchhalters. Der enorme Unterschied in der Kalorienaufnahme, der sicherlich zwischen diesen beiden Personen besteht, würde nichts von Wert beweisen, sondern uns nur bestätigen, dass der Arbeiter körperlich aktiver ist.

Um dieses Problem zu umgehen, teilten wir die chinesischen Studienteilnehmer in fünf Gruppen nach dem jeweiligen Grad ihrer körperlichen Aktivität ein. Nachdem wir die Kalorienaufnahme der *am wenigsten aktiven* Chinesen – der Entsprechung zu Büroangestellten

– herausgefunden hatten, verglichen wir deren Kalorienaufnahme mit der des durchschnittlichen Amerikaners. Was wir entdeckten, war erstaunlich.

Die durchschnittliche Kalorienaufnahme pro Kilogramm des Körpergewichts war 30 % *höher* unter den am wenigsten aktiven Chinesen als bei den durchschnittlichen Amerikanern. Und trotzdem war ihr Körpergewicht um 20 % *geringer* (Abb. 4.11). Wie kann es sein, dass sogar der am wenigsten körperlich aktive Chinese mehr Kalorien aufnimmt und dennoch keine Gewichtsprobleme hat? Was ist deren Geheimnis?

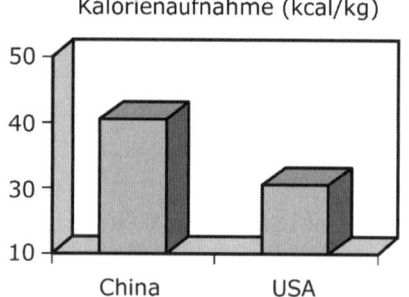
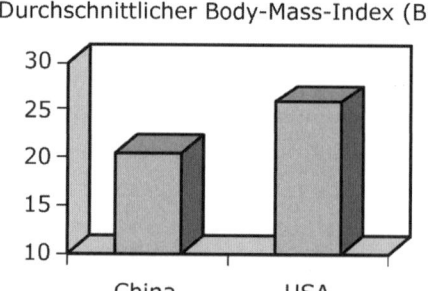

**Abb. 4.11: Kalorienaufnahme (kcal/kg) und Körpergewicht**

Es gibt zwei mögliche Erklärungen für dieses offensichtliche Paradox. Erstens sind sogar die chinesischen Büroarbeiter körperlich viel aktiver als die durchschnittlichen Amerikaner. Jeder, der mit China ein wenig vertraut ist, weiß, dass viele Büroarbeiter mit dem Fahrrad fahren. Folglich verbrauchen sie mehr Kalorien. Aber selbst dann können wir nicht genau sagen, wie viel des größeren Kalorienverbrauchs auf die körperliche Aktivität und wie viel auf etwas anderes zurückzuführen ist, vielleicht auf deren Nahrung.

Was wir jedoch wissen, ist, dass einige Menschen die Kalorien, die sie zu sich nehmen, anders verbrauchen als andere. Wir sagen dann oft: „Sie haben einen schnelleren Stoffwechsel" oder „Das ist Veranlagung". Sie kennen diese Leute. Es sind diejenigen, die alles zu essen scheinen, was sie wollen und trotzdem nicht zunehmen. Dann gibt es noch die Mehrzahl von uns, die auf ihre Kalorienaufnahme Acht geben muss – das glauben wir zumindest. Dies ist die grob vereinfachte Darstellung.

Meine Interpretation ist umfassender und basiert auf unseren eigenen beachtlichen Forschungen und auf den Studien anderer. Vorausgesetzt, dass wir unsere Kalorienaufnahme nicht einschränken, werden diejenigen von uns, die eine fettreiche, proteinreiche Kost konsumieren, einfach mehr Kalorien einbehalten, als sie brauchen. Wir speichern diese Kalorien als Körperfett, flechten sie vielleicht in unsere Muskelfasern ein (bei Rindfleisch nennen wir es „marmoriert"), und vielleicht lagern wir sie an den offensichtlicheren Stellen ab, wie unserem Gesäß, unserer Mitte oder um Gesicht und Oberschenkel herum.

Hier ist der entscheidende Umstand: Nur eine kleine Kalorienmenge muss in unserem Körper gespeichert werden, um bereits eine signifikante Veränderung des Körpergewichts herbeizuführen. Zum Beispiel, wenn wir lediglich 50 Extrakalorien am Tag beibehalten, kann das zu einer Gewichtszunahme von zusätzlichen 10 Pfund (ca. 4,5 kg) im Jahr führen. Vielleicht denken Sie, dass das nicht viel ist, aber in einem Zeitraum von fünf Jahren würde das 50 Pfund (ca. 22,7 kg) mehr bedeuten.

Manche Leute könnten das lesen und geneigt sein, einfach 50 kcal weniger am Tag zu essen. Das kann theoretisch einen Unterschied ausmachen, aber es erweist sich als nicht praktikabel. Es ist unmöglich, die Übersicht über die täglich aufgenommene Kalorienmenge mit einer derartigen Genauigkeit zu behalten. Denken Sie an ein Essen im Restaurant. Wissen Sie, wie viele Kalorien in jeder Speise enthalten sind? Was ist mit dem Auflauf, den Sie zubereiten könnten? Wie ist es mit dem Steak, das Sie kaufen könnten? Wissen Sie die Anzahl der Kalorien, die darin enthalten sind? Natürlich nicht.

Die Wahrheit sieht wie folgt aus: Trotz aller kurzfristigen Kalorienrestriktionssysteme, die wir befolgen mögen, wird unser Körper letztendlich mit Hilfe vieler Stoffwechselabläufe entscheiden, wie viele Kalorien er aufnimmt und wie er sie einsetzt. Unsere Bemühungen, die Kalorienaufnahme einzuschränken, ist ein kurzlebiges und ungenaues Unterfangen, egal ob wir die Kohlenhydrate oder das Fett begrenzen.

Der Körper vollführt einen schwierigen Balanceakt und bedient sich einiger hoch komplizierter Mechanismen, um zu bestimmen, wie die konsumierten Kalorien eingesetzt werden. Behandeln wir unseren Körper gut, indem wir die richtigen Nahrungsmittel essen, weiß er genau, wie er die Kalorien weg vom Körperfett und hin zu erstrebenswerteren Funktionen aufteilt, wie der Aufrechterhaltung der Körperwärme, dem Ablauf des Stoffwechsels, der Unterstützung und Förderung körperlicher Aktivität oder einfach der Entsorgung jeglichen Überschusses. Der Körper setzt eine Vielzahl hoch komplizierter Mechanismen ein, um zu entscheiden, wie die Kalorien verwendet, gespeichert oder „verbrannt" werden.

Der Konsum von Nahrungsmitteln, die *reich* an Protein und Fetten sind, leitet die Kalorien weg von ihrer Umwandlung zu Körperwärme hin zu ihrer Speicherform als Körperfett (außer eine strenge Kalorienreduktion verursacht eine Gewichtsabnahme). Im Gegensatz dazu bewirken Nahrungsmittel, die protein- und fett*arm* sind, dass die Kalorien sich in Körperwärme umwandeln und auf diese Weise „verloren gehen". In der Forschung heißt es, das Speichern von mehr Kalorien als Fett und der Verlust von weniger Kalorien als Hitze bedeutet mehr Effizienz. Ich wette, dass Sie lieber etwas ineffizienter sind und die Kalorien in Körperwärme umwandeln als in Körperfett, oder? Mit dem einfachen Konsum von Nahrungsmitteln, die weniger Fett und Protein enthalten, lässt sich das erreichen.

Das ist es, was die Belege unserer China Study zeigen. Chinesen nehmen einerseits deshalb mehr Kalorien auf, weil sie körperlich viel aktiver sind und andererseits, weil ihre fettarme und proteinarme Ernährung die Umwandlung dieser Kalorien vom Körperfett weg und zur Körperwärme hin verlagert. Dies trifft sogar auf den körperlich am wenigsten aktiven Chinesen zu. Denken Sie daran, es erfordert sehr wenig, nämlich nur 50 kcal am Tag, um unseren Speicher von Körperfett zu beeinflussen und somit unser Körpergewicht zu verändern.[58]

Wir beobachteten dasselbe Phänomen bei unseren Versuchstieren, die proteinarme Kost bekamen. Sie nahmen regelmäßig geringfügig mehr Kalorien auf, nahmen weniger an Gewicht zu, wandelten die Extrakalorien in Körperwärme um[59] und machten freiwillig mehr Bewegung,[60] während sie noch zusätzlich weit weniger an Krebs erkrankten als die Tiere, die die

Standardkost bekamen. Wir stellten fest, dass Kalorien schneller „verbrannt" und in Körperwärme umgewandelt wurden, während mehr Sauerstoff verbraucht wurde.[59]

Das Verständnis darüber, dass die Ernährung kleine Verschiebungen im Kalorienstoffwechsel verursachen kann, die daraufhin zu größeren Veränderungen im Körpergewicht führen, ist ein wichtiges und brauchbares Konzept. Es bedeutet, dass es einen geregelten Prozess gibt, um das Körpergewicht zu kontrollieren und der auf Dauer auch funktioniert, im Gegensatz zu den ungeordneten Abläufen so genannter Crashdiäten oder Gewaltkuren, die nicht funktionieren. Das zeigt sich auch in den häufigen Beobachtungen (sie werden im Kapitel 6 besprochen), dass Menschen, die eine proteinarme und fettarme Nahrung bestehend aus vollwertigen pflanzlichen Nahrungsmitteln zu sich nehmen, viel weniger Gewichtsprobleme haben, sogar wenn sie die gleiche oder eine geringfügig höhere Kalorienmenge konsumieren.

## Ernährung und Körpermaße

Wir wissen nun, dass eine fettarme, proteinarme Ernährung, die reich an komplexen Kohlenhydraten aus Obst und Gemüse ist, Sie beim Abnehmen unterstützt. Aber was ist, wenn Sie zunehmen wollen? Die Sehnsucht danach, so groß und kräftig wie nur möglich zu sein, ist in beinahe allen Kulturen vorhanden. Während der Kolonialzeit in Asien und Afrika betrachteten die Europäer kleinere und schmächtigere Menschen sogar als weniger zivilisiert. Die Körpergröße scheint ein Zeichen für Leistungsfähigkeit, Männlichkeit und Überlegenheit zu sein.

Die meisten Menschen glauben, dass sie größer und stärker werden, wenn sie proteinreiche Nahrungsmittel tierischen Ursprungs zu sich nehmen. Diese Überzeugung rührt von dem Konzept her, dass Protein (auch bekannt als Fleisch) für körperliche Kraft erforderlich ist. Das war für eine lange Zeit die gängige Auffassung auf der ganzen Welt. In China wurde sogar von offizieller Seite eine proteinreichere Ernährungsweise empfohlen, um größere Athleten hervorzubringen und bessere Ergebnisse bei den Olympischen Spielen zu erzielen. Nahrungsmittel tierischer Herkunft enthalten mehr Protein, und dieses Protein wird als „qualitativ hochwertiger" angesehen. Tierprotein erfreut sich des gleichen Ansehens in einem sich rasch modernisierenden China wie auch sonst überall.

Da gibt es allerdings ein Problem mit der Auffassung, dass der Verzehr von Nahrungsmitteln tierischer Herkunft eine gute Methode sei, um kräftiger zu werden. Die Menschen, die am meisten Tierprotein zu sich nehmen, leiden am häufigsten an Herzerkrankung, Krebs und Diabetes. In der China Study war der Tierproteinkonsum mit größeren und schwereren[I] Menschen assoziiert, aber auch mit höheren Spiegeln des Gesamt- und des ungünstigeren Cholesterins.[II] Darüber hinaus war das Körpergewicht, das mit der Aufnahme von Tierprotein im Zusammenhang stand,[I] mit dem häufigeren Auftreten von Krebs[II-III] und koronarer Herzkrankheit[II] assoziiert. Es scheint, dass größer und mutmaßlich besser zu sein, einen sehr hohen Preis fordert. Aber ist es möglich für uns, unser vollständiges Wachstumspotenzial zu erreichen, während die Erkrankungsrisiken gleichzeitig auf ein Minimum reduziert werden?

Die Wachstumsraten in der Kindheit wurden in der China Study nicht erhoben, aber Größe und Gewicht der Erwachsenen wurden erfasst. Diese Daten führten zu überraschenden Ergebnissen. Der Konsum von mehr Protein war mit einer höheren Körpergröße assoziiert (bei Männern[III] und bei Frauen[II]).[61] Jedoch war dieser Effekt in erster Linie auf *pflanzliches* Protein zurückzuführen, weil es 90 % des gesamten chinesischen Proteinkonsums ausmacht. Der Konsum von Tierprotein war tatsächlich mit einem höheren Körpergewicht assoziiert,[I] und der Konsum von proteinreicher Milch schien hier ebenfalls effektiv zu sein.[II] Aber dies sind die guten Nachrichten: *Ein höherer Konsum von pflanzlichem Protein stand in engem Zusammenhang mit einer höheren Körpergröße[II] und einem höheren Körpergewicht[II]*. Das Körperwachstum steht generell mit Protein im Zusammenhang. Sowohl tierisches als auch pflanzliches Protein ist effizient!

Das bedeutet, dass Individuen ihr genetisches Potenzial an Körperwachstum und Körpergröße mit dem Konsum einer Ernährung auf pflanzlicher Basis erreichen können. Also warum sind dann Menschen in nicht industrialisierten Ländern, die wenige oder gar keine Nahrungsmittel tierischer Herkunft konsumieren, durchwegs kleiner und zarter als die westlichen Menschen? Das ist so, weil eine Ernährung auf pflanzlicher Basis in den armen Ländern der Welt im Allgemeinen aus einer unzureichenden Vielfalt und einer mangelhaften Quantität und Qualität besteht. Dazu kommen noch schlechte Rahmenbedingungen, was das öffentliche Gesundheitswesen betrifft, und demzufolge eine große Verbreitung von Kinderkrankheiten. Unter diesen Umständen ist das Wachstum unterentwickelt und die Menschen erreichen nicht ihr genetisches Potenzial für die Körpergröße im Erwachsenenalter. In der China Study waren geringe Körpergröße und ein geringes Gewicht stark mit Regionen verknüpft, die eine hohe Sterberate aufgrund von Lungentuberkulose[III], parasitären Erkrankungen[III], Pneumonien[III] (für geringe Körpergröße), Darmobstruktion[III] und Verdauungskrankheiten[III] aufwiesen.

Diese Ergebnisse unterstützen die Vorstellung, dass die volle Körperstatur mit einer fettarmen, pflanzlichen Ernährungsweise erreicht werden kann, sofern das öffentliche Gesundheitswesen die Mangelkrankheiten erfolgreich bekämpft. Unter diesen Bedingungen werden die Überflusserkrankungen (Herzerkrankungen, Krebs, Diabetes etc.) gleichzeitig auf ein Minimum reduziert.

Dieselbe tierproteinarme, fettarme Ernährung, die Übergewicht verhindert, lässt die Menschen zudem ihr volles Wachstumspotenzial ausschöpfen, während sie auch noch andere Wunder bewirkt. Sie reguliert das Blutcholesterin und verringert die Häufigkeit von Herzerkrankungen und einer Vielzahl von Krebstypen.

Wie hoch ist die Wahrscheinlichkeit, dass alle diese direkten Zusammenhänge und Übereinstimmungen (und noch viele andere), die für eine pflanzliche Ernährung sprechen, auf einen puren Zufall zurückzuführen sind? Sie ist, gelinde gesagt, extrem niedrig. Eine derartige Übereinstimmung der Ergebnisse innerhalb eines breiten Spektrums von direkten Zusammenhängen ist in der wissenschaftlichen Forschung selten. Es deutet auf eine neue Sicht der Welt, ein neues Paradigma, hin. Es setzt sich über den jetzigen Wissensstand hinweg, verspricht neuen Gesundheitsnutzen und verlangt unsere Aufmerksamkeit.

# Der Kreis schließt sich

Zu Beginn meiner beruflichen Laufbahn konzentrierte ich mich auf die biochemischen Abläufe bei Leberkrebs. In Kapitel 3 werden die jahrzehntelangen Forschungsarbeiten mit Versuchstieren präzise geschildert. Forschungen, die die Anforderungen der so genannten „guten Wissenschaft" erfüllten. Die Ergebnisse: Kasein, und sehr wahrscheinlich alle Arten von Tierprotein, kann die maßgeblichste krebsauslösende Substanz sein, die wir konsumieren. Durch die Änderung der zugeführten Menge an Nahrungskasein ist es möglich, das Krebswachstum zu fördern oder gänzlich zu stoppen und den krebsauslösenden Effekt von Aflatoxin, einem sehr starken Karzinogen, außer Kraft zu setzen. Aber obwohl diese Ergebnisse im Wesentlichen bestätigt wurden, beziehen sie sich dennoch auf Tierexperimente.

Dies war auch der Grund, warum ich mit hoher Erwartung an die China Study herantrat und nach den Ursachen für Leberkrebs beim Menschen suchte.[62]

Die Häufigkeit von Leberkrebs ist im ländlichen Raum Chinas sehr hoch, in manchen Gegenden sogar außerordentlich hoch. Was war der Grund dafür? Die primäre Ursache schien zunächst die chronische Infektion mit dem Hepatitis B-Virus (HBV) zu sein. Im Durchschnitt waren 12 %–13 % unserer Studienteilnehmer mit dem Virus chronisch infiziert. In einigen Gegenden wies die Hälfte der Menschen eine chronische Infektion auf! Zum Vergleich: Nur 0,2 %–0,3 % der Amerikaner sind mit diesem Virus chronisch infiziert.

Aber da war noch mehr. Zusätzlich zum Virus, der eine Ursache für Leberkrebs in China war, schien auch die Ernährung eine Schlüsselrolle zu spielen. Warum wir das wissen? Die Blutcholesterinspiegel lieferten uns den wichtigsten Hinweis. Leberkrebs steht in direktem Zusammenhang mit erhöhtem Blutcholesterin,[III] und wir wissen bereits, dass Nahrungsmittel tierischer Herkunft für einen Cholesterinanstieg verantwortlich sind.

Also, wo passt das HBV ins Bild? Die experimentellen Studien mit Mäusen gaben uns einen guten Hinweis. Bei Mäusen löste das HBV Leberkrebs aus, aber der Krebs wuchs als Reaktion auf die Fütterung von größeren Kaseinmengen. Außerdem stieg das Blutcholesterin an. Diese Beobachtungen stimmten völlig mit unseren Untersuchungsergebnissen bei Menschen überein. Individuen, die unter einer chronischen HBV-Infektion leiden und die Nahrungsmittel tierischen Ursprungs zu sich nehmen, weisen erhöhte Blutcholesterinwerte auf und eine hohe Häufigkeit von Leberkrebs. Das Virus stellt das geladene Gewehr bereit, und die mangelhafte Ernährung löst den Schuss aus.

Eine sehr spannende Geschichte nahm Form an, zumindest für meine bisherige Denkweise. Es war eine Geschichte voller Bedeutung und Hinweisen auf wesentliche Grundsätze, die für weitere Zusammenhänge zwischen Ernährung und Krebs gelten könnten. Es war zudem eine Geschichte, die noch nicht der Öffentlichkeit zugänglich war und die jedoch Leben retten könnte. Letztendlich war es eine Geschichte, die zu der Auffassung führte, dass unsere mächtigste Waffe gegen Krebs die Nahrungsmittel sind, die wir täglich zu uns nehmen.

So haben sich die vielen Jahre der Tierexperimente ausgezahlt. Diese deckten profunde biochemische Prinzipien und Vorgänge auf, die in hohem Maße dazu beitrugen, die Auswirkung der Ernährung auf Leberkrebs zu erklären. Aber nun konnten wir sehen, dass diese Abläufe auch auf den Menschen zutrafen. Menschen, die an einer chronischen Hepatitis B erkrankt waren, hatten auch ein höheres Leberkrebsrisiko. Doch unsere Ergebnisse wiesen darauf hin, dass die, die mit dem Virus infiziert waren und gleichzeitig mehr Nahrungsmittel tierischer Herkunft konsumierten, höhere Cholesterinspiegel und Leberkrebsraten aufwiesen als jene, die zwar infiziert waren, aber keine Nahrungsmittel tierischen Ursprungs zu sich nahmen. Die experimentellen Tierversuche und die Humanstudien stimmten völlig überein.

## Alles fügt sich zusammen

Beinahe alle von uns aus den Vereinigten Staaten werden an Überflusskrankheiten sterben. In unserer China Study fanden wir heraus, dass Ernährung einen sehr starken Einfluss auf diese Krankheiten ausübt. Pflanzliche Nahrungsmittel stehen in direktem Zusammenhang mit niedrigerem Blutcholesterin. Nahrungsmittel tierischen Ursprungs sind direkt mit erhöhtem Blutcholesterin assoziiert. Nahrungsmittel tierischen Ursprungs stehen in direktem Zusammenhang mit höheren Brustkrebsraten. Pflanzliche Nahrungsmittel stehen in direktem Zusammenhang mit niedrigeren Raten. Ballaststoffe und Antioxidanzien stehen in direktem Zusammenhang mit einem niedrigeren Risiko von Krebs der Verdauungsorgane. Ernährung auf pflanzlicher Basis und eine körperlich aktive Lebensweise führen zu einem gesunden Körpergewicht, und dennoch ermöglichen sie es, groß und stark zu werden. Unsere Studie war von der Ausführung her flächendeckend und die Ergebnisse sehr umfangreich. Von den Labors an der Technischen Universität Virginia und der Cornell Universität bis zu den entlegenen Gebieten Chinas schien es, als ob die Wissenschaft ein klares, einheitliches Bild schuf: Wir können unser Risiko, jemals an einer tödlichen Krankheit zu erkranken, minimieren, indem wir einfach nur die richtigen Nahrungsmittel zu uns nehmen.

Zu Beginn des Projekts stießen wir auf erheblichen Widerstand einiger Leute. Einer meiner Kollegen an der Cornell Universität, der an der anfänglichen Planung der China Study beteiligt war, reagierte in einer unserer Sitzungen ziemlich hitzig. Ich brachte die Idee vor, das Zusammenspiel vieler – einiger bekannter, aber auch vieler unbekannter – Ernährungsfaktoren zu untersuchen, inwiefern sie zusammenwirkten und Krankheiten verursachten. Das hätte bedeutet, viele Faktoren messen zu müssen, unabhängig davon, ob sie durch frühere Forschungen begründet waren oder nicht. Wenn wir das beabsichtigten, wollte er nichts mit einer derartigen „Schrotflinten"-Vorgehensweise zu tun haben.

Dieser Kollege drückte eine Sichtweise aus, die mehr mit dem Denken des wissenschaftlichen Mainstreams übereinstimmte als mit meinen Ideen. Er und ähnlich gesinnte Kollegen sind der Meinung, dass Wissenschaft am besten funktioniert, wenn einzelne – meist bekannte – isolierte Faktoren untersucht werden. Eine große Anzahl von größtenteils nicht näher beschriebenen Faktoren führt zu keinerlei Ergebnis, behaupten sie. Es geht in Ordnung, wenn zum Beispiel die Auswirkung von Selen auf Brustkrebs untersucht wird, aber es ist nicht in Ordnung, vielfache, ernährungsbedingte Auswirkungen in derselben Studie zu untersuchen, in der Hoffnung, aussagekräftige Ernährungsmuster zu identifizieren.

Ich sehe mir lieber das umfassende, ganze Bild an, denn wir untersuchen die unvorstellbare Komplexität und Subtilität der Natur selbst. Ich wollte untersuchen, wie Ernährungsmuster mit Krankheiten in Zusammenhang stehen, was jetzt den wichtigsten Punkt in diesem Buch ausmacht. *Alle Inhaltsstoffe in Nahrungsmitteln wirken zusammen, um entweder Gesundheit oder Krankheit hervorzubringen.* Je mehr wir glauben, dass ein einzelner Bestandteil ein ganzes Nahrungsmittel ausmacht, desto mehr verirren wir uns in Schwachsinn. Wie wir in Teil IV dieses Buches sehen werden, hat uns diese Denkweise sehr viel mangelhafte Wissenschaft beschert.

Daher bin ich der Meinung, dass wir noch mehr – und nicht weniger – dieser „Schrotflinten"- Herangehensweise brauchen. Wir brauchen mehr Überlegungen hinsichtlich übergreifender Ernährungsmuster und ganzer Nahrungsmittel. Heißt das, dass ich davon überzeugt bin, dass die Schrotflinten-Herangehensweise die einzige Methode ist, eine Forschung durchzuführen? Natürlich nicht. Bin ich der Meinung, dass die Ergebnisse der China Study absolute wissenschaftliche Beweise darstellen? Natürlich nicht. Liefern sie genügend Informationen, um einige praktische Entscheidungsfindungen anzuregen? Unbedingt.

Ein eindrucksvolles und aussagekräftiges Netz an Informationen entstand aus dieser Studie. Aber passt jeder potenzielle Faden (oder Zusammenhang) in dieser gewaltigen Studie perfekt in dieses Informationsnetz? Nein. Obwohl die meisten statistisch signifikanten Stränge sich ohne weiteres in das Netz einfügen, gab es doch einige Überraschungen. Die meisten, aber nicht alle, konnten bisher erklärt werden.

Einige der Zusammenhänge, die in der China Study beobachtet wurden, standen auf dem ersten Blick im Gegensatz zu dem, was wir aus unserer westlich geprägten Erfahrung erwartet hätten. Ich musste die ungewöhnlichen Ergebnisse sorgfältig aufteilen in solche, die auf einen Zufall oder auf experimentelle Mängel zurückzuführen waren, und solche, die uns wirklich neue Einsichten in unsere alten Denkweisen boten. Wie ich bereits an früherer Stelle erwähnt habe, lagen die Blutcholesterinwerte im ländlichen Raum Chinas in einem unerwarteten Bereich. Zum Zeitpunkt, als wir mit der China Study begannen, wurden Cholesterinwerte zwischen 200–300 Milligramm pro Deziliter (mg/dL) als normal erachtet, und geringere Werte waren fragwürdig. Tatsächlich gab es einige aus Wissenschaft und Medizin, die einen Cholesterinspiegel unter 150mg/dL als gesundheitsgefährdend betrachteten. Tatsächlich war mein eigener Cholesterinspiegel in den späten 1970er Jahren 260mg/dL, ähnlich wie bei anderen Mitgliedern meiner engeren Familie. Der Arzt meinte zu mir, das wäre „in Ordnung, einfach im Durchschnittsbereich".

Aber als wir die Blutcholesterinspiegel in China erfassten, waren wir schockiert. Sie reichten von 70–170mg/dL! Ihr höchster Wert war unser niedrigster Wert, und ihr niedrigster Wert war in den Tabellen unserer Ärztepraxen nicht mehr zu finden! Es wurde offenbar, dass unsere Auffassung von „normalen" Werten oder Bandbreiten nur auf westliche Menschen zutraf, die eine westliche Ernährung zu sich nahmen. So passiert es, dass unsere „normalen" Cholesterinwerte ein signifikantes Risiko für Herzerkrankungen darstellen. Traurigerweise ist es auch „normal" in Amerika, an einer Herzkrankheit zu leiden. Im Laufe der Jahre haben sich Standards durchgesetzt, die mit dem übereinstimmen, was wir im Westen beobachten und erfahren. Wir sind viel zu oft zu dem Schluss gekommen, dass US-amerikanische Werte „normal" sind, weil wir die Tendenz haben, zu glauben, dass die westlichen Erfahrungen die einzig richtigen sind.

Letztendlich war die Aussagekraft und Übereinstimmung der Mehrzahl der Ergebnisse groß genug, um gültige Schlussfolgerungen daraus zu ziehen. Nämlich, dass vollwertige pflanzliche Nahrungsmittel der Gesundheit zuträglich sind, während es Nahrungsmittel tierischen Ursprungs nicht sind. Es gibt wenige andere Ernährungsalternativen, wenn überhaupt, die diese unglaublichen Vorteile bewirken können, wie gutes Aussehen, einen gut entwickelten Körper und die Vermeidung von zu frühem Erkranken in unserer Kultur.

Die China Study war ein bedeutender Wendepunkt in meiner Art und Weise zu denken. Für sich allein gesehen, *beweist* sie nicht, dass die Ernährung Erkrankungen *verursacht*. Ein absoluter wissenschaftlicher Beweis ist beinahe unerreichbar. Stattdessen wird eine Theorie eingebracht und solange debattiert, bis die Beweislage überwältigend ist, und jeder im Allgemeinen akzeptiert, dass die Theorie höchstwahrscheinlich zutrifft. Im Fall von Ernährung und Erkrankung trägt die China Study sehr viel Gewicht zur Beweislage bei. Ihre experimentellen Besonderheiten (zahlreiche unterschiedliche Kenndaten über Ernährungsweise, Krankheiten und Lebensstil und eine außergewöhnliche Bandbreite von Ernährungspraktiken – ein gutes Mittel zur Untersuchung der Datenqualität) boten die beispiellose Gelegenheit, unser Denken über Ernährung und Erkrankung auf eine Art zu erweitern, die vorher nicht möglich war. Es war eine Studie, die wie ein Scheinwerfer den Weg erhellt, den ich zuvor nie in seiner Ganzheit gesehen hatte.

Die Ergebnisse der Studie, neben einer Fülle von unterstützenden Forschungen, die teilweise von mir, teilweise von anderen Wissenschaftlern durchgeführt wurden, überzeugten mich derart, dass ich meine Ernährungsweise von Grund auf änderte. Vor fünfzehn Jahren hörte ich auf, Fleisch zu essen. Innerhalb der letzten sechs bis acht Jahre schränkte ich, bis auf ein paar sehr seltene Gelegenheiten, beinahe alle Nahrungsmittel tierischer Herkunft ein, einschließlich der Milchprodukte. Meine Cholesterinwerte sanken trotz meines Älterwerdens; ich bin jetzt körperlich fitter als mit 25 Jahren und ich wiege 45 Pfund weniger (ca. 20,5 kg) als mit 30 Jahren. Ich habe jetzt das Idealgewicht für meine Körpergröße. Meine Familie hat diese Ernährungsweise auch angenommen, größtenteils dank meiner Frau Karen, die es zustande brachte, eine völlig neue Ernährungsweise zu kreieren, die interessant, schmackhaft und gesund ist. Das alles geschah aus gesundheitlichen Gründen, als Folge davon, dass mich meine Studienergebnisse veranlassten, endlich aufzuwachen. Von einer Kindheit, in der ich täglich mindestens zwei Liter Milch getrunken habe, bis hin zu einer frühen Berufslaufbahn, als ich Vegetarier verhöhnte, machte ich nun eine außergewöhnliche Wende in meinem Leben.

Es war jedoch mehr als meine eigene Forschung, die mein Leben veränderte. Im Laufe der Jahre bin ich ein gutes Maß über unsere eigenen Forschungsergebnisse hinausgegangen, um zu sehen, was andere Wissenschaftler hinsichtlich Ernährung und Gesundheit entdeckt haben. Als unsere Forschungsergebnisse sich vom Speziellen auf das Allgemeine ausdehnten, vergrößerte sich das Bild immer mehr. Wir können nun auf die Arbeit anderer Wissenschaftler zurückgreifen und meine Ergebnisse in einen größeren Kontext stellen. Sie werden noch viel Überraschendes lesen!

# Teil 2

# Die Überfluss-erkrankungen

Hier in Amerika leben wir im Überfluss, und wir sterben daher an bestimmten Krankheiten. Wir schlemmen wie feiernde Könige und Königinnen an jedem Tag der Woche, und das bringt uns um. Sie kennen sicherlich Menschen, die von einer Herzkrankheit, von Krebs, Gehirnschlag, Alzheimer, Fettleibigkeit oder Diabetes betroffen sind. Es ist gut möglich, dass Sie selbst oder ein Familienangehöriger an einer dieser Erkrankungen leiden. Wie wir gesehen haben, sind diese Krankheiten relativ unbekannt in traditionellen Kulturen, deren Bevölkerung sich hauptsächlich von ganzen pflanzlichen Nahrungsmitteln ernährt, so wie im ländlichen Raum Chinas. Aber diese Leiden stellen sich ein, wenn in einer traditionellen Kultur der Wohlstand anwächst und mehr und mehr Fleisch, Milchprodukte und raffinierte pflanzliche Produkte (wie Kräcker, Kekse, Gebäck und Limonaden) verzehrt werden.

In öffentlichen Vorträgen beginne ich meine Präsentation, indem ich der Zuhörerschaft meine persönliche Geschichte erzähle, wie ich es auch hier in diesem Buch getan habe. Jedes Mal bekomme ich am Ende des Vortrags eine Frage zur Ernährung bei einer speziellen Überflusserkrankung gestellt. Wahrscheinlich haben auch Sie bezüglich einer Erkrankung Fragen. Es ist auch wahrscheinlich, dass sich diese Frage auf eine Überflusserkrankung bezieht, denn an diesen sterben wir hier im Westen sehr häufig.

Sie sind vielleicht überrascht, wenn Sie erfahren, dass die Krankheit, für die Sie sich interessieren, vieles mit anderen Überflusserkrankungen gemeinsam hat, insbesondere was die Ernährung betrifft. Es gibt keine spezielle Diät bei Krebs und eine andere, gleichermaßen spezielle Diät bei Herzerkrankungen. Die jetzigen wissenschaftlichen Belege, von Forschern auf der ganzen Welt zusammengetragen, zeigen, dass die gleiche Ernährung, die für die Krebsprävention gut ist, genauso gut für die Prävention von Herzerkrankungen ist, genauso gut wie für Adipositas,[A] Diabetes, Katarakt (Linsentrübung), Makuladegeneration, Alzheimer, kognitive Störungen, Multiple Sklerose, Osteoporose und andere Erkrankungen. Darüber hinaus kann diese Ernährung jedem nützen, unabhängig von der jeweiligen genetischen Veranlagung oder der persönlichen Disposition.

Allen diesen Erkrankungen, und vielen anderen, liegt dieselbe Ursache zugrunde: Eine ungesunde, größtenteils toxische Ernährungs- und Lebensweise, die einen Überschuss von krankheitsfördernden Faktoren und einen Mangel an gesundheitsfördernden Faktoren aufweist; in anderen Worten ausgedrückt: Die westliche Ernährung. In umgekehrter Richtung gibt es eine Ernährungsform, die allen diesen Krankheiten entgegenwirkt: Eine Ernährung, die auf ganzen Nahrungsmitteln pflanzlichen Ursprungs basiert.

Die folgenden Kapitel sind nach Krankheiten oder Krankheitsgruppen unterteilt. Jedes Kapitel enthält wissenschaftliche Belege, die zeigen, wie die Ernährung mit jeder Krankheit im Zusammenhang steht. Während Sie die einzelnen Kapitel lesen, werden Sie den Umfang und die Tiefe der erstaunlichen wissenschaftlichen Argumentation kennenlernen, die eine vollwertige, pflanzliche Ernährung befürwortet. Für mich war die Übereinstimmung der Belege hinsichtlich einer derart unterschiedlichen Gruppe von Erkrankungen der überzeugendste Aspekt dieser Argumentation. Wenn eine Ernährung, die auf vollwertigen pflanzlichen Nahrungsmitteln basiert, nachweislich heilsam für eine derart große Bandbreite von Erkrankungen ist, kann es dann möglich sein, dass die Menschen für eine andere Ernährungsform bestimmt waren? Ich sage nein, und ich denke, dass Sie mir zustimmen werden.

Amerika und die meisten anderen westlichen Länder haben hinsichtlich Ernährung und Gesundheit etwas ganz falsch verstanden, und wir bezahlen einen erheblichen Preis dafür. Wir sind krank, übergewichtig und verunsichert. Während ich von den Laborversuchsreihen über die China Study auf die Informationen stieß, die in Teil 2 erörtert werden, war ich überwältigt. Ich war zu der Erkenntnis gekommen, dass einige unserer meist verehrten Konventionen falsch sind und Gesundheit im groben Ausmaß verdunkelt wurde. Am bedauerlichsten ist, dass die ahnungslose Öffentlichkeit den höchsten Preis bezahlt hat. In einem großen Ausmaß stellt dieses Buch mein Bemühen dar, diese Verfehlungen wieder gut zu machen. Wie Sie in den folgenden Kapiteln sehen werden, von Herzerkrankungen bis Krebs und von Adipositas bis Erblindung, gibt es einen weit besseren Weg zu optimaler Gesundheit.

---

A   Adipositas, engl. obesity: krankhaftes Übergewicht, das zu gesundheitlicher Beeinträchtigung führt.

# Kapitel 5

# „Gebrochene" Herzen

Legen Sie eine Hand auf Ihre Brust und fühlen Sie, wie Ihr Herz schlägt. Nun legen Sie Ihre Hand dorthin, wo Sie Ihren Puls fühlen können. Dieser Puls ist das Merkmal für Ihr Sein. Ihr Herz, das diesen Puls verursacht, schlägt für Sie jede Minute des Tages, jeden Tag des Jahres und jedes Jahr Ihres gesamten Lebens. Wenn Sie ein durchschnittliches Alter erreichen, wird Ihr Herz ungefähr drei Milliarden Mal geschlagen haben.[1]

Nun halten Sie einen Augenblick inne und denken Sie daran, dass in der Zeit, in der Sie den oberen Absatz gelesen haben, eine Arterie im Herzen von schätzungsweise einem Amerikaner verstopfte, der Blutfluss unterbrochen wurde und ein rascher Prozess von Gewebs- und Zelltod einsetzte. Dieser Prozess ist besser bekannt als Herzinfarkt. Wenn Sie diese Seite zu Ende gelesen haben, werden vier Amerikaner einen Herzinfarkt erlitten haben, und weitere vier werden Opfer eines Gehirnschlags oder eines Herzversagens sein.[2] Innerhalb der nächsten 24 Stunden werden 3.000 Amerikaner einen Herzinfarkt erleiden, das ist ungefähr die gleiche Anzahl von Menschen, die beim Terroranschlag am 11. September 2001 umgekommen ist.

Das Herz ist der Mittelpunkt des Lebens, und in Amerika ist es sehr oft der Mittelpunkt des Todes. Ein Versagen des Herzens und/oder des Gefäßsystems ist verantwortlich für den Tod von 40 % aller Amerikaner,[3] das sind mehr als jene, die an einem anderen Leiden sterben – Krebs mit eingeschlossen. Herzerkrankungen sind die Nummer eins der Todesursachen seit beinahe hundert Jahren.[4] Diese Krankheiten machen keinen Unterschied zwischen den Geschlechtern oder Ethnien, sie betrifft alle Menschen. Wenn Sie eine Frau fragen würden, welche Erkrankung ihrer Meinung nach das größte Risiko für sie darstellt – eine Herzkrankheit oder Brustkrebs –, wären viele Frauen davon überzeugt, dass es Brustkrebs ist. Aber sie würden falsch liegen, denn die Sterblichkeitsrate bei Frauen aufgrund von Herzerkrankungen ist *achtmal so hoch* wie ihre Sterblichkeitsrate infolge von Brustkrebs.[5, 6]

Wenn es eine „amerikanische" Sportart gäbe, wäre es Baseball, ein „amerikanisches" Dessert wäre Apfelkuchen, und eine „amerikanische" Erkrankung wäre eine Herzkrankheit.

## Es kann jeden treffen

Im Jahr 1950 konnte Judy Holliday auf der Kinoleinwand bewundert werden, Ben Hogan dominierte die Welt des Golfs, das Musical *South Pacific* war der große Gewinner der Tony Awards, und am 25. Juni fiel Nordkorea in Südkorea ein. Die amerikanische Regierung war bestürzt, reagierte aber rasch, und innerhalb von Tagen schickte Präsident Truman Boden- und Lufttruppen, um die nordkoreanische Armee zurückzudrängen. Drei Jahre später, im Juli 1953, wurde ein Waffenstillstandsabkommen unterzeichnet. Der Koreakrieg war beendet. Während dieser Zeit fielen über 30.000 amerikanische Soldaten an der Front.

Zu Kriegsende wurde eine bedeutende wissenschaftliche Studie im *Journal of the American Medical Association* veröffentlicht. Medizinische Forscher des Militärs untersuchten die Herzen von 300 männlichen Soldaten, die in Korea im Kampf gefallen waren. Bei den Soldaten, die durchschnittlich 22 Jahre alt waren, war zu Lebzeiten nie ein Herzproblem diagnostiziert worden. Bei der Untersuchung dieser Herzen fanden die Forscher überraschende Anzeichen einer Erkrankung bei einer außergewöhnlich hohen Anzahl der Fälle. *Ganze 77,3 % der untersuchten Herzen wiesen „ausgeprägte Anzeichen" für eine Herzkrankheit auf.*[7]

Diese Zahl – 77,3 % – ist alarmierend. Zu einer Zeit, in der unser Nummer-Eins-Killer noch immer in ein Geheimnis gehüllt war, zeigte diese Untersuchung deutlich, dass sich eine Herzkrankheit während einer gesamten Lebensspanne entwickelt. Zudem zeigte sie, dass beinahe jeder dafür anfällig war! Diese Soldaten waren keine „couch potato slouches", d.h., sie waren keine untrainierten, übergewichtigen Menschen, die den ganzen Tag auf der Couch vor dem Fernseher verbrachten. Sie verfügten über eine Topkondition und standen in der Blüte ihres Lebens. Seit dieser Zeit bestätigten einige weitere Studien, dass Herzkrankheiten bei jungen Amerikanern häufig vorkommen.[8]

# Der Herzinfarkt

Aber was macht eine Herzerkrankung aus? Einer der Schlüsselfaktoren sind Ablagerungen, so genannte Plaques. Plaques sind ölige Ansammlungen von Proteinen, Fetten (einschließlich dem Cholesterin), Immunzellen und anderen Bestandteilen, die sich an den inneren Wänden der arteriellen Gefäße ablagern. Ein Chirurg sagte einmal, wenn Sie mit einem Finger über eine plaquebedeckte Arterie streichen, fühlt es sich genauso an, als ob Sie über einen warmen Käsekuchen streichen würden. Wenn sich Plaques in Ihren Koronararterien bilden, ist die Herzkrankheit je nach Größe der Plaques fortgeschritten. Bei den autopsierten Soldaten in Korea wies einer von 20 Männern so viele Ablagerungen auf, dass 90 % der Arterie verstopft waren.[7] Das ist, als ob man einen Knick in einen Gartenschlauch macht und dann verzweifelt den trockenen Garten mit dem übrig gebliebenen Rinnsal gießen möchte.

Warum hatten diese Soldaten noch keinen Herzinfarkt erlitten? Immerhin waren nur noch 10 % der Arterie durchgängig. Wie konnte das genug sein? Es stellte sich heraus, dass bei einer langsamen Entwicklung einer Ablagerung an der Innenwand einer Arterie der Blutfluss über einige Jahre hinweg genügend Zeit hat, sich anzupassen. Stellen Sie sich das Blut in Ihrer Arterie als einen reißenden Fluss vor. Wenn Sie täglich einige Steine mehrere Jahre lang an die Seitenränder eines Flusses legen, so wie sich Plaqueablagerungen an den Arterienwänden ansammeln, wird das Wasser einen anderen Weg durch das Hindernis hindurch finden. Vielleicht wird der Fluss einige kleinere Strömungen über die Steine hinweg bilden. Vielleicht wird der Fluss unterhalb der Steine kleine Tunnels bilden, oder das Wasser wird durch schmale Seitenbäche fließen und eine gänzlich neue Route nehmen. Diese neuen, winzigen Passagen durch oder um die Steine herum werden „Kollateralen" genannt. Das Gleiche spielt sich im Herzen ab. Wenn Plaqueablagerungen über einige Jahre hinweg größer werden, können genügend Kollateralen gebildet werden, sodass überall im Herzen Blut fließen kann. Zu große Plaqueanhäufungen können jedoch eine schwere Durchblutungsstörung verursachen, was zu schwächenden Brustschmerzen oder Angina pectoris führen kann. Aber eine derartige Plaqueanhäufung führt nur selten zu einem Herzinfarkt.[9, 10]

Also was kann denn nun einen Herzinfarkt auslösen? Es sind die weniger großen Plaqueanhäufungen, die weniger als 50 % der Arterie blockieren, die häufig einen Herzinfarkt verursachen.[11] Jede dieser Anhäufungen besitzt eine Zellschicht, Kuppe genannt, die den Kern der Plaque vom Blutfluss trennt. In den gefährlichen Plaques ist die Kuppe schwach und dünn. Folglich kann das vorbeiströmende Blut die Kuppe auswaschen bis sie einreißt. Wenn die Kuppe einreißt, vermischen sich die Hauptbestandteile mit dem Blut, und dieses gerinnt an den Seiten des Einrisses und bildet Klumpen. Der Klumpen wird größer und kann die Arterie sehr schnell gänzlich verschließen. Wenn das passiert, ist der Blutfluss hinter der Blockade stark reduziert und die Herzmuskeln werden nicht mehr mit ausreichend Sauerstoff versorgt. An diesem Punkt sterben die Herzmuskelzellen ab, der Herzschlagmechanismus beginnt zu versagen, und die betroffene Person fühlt vielleicht einen überwältigenden Schmerz in der Brust oder einen brennenden Schmerz in den Arm hinunter oder hinauf zu Hals und Kiefer. In anderen Worten, der Betroffene beginnt zu sterben. Dies ist der Prozess, der hinter den meisten der 1,1 Millionen Herzinfarkte steht, die jährlich in Amerika auftreten. Einer von drei Menschen, die einen Herzinfarkt haben, sterben daran.[9, 10]

Wir wissen nun, dass die kleinen und mittelgroßen Plaqueablagerungen, nämlich diejenigen, die weniger als 50 % der Arterie verschließen, die tödlichsten sind.[11, 12]

Also, wie können wir den Zeitpunkt eines Herzinfarkts vorhersagen? Bedauerlicherweise ist es mit den derzeit bestehenden Technologien nicht möglich. Wir können nicht vorhersagen, welche Plaqueablagerung zu welchem Zeitpunkt einreißen wird oder wie schwerwiegend es sein wird. Aber was wir sehr wohl wissen, ist unser relatives *Risiko*, einen Herzinfarkt zu erleiden. Was einst als mysteriöser Tod galt, der die Menschen in ihren produktivsten Jahren ereilte, wurde von der Wissenschaft „entmystifiziert". Keine Studie war wohl einflussreicher als die Framingham Herzstudie.

## Die Framingham Herzstudie

Nach dem Zweiten Weltkrieg wurde das National Heart Institute[13] mit einem bescheidenen Budget[4] und einem schwierigen Auftrag gegründet. Die Wissenschaftler wussten, dass die öligen Plaques, die die Arterien erkrankter Herzen ausfüllten, aus Cholesterin, Phospholipiden und Fettsäuren bestehen.[14] Aber sie wussten nicht, wie und wodurch diese krankhaften Veränderungen entstehen und wie genau sie zu Herzinfarkten führen können. Auf der Suche nach Antworten beschloss man im National Heart Institute, eine Bevölkerungsgruppe über einige Jahre hinweg zu beobachten, detaillierte medizinische Untersuchungen bei jedem durchzuführen und herauszufinden, wer eine Herzerkrankung bekam und wer nicht. Die Forscher begaben sich nach Framingham in Massachusetts.

Gleich außerhalb von Boston gelegen, ist Framingham erfüllt mit amerikanischer Geschichte. Europäische Siedler bewohnten als erste die Gegend im 17. Jahrhundert. Im Laufe der Geschichte spielte die Stadt eine Rolle im amerikanischen Unabhängigkeitskrieg, bei den Hexenprozessen von Salem und bei der Abschaffung der Sklaverei. In jüngster Zeit nahm die Stadt ihre bedeutendste Rolle an. Über 5.000 Männer und Frauen aus Framingham wurden über Jahre hinweg von Wissenschaftlern beobachtet, um die Entstehung von Herzerkrankungen zu erforschen.

Und wir erfuhren einiges. Durch die Beobachtung, wer herzkrank wurde und wer nicht und das Vergleichen der medizinischen Untersuchungen wurde in der Framingham Herzstudie ein Konzept von Risikofaktoren erarbeitet – wie Cholesterin, Blutdruck, körperliche Aktivität, Rauchen und Übergewicht. Aufgrund der Framingham Studie wissen wir nun, dass diese Risikofaktoren eine herausragende Rolle bei der Verursachung von Herzkrankheiten spielen. Ärzte benutzten jahrelang ein Framingham-Prognosemodell, um abzuschätzen, wer ein hohes Herzinfarktsrisiko hat und wer nicht. Über 1.000 wissenschaftliche Beiträge wurden aus dieser Studie veröffentlicht, und die Studie dauert noch immer an. Bereits vier Generationen von Einwohnern in Framingham haben daran teilgenommen.

Die Studie glänzt vor allem mit ihren Ergebnissen über Cholesterin. Im Jahr 1961 konnte ein enger Zusammenhang zwischen hohem Blutcholesterin und Herzerkrankungen überzeugend nachgewiesen werden. Forscher stellten fest, dass Männer mit Cholesterinwerten von „über 244 mg/dL (Milligramm pro Deziliter) ein mehr als dreimal so hohes Auftreten von koronaren Herzkrankheiten aufweisen als Männer mit Cholesterinwerten unterhalb von 210 mg/dL".[15] Die umstrittene Frage, ob der Blutcholesterinspiegel eine Herzkrankheit vorankündigen könnte, war nun endlich geklärt. Der Cholesterinspiegel macht tatsächlich einen Unterschied. In derselben Studie wurde auch Bluthochdruck als wichtiger Risikofaktor für Herzerkrankungen nachgewiesen.

Die Bedeutung, die den Risikofaktoren nun zuteil wurde, signalisierte eine Revolution in der Sichtweise von Herzkrankheiten. Zu Beginn der Studie waren die meisten Ärzte davon überzeugt, dass Herzkrankheiten eine unvermeidliche „Verschleißerscheinung" des Körpers wären und wir wenig dagegen tun könnten. Das menschliche Herz wurde mit einem Automotor verglichen: Während des Älterwerdens würden die Teile nicht mehr ganz so gut funktionieren und manchmal ganz den Geist aufgeben. Indem bewiesen wurde, dass wir die Krankheit bereits durch das Messen von Risikofaktoren früh erkennen konnten, erhielt die Vorstellung, dass wir Herzkrankheiten vermeiden könnten, plötzlich eine hohe Wertigkeit. Forscher schrieben: „[...] es scheint, als ob ein Präventionsprogramm eindeutig notwendig wäre."[15] Reduzieren Sie einfach die Risikofaktoren wie hohe Blutcholesterinwerte und hohen Blutdruck und Sie verringern damit das Risiko einer Herzerkrankung.

Im heutigen, modernen Amerika sind die Begriffe Cholesterin und Blutdruck in jedem Haushalt gebräuchlich. Jährlich wenden wir 30 Milliarden Dollar für die Bekämpfung dieser Risikofaktoren und anderer Aspekte der Herz- und Gefäßerkrankungen auf.[2] Beinahe jeder weiß bereits, dass man etwas dazu beitragen kann, um die Risikofaktoren gering zu halten und damit einen Herzinfarkt zu verhindern. Dieses Bewusstsein gibt es erst seit ungefähr 50 Jahren und ist größtenteils auf die Forscher und Testpersonen der Framingham Herzstudie zurückzuführen.

## Jenseits unserer Grenzen

Framingham ist die bekannteste Herzstudie, die jemals durchgeführt wurde, aber sie ist lediglich ein Teil der sehr umfangreichen Forschung der letzten 60 Jahre in diesem Land. Frühe Untersuchungen führten zu den besorgniserregenden Ergebnissen, dass wir das höchste Vorkommen von Herzerkrankungen der Welt haben. In einer Studie aus dem Jahr 1959 wurde die Anzahl der Todesfälle infolge von Herzkrankheiten in 20 verschiedenen Ländern verglichen (Abb. 5.1).[16]

In diesen Studien wurden vor allem westliche und verwestlichte Gesellschaften untersucht. Wenn wir einen Blick auf traditionellere Gesellschaften werfen, können wir noch auffälligere Unterschiede in der Häufigkeit von Herzkrankheiten beobachten. Die Bergbewohner Papua Neuguineas, beispielsweise, tauchen ziemlich oft in Forschungen auf, weil Herzerkrankungen in ihrer Gesellschaft so selten vorkommen.[17] Und erinnern Sie sich zum Beispiel, wie niedrig die Häufigkeit von Herzkrankheiten im ländlichen Raum Chinas war. Amerikanische Männer starben an Herzkrankheiten in einem Ausmaß, das beinahe 17-mal so hoch war wie das der entsprechenden chinesischen Männer.[18]

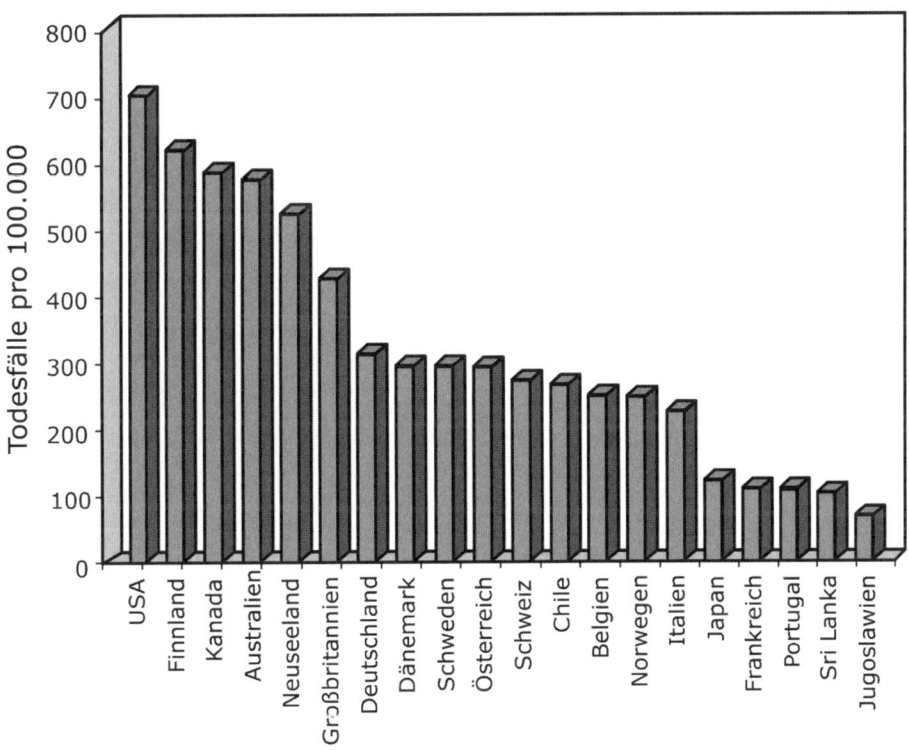

**Abb. 5.1: Todesfälle infolge von koronarer Herzkrankheit bei Männern zwischen 55 und 59 Jahren in 20 Ländern, ungefähr im Jahr 1955**[16]

Wieso waren so viele westliche Menschen in den 1960er und 1970er Jahren von Herzkrankheiten betroffen, wenn der Großteil der Welt relativ unbeeinträchtigt war?

Ganz einfach, es handelt sich um Todesfälle, ausgelöst durch die Art der Ernährung. Die Gesellschaften, die eine niedrigere Häufigkeit von Herzkrankheiten aufweisen, essen weniger gesättigte Fette und weniger Tierprotein und mehr ungeschältes Getreide, Obst und Gemüse. Anders ausgedrückt, sie ernähren sich hauptsächlich von pflanzlichen Nahrungsmitteln, während wir uns hauptsächlich von tierischen Produkten ernähren.

Aber könnte es denn sein, dass es eine genetische Veranlagung gibt, die eine Gruppe von Menschen empfänglicher für Herzkrankheiten macht? Wir wissen, dass das nicht der Fall ist, denn innerhalb einer Gruppe mit derselben ethnischen Herkunft gibt es einen ähnlichen Zusammenhang zwischen Ernährung und Erkrankung. Männer japanischer Herkunft, die in Hawaii oder Kalifornien leben, haben viel höhere Blutcholesterinwerte und ein viel höheres Vorkommen von Herzkrankheiten als japanische Männer, die in Japan leben.[19, 20]

Die Ursache ist eindeutig umweltbedingt, denn die meisten dieser Menschen sind gleicher ethnischer Herkunft. Rauchen ist nicht die Ursache, denn Männer in Japan, die im Durchschnitt mehr rauchten, litten weniger häufig an koronaren Herzkrankheiten als Amerikaner japanischer Herkunft.[19] Die Forscher wiesen auf die Ernährung hin und veröffentlichten, dass der Blutcholesterinspiegel „durch die Aufnahme von gesättigten Fetten, tierischem Protein und Nahrungscholesterin" erhöht wird. Andererseits wiederum war „Blutcholesterin mit der Aufnahme von komplexen Kohlenhydraten umgekehrt assoziiert [...]".[20] Einfacher ausgedrückt, Nahrungsmittel tierischer Herkunft standen in direktem Zusammenhang mit hohem Blutcholesterin, und pflanzliche Nahrungsmittel standen in direktem Zusammenhang mit niedrigem Blutcholesterin.

Diese Forschungsstudie hob Ernährung eindeutig als eine mögliche Ursache für Herzerkrankungen hervor. Darüber hinaus zeigten frühere Ergebnisse ein übereinstimmendes Bild: Je mehr gesättigte Fette und Cholesterin (als Indikator für den Konsum von Tierprodukten) die Menschen zu sich nahmen, desto höher war ihr Risiko für eine Herzerkrankung. Und während die Menschen anderer Kulturen ihre Ernährungsgewohnheiten den unseren anpassen, steigt ihre Häufigkeit von Herzkrankheiten sprunghaft an. In jüngster Zeit weisen einige Länder höhere Sterblichkeitsraten infolge von Herzerkrankungen auf als Amerika.

## Forschung ihrer Zeit voraus

Nun wissen wir also, wie Herzkrankheiten entstehen und welche Faktoren unser Erkrankungsrisiko erhöhen. Aber was können wir machen, wenn wir bereits davon betroffen sind? Zu Beginn der Framingham Herzstudie gab es bereits Ärzte, die herausfinden wollten, wie man Herzkrankheiten behandeln und nicht nur verhindern kann. In vielerlei Hinsicht waren diese Forscher ihrer Zeit voraus, denn ihre Behandlungsmethoden, die bahnbrechend und erfolgreich waren, nutzten die am wenigsten fortschrittlichen Technologien: Messer und Gabel.

Diese Ärzte nahmen die laufenden Forschungen zur Kenntnis und kamen zu logischen Schlussfolgerungen. Sie erkannten, dass[21]

- der übermäßige Konsum von Fetten und Cholesterin bei Versuchstieren Arteriosklerose (Verhärtung der Arterien und Ansammlung von Plaques) auslöst,
- die Aufnahme von Nahrungscholesterin zu einem Anstieg des Cholesterins im Blut führt,
- ein erhöhter Blutcholesterinspiegel eine Herzerkrankung voraussagen und/oder verursachen kann,
- die meisten Völker der Welt keine Herzkrankheiten aufwiesen und diese Kulturen ohne Herzerkrankungen grundverschiedene Ernährungsmuster hatten und weniger Fette und Cholesterin zu sich nahmen.

So beschlossen sie, ihre Patienten weniger Fette und weniger Cholesterin essen zu lassen, um den Verlauf ihrer Herzkrankheit positiv zu verändern.

Einer der fortschrittlichsten Ärzte war Dr. Lester Morrison aus Los Angeles. Er begann eine Studie im Jahr 1946 (zwei Jahre vor der Framingham Herzstudie), um „den Zusammenhang zwischen dem Fettkonsum und der Anzahl der Neuerkrankungsfälle von Arteriosklerose" zu untersuchen.[22] In seiner Studie behielten 50 Menschen, die einen Herzinfarkt überlebt hatten, ihre gewohnte Ernährung bei, und 50 weitere Menschen, die einen Herzinfarkt überlebt hatten, erhielten eine Versuchskost.

In der Ernährungsversuchsgruppe wurde die Fett- und Cholesterinaufnahme reduziert. Eines seiner veröffentlichten Versuchsmenüs erlaubte dem Patienten nur eine kleine Fleischmenge zweimal täglich: zwei Unzen, das sind ca. 57 g, „kalter, magerer Lammbraten mit Minzgelee" zu Mittag, und zwei weitere Unzen „mageres Fleisch" zum Abendessen.[22] Selbst wenn sie kalten Lammbraten mit Minzgelee gerne aßen, durften sie nicht viel davon essen. Tatsächlich war die Liste der untersagten Nahrungsmittel ziemlich lang. Dazu zählten Cremesuppen, Schweinefleisch, fettreiches Fleisch, Tierfette, Vollmilch, Sahne, Butter, Eigelb und Brot sowie Desserts, die Butter, Eier und Vollmilch enthielten.[22]

Wurde mit dieser fortschrittlichen Kost irgendetwas erreicht? Nach acht Jahren lebten nur noch 12 der 50 Menschen, die ihre normale amerikanische Ernährung weiter zu sich genommen hatten (24 %). In der Versuchsgruppe lebten 28 Menschen noch immer (56 %), beinahe zweieinhalbmal so viel Überlebende wie in der Kontrollgruppe. Nach zwölf Jahren war jeder Patient aus der Kontrollgruppe verstorben. Aus der Ernährungsversuchsgruppe lebten jedoch noch 19 Menschen, was eine Überlebensrate von 38 % darstellt.[22] Obwohl es sehr bedauerlich war, dass noch immer so viele Menschen in der Gruppe mit der experimentellen Kost starben, war es doch eindeutig, dass sie den Verlauf ihrer Erkrankung hinauszögerte und zwar dadurch, dass die Studienteilnehmer etwas weniger Nahrungsmittel tierischen Ursprungs und etwas mehr pflanzliche Nahrungsmittel zu sich nahmen (siehe Abb. 5.2).

Im Jahr 1946, als diese Studie begann, waren die meisten Wissenschaftler davon überzeugt, dass Herzkrankheiten ein unvermeidlicher Teil des Älterwerdens war, und dass man nicht viel dagegen tun könnte. Obwohl Morrison Herzerkrankungen nicht heilte, so bewies er doch, dass etwas so Simples wie die Art der Ernährung den Krankheitsverlauf signifikant ändern konnte, selbst wenn die Erkrankung so fortgeschritten ist, dass sie bereits Ursache für einen Herzinfarkt war.

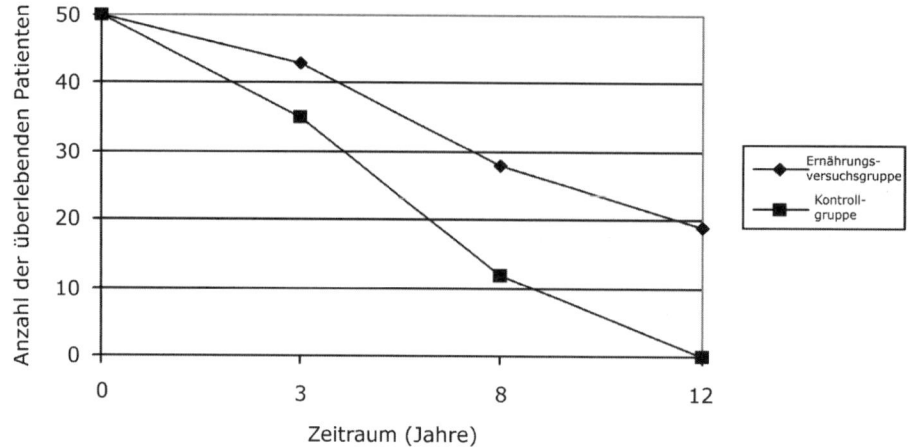

**Abb. 5.2: Überlebensrate von Morrisons Patienten**

Eine andere Forschungsgruppe fand ähnliche Zusammenhänge zur ungefähr gleichen Zeit. Eine Gruppe von Ärzten in Nordkalifornien wählte eine größere Anzahl von Menschen mit fortgeschrittener Herzerkrankung aus und setzt sie auf eine fett- und cholesterinarme Diät. Diese Ärzte fanden heraus, dass die Patienten, die diese fett- und cholesterinarme Kost zu sich nahmen, eine *viermal niedrigere* Sterblichkeitsrate aufwiesen als die Patienten, die diese Diät nicht befolgten.[23]

Es bestand nun eindeutig Hoffnung. Koronare Herzkrankheit war doch keine unvermeidliche Alterserscheinung, und sogar wenn jemand an der fortgeschrittenen Erkrankung litt, konnte eine fett- und cholesterinarme Ernährung sein oder ihr Leben signifikant verlängern. Das stellte einen bemerkenswerten Fortschritt in unserer Sichtweise der Nummer-Eins-Todesursache in Amerika dar. Überdies machte diese neue Erkenntnis Ernährung und andere Umweltfaktoren zur Kernursache der Herzerkrankungen. Jegliche Diskussion über Ernährung war allerdings auf Fette und Cholesterin beschränkt. Diese beiden isolierten Nahrungsbestandteile wurden zu den Bösewichten erklärt.

Heutzutage wissen wir, dass die Aufmerksamkeit, die den Fetten und dem Cholesterin zuteil wurde, irreführend war. Niemand dachte an die Möglichkeit, dass Fette und Cholesterin lediglich ein Indikator für den Konsum von Nahrungsmitteln tierischer Herkunft war. Betrachten Sie zum Beispiel den Zusammenhang zwischen dem Konsum tierischen Proteins und der Anzahl der Todesfälle infolge von Herzkrankheiten bei Männern im Alter von 55 bis 59 Jahren in 20 verschiedenen Ländern in der Abbildung 5.3.[16]

Diese Studie weist darauf hin, dass, je mehr Tierprotein gegessen wird, desto mehr Herzkrankheiten auftreten. Zudem zeigen Dutzende von Versuchsreihen, dass die Fütterung von Ratten, Kaninchen und Schweinen mit Tierprotein (z. B. Kasein) zu dramatischen Anstiegen der Cholesterinwerte führt, während pflanzliches Protein (z. B. Sojaprotein) den Cholesterinspiegel drastisch senkt.[24] Untersuchungen an Menschen spiegeln nicht nur diese Ergebnisse wider, sondern zeigen auch, dass der Konsum von pflanzlichem Protein den Cholesterinspiegel effizienter senken kann als die Reduktion der Fett- und Cholesterinaufnahme.[25]

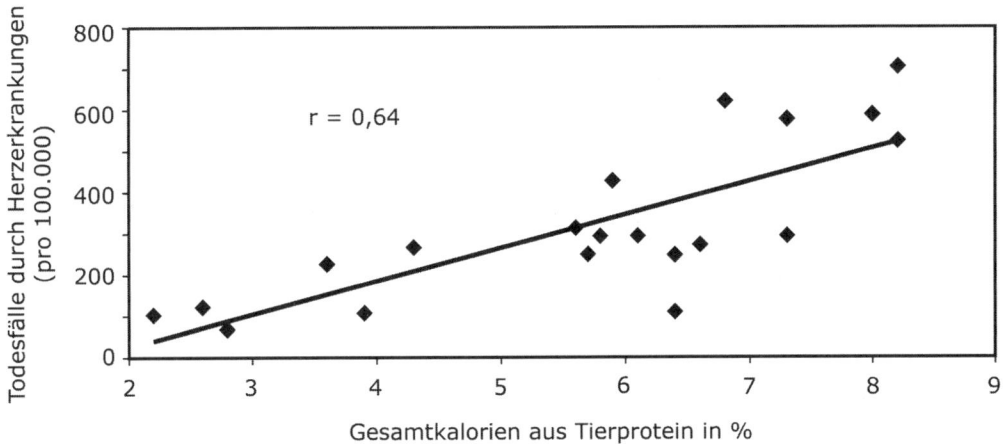

**Abb. 5.3: Häufigkeit der Todesfälle infolge von Herzerkrankungen im Alter von 55 bis 59 Jahren und Tierproteinkonsum in 20 Ländern**[16]

Während einige dieser Studien, die den Aspekt des tierischen Proteins betrachten, in den letzten 30 Jahren durchgeführt wurden, wurden andere vor gut 50 Jahren veröffentlicht – zu einer Zeit, als die medizinische Welt anfing, über den Einfluss von Ernährung auf Herzkrankheiten zu diskutieren. Irgendwie blieb tierisches Protein selbst jedoch im Verborgenen, während gesättigte Fette und Cholesterin die Hauptlast der Kritik abbekamen. Diese drei Nahrungsbestandteile (Fett, tierisches Protein und Cholesterin) kennzeichnen Nahrungsmittel tierischer Herkunft im Allgemeinen. Ist es also nicht völlig begründet, wenn wir uns fragen, ob Nahrungsmittel tierischen Ursprungs generell zu Herzkrankheiten führen, und nicht bloß diese isolierten Nahrungsbestandteile?

Selbstverständlich zeigte niemand mit dem Finger auf Nahrungsmittel tierischen Ursprungs im Allgemeinen. Dies hätte innerhalb kürzester Zeit berufliche Ausgrenzung und Verhöhnung zur Folge gehabt (die Gründe dafür werden in Teil IV diskutiert). Dies waren umstrittene Zeiten in der Welt der Ernährung. Eine gedankliche Revolution fand statt, und vielen Menschen schmeckte dies nicht. Selbst ein Gespräch über Ernährung war schon zuviel für viele Wissenschaftler. Die Vermeidung von Herzkrankheiten durch Ernährung war eine bedrohliche Vorstellung, denn sie deutete an, dass etwas an der guten, alten, fleischreichen amerikanischen Kost so schädlich für uns war, dass es unsere Herzen zerstörte. Das gefiel den Vertretern des Status quo gar nicht.

Einer der Status quo-Verfechter machte sich einen Spaß daraus, Leute zu verhöhnen, die ein niedrigeres Herzerkrankungsrisiko aufwiesen. Im Jahr 1960 verfasste er folgendes „humorige" Stück, in dem er sich über die damals neuesten Forschungsergebnisse lustig machte:[26]

## Modell eines Mannes, der das geringste Risiko einer koronaren Herzkrankheit aufweist:

„Ein verweichlichter Gemeindeangestellter oder Leichenwäscher, völlig bar jeglicher körperlicher Regsamkeit und mentaler Wachsamkeit und ohne Antrieb, Ehrgeiz oder Kampfgeist, der noch nie versucht hat, irgendwelche Fristen einzuhalten. Ein Mann mit Appetitmangel, der sich von Obst und Gemüse mit einem Schuss Maiskeim- und Fischöl ernährt, der Tabak verabscheut, der den Besitz eines Radios, Fernsehers oder Autos ablehnt, mit langem Haar und dürrem, unathletischem Erscheinungsbild, und der dennoch ständig seine kümmerlichen Muskeln trainiert; der zudem ein niedriges Einkommen, einen niedrigen Blutdruck, niedrigen Blutzucker, niedrige Harnsäure und niedriges Cholesterin aufweist sowie Nikotinsäure, Pyridoxin und langfristige Blutverdünnungsmittel seit seiner prophylaktischen Kastration einnimmt."

Der Autor dieses Absatzes hätte genauso gut sagen können: „Nur richtige Männer leiden an Herzkrankheiten." Beachten Sie auch, wie eine Ernährung bestehend aus Obst und Gemüse als „minderwertig" dargestellt wird, obwohl der Autor selbst darauf hinweist, dass diese Ernährung von Leuten konsumiert wird, die am wenigsten wahrscheinlich eine Herzkrankheit bekommen werden. Die unglücklichen Assoziationen zwischen Fleisch und körperlicher Leistungsfähigkeit, Männlichkeit im Allgemeinen, sexueller Identitätsstiftung und finanziellem Wohlstand, sie alle zeigen, wie getrübt die Auffassung der Vertreter des wissenschaftlichen Status quo von Ernährung war, unabhängig von den neuesten Ergebnissen über deren Auswirkung auf die Gesundheit. Diese Sichtweise wurde von den frühen Proteinverfechtern weitergegeben, wie bereits in Kapitel 2 beschrieben wurde.

Vielleicht hätte dieser Autor Chris Campbell (nicht verwandt mit mir), einen Freund von mir, kennen lernen sollen. Chris ist zweifacher NCAA-Division-1-Ringkampfmeister,[A] dreifacher US-Senior-Ringkampfchampion, zweifacher olympischer Ringkämpfer und Studienabgänger der juristischen Fakultät von Cornell. Mit 37 Jahren gewann er als ältester Amerikaner eine olympische Medaille im Ringkampf bei einem Gewicht von 198 Pfund (ca. 90 kg). Chris Campbell ist Vegetarier. Als ein Mann, der wahrscheinlich kein Herzerkrankungsrisiko hat, könnte er vielleicht obige Charakterisierung ad absurdum führen, denke ich.

Der Kampf zwischen den Vertretern des Status quo und den Vertretern der Prävention durch Ernährung war heftig. Ich erinnere mich an einen Vortrag an der Universität Cornell während der späten 1950er Jahre, als ein berühmter Forscher, Ancel Keys, über die Vorbeugung von Herzkrankheiten durch Ernährung sprach. Einige Wissenschaftler im Publikum schüttelten lediglich ungläubig den Kopf und behaupteten, dass die Ernährung niemals einen Einfluss auf Herzkrankheiten haben könnte. In diesen ersten Jahrzehnten der Forschung über koronare Herzkrankheit loderte eine hitzige, persönliche Schlacht, in der die Aufgeschlossenheit als erstes Todesopfer zu beklagen war.

---

A  **N**ational **C**ollegiate **A**thletic **A**ssiociation; ein nationaler, akademischer Athletenverband

# Neueste Entwicklungen

Heutzutage ist dieser gewaltige Streit zwischen den Verfechtern des Status quo und den Befürwortern der Ernährung so heftig wie zuvor. Aber es gibt einige bedeutende Veränderungen im Bereich der Herzkrankheiten. Wie weit sind wir gekommen und wie gehen wir vor, um diese Erkrankung zu bekämpfen? Der Status quo wurde größtenteils gewahrt. Trotz des Potenzials von Ernährung und Krankheitsprävention wurde die meiste Aufmerksamkeit auf die mechanischen und chemischen Eingriffe bei Menschen mit der fortgeschrittenen Krankheit gelegt. Ernährung wurde beiseite geschoben und chirurgische Eingriffe, Medikamente, elektronische Apparaturen sowie neue diagnostische Hilfsmittel rückten ins Rampenlicht.

Es gibt nun Koronararterien-Bypassoperationen, wo eine gesunde Arterie in eine kranke Arterie eingefügt und so die gefährlichste Plaqueansammlung in der Arterie überbrückt wird. Die ultimative Operation ist natürlich eine Herztransplantation, wobei gelegentlich sogar ein künstliches Herz verwendet wird. Es gibt auch einen Eingriff, der die Öffnung des Brustkorbs nicht erfordert, die so genannte Koronarangioplastie. Bei diesem Eingriff wird ein kleiner Ballon in einer erkrankten, verengten Arterie aufgeblasen, wobei die Plaqueablagerung gegen die Arterienwand gedrückt und dadurch wieder mehr Platz für einen erhöhten Blutfluss geschaffen wird. Es gibt Defibrillatoren zum Wiederbeleben von Herzen, Herzschrittmacher und präzise bildgebende Verfahren, mit denen wir das Innere der arteriellen Gefäße sehen können, ohne das Herz freilegen zu müssen.

Die letzten 50 Jahre waren ein wirkliches Fest für chemische Substanzen und Technologien – im Gegensatz zu Ernährung und Prävention. Die anfänglich breit gefächerten Forschungen über Herzkrankheiten zusammenfassend, hob ein Arzt unlängst den mechanischen Aspekt hervor:

> „Es bestand die Hoffnung, dass die fortschrittliche Entwicklung der Wissenschaft und Technik nach dem Zweiten Weltkrieg auch in dieser Schlacht [gegen Herzerkrankungen] verwendet werden könnte. [...] Der gewaltige Fortschritt in der maschinellen und elektronischen Technik, der durch den Zweiten Weltkrieg angekurbelt worden war, bot sich insbesondere gut für die Untersuchung des Herz- und Gefäßsystems an [...]".[4]

Zweifellos wurden einige bedeutende Vorstöße erreicht, was vielleicht erklärt, dass unsere Todesrate infolge von Herzkrankheiten im Vergleich zu 1950 um ganze 58 % zurückgegangen ist.[2] Ein 58 %iger Rückgang der Todesrate scheint ein großer Triumph für Medikation und Technologie zu sein. Einer der größten Faktoren dafür ist die bessere Behandlung von Herzinfarktpatienten in den Notaufnahmen. Wenn Sie im Jahr 1970 älter als 65 Jahre waren, einen Herzinfarkt erlitten und das Glück hatten, es noch lebend in das Krankenhaus zu schaffen, hatten Sie ein 38 %iges Risiko zu sterben. Wenn Sie heutzutage ein Krankenhaus lebend erreichen, haben Sie nur noch ein 15 %iges Risiko zu sterben. Die Notaufnahmen in den Krankenhäusern funktionieren viel besser, und somit wird eine Vielzahl von Menschleben gerettet.[2]

Zudem sinkt die Anzahl der Raucher stetig,[27, 28] was wiederum die Sterblichkeitsrate infolge von Herzkrankheiten senkt. Unter den Krankenhausverbesserungen, technischen Vorrichtungen, Medikamentenentwicklungen, niedrigeren Raucherraten und mehr chirurgischen Möglichkeiten gibt es eindeutig vieles, worüber wir uns freuen können – so scheint es.

Oder doch nicht?

Und trotzdem sind Herzkrankheiten noch immer unsere Nummer Eins unter den Todesursachen. Alle 24 Stunden sterben beinahe 2.000 Amerikaner an dieser Erkrankung.[2] Trotz aller Fortschritte gibt es noch immer eine gewaltige Anzahl von Menschen, die an „gebrochenem" Herzen sterben.

Tatsächlich ist die Anzahl der Neuerkrankungsfälle (nicht die Todesrate) von Herzkrankheiten[29] ungefähr gleich hoch wie in den frühen 1970er Jahren.[2] Anders ausgedrückt, obwohl wir nicht mehr so häufig an Herzkrankheiten sterben, so erkranken wir dennoch genauso häufig wie früher daran. Es scheint, als ob wir einfach nur besser darin sind, den Tod infolge von Herzkrankheiten etwas hinauszuzögern, aber *wir taten nichts, um die Anzahl der Neuerkrankungen aufzuhalten.*

## Der chirurgische Eingriff: Ein Phantomretter

Die mechanischen Eingriffe, die wir in diesem Land vornehmen, sind viel ineffizienter, als die meisten Menschen glauben. Bypassoperationen sind besonders beliebt geworden. Nicht weniger als 380.000 Bypassoperationen wurden 1990 durchgeführt,[30] was soviel heißt, dass sich einer von 750 Amerikanern diesem radikalen Eingriff unterzog. Während der Operation wird die Brust des Patienten geöffnet, der Blutfluss wird durch eine Reihe von Klammern, Pumpen und Maschinen umgeleitet, und eine Beinvene oder Brustwandarterie wird herausgeschnitten und zur Überbrückung des erkrankten Herzkranzgefäßes verwendet. Dadurch wird die am meisten verstopfte Arterie überbrückt und das Blut kann vorbeifließen.

Die dafür aufgewendeten Kosten sind gewaltig. Mehr als einer von 50 Patienten stirbt infolge von Komplikationen[31] während dieses US $ 46.000 teuren Eingriffs.[32] Weitere Nebenfolgen schließen Herzinfarkte, Atemwegskomplikationen, Blutungen, Infektionen, Bluthochdruck und Gehirnschlag ein. Wenn die Gefäße um das Herz herum während der Operation mit Klammern verschlossen werden, reißen Plaquestücke von den inneren Arterienwänden ab. Durch den Blutfluss gelangen diese Fremdkörper zum Gehirn, wo sie zahlreiche „Minigehirnschläge" verursachen. Forscher haben die intellektuelle Leistungsfähigkeit von Patienten vor und nach der Operation verglichen und fanden heraus, dass überwältigende 79 % der Patienten sieben Tage nach dem Eingriff „eine Beeinträchtigung irgendeines Aspektes der kognitiven Funktionen" aufwiesen.[33]

Warum setzen wir uns alldem aus? Der meist versprochene Nutzen dieses Eingriffs ist die Besserung von Angina pectoris, eines Leidens, das sich durch Schmerzen in der Brust äußert. Ungefähr 70 %–80 % der Patienten, die sich einer Bypassoperation unterziehen, bleiben ein Jahr lang schmerzfrei.[34] *Diese Wirkung hält jedoch nicht an.* Innerhalb von drei Jahren nach der Operation wird bis zu einem Drittel der Patienten wieder an diesen lähmenden Brustschmerzen leiden.[35] Innerhalb von zehn Jahren wird die Hälfte der Bypasspatienten sterben, einen Herzinfarkt erleiden oder wieder Brustschmerzen haben.[36] Langzeitstudien zeigen, dass lediglich eine gewisse Anzahl von Patienten mit koronarer Herzkrankheit aufgrund der Bypassoperation länger lebt.[12] Darüber hinaus belegen diese Studien, dass *die Patienten, die sich einer Bypassoperation unterziehen, nicht weniger Herzinfarkte erleiden als jene, die nicht operiert wurden.*[12]

Erinnern Sie sich, welche Plaqueansammlungen Herzinfarkte verursachen? Die tödlichen Ansammlungen sind die kleineren, weniger stabilen Plaques, die eher abreißen. Die Bypassoperation zielt jedoch auf die größten, am meisten sichtbaren Plaques ab, die zwar für die Brustschmerzen verantwortlich sein mögen, nicht jedoch für das Auftreten eines Herzinfarkts.

Bei einer Angioplastie ist die Situation ähnlich. Der Eingriff ist teuer und trägt signifikante Risiken mit sich. Nach der Erkennung einer Blockade in einer Herzkranzarterie wird ein Ballon in die Arterie eingeführt und aufgeblasen. Er drückt die Plaqueablagerung an die Gefäßwand und ermöglicht damit, dass mehr Blut durch das Gefäß fließen kann. Ungefähr einer von 16 Patienten erfährt einen plötzlichen Gefäßverschluss während des Eingriffs, der zum Tod, zu einem Herzinfarkt oder einer Bypassnotoperation führen kann.[37] Angenommen, dass dies alles nicht passiert, ist die Wahrscheinlichkeit trotzdem hoch, dass der Eingriff vergeblich sein wird. Innerhalb der nächsten vier Monate nach der Operation werden 40 % der Gefäße, die frei „gequetscht" wurden, sich wieder verschließen, wodurch der Eingriff praktisch zunichte gemacht ist.[38] Abgesehen von diesen ungünstigen Auswirkungen leistet die Angioplastie gute Arbeit bei der vorübergehenden Linderung der Brustschmerzen. Freilich trägt die Angioplastie nicht viel zur Behandlung der kleinen Blockaden bei, die am wahrscheinlichsten zu Herzinfarkten führen.

Demnach sind unsere scheinbar segensreichen, mechanischen Vorstöße im Gebiet der Herzkrankheiten bei näherer Betrachtung extrem enttäuschend. *Bypassoperationen und Angioplastie beheben nicht die Ursache von Herzkrankheiten, sie verhindern Herzinfarkt oder verlängern das Leben nur der kränksten Herzpatienten.*

Was geht hier vor? Trotz der positiven Pressearbeit über die Herzforschung der letzten 50 Jahre, müssen wir uns fragen: Gewinnen wir diesen Kampf? Vielleicht sollten wir uns fragen, was wir anders machen könnten. Zum Beispiel, was denn aus den Ernährungslektionen wurde, die wir vor 50 Jahren lernten? Oder was aus den Behandlungen mittels Nahrungsmitteln geschah, die Lester Morrison entdeckte, die wir an früherer Stelle erörterten?

Diese Entdeckungen verhallten größtenteils. Lediglich in den letzten Jahren erfuhr ich von den Forschungen in den 1940er und 1950er Jahren. Ich bin fassungslos darüber, dass die Fachleute, die ich zu meiner Zeit als Student in den Vorlesungen Ende der 1950er und Anfang der 1960er Jahre hörte, es energisch abstritten, dass derartige Forschungen durchgeführt oder überhaupt erwogen wurden. In der Zwischenzeit wurden die amerikanischen Essgewohnheiten nur noch schlimmer. Laut U.S. Department of Agriculture konsumieren wir bedeutend mehr Fleisch und mehr Fette als vor 30 Jahren.[39] Wir bewegen uns eindeutig nicht in die richtige Richtung.

Seitdem diese Informationen in den letzten beiden Jahrzehnten wieder aufgetaucht sind, hat sich der Kampf gegen den Status quo wieder zugespitzt. Einige außergewöhnliche Ärzte beweisen, dass es einen besseren Weg gibt, um Herzkrankheiten zu besiegen. Sie demonstrieren uns revolutionäre Erfolge, indem sie die einfachste aller Behandlungen einsetzen: Nahrung.

## Dr. Caldwell B. Esselstyn Jr.

In welcher Stadt des Landes, oder vielleicht der Welt, würden Sie das beste Behandlungszentrum für Herzkranke vermuten? New York? Los Angeles? Chicago? In einer Stadt in Florida vielleicht, weil dort viele ältere Menschen leben? Laut *US News and World Report* liegt das beste medizinische Behandlungszentrum für Herzerkrankungen in Cleveland, Ohio. Patienten werden aus der ganzen Welt nach Cleveland eingeflogen, um hier die fortschrittlichste Herzbehandlung von den renommiertesten Ärzten zu erhalten.

Einer der Ärzte an der Klinik, Dr. Caldwell B. Esselstyn Jr., hat einen ziemlich interessanten Lebenslauf. Als Student der Universität Yale gewann Esselstyn bei den Olympischen Spielen 1956 die Goldmedaille im Rudern. Nach seiner Ausbildung an der Cleveland-Klinik wurde ihm der militärische Orden „Bronze Star" verliehen, als er als Heereschirurg im Vietnam Krieg diente. Danach avancierte er zu einem höchst erfolgreichen Arzt an einer der medizinischen Top-Institutionen der Welt, der Cleveland-Klinik, wo er Vorsitzender der medizinischen Belegschaft war, des Weiteren Mitglied des Board of Governors, Vorsitzender der Breast Cancer Task Force[A] sowie Leiter der Abteilung für Thyreoidale und Parathyreoidale Chirurgie. Nachdem er mehr als 100 wissenschaftliche Arbeiten veröffentlicht hatte, wurde er zum besten Arzt in den USA 1994/1995 ernannt.[40] Da ich diesen Mann persönlich kenne, habe ich den Eindruck, dass er praktisch in allem, was er in seinem Leben macht, hervorragend ist. Er gelangte mit Würde und Bescheidenheit zum Gipfel seines beruflichen und persönlichen Erfolges.

Die Eigenschaft, die ich an Esselstyn am meisten schätze, hat jedoch nichts mit seinem Lebenslauf oder seinen Auszeichnungen zu tun. Es ist seine grundlegende Suche nach Wahrheit. Esselstyn hat den Mut, gegen Konformität und Systemzwang anzutreten. Er schrieb Folgendes für die Zweite Nationale Konferenz über Lipide zur Beseitigung und Prävention von koronaren Herzkrankheiten (die er selbst organisierte und mich freundlicherweise als Teilnehmer einlud):

> „Nach elf Jahren meiner chirurgischen Laufbahn hatte ich alle Illusionen über die US-medizinischen Behandlungsmodelle für Krebs und Herzerkrankungen verloren. Wenig hat sich innerhalb von 100 Jahren in der Handhabung von Krebs geändert, und weder im Fall von Herzkrankheiten noch im Fall von Krebs hat es ernstzunehmende Bestrebungen zur Vorbeugung dieser Erkrankungen gegeben. Ich finde die Epidemiologie dieser Erkrankungen zwar provokant, aber dennoch: Dreiviertel aller Menschen auf diesem Planeten leiden nicht an Herzkrankheiten, eine Tatsache, die in direktem Zusammenhang mit der Ernährungsweise steht."[41]

Esselstyn begann die standardmäßigen medizinischen Behandlungsmethoden zu überprüfen. „Mit dem Bewusstsein, dass die medizinischen, angiografischen und chirurgischen Eingriffe lediglich die Symptome der koronaren Herzkrankheit behandelten, und mit der Überzeugung,

---

A    Ein Arbeitsausschuss für Brustkrebs

dass ein grundlegend anderer Behandlungsansatz vonnöten war", beschloss Esselstyn, die Auswirkungen einer Ernährung basierend auf vollwertigen pflanzlichen Nahrungsmitteln auf Menschen mit bestehender koronarer Herzkrankheit zu untersuchen.[42] Unter Anwendung einer minimalen Dosis von cholesterinsenkenden Medikamenten zusammen mit einer sehr fettarmen, pflanzlichen Kost erhielt er die spektakulärsten Ergebnisse, die jemals in der Behandlung von Herzerkrankungen verzeichnet worden sind.[42, 43]

Im Jahr 1985 begann Esselstyn seine Studie mit dem vorrangigen Ziel, den Cholesterinspiegel seiner Patienten auf einen Wert von unter 150 mg/dL zu bringen. Die Patienten wurden angehalten, jedes Nahrungsmittel, das sie zu sich nahmen, in einem Ernährungstagebuch aufzuzeichnen. Fünf Jahre lang traf Esselstyn jede zweite Woche mit seinen Patienten zusammen, um die Entwicklung zu besprechen, Bluttests durchzuführen sowie Blutdruck und Gewicht zu kontrollieren. Diese Treffen tagsüber wurden in einem abendlichen Telefongespräch fortgesetzt, um die Blutbefunde zu besprechen und nochmals zu erörtern, wie die Ernährung anschlug. Zusätzlich trafen sich alle seine Patienten einige Male im Jahr, um über das Behandlungsprogramm zu sprechen, Kontakte zu knüpfen und nützliche Informationen auszutauschen. In anderen Worten war Esselstyn gewissenhaft, engagiert, unterstützend und auf mitfühlende Art streng im zwischenmenschlichen Verhältnis zu seinen Patienten.

Die Ernährung, die auch Esselstyn und seine Frau Ann befolgten, enthielt keinerlei hinzugefügte Fette und beinahe keine Tierprodukte. Esselstyn und seine Kollegen berichten: „[Die Teilnehmer] sollten Öle, Fleisch, Fisch, Geflügel und Milchprodukte, bis auf Magermilch und fettfreien Joghurt, vermeiden".[42] Nach ungefähr fünf Jahren des laufenden Behandlungsprogramms empfahl Esselstyn, dass seine Patienten auch keine Magermilch und keinen Joghurt mehr konsumieren sollten.

Fünf seiner Patienten schieden innerhalb der ersten zwei Jahre aus der Studie aus, somit waren 18 übrig. Diese 18 Patienten waren ursprünglich mit gravierenden Erkrankungen zu Esselstyn gekommen. *Innerhalb von 8 Jahren vor dem Beginn der Studie machten diese 18 Personen 49 koronare Ereignisse durch,* einschließlich Angina pectoris, Bypassoperationen, Herzinfarkten, Schlaganfällen und Angioplastien. Hier handelte es sich nicht um gesunde Herzen. Man könnte sich vorstellen, dass die Motivation dieser Menschen für die Teilnahme an der Studie von der Panik eines herannahenden, frühzeitigen Todes herrührte.[42, 43]

Diese 18 Patienten erzielten bemerkenswerte Erfolge. Zu Beginn der Studie lag ihr durchschnittlicher Cholesterinwert bei 246mg/dL. *Während des Studienverlaufs lag der durchschnittliche Cholesterinwert bei 132mg/dL, deutlich unter der Zielvorgabe von 150mg/dL!*[43] Ihre Werte des „schlechten" LDL-Cholesterins fielen ebenso dramatisch.[42] Aber letztendlich waren die eindrucksvollsten Ergebnisse nicht die niedrigen Cholesterinwerte, sondern die Anzahl der koronaren Ereignisse, die seit Beginn der Studie auftraten.

*In den folgenden 11 Jahren gab es genau EIN koronares Ereignis unter den 18 Patienten, die sich an die Diät hielten.* Dieses Ereignis ereilte einen Patienten, der zwei Jahre lang von dieser Ernährungsweise abwich. Dann litt er infolgedessen an Brustschmerzen (Angina pectoris) und nahm daraufhin seine gesunde Ernährung auf pflanzlicher Basis wieder auf. Der Patient wurde seine Schmerzen wieder los und hatte seitdem keine weiteren Zwischenfälle mehr.[43]

Nicht nur, dass die Erkrankung bei diesen Patienten gestoppt werden konnte, sie wurde sogar rückgängig gemacht. *70 % seiner Patienten erfuhren eine Öffnung ihrer nicht mehr durchgängigen Arterien.*[43] Elf seiner Patienten stimmten einer Angiografie zu. Das ist die Darstellung von Gefäßen mittels Röntgen oder Computertomografie mit Hilfe eines injizierten Kontrastmittels. Bei diesen elf Patienten waren die Blockaden in den Arterien innerhalb der ersten fünf Jahre der Studie durchschnittlich um 7 % verringert. Das mag wenig erscheinen, doch es sollte an dieser Stelle angemerkt werden, dass das beförderte Blutvolumen mindestens 30 % größer ist, wenn der Durchmesser des Gefäßes um 7 % zugenommen hat.[44] Was noch wichtiger ist, es bedeutet den Unterschied zwischen Schmerz (durch Angina pectoris) und Schmerzfreiheit, und tatsächlich zwischen Leben und Tod. Autoren des Fünfjahresberichts schreiben: „Dies ist die längste Studie über fettarme Ernährung in Kombination mit cholesterinsenkenden Arzneimitteln, die bis heute durchgeführt worden ist, und unser Ergebnis einer durchschnittlichen Reduktion der arteriellen Stenose [Blockade] von 7,0 % ist größer als jemals aus vorangehenden Forschungen berichtet wurde."[42]

Ein Arzt schenkte der Studie von Esselstyn besondere Beachtung. Er war lediglich 44 Jahre alt und scheinbar bei guter Gesundheit, als sich herausstellte, dass er ein Herzproblem hatte, das in einem Herzinfarkt gipfelte. Aufgrund der Besonderheit seiner Herzerkrankung gab es nichts, was ihm die konventionelle Medizin gefahrlos anbieten konnte. Er konsultierte Esselstyn und beschloss, am Ernährungsprogramm teilzunehmen. *Nach 32 Monaten hatte er seine Herzerkrankung ohne die cholsesterinsenkende Medikation rückgängig gemacht, und sein Blutcholesterinspiegel war auf 89mg/ dL gesunken.* Im Folgenden sehen Sie eine dramatische Aufnahme der erkrankten Arterie dieses Patienten vor und nach Esselstyns Ernährungsprogramm (Abb. 5.4).[8] Der helle Teil des Bildes stellt das Blut dar, das durch eine Arterie fließt. Der Abschnitt auf dem Bild links (A), der durch eine Klammer markiert ist, weist eine schwere koronare Schädigung auf, wodurch die Menge des Blutflusses reduziert ist. Nach der Befolgung einer Ernährung, basierend auf ganzen Nahrungsmitteln

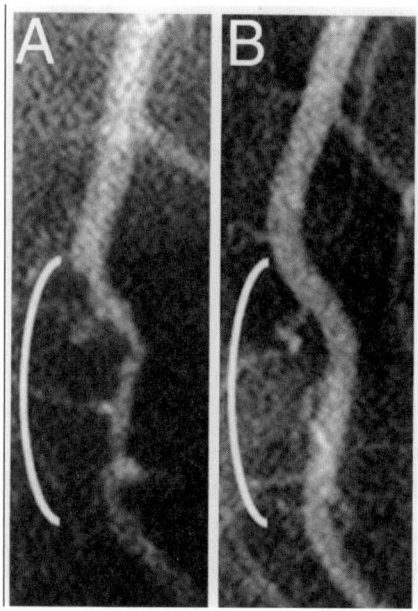

**Abb. 5.4: Koronare Herzarterie vor und nach dem Konsum einer Ernährung auf pflanzlicher Basis**

pflanzlicher Herkunft, öffnete sich dieselbe Arterie wieder, die verheerenden Auswirkungen der Herzerkrankung waren rückgängig gemacht, wodurch wieder ein viel normalerer Blutfluss möglich war, wie auf dem Bild rechts (B) zu sehen ist.

Kann es sein, dass die Patienten von Esselstyn einfach nur Glück hatten? Die Antwort ist nein. Patienten, die derart schwer herzkrank sind, erfahren normalerweise keine Spontanheilungen. Man kann die Wahrscheinlichkeit dieses großen Erfolges auch überprüfen, indem man die fünf Patienten betrachtet, die aus dem Ernährungsprogramm ausgeschieden sind und ihre übliche Versorgung wieder aufnahmen. *Mit dem Stand von 1995 waren diese 5 Personen Opfer* von *10 neuen koronaren Ereignissen.*[42] In der Zwischenzeit, mit dem Stand von 2003 und nach 17 Jahren andauernder Studie, leben noch alle außer einem Patienten, die sich an das Ernährungsprogramm halten, und alle gehen auf ihre Siebziger und Achtziger zu.[45]

Ist irgendeine vernünftige Person imstande, diese Ergebnisse anzufechten? Es scheint unmöglich zu sein. Wenn Sie sich an nichts anderes aus diesem Kapitel erinnern, denken Sie nur an das 49 : 0 - Ergebnis: 49 koronare Ereignisse, die sich vor einer Ernährung basierend auf vollwertigen pflanzlichen Nahrungsmitteln ereignet haben, und kein einziges koronares Ereignis bei jenen Patienten, die sich an eine Ernährung basierend auf vollwertigen pflanzlichen Nahrungsmitteln hielten. Dr. Esselsytyn hatte das geschafft, was die „Große Wissenschaft" seit über 45 Jahren ohne Erfolg versucht: *Er besiegte die koronare Herzkrankheit.*

## Dr. Dean Ornish

In den letzten 15 Jahren trug ein weiterer Gigant auf diesem Gebiet maßgeblich dazu bei, Ernährung an die Spitze des medizinischen Denkansatzes zu bringen: Dr. Dean Ornish. Er ist Abgänger der medizinischen Fakultät in Harvard und durch weit verbreitete Medien bekannt geworden. Er schaffte es, dass sein Behandlungsprogramm bei Herzerkrankungen von einigen Versicherungen abgedeckt wird und schrieb einige erfolgreiche Bücher. Wenn Sie jemals von der Verbindung zwischen Ernährung und Herzkrankheiten gehört haben, dann aller Wahrscheinlichkeit nach aufgrund der Forschungen von Dean Ornish.

Seine bekannteste Arbeit ist seine Lifestyle-Heart-Studie, bei der er 28 Patienten allein mit Änderungen des Lebensstils behandelte.[46] Er setzte diese Patienten auf einen experimentellen Behandlungsplan, und 20 weitere Patienten wurden standardmäßig behandelt. Beide Gruppen wurden sorgfältig beobachtet, und verschiedene Gesundheitsindikatoren wurden gemessen, einschließlich Arterienblockaden, Cholesterinspiegel und Gewicht.

Der Behandlungsplan von Ornish unterschied sich sehr vom Standard der hoch technologisierten modernen Medizin. Er ließ die 28 Patienten in der ersten Woche der Behandlung in einem Hotel unterbringen und beriet sie, was sie zu tun hätten, um ihre Gesundheit wieder herzustellen. Er forderte sie auf, zumindest ein Jahr lang eine fettarme, pflanzliche Kost zu sich zu nehmen. Nur ungefähr 10 % der Kalorienmenge sollten aus Fetten stammen. Sie konnten soviel essen, wie sie wollten, sofern es auf der Liste mit den zulässigen Nahrungsmitteln war, die Obst, Gemüse und Getreide umfasste. Laut den Forschern waren „keine tierischen Produkte erlaubt, außer Eiklar und eine Tasse[A] fettarme Milch oder Joghurt täglich".[46] Zusätzlich zur Ernährung sollte die Gruppe täglich mindestens eine Stunde unterschiedliche Formen von Stressmanagement praktizieren – Meditation, Atemübungen und Entspannungsübungen. Die Patienten wurden zudem aufgefordert, sich drei Stunden in der Woche körperlich zu betätigen, dem Schweregrad ihrer Erkrankung angepasst. Um den Patienten diese Änderungen der Lebensgewohnheiten zu erleichtern, traf sich die Gruppe zweimal pro Woche für jeweils vier Stunden zum Zwecke der gegenseitigen Unterstützung. Ornish und seine Forschungsgruppe

---

A   ca. 240 ml

verwendeten keine Medikamente, chirurgischen Eingriffe oder andere technische Hilfsmittel bei der Behandlung dieser Patienten.[46]

Die Patienten in dieser Versuchsgruppe befolgten so ziemlich alles, was ihnen die Forscher abverlangten, und wurden mit einem besseren Gesundheitszustand und mehr Vitalität belohnt. Durchschnittlich fielen ihre Cholesterinwerte von 227mg/dL auf 172mg/dL. Ihr „schlechtes" LDL-Cholesterin fiel von 152mg/dL auf 95mg/dL. Nach einem Jahr war die Häufigkeit, Dauer und die Schwere ihrer Brustschmerzen stark zurückgegangen. Zudem war es eindeutig, dass, je mehr sich die Patienten an die Empfehlungen bezüglich ihrer Lebensgewohnheiten hielten, desto gesünder wurden ihre Herzen. Die Patienten, die sich im Verlauf des Jahres am meisten an die Therapie hielten, erfuhren eine Verminderung ihrer arteriellen Blockaden um mehr als 4%. Vier Prozent erscheint vielleicht wenig, aber bedenken Sie, dass eine Herzerkrankung ein Leben lang braucht um zu entstehen, daher sind 4% Veränderung in lediglich einem Jahr ein großartiges Resultat. *Insgesamt erlebten 82% der Patienten in der Versuchsgruppe einen Rückgang ihrer Herzkrankheit im Verlauf eines Jahres.*

Den Patienten in der Kontrollgruppe erging es nicht so gut, und das, obwohl sie die üblichen Therapien erhielten. Ihre Brustschmerzen verschlimmerten sich, was die Häufigkeit, die Dauer und den Schweregrad betraf. Zum Beispiel, obwohl die Versuchsgruppe eine Verminderung der Häufigkeit der Brustschmerzen um 91% erfuhr, so gab es in der Kontrollgruppe einen Anstieg von 165% in der Häufigkeit der Brustschmerzen. Ihre Cholesterinwerte waren signifikant höher als die der Patienten in der Versuchsgruppe, und die arteriellen Blockaden nahmen auch an Größe zu. Die Patienten aus der Gruppe, die am wenigsten bedacht auf Änderungen der Ernährungs- und Lebensgewohnheiten war, erfuhren eine Zunahme der arteriellen Blockaden um 8% im Verlauf des Jahres.[46]

Zusammen mit Ornish, Esselstyn und anderen vor ihnen, wie beispielsweise Morrison, bin auch ich davon überzeugt, dass wir *die Strategie schlechthin* in unserem Schlachtplan gegen Herzerkrankungen gefunden haben. Ihre Behandlung mit Hilfe von Ernährung erleichtert nicht nur die Symptome wie Brustschmerzen, sondern behebt auch die Ursache der Krankheit und schließt zukünftige koronare Ereignisse aus. Es gibt keine chirurgischen oder chemischen Behandlungen von Herzkrankheiten – weder an der Cleveland-Klinik noch irgendwo anders – die mit diesen eindrucksvollen Ergebnissen vergleichbar sind.

# Die Zukunft

Die Zukunft ist hoffnungsvoll. Wir wissen nun genug, um Herzkrankheiten nahezu völlig auszuschließen. Wir wissen nicht nur, wie wir diese Erkrankung verhindern können, sondern auch, wie wir sie erfolgreich behandeln können. Wir müssen nicht unsere Brustkörbe öffnen lassen, um Arterien umzuleiten, und wir müssen nicht lebenslang starke Medikamente einnehmen. Indem wir die richtigen Nahrungsmittel essen, können wir unsere Herzen gesund erhalten.

Der nächste Schritt ist, diese diätetische Herangehensweise in großem Umfang umzusetzen, was genau das ist, woran Ornish gegenwärtig arbeitet. Seine Forschungsgruppe begann das Multicenter Lifestyle Demonstration Project, das die Zukunft der Gesundheitsvorsorge für Herzkrankheiten darstellt. Teams aus Gesundheitsexperten an acht unterschiedlichen Standorten wurden ausgebildet, um herzkranke Patienten mit dem Lebensstilinterventions-Programm von Ornish zu behandeln. Die Patienten, die sich für eine Teilnahme qualifizieren, leiden an Herzkrankheiten, die schwer genug sind, um eine Operation zu rechtfertigen. Anstatt sich einer Operation zu unterziehen, können sie an dem einjährigen Lebensstilprogramm teilnehmen. Dieses Behandlungsprogramm begann im Jahr 1993, und bis 1998 gab es 40 Versicherungen, die die Kosten für die ausgewählten Patienten übernahmen.[32]

Bis 1998 nahmen rund 200 Personen an dem Lebensstil-Projekt teil, und die Ergebnisse sind phänomenal. Nach einjähriger Behandlung hatten 65 % der Patienten keine Brustschmerzen mehr. Der Effekt war noch dazu von Dauer. Nach drei Jahren waren über 60 % der Patienten immer noch schmerzfrei.[32]

Der gesundheitliche Nutzen kam dem ökonomischen Nutzen gleich. Über eine Million Operationen an Herzkranken werden jährlich durchgeführt.[32] Im Jahr 2002 betrugen die Ärzte- und Krankenhauskosten für herzkranke Patienten 78,1 Milliarden US-Dollar, wobei hier die Kosten für Medikamente sowie für die medizinische Versorgung zuhause und in Pflegeheimen nicht beinhaltet sind.[2] Ein angioplastischer Eingriff allein kostet US $ 31.000, und eine Bypassoperation kostet US $ 46.000.[32] Zum deutlichen Unterschied dazu kostet das einjährige Lebensstilinterventions-Programm lediglich US $ 7.000. Anhand eines Vergleichs der Patienten, die sich dem Lebensstilprogramm unterzogen, mit denen, die den traditionellen Weg der Operation gegangen sind, zeigten Ornish und seine Kollegen, dass das Lebensstilprogramm durchschnittlich US $ 30.000 pro Patient einspart.[32]

Viel Arbeit ist noch zu tun. Das Gesundheitssystem ist so aufgebaut, dass es von chemischen und chirurgischen Eingriffen profitiert. Ernährung nimmt nach wie vor eine unbedeutende Stellung weit hinter Medikamenten und Operationen ein. Eine Kritik, die ständig in der Ernährungsdiskussion abgegeben wird, ist, dass Patienten derart grundlegende Veränderungen nicht durchführen würden. Ein Arzt erhebt den Vorwurf, dass Esselstyns Patienten ihre Ernährungsgewohnheiten nur wegen Esseltyns „fanatischer Überzeugung" änderten.[47] Diese Kritik ist nicht nur falsch und für die Patienten beleidigend, sie ist auch eine sich selbst erfüllende Voraussage. Wenn Ärzte nicht daran glauben, dass Patienten ihre Ernährung ändern werden, werden sie es vernachlässigen, sie über die Möglichkeiten der Ernährung zu informieren, oder sie tun es auf eine kurz angebundene und abwertende Weise. Es gibt keine größere Respektlosigkeit eines Arztes gegenüber seinen Patienten als das Vorenthalten potenziell lebensrettender Informationen aufgrund der Mutmaßung, dass Patienten ihre Lebensgewohnheiten nicht ändern wollen.

Gut meinende Institutionen sind von einer derartigen Engstirnigkeit nicht ausgenommen. Die American Heart Association empfiehlt bei Herzerkrankungen eine Diät, die Mäßigung befürwortet, anstatt wissenschaftlich bewiesener Tatsachen. Das National Cholesterol Education Program macht genau das Gleiche. Diese Organisationen preisen gemäßigte Diäten mit minimalen, unbedeutenden Veränderungen als „Zielsetzung" für eine gesunde Lebensführung an. Wenn Sie ein hohes Risiko für eine Herzerkrankung haben oder bereits daran erkrankt sind, wird Ihnen eine Diät empfohlen, die 30 % der Kaloriengesamtmenge aus Fetten bezieht (7 % der gesamten Kalorien aus gesättigten Fetten) und weniger als 200mg Nahrungscholesterin täglich enthält.[48, 49] Laut diesen Organisationen sollten wir zudem unseren Blutcholesterinspiegel unter dem „wünschenswerten" Wert von 200 mg/dL halten.[49]

Diese ehrwürdigen Organisationen geben der amerikanischen Öffentlichkeit nicht die aktuellsten wissenschaftlichen Informationen. Während uns gesagt wird, dass ein Blutcholesterinspiegel von 200 mg/dL „wünschenswert" ist[A], *wissen wir, dass 35 % aller Herzinfarkte Amerikaner treffen, die einen Cholesterinspiegel zwischen 150 und 200 mg/dL aufweisen*[50] (ein wirklich sicherer Cholesterinspiegel ist unter 150 mg/dL). Wir wissen auch, dass die effizienteste Umkehrung von Herzerkrankungen, die jemals erreicht worden ist, bei einem 10 %igen Fettanteil der Gesamtkalorienmenge auftrat. Studien haben eindeutig gezeigt, dass viele Patienten, die sich an die von der Regierung empfohlenen gemäßigten Diäten halten, einen *fortschreitenden Verlauf ihrer Herzkrankheit* erleben.[51] Die unschuldigen Opfer sind gesundheitsbewusste Amerikaner, die diese Empfehlungen befolgen, ihre Cholesterinwerte bei ungefähr 180 oder 190 mg/dL halten, nur um dann mit einem Herzinfarkt belohnt zu werden, der zu einem frühzeitigen Tod führt.

Um dem Ganzen noch eines draufzusetzen, schreibt das National Cholesterol Education Program alarmierenderweise: „Veränderungen der Lebensgewohnheiten sind die kostspieligste Alternative, um das Risiko für KHK [koronare Herzkrankheiten] zu reduzieren. Viele Personen benötigen zusätzlich LDL-[cholesterin]senkende Medikamente."[49] Kein Wunder, dass es mit Amerikas Gesundheit bergab geht. Die diätetischen Empfehlungen für die kränksten Herzkranken unter uns, die von angeblich seriösen Institutionen vorgegeben werden, sind gravierend verwässert und gehen mit der Warnung einher, dass wir wahrscheinlich ohnehin lebenslang Medikamente nehmen müssen.

Unsere führenden Organisationen befürchten, dass niemand auf sie hören würde, wenn sie mehr als nur moderate Veränderungen empfehlen. Aber die vom Gesundheitssystem empfohlenen Diäten sind nicht annähernd so gesund wie die Ernährungsempfehlungen, für die sich Esselstyn und Ornish einsetzen. Tatsache ist, dass ein Blutcholesterinwert von 200mg/dL nicht ungefährlich ist, eine 30 % fetthaltige Ernährung nicht „fettarm" ist, und der Konsum von Nahrungsmitteln, die mehr als 0,0 mg Cholesterin enthalten, ungesund ist. Unsere Gesundheitseinrichtungen führen die Öffentlichkeit bezüglich Herzkrankheiten vorsätzlich in die Irre, und das alles im Namen des „Maßhaltens".

Egal ob Wissenschaftler, Ärzte und politische Entscheidungsträger daran glauben, dass die Öffentlichkeit etwas ändern wird oder auch nicht, so muss der Laie darüber Bescheid wissen, dass eine Ernährung, die auf vollwertigen pflanzlichen Nahrungsmitteln basiert, bei weitem die gesündeste Ernährungsform ist. In ihrer wegweisenden Arbeit über die bedeutende Studie „Lifestyle Heart Trial" schrieben die Autoren Dean Ornish und seine Forscherkollegen: *„Der Sinn unserer Studie war herauszufinden, was wahr ist und nicht, was praktischer ist* [meine Hervorhebung]".[46]

Wir wissen nun, was wahr ist: Eine Ernährung, die aus vollwertigen pflanzlichen Nahrungsmitteln besteht, kann Herzkrankheiten verhindern und behandeln und somit hunderttausenden Amerikanern jährlich das Leben retten.

---

A   Auch nachzulesen auf der Webseite der Deutschen Gesellschaft für Ernährung e.V.: http://www.dge.de/modules.php?name=News&file=article&sid=611; die Europäer übernehmen brav diese offiziellen Informationen aus den USA.

William Castelli, der langjährige Leiter der Framingham Herzstudie, einem Meilenstein der Forschung über Herzkrankheiten, setzt sich für eine Ernährung bestehend aus vollwertigen pflanzlichen Nahrungsmitteln ein.

Esselstyn, der die signifikanteste Umkehrung von Herzerkrankungen zeigte, die es je in der Medizingeschichte gegeben hat, setzt sich für eine Ernährung bestehend aus vollwertigen pflanzlichen Nahrungsmitteln ein.

Ornish, der Pionierarbeit in der Umkehrung von Herzkrankheiten leistete, ohne den Einsatz von Medikamenten oder chirurgischen Eingriffen, und der den umfassenden ökonomischen Nutzen für Patienten und Krankenversicherungen bewiesen hat, setzt sich für eine Ernährung bestehend aus pflanzlichen, ganzen Nahrungsmitteln ein.

Nun ist die Zeit für große Hoffnung und Herausforderungen gekommen, eine Zeit, in der Menschen ihre Gesundheit selbst in die Hand nehmen können. Einer der besten und einfühlsamsten Ärzte, die ich je getroffen habe, bringt es auf den Punkt:

*Das kollektive Wissen und Gewissen unseres Berufstandes steht auf dem Prüfstand wie noch nie zuvor. Jetzt ist es an der Zeit für uns, den Mut für legendäre Arbeit aufzubringen.*

– Dr. Caldwell B. Esselstyn Jr.[8]

# Kapitel 6
# Adipositas<sup>A</sup>

Vielleicht haben Sie ja die Nachrichten schon gehört.
Vielleicht haben Sie einen Blick auf die schwindelerregenden Statistiken über die von Adipositas betroffenen Amerikanern geworfen.
Vielleicht haben Sie einfach nur bemerkt, dass – verglichen mit der Zeit vor einigen Jahren – immer mehr Leute in den Lebensmittelgeschäften übergewichtig sind.

Vielleicht waren Sie in Klassenzimmern, auf Spielplätzen oder in Kindertagesstätten und haben bemerkt, dass viele Kinder bereits infolge von Übergewicht behindert sind und kaum ein paar Meter laufen können ohne außer Atem zu sein.

Unser Kampf mit dem Gewicht ist heutzutage schwer zu übersehen. Schlagen Sie eine Zeitung oder Illustrierte auf, oder schalten Sie das Radio oder den Fernsehen ein – und Sie wissen, dass wir ein Gewichtsproblem haben. Tatsächlich sind zwei von drei erwachsenen Amerikanern übergewichtig, und ein Drittel der erwachsenen Bevölkerung ist adipös. Nicht nur, dass diese Zahlen hoch sind, sondern auch die Geschwindigkeit, mit der sie ansteigen, ist bedenklich (Abb. 1.2, S. 14f und S. 343f)[1]

Aber was bedeuten die Begriffe „übergewichtig" und „adipös"? Die standardmäßige Berechnung für die Körpermasse ist der Body-Mass-Index (BMI) oder Körpermasseindex. Er repräsentiert das Körpergewicht (in Kilogramm) in Relation zur Körpergröße (in Metern) zum Quadrat. Bei den meisten offiziellen Richtwerten bedeutet ein BMI über 25 Übergewicht und ein BMI über 30 Adipositas. Derselbe Maßstab wird prinzipiell für Männer wie Frauen verwendet. Laut der DGE (Deutsche Gesellschaft für Ernährung) liegt das Normalgewicht bei Männern im Intervall von 20 bis 25 kg/m², während es sich bei Frauen zwischen 19 und 24 kg/m² befindet (Anmerkung des dt. Verlags). Sie können Ihren eigenen BMI ermitteln, indem Sie die Tabelle 6.1a benutzen.

| | Normal | | | | | | Übergewicht | | | | | Adipositas | | |
|---|---|---|---|---|---|---|---|---|---|---|---|---|---|---|
| **BMI** | 19 | 20 | 21 | 22 | 23 | 24 | 25 | 26 | 27 | 28 | 29 | 30 | 35 | 40 |
| **Größe in m** | Gewicht in kg | | | | | | | | | | | | | |
| **1,50** | 42,75 | 45,00 | 47,25 | 49,50 | 51,75 | 54,00 | 56,25 | 58,50 | 60,75 | 63,00 | 65,25 | 67,50 | 78,75 | 90,00 |
| **1,55** | 45,65 | 48,05 | 50,45 | 52,86 | 55,26 | 57,66 | 60,06 | 62,47 | 64,87 | 67,27 | 69,67 | 72,08 | 84,09 | 96,10 |
| **1,60** | 48,64 | 51,20 | 53,76 | 56,32 | 58,88 | 61,44 | 64,00 | 66,56 | 69,12 | 71,68 | 74,24 | 76,80 | 89,60 | 102,40 |
| **1,65** | 51,73 | 54,45 | 57,17 | 59,90 | 62,62 | 65,34 | 68,06 | 70,79 | 73,51 | 76,23 | 78,95 | 81,68 | 95,29 | 108,90 |
| **1,70** | 54,91 | 57,80 | 60,69 | 63,58 | 66,47 | 69,36 | 72,25 | 75,14 | 78,03 | 80,92 | 83,81 | 86,70 | 101,15 | 115,60 |

---

A    Adipositas, engl. obesity: krankhaftes Übergewicht, das zu gesundheitlicher Beeinträchtigung führt.

| | Normal | | | | | | Übergewicht | | | | | Adipositas | | |
|---|---|---|---|---|---|---|---|---|---|---|---|---|---|---|
| BMI | 19 | 20 | 21 | 22 | 23 | 24 | 25 | 26 | 27 | 28 | 29 | 30 | 35 | 40 |
| Größe in m | Gewicht in kg | | | | | | | | | | | | | |
| 1,75 | 58,19 | 61,25 | 64,31 | 67,38 | 70,44 | 73,50 | 76,56 | 79,63 | 82,69 | 85,75 | 88,81 | 91,88 | 107,19 | 122,50 |
| 1,80 | 61,56 | 64,80 | 68,04 | 71,28 | 74,52 | 77,76 | 81,00 | 84,24 | 87,48 | 90,72 | 93,96 | 97,20 | 113,40 | 129,60 |
| 1,85 | 65,03 | 68,45 | 71,87 | 75,30 | 78,72 | 82,14 | 85,56 | 88,99 | 92,41 | 95,83 | 99,25 | 102,68 | 119,79 | 136,90 |
| 1,90 | 68,59 | 72,20 | 75,81 | 79,42 | 83,03 | 86,64 | 90,25 | 93,86 | 97,47 | 101,08 | 104,69 | 108,30 | 126,35 | 144,40 |
| 1,95 | 72,25 | 76,05 | 79,85 | 83,66 | 87,46 | 91,26 | 95,06 | 98,87 | 102,67 | 106,47 | 110,27 | 114,08 | 133,09 | 152,10 |
| 2,00 | 76,00 | 80,00 | 84,00 | 88,00 | 92,00 | 96,00 | 100,00 | 104,00 | 108,00 | 112,00 | 116,00 | 120,00 | 140,00 | 160,00 |

**Tab. 6.1a: Tabelle des Body-Mass-Index (BMI) – Körpermasseindex**

| | starkes Untergewicht | mäßiges Untergewicht | leichtes Untergewicht | Normal-gewicht | Prä-Adipositas | Adipositas Grad I | Adipositas Grad II | Adipositas Grad III |
|---|---|---|---|---|---|---|---|---|
| BMI | <16 | 16–17 | 17–18,5 | 18,5–25 | 25–30 | 30–35 | 35–40 | ≥ 40 |

(Quelle: WHO, Global Database on Body Mass Index, 2004/2008)

**Tab. 6.1b: BMI Klassifikation nach WHO (Ergänzung des dt. Verlags)**

# Adipöse Kinder

Der wahrscheinlich deprimierendste Aspekt ist die wachsende Zahl von übergewichtigen und adipösen Kindern. Ungefähr 15 % der amerikanischen Jugendlichen (vom 6. bis 19. Lebensjahr) sind übergewichtig. Weitere 15 % laufen Gefahr, übergewichtig zu werden.[2]

Übergewichtige Kinder sind einer großen Bandbreite von psychologischen und sozialen Anforderungen ausgesetzt. Wie Sie wissen, haben Kinder die Gabe, direkt und unverblümt zu sein. Manchmal kann ein Spielplatz zu einem erbarmungslosen Ort werden. Für übergewichtige Kinder ist es schwieriger, Freundschaften zu schließen. Oft werden sie für faul und schlampig gehalten. Sie neigen viel eher zu Verhaltensauffälligkeiten und Lernschwierigkeiten. Der Mangel an Selbstwertgefühl, der sich wahrscheinlich in der Pubertät manifestiert, kann für immer andauern.[3]

Junge Menschen, die übergewichtig sind, weisen sehr wahrscheinlich viele gesundheitliche Probleme auf. Ihre Cholesterinwerte sind häufig erhöht, was ein Frühindikator für unzählige tödliche Erkrankungen sein kann. Sie neigen eher zu Problemen mit Glukoseintoleranz und infolgedessen zu Diabetes. Die Fälle von Typ II-Diabetes, der früher nur bei Erwachsenen vorkam, steigen bei Jugendlichen sprunghaft an (siehe auch Kapitel 7 und 9, in denen Kindheitsdiabetes eingehender behandelt wird). Erhöhter Blutdruck tritt bei adipösen Kindern neunmal häufiger auf. Schlafapnoe, die zu neurokognitiven Problemen führen kann, tritt bei einem von neun adipösen Kindern auf. Eine Vielzahl unterschiedlicher Knochenleiden kommt bei adipösen Kindern häufiger vor. Und was am wichtigsten ist, ein junger adipöser Mensch wird viel eher zu einem adipösen Erwachsenen werden,[3] was die Wahrscheinlichkeit lebenslanger gesundheitlicher Probleme stark erhöht.

# Die Folgen für den Erwachsenen

Falls Sie adipös sind, können Sie vielleicht viele Dinge nicht tun, die Ihr Leben freudvoller machen würden. Sie stellen vielleicht fest, dass Sie nicht genug Energie haben, um mit Ihren Kindern oder Enkelkindern zu spielen, dass Sie keine langen Spaziergänge machen können, nicht an sportlichen Aktivitäten teilnehmen können, keinen bequemen Sitz in einem Kino oder Flugzeug finden oder kein aktives Sexualleben haben. Vielmehr kann sogar das ruhige Sitzen in einem Sessel ohne Rücken- oder Gelenksschmerzen unmöglich sein. Vielen fällt das Stehen schwer wegen der Knie. Das Mitschleppen von zuviel Gewicht kann die körperliche Mobilität dramatisch beeinträchtigen sowie auch die Arbeit, die mentale Gesundheit, die Selbstwahrnehmung und das soziale Leben. Sie sehen also, hier geht es nicht um den Tod, sondern es geht in Wirklichkeit darum, dass Sie viele der erfreulicheren Dinge des Lebens versäumen.[4]

Es ist klar, dass sich niemand *wünscht*, übergewichtig zu sein. Warum sind also zwei von drei erwachsenen Amerikanern übergewichtig? Warum ist ein Drittel der Bevölkerung adipös?

Das Problem hat nichts mit Geldmangel zu tun. Im Jahr 1999 beliefen sich die geschätzten Kosten für die medizinische Versorgung in Zusammenhang mit Adipositas auf 70 Milliarden US-Dollar.[5] Im Jahr 2002, nur drei Jahre später, beliefen sich diese Kosten laut American Obesity Association auf 100 Milliarden US-Dollar.[6] Das ist aber nicht alles. Rechnen Sie noch 30–40 Milliarden US-Dollar aus der eigenen Tasche dazu, die wir für den Versuch aufwenden, um das Übergewicht von vornherein zu vermeiden.[5] Spezielle Abnehmdiäten und das Schlucken von Pillen, um unseren Appetit zu vermindern oder unseren Stoffwechsel zu verändern, sind zum nationalen Zeitvertreib avanciert. Diese Dinge stellen ein ökonomisches schwarzes Loch dar, das unser Geld verschlingt, ohne irgendetwas als Gegenleistung anzubieten. Stellen Sie sich vor, Sie zahlen einem Kundendiensttechniker für die Reparatur Ihrer Küchenspüle US $ 40, und dann – zwei Woche später – platzen die Abflussrohre, überschwemmen die Küche, und die Reparaturkosten hierfür belaufen sich auf US $ 500. Ich bin sicher, Sie würden diesen Mann nicht mehr beauftragen, Ihre Küchenspüle noch einmal zu reparieren! Warum hören wir dann nicht auf, ständig Abmagerungskuren, Bücher, Getränke, Energieriegel und diverses Zeug auszuprobieren, wenn sie nicht halten, was sie versprechen?

Ich weiß Menschen zu würdigen, die versuchen ein gesundes Gewicht zu erreichen. Ich stelle den Wert und die Würde von übergewichtigen Menschen genauso wenig in Frage wie von jenen, die unter Krebs leiden. Meine Kritik wendet sich gegen ein gesellschaftliches System, das dieses Problem erlaubt und sogar ermutigt. Ich bin zum Beispiel der Ansicht, dass wir in einem Meer von sehr schädlichen Informationen ertrinken, die größtenteils zu dem Zwecke verbreitet werden, um Geld in die Taschen anderer zu stopfen. Was wir infolgedessen wirklich brauchen, ist ein neues Lösungskonzept, das nützliche Informationen für den individuellen Menschen beinhaltet, zu einem Preis, der für alle erschwinglich ist.

# Die Lösung

Die Lösung aller Gewichtsprobleme ist eine Ernährung, die auf vollwertigen pflanzlichen Nahrungsmitteln basiert, verbunden mit einem angemessenen Maß an körperlicher Betätigung. Es handelt sich hierbei vielmehr um eine langfristige Änderung der Lebensgewohnheiten, die eine anhaltende Gewichtsreduktion bewirkt und gleichzeitig das Risiko chronischer Erkrankungen minimiert, als um eine kurzfristige Modediät.

Haben Sie jemals jemanden gekannt, der regelmäßig frisches Obst, Gemüse und Vollkornprodukte isst, und nur selten, wenn überhaupt, Fleisch oder denaturierte Nahrungsmittel wie Chips, Pommes Frites oder Schokoriegel konsumiert? Wie ist sein Gewicht? Wenn Sie viele Menschen wie diese kennen, haben Sie wahrscheinlich bemerkt, dass sie zu einem gesunden Gewicht tendieren. Nun denken Sie an die traditionellen Kulturen auf der ganzen Welt. Denken Sie an traditionelle asiatische Kulturen (China, Japan, Indien), in denen einige Milliarden Menschen seit tausenden von Jahren eine auf hauptsächlich pflanzlichen Nahrungsmitteln basierende Kost zu sich nehmen. Es ist schwer, sich diese Leute – zumindest bis vor kurzem – anders als schlank vorzustellen.

Nun stellen Sie sich einen Mann vor, der bei einem Baseballspiel gerade zwei Hotdogs kauft und sein zweites Bier bestellt, oder eine Frau, die einen Cheeseburger und Pommes Frites in einem Fastfood-Restaurant bestellt. Die Leute in dieser Vorstellung sehen anders aus, oder? Unglücklicherweise wird aus dem Kerl, der seine Hotdogs mampft und sein Bier schlürft, zusehends das typisch amerikanische Image. Ich hatte Besucher aus anderen Ländern, die mir erzählten, dass eines der ersten Dinge, die sie bei der Ankunft in unserem guten Land bemerkten, die außerordentliche Anzahl dicker Menschen war.

Die Lösung dieses Problems erfordert keine magischen Tricks oder komplexe Gleichungen, Blutgruppenanalysen oder das Zählen von Kohlenhydraten oder Gewissenskämpfe. Vertrauen Sie einfach Ihren Beobachtungen, wer schlank, energiegeladen und gesund ist, und wer dies alles nicht ist. Oder vertrauen Sie den Ergebnissen einiger eindrucksvoller Studien, die immer wieder zeigen, dass Vegetarier und Veganer schlanker sind als ihre Fleisch essenden Mitmenschen. Die Teilnehmer in diesen Studien, die vegetarisch oder vegan leben, sind ca. zwischen 3 und 14 kg leichter als ihre Mitbürger.[7–13]

In einer unabhängigen Interventionsstudie wurden die übergewichtigen Teilnehmer dazu angehalten, beliebig viel fettarme, vollwertige pflanzliche Nahrungsmittel zu essen. Innerhalb dreier Wochen verloren diese Leute durchschnittlich 7,7 kg.[14] Am Pritikin-Center erzielten 4.500 Patienten, die an einem dreiwöchigen Programm teilnahmen, ähnliche Resultate. Durch hauptsächlich pflanzliche Ernährung und gleichzeitiger körperlicher Bewegung verloren die Klienten des Center 5,5 % ihres Körpergewichts innerhalb von drei Wochen.[15]

Folgende Ergebnisse wurden von weiteren Interventionsstudien veröffentlicht, in denen die Teilnehmer auf eine fettarme Kost, bestehend aus vollwertigen Nahrungsmitteln aus größtenteils pflanzlicher Herkunft, gesetzt wurden:

- Ungefähr 1,0 bis 2,3 kg Gewichtsreduktion nach 12 Tagen[16]
- Ungefähr 4,5 kg Gewichtsreduktion nach 3 Wochen[17, 18]

- Ungefähr 7,25 kg Gewichtsreduktion nach 12 Wochen[19]
- Ungefähr 11 kg Gewichtsreduktion nach einem Jahr[20]

All diese Resultate zeigen, dass Sie der Konsum einer Kost aus hauptsächlich vollwertigen pflanzlichen Nahrungsmitteln bei der Gewichtsabnahme unterstützen wird, und dies außerdem auf schnelle Weise passieren wird. Die einzige Frage ist, wie viel Gewicht Sie verlieren können. In den meisten dieser Studien verloren diejenigen die meisten Pfunde, die zu Beginn das größte Übergewicht hatten.[21] Nach der anfänglichen Gewichtsabnahme kann das Gewicht langfristig gehalten werden, indem man die Ernährungsweise weiterhin beibehält. Das Wichtigste ist, dass eine Gewichtsreduktion, die auf diese Weise erfolgt, meist mit nachhaltigem Wohlbefinden einhergeht.

Es gibt natürlich einige Menschen, die zwar eine pflanzliche Ernährung befolgen und trotzdem nicht abnehmen. Dafür gibt es einige sehr gute Gründe. Zuallererst wird eine Gewichtsabnahme trotz pflanzlicher Kost viel weniger wahrscheinlich eintreten, wenn die Kost zu viele raffinierte Kohlenhydrate enthält. *Süßigkeiten, Mehlspeisen und Nudeln genügen nicht.* Diese Nahrungsmittel sind reich an schnell verdaulichen Zuckern und Stärke. Insbesondere Mehlspeisen sind oftmals auch noch sehr fettreich. Wie bereits in Kapitel 4 erwähnt, zählen diese hochgradig raffinierten, unnatürlichen Nahrungsmittel nicht zu einer Ernährung aus pflanzlichen Nahrungsmitteln, die eine Gewichtsabnahme und Gesundheit bewirken. Dies ist einer der Hauptgründe, warum ich mich üblicherweise auf eine Ernährung, bestehend aus *vollwertigen Nahrungsmitteln* pflanzlicher Herkunft, beziehe, wenn es um die optimale Ernährung geht.

Denken Sie daran, dass eine strikte vegetarische Kost nicht notwendigerweise das gleiche ist wie eine Kost, die auf vollwertigen pflanzlichen Nahrungsmitteln basiert. Einige Menschen werden Vegetarier und ersetzen das Fleisch bloß durch Milchprodukte, zusätzliche Fette und raffinierte Kohlenhydrate, die Nudeln aus raffiniertem Getreide, Süßigkeiten und Mehlspeisen einschließen. Ich bezeichne diese Leute als „Junkfood-Vegetarier", weil sie keine nährstoffreiche Kost zu sich nehmen.

Eine Gewichtsabnahme ist zweitens schwer zu erreichen, wenn eine Person nie körperlich aktiv ist. Ein vernünftiges Maß an körperlicher Betätigung, die regelmäßig betrieben wird, kann hohen Gewinn bringen.

Drittens weisen einige Menschen eine familiäre Neigung zu Übergewicht auf, was die Gewichtsabnahme schwieriger machen kann. Wenn Sie eine dieser Personen sind, kann ich nur sagen, dass Sie mit Ihrer Ernährung und körperlichen Bewegung wahrscheinlich besonders strikt sein sollten. Im ländlichen Raum Chinas stellten wir fest, dass es adipöse Menschen einfach nicht gab, trotz der Tatsache, dass chinesische Einwanderer in westlichen Ländern sehr wohl von Adipositas betroffen waren. Nun, so wie die Ernährungs- und Lebensgewohnheiten der Menschen in China immer mehr den unseren ähneln, so verändern sich auch ihre Körper und werden den unseren ähnlicher. Für einige dieser Menschen mit entsprechender genetischer Veranlagung bedarf es nicht viel ungesunden Essens, bis eine Änderung ihrer Ernährungsgewohnheiten zu Problemen führt.

Das Bewahren eines gesunden Körpergewichts ist eine langfristige Entscheidung für eine Art der Lebensführung. Modeerscheinungen bzw. Werbegags, die zu beeindruckenden großen und raschen Gewichtsabnahmen führen, funktionieren auf längere Sicht gesehen nicht. Der kurzfristige Erfolg sollte nicht mit langfristigen Schmerzen einhergehen, wie zum Beispiel Nierenproblemen, Herzleiden, Krebs, Knochen- und Gelenkbeschwerden und anderen Problemen, die durch populäre Modediäten verursacht werden können. Wenn das Gewicht langsam und stetig über Monate und Jahre hinweg zugenommen worden ist, warum würden Sie dann erwarten, dass man es auf gesunde Weise innerhalb von einigen Wochen wieder loswerden kann? Die Gewichtsreduktion als Wettlauf anzusehen, funktioniert nicht. Dies bewirkt nur, dass der Diäthalter so schnell wie möglich die Diät wieder beenden und zu seinen alten Ernährungsgewohnheiten zurück möchte, die ihn überhaupt erst dazu gebracht hatten, abnehmen zu müssen. Eine sehr große Untersuchung von 21.105 Vegetariern und Veganern[13] zeigte, dass der Body-Mass-Index „[...] bei denjenigen geringer war, die sich über fünf oder mehr Jahre hinweg an die Ernährung hielten" verglichen mit Menschen, die weniger als fünf Jahre diese Ernährung befolgten.

## Es klappt auch bei Ihnen!

Demzufolge gibt es eine Lösung für das Übergewichtsproblem. Aber wie können Sie diese in Ihrem eigenen Leben anwenden?

Zuallererst verwerfen Sie alle Vorstellungen über das Zählen von Kalorien. Allgemein gesprochen können Sie essen, so viel Sie wollen und trotzdem abnehmen – *sofern Sie die richtige Art von Nahrungsmitteln zu sich nehmen* (für nähere Informationen beachten Sie bitte Kapitel 12). Zweitens hören Sie auf, Verzicht, Entbehrungen und fades Essen zu erwarten. Das ist nicht nötig. Sich hungrig zu fühlen, ist ein Zeichen dafür, dass etwas nicht stimmt. Anhaltender Hunger führt dazu, dass Ihr Körper den gesamten Stoffwechsel aus Abwehr verlangsamt. Außerdem verfügt unser Körper über Mechanismen, die es natürlicherweise ermöglichen, dass genau die richtige Menge pflanzlicher Nahrungsmittel uns nährt, ohne dass wir über jeden Happen, den wir zu uns nehmen, nachdenken müssen. Es erlaubt eine sorglose Art zu essen. Geben Sie Ihrem Körper die richtigen Nahrungsmittel, und er wird genau das Richtige damit tun.

In einigen Studien konsumieren diejenigen weniger Kalorien, die eine fettarme Kost, basierend auf vollwertigen pflanzlichen Nahrungsmitteln, befolgen. Der Grund dafür ist nicht, dass sie hungern. Tatsächlich verbringen sie wahrscheinlich mehr Zeit mit Essen und nehmen größere Mengen an Nahrung zu sich als ihre Fleisch essenden Mitmenschen.[22] Der Grund dafür ist, dass Obst, Gemüse und Getreide – als ganze Nahrungsmittel konsumiert – viel weniger Kalorien enthalten als Tierprodukte und zugesetzte Fette. Jeder Löffel und jede Tasse dieser Nahrungsmittel enthält weniger Kalorien. Vergessen Sie nicht, dass Fett 9 kcal/g enthält, während Kohlenhydrate und Protein nur 4 kcal/g liefern. Darüber hinaus enthalten ganze Früchte, Gemüse und Getreide sehr viele Ballaststoffe, die zu Ihrem Sättigungsgefühl beitragen[22, 23] und dennoch beinahe keine Kalorien zu Ihrer Mahlzeit beisteuern. Daher können Sie durch den Genuss einer gesunden Mahlzeit die Kalorien verringern, die Sie konsumieren, verdauen und aufnehmen, selbst wenn Sie signifikant größere Mengen essen.

Dieser Effekt für sich allein genommen ist allerdings noch keine ausreichende Begründung für den Nutzen einer Ernährung mit vollwertigen pflanzlichen Nahrungsmitteln. Die gleichen

Kritikpunkte, die ich gegen die Atkins-Diät und andere populäre „low-carb", also kohlenhydrat-arme Diäten vorgebracht habe (Kapitel 4), können auch bei kurzfristigen Untersuchungen angewendet werden, in denen die Studienteilnehmer weniger Kalorien mittels einer pflanzlichen Kost konsumieren. Auf Dauer wird es diesen Teilnehmern schwer fallen, eine ungewöhnlich niedrige Kalorienmenge zu konsumieren. Gewichtsabnahme aufgrund einer Kalorienreduktion führt selten zu einer langfristigen Beibehaltung des Gewichts. Daher spielen zusätzliche Studien eine derart entscheidende Rolle in der Begründung des gesundheitlichen Nutzens einer Ernährung, die auf vollwertigen pflanzlichen Nahrungsmittel basiert – Studien, die beweisen, dass der Effekt der Gewichtsabnahme auf mehr als auf einfache Kalorieneinschränkung zurückzuführen ist.

Diese Studien dokumentieren die Tatsache, dass *Vegetarier die gleiche Menge oder sogar signifikant mehr Kalorien als ihre Fleisch essenden Mitmenschen zu sich nehmen und trotzdem immer noch schlanker sind.*[11, 24, 25] Die China Study zeigte, dass Chinesen aus dem ländlichen Raum, die pflanzliche Kost zu sich nehmen, signifikant mehr Kalorien pro Kilogramm Körpergewicht konsumieren als Amerikaner. Die meisten Menschen würden nun automatisch annehmen, dass diese Chinesen daher dicker als ihre Fleisch essenden Mitmenschen wären. Aber hier ist der Clou: *Ländliche Chinesen sind trotzdem schlanker, obwohl sie größere Nahrungsmengen und mehr Kalorien zu sich nehmen.* Ein Großteil dieses Effekts ist zweifellos auf die umfangreichere körperliche Betätigung zurückzuführen. Allerdings erfolgte dieser Vergleich zwischen durchschnittlichen Amerikanern und den am wenigsten körperlich aktiven Chinesen – jenen, die Bürotätigkeit leisten. Überdies wurden Studien in Israel[24] und Großbritannien[11] durchgeführt, wobei keines dieser Länder eine hauptsächlich agrarwirtschaftliche Kultur aufweist. Sie zeigen, dass Vegetarier dieselbe oder eine bedeutend höhere Kalorienmenge konsumieren können und dennoch weniger Gewicht haben.

Was ist das Geheimnis? Ein Faktor, den ich bereits an früherer Stelle erwähnte, ist der Prozess der Thermogenese, was sich auf die Produktion von Körperwärme während der Stoffwechselprozesse bezieht. Es wurde beobachtet, dass Vegetarier eine etwas höhere Stoffwechselrate in Ruhephasen aufweisen,[26] was bedeutet, dass sie etwas mehr ihrer aufgenommenen Kalorien als Körperwärme verbrennen, anstatt sie als Körperfett zu speichern.[27] Eine relativ gering erhöhte Stoffwechselrate entspricht einer recht hohen Kalorienanzahl, die im Laufe von 24 Stunden verbrannt wird. Der Großteil der wissenschaftlichen Grundlage über dieses Phänomen wurde in Kapitel 4 präsentiert.

## Körperliche Betätigung

Der Fett abbauende Effekt durch körperliche Aktivität ist offensichtlich. Wissenschaftliche Belege stimmen dem zu. Eine kürzlich erschienene Übersichtsarbeit von glaubwürdigen Studien verglich das Verhältnis zwischen Körpergewicht und körperlicher Betätigung[28] und zeigte, dass Menschen, die körperlich aktiver sind, weniger Gewicht aufwiesen. Eine andere Reihe von Studien zeigte, dass regelmäßige körperliche Betätigung dabei unterstützte, das Gewicht, das ursprünglich durch Übungsprogramme abgenommen wurde, nicht wieder zuzunehmen.

Auch das ist keine große Überraschung. Ein Trainingsprogramm beginnen und dann wieder damit aufhören, ist keine gute Idee. Es ist besser, körperliche Betätigung in Ihre Lebensgewohnheiten einzubauen, sodass Sie im Ganzen fitter werden und bleiben und nicht nur Kalorien verbrennen.

Wie viel Bewegung ist nötig, um die überschüssigen Kilos loszuwerden und nicht mehr zuzunehmen? Eine ungefähre Schätzung, die sich aus einer guten Studienübersicht[28] herleitet, empfiehlt körperliche Betätigung von bloß 15–45 Minuten täglich. Dies hält ein Körpergewicht aufrecht, das ungefähr 5–8 kg niedriger ist als ohne das tägliche Training. Interessanterweise sollten wir nicht unsere „spontanen" körperlichen Aktivitäten außer Acht lassen. Das sind jene, die im Zusammenhang mit den täglichen Hausarbeiten stehen. Diese können 100–800 Kilokalorien am Tag ausmachen.[29, 30] Menschen, die immer „auf den Beinen sind" und körperliche Arbeiten verrichten, verbrennen mehr Kalorien als solche, die in einem passiven Lebensstil gefangen sind.

Die Vorteile der Kombination von Ernährung und körperlicher Aktivität zur Gewichtskontrolle wurden mir durch eine sehr einfache Studie mit unseren Versuchstieren klar. Erinnern Sie sich daran, dass unsere Versuchstiere entweder mit einer Kost bestehend aus den traditionellen 20 % Kasein (Kuhmilchprotein) gefüttert wurden oder einer Kost mit dem viel niedrigeren Kaseinanteil von 5 %. Die Ratten, die die 5 %ige Kaseindiät erhielten, hatten auffallend weniger Krebs, geringere Blutcholesterinspiegel und eine höhere Lebenserwartung. Sie konsumierten geringfügig mehr Kalorien, setzten diese aber in Körperwärme um.

Einige aus der Forschungsgruppe bemerkten im Laufe der Versuchsreihen, dass die Ratten, die nur 5 % Kasein erhielten, aktiver erschienen als die Tiere, die 20 % Kasein erhielten. Um diese Beobachtung zu überprüfen, brachten wir die Ratten in Käfigen unter, die mit Laufrädern zusammen mit Messgeräten ausgestattet waren, die die Anzahl der Radumdrehungen aufzeichneten. *Innerhalb des allerersten Tages „trainierten" die mit 5 % Kasein gefütterten Ratten freiwillig ungefähr zweimal so viel im Laufrad wie die mit 20 % Kasein gefütterten Ratten.*[31] Die körperliche Aktivität der mit 5 % Kasein gefütterten Ratten blieb während der gesamten zwei Studienwochen erheblich höher.

Nun können wir einige wirklich interessante Feststellungen über das Körpergewicht zusammenfassen. Eine auf pflanzlichen Nahrungsmitteln basierende Ernährung wirkt sich auf zweierlei Arten auf den Kalorienverbrauch aus, um das Körpergewicht zu regulieren. Zunächst werden Kalorien als Körperwärme abgegeben, anstatt als Körperfett gespeichert zu werden, und es bedarf nicht vieler Kalorien, um im Laufe eines Jahres einen großen Unterschied zu erzielen. Zweitens fördert eine Ernährung auf pflanzlicher Basis die körperliche Aktivität. Ernährung und körperliche Betätigung zusammen wirken gewichtsreduzierend und tragen generell zur Verbesserung der Gesundheit bei.

# In die richtige Richtung steuern

Adipositas ist der bedenklichste Vorbote eines schlechten Gesundheitszustands, mit dem westliche Länder gegenwärtig konfrontiert werden. Zigmillionen Menschen werden der Erwerbsunfähigkeit zum Opfer fallen, was unser Gesundheitswesen mehr denn je belasten wird.

Viele Menschen und Institutionen arbeiten an einer Lösung dieses Problems, aber deren Angriffspunkt entbehrt oft jeglicher vernünftiger und sachkundiger Basis. Zunächst gibt es die schnell funktionierenden Versprechungen und Modeerscheinungen. Adipositas ist kein Zustand, der sich innerhalb weniger Wochen oder selbst in einigen Monaten beheben lässt, und Sie sollten sich vor Diäten, Zaubertränken und Pillen hüten, die eine rasche Gewichtsabnahme herbeiführen ohne Aussicht auf gute Gesundheit in der Zukunft. *Die Diät, die eine kurzfristige Gewichtsabnahme unterstützt, sollte die gleiche Diät sein, die zu Gesundheit führt und sie langfristig aufrechterhält.*

Darüber hinaus ist die Tendenz, Adipositas als unabhängige, isolierte Krankheit anzusehen,[32, 33] völlig unangebracht. Adipositas auf diese Weise zu betrachten, richtet unsere Aufmerksamkeit auf die Entwicklung eines speziellen Heilmittels, während alle anderen Erkrankungen, die mit Adipositas einhergehen, außer Acht gelassen werden. Das heißt, wir opfern das Verständnis für den größeren Zusammenhang.

Auch würde ich darauf drängen, dass wir die Vorstellung unbeachtet lassen, dass das Wissen um eine genetische Ursache Adipositas in den Griff bekommen könnte. Vor einigen Jahren[34–36] erntete die Entdeckung eines „Adipositas-Gens" ein hohes Maß an öffentlicher Aufmerksamkeit. Dann erfolgte die Entdeckung eines zweiten Gens, das in Zusammenhang mit Adipositas stand, dann eines dritten Gens, eines vierten und so weiter. Der Zweck hinter der Erforschung von Adipositas-Genen liegt darin, es den Wissenschaftlern zu ermöglichen, ein Mittel zu entwickeln, das die zugrunde liegende Ursache für Adipositas entweder beseitigt oder inaktiviert. Dies ist sowohl extrem kurzsichtig als auch unergiebig. Die Überzeugung, dass spezifische, identifizierbare Gene die Grundlage für Adipositas sind (z. B. „es liegt in unserer Familie"), erlaubt uns auch, die Schuld fatalerweise einer Ursache zu geben, die wir nicht beeinflussen können.

Wir *können* die Ursache beeinflussen. Sie liegt auf unserer Gabel.

# Kapitel 7

# Diabetes

Diabetes TYP II, die häufigste Form von Diabetes, geht oft mit Adipositas einher. So wie wir als Nation weiterhin an Gewicht zunehmen, so steigt auch unsere Diabetesrate spiralförmig nach oben an und gerät außer Kontrolle. In acht Jahren von 1990 bis 1998 stieg die Inzidenz von Diabetes um 33 %.[1] Über 8 % der amerikanischen Erwachsenen und über 150.000 Jugendliche leiden an Diabetes. Das macht insgesamt 16 Millionen Amerikaner aus. Und das erschreckendste daran? Ein Drittel dieser Menschen mit Diabetes wissen noch nicht, dass sie davon betroffen sind.[2] (Zu Diabetes siehe auch S. 15f und S. 345f)

Sie wissen, dass die Situation sehr ernst ist, wenn unsere Kinder im Alter der Pubertät bereits Opfer dieser Diabetesform werden, von der normalerweise nur Erwachsene über 40 betroffen waren. Eine Zeitung berichtete unlängst über die Diabetes-„Epidemie" am Beispiel einer Geschichte über ein Mädchen, das im Alter von fünfzehn 350 Pfund wog (ca. 159 kg), an der „Erwachsenenform" von Diabetes litt und sich dreimal täglich Insulin spritzen musste.[3]

Was ist Diabetes, warum sollte uns diese Erkrankung kümmern, und wie können wir ihr ein Ende setzen?

## Zwei Gesichter desselben Teufels

Beinahe bei allen Fällen von Diabetes handelt es sich entweder um den Typ I oder Typ II. Typ I betrifft hauptsächlich Kinder und Jugendliche und wird daher oft als jugendliche Form des Diabetes bezeichnet. Diese Form macht 5 % bis 10 % aller Diabetesfälle aus. Typ II macht 90 % bis 95 % aller Fälle aus und trat früher hauptsächlich bei Erwachsenen ab 40 auf und wurde daher als Erwachsenenform des Diabetes bezeichnet.[2] Aber weil es sich bei bis zu 45 % aller neuen Diabetesfälle bei Kindern um den Typ II Diabetes handelt,[4] werden die altersspezifischen Bezeichnungen nicht mehr verwendet. Die beiden Formen werden einfach nur noch Typ I und Typ II genannt.[4]

Beide Formen des Diabetes beginnen damit, dass der Glukosestoffwechsel nicht mehr normal funktioniert. Der physiologische, also normale, Stoffwechsel funktioniert folgendermaßen:

- Wir nehmen Speisen zu uns.
- Das Essen wird verdaut, und der Kohlenhydratanteil wird in einfache Zucker zerlegt, wovon ein großer Teil Glukose darstellt.
- Glukose (Blutzucker) geht ins Blut über, und Insulin wird von der Bauchspeicheldrüse produziert, um ihren Transport und ihre Verteilung im ganzen Körper zu regulieren.

- Insulin, das wie ein Türsteher agiert, ermöglicht der Glukose den Eintritt in die verschiedenen Zellen, um unterschiedliche Aufgaben erfüllen zu können. Ein Teil der Glukose wird für den sofortigen Zellgebrauch sogleich in Energie umgewandelt, ein anderer wird langfristig für die spätere Verwendung als Fett gespeichert.

Wenn sich bei einem Menschen Diabetes entwickelt, bricht dieser Stoffwechselvorgang zusammen. Diabetiker vom Typ I können keine angemessene Menge an Insulin produzieren, weil die Insulin produzierenden Zellen ihrer Bauchspeicheldrüse zerstört worden sind. Dies ist das Ergebnis davon, dass der Körper sich selbst attackiert, was den Typ I-Diabetes zu einer Autoimmunerkrankung macht. (Typ I-Diabetes und andere Autoimmunerkrankungen werden in Kapitel Neun abgehandelt.) Diabetiker vom Typ II können zwar Insulin produzieren, aber das Insulin erfüllt seine Aufgabe nicht. Dies wird Insulinresistenz genannt, was bedeutet, dass, wenn das Insulin erst einmal seine „Befehle" gibt, den Blutzucker in die Zellen zu transportieren, diese aber nicht darauf reagieren. Das Insulin bleibt unwirksam, und der Blutzucker wird nicht richtig metabolisiert.

Stellen Sie sich Ihren Körper als Flughafen vor – komplett mit weitläufigen Parkhäusern. Jede Einheit Ihres Blutzuckers ist ein individueller Reisender. Nachdem Sie gegessen haben, steigt der Blutzuckerspiegel an. In unserem Vergleich heißt das, dass nun viele Reisende an unserem Flughafen ankommen. Sie kommen mit dem Wagen, parken in einem Parkhaus und gehen zu Fuß zur Bushaltestelle, wo sie von einem Shuttlebus abgeholt werden sollten. So wie Ihr Blutzucker weiterhin steigt, würden sich alle Parkhäuser am Flughafen füllen, und alle Menschen würden sich bei den Shuttlebushaltestellen versammeln. Die Shuttlebusse repräsentieren natürlich das Insulin. Im diabetischen Flughafen gibt es bedauerlicherweise alle Arten von Problemen mit den Bussen. Im diabetischen Flughafen vom Typ I existieren einfach keine Shuttlebusse. Der einzige Shuttlebushersteller im bekannten Universum, Pankreas & Co., ist in Konkurs gegangen. Im diabetischen Flughafen vom Typ II gibt es zwar einige Shuttlebusse, aber sie funktionieren nicht so gut.

In beiden Fällen kommen die Reisenden nicht dort an, wo sie ursprünglich hinwollten. Das Flughafensystem bricht zusammen. Chaos ist die Folge. Im wirklichen Leben ist dies vergleichbar mit einer Erhöhung des Blutzuckers bis hin zu gefährlichen Werten. Tatsächlich wird Diabetes aufgrund erhöhter Blutzuckerspiegel oder seiner Ausscheidung über den Harn diagnostiziert.

Was sind die gesundheitlichen Langzeitrisiken eines unterbrochenen Glukosestoffwechsels? Nachfolgend lesen Sie eine Zusammenfassung, der einem Bericht des Centers for Disease Control entnommen wurde:[2]

Moderne Arzneimittel und Operationen können Diabetes nicht heilen. Im besten Fall ermöglichen Medikamente Diabetikern die Aufrechterhaltung eines annehmbaren, funktionierenden Lebensalltags, aber diese Medikamente werden nie die Ursache der Erkrankung behandeln können. Als Folge davon sind Diabetiker ein Leben lang mit Medikamenten und medizinischer Behandlung konfrontiert, was Diabetes zu einer enorm kostspieligen Erkrankung macht. Der ökonomische Tribut von Diabetes in den USA: Über 130 Milliarden US-Dollar jährlich.[2]

Aber es besteht Hoffnung. Tatsächlich gibt es viel mehr als nur Hoffnung. Die Nahrungsmittel, die wir essen, haben einen enormen Einfluss auf diese Erkrankung. Die richtige Ernährung verhindert nicht nur Diabetes, sondern behandelt die Krankheit auch. Was ist also die „richtige" Ernährung? Sie werden wahrscheinlich wissen, was ich sagen werde, aber lassen Sie die Forschung für sich sprechen.

---

## Komplikationen von Diabetes

**Herzerkrankung**
- Zwei- bis viermal so hohes Sterberisiko infolge von Herzerkrankung.

**Gehirnschlag**
- Zwei- bis viermal so hohes Risiko für Gehirnschlag.

**Bluthochdruck**
- Über 70 % der Menschen mit Diabetes haben Bluthochdruck.

**Erblindung**
- Diabetes ist die führende Ursache für Erblindung bei Erwachsenen.

**Nierenerkrankungen**
- Diabetes ist die führende Ursache für Nierenerkrankungen im Endstadium.
- Über 100.000 Diabetiker unterzogen sich der Dialyse oder einer Nierentransplantation im Jahr 1999.

**Erkrankungen des Nervensystems**
- 60 % bis 70 % aller Diabetiker leiden an milden bis schweren Schädigungen des Nervensystems.

**Amputation**
- Über 60 % aller Amputationen der unteren Gliedmaßen werden bei Diabetikern vorgenommen.

**Zahn- und Zahnfleischerkrankungen**
- Erhöhte Häufigkeit und Schwere von Zahnfleischerkrankungen, die zu Zahnverlust führen können.

**Schwangerschaftskomplikationen**

**Erhöhte Anfälligkeit für andere Erkrankungen**

**Tod**

---

# Jetzt merkt man es – oder auch nicht

Wie die meisten chronischen Erkrankungen tritt Diabetes in einigen Teilen der Welt häufiger auf als in anderen. Dies ist bereits seit 100 Jahren bekannt. Es ist auch sehr gut dokumentiert, dass jene Bevölkerungen mit niedrigen Diabetesraten anders essen, als diejenigen mit hohen. Aber handelt es sich hierbei um einen bloßen Zufall, oder handelt es sich um etwas anderes?

Vor beinahe 70 Jahren fasste H.P. Himsworth alle bestehenden Forschungen in einem Bericht zusammen, in dem er die verschiedenen Ernährungsweisen und die Diabeteshäufigkeit in sechs Ländern verglich. Er fand heraus, dass in manchen Kulturen eine fettreiche Ernährung konsumiert wurde, während in anderen eine kohlenhydratreiche Ernährung im Vordergrund stand. Diese fett- bzw. kohlenhydratreichen Essmuster waren das Ergebnis des Konsums von jeweils entweder Tierprodukten oder pflanzlichen Nahrungsmitteln. Abbildung 7.1 dokumentiert die Ernährungs- und Erkrankungsmuster in diesen Ländern Anfang des 20. Jahrhunderts.[5]

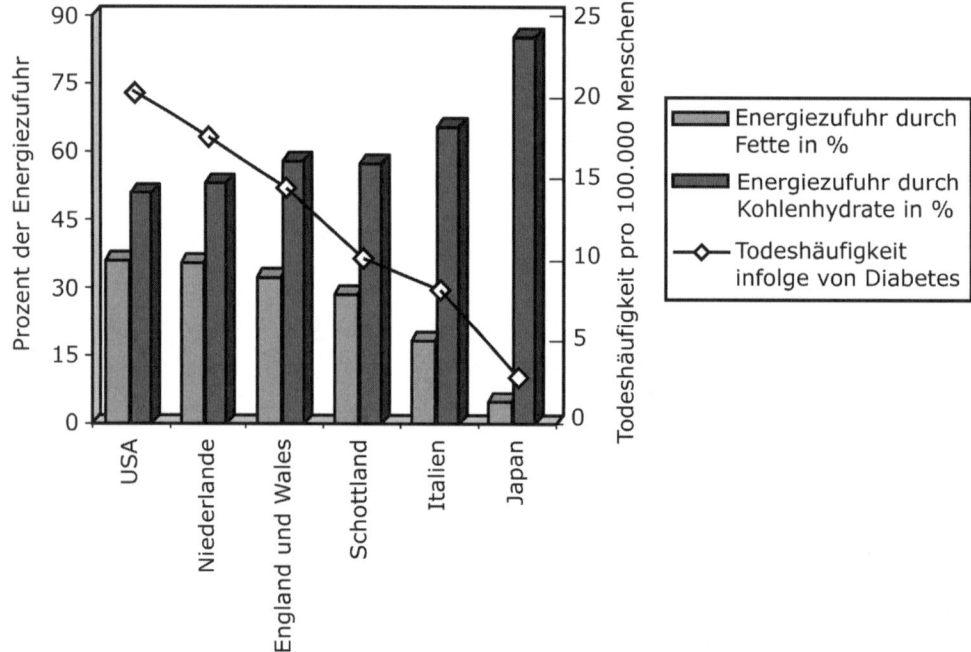

**Abb. 7.1: Ernährungsweisen und Todeshäufigkeit infolge von Diabetes, um ca. 1925**[4, 5]

Wenn der Kohlenhydratkonsum steigt und gleichzeitig die Fettaufnahme zurückgeht, sinkt die Anzahl der Toten infolge von Diabetes von 20,4 auf 2,9 pro 100.000 Menschen. Die Erkenntnis daraus? Eine kohlenhydratreiche und fettarme Ernährung, also eine Ernährung basierend auf pflanzlichen Nahrungsmitteln, kann dazu beitragen, Diabetes vorzubeugen.

Dreißig Jahre später wurde das Problem noch einmal untersucht. Nach der Untersuchung von vier Ländern in Südostasien und Südamerika kamen die Forscher wiederum zu dem Ergebnis, dass kohlenhydratreiche Ernährungsformen in direktem Zusammenhang mit einer niedrigen Häufigkeit von Diabetes stehen. Die Wissenschaftler stellten fest, dass das Land mit dem höchsten Diabetesvorkommen, Uruguay, eine „typisch ‚westliche' Ernährung aufwies, die hochkalorisch, reich an Tierprotein, an [Gesamt-] Fetten und Tierfetten war". Die Ernährung in Ländern mit niedrigen Diabetesraten war „verhältnismäßig proteinärmer (besonders, was das Tierprotein betraf), fettärmer und arm an Tierfetten. Ein großer Anteil der Kalorien wird aus Kohlenhydraten, insbesondere aus Reis, bezogen".[6]

Dieselben Forscher dehnten ihre Untersuchung auf 11 Länder aus Zentral- und Südamerika sowie Asien aus. Die stärkste Verbindung, die sie entdeckten, war diejenige zwischen Diabetes und Übergewicht.[7] Bevölkerungen, die die „westlichste" Art von Ernährung zu sich nahmen, wiesen auch die höchsten Cholesterinspiegel auf, die wiederum eng mit dem Auftreten von Diabetes assoziiert waren.[7] Kommt Ihnen dies bereits bekannt vor?

## Innerhalb derselben Bevölkerung

Diese alten, kulturübergreifenden Studien können unausgegoren sein und zu Schlussfolgerungen führen, die nicht gänzlich zuverlässig sind. Vielleicht sind die Unterschiede in der Diabeteshäufigkeit in den oben angeführten Untersuchungen nicht auf die Ernährung, sondern auf die genetische Veranlagung zurückzuführen. Vielleicht sind andere, nicht gemessene kulturelle Faktoren, wie zum Beispiel das Ausmaß der körperlichen Aktivität, maßgeblicher. Eine bessere Überprüfung würde eine Untersuchung der Diabeteshäufigkeit in einer einzelnen Bevölkerung gestatten.

Die Siebenten-Tags-Adventisten stellen ein gutes Beispiel dar. Aufgrund ihrer Ernährungsgewohnheiten eignet sich diese Gruppe von Menschen sehr gut für eine Untersuchung: Ihre Religion ermutigt sie darin, Fleisch, Fisch, Eier, Kaffee, Alkohol und Tabak zu meiden. Als Folge davon lebt die Hälfte der Glaubensgemeinschaft vegetarisch. 90 % dieser Vegetarier konsumieren jedoch Milch- und/oder Eierprodukte und beziehen auf diese Weise eine bedeutende Menge ihrer Kalorien aus Tierprodukten. Es sollte zudem angemerkt werden, dass die Fleisch essenden Adventisten weniger Fleisch essen als andere fleischessende Menschen. Sie konsumieren etwa drei Portionen Rindfleisch wöchentlich und weniger als eine Portion Fisch und Geflügel pro Woche.[8] Ich kenne viele Leute, die diese Fleischmenge (einschließlich Fisch und Geflügel) jeden zweiten Tag zu sich nehmen.

In Ernährungsstudien, in welchen die Adventisten untersucht werden, vergleichen Forscher „gemäßigte" Vegetarier mit „gemäßigten" Fleischessern. Zwischen ihnen besteht kein großer Unterschied. *Und trotzdem sind die adventistischen Vegetarier viel gesünder als ihre fleischessenden Mitmenschen.*[8] *Jene Adventisten, die auf Fleischkonsum verzichteten, wurden von den verheerenden Auswirkungen von Diabetes verschont. Verglichen mit den Fleischessern wiesen die Vegetarier eine halb so hohe Diabetesrate auf.*[8, 9] Sie wiesen zudem beinahe nur die halbe Adipositasrate auf.[8]

In einer weiteren Studie untersuchten Wissenschaftler den Zusammenhang zwischen Ernährung und Diabetes in einer Population japanisch-amerikanischer Männer im Staate Washington.[10] Diese Männer waren die Söhne von japanischen Einwanderern in die USA. Bemerkenswerterweise wiesen sie eine mehr als viermal so hohe Diabeteshäufigkeit auf wie Männer gleichen Alters, die in Japan geblieben waren. Also was ist passiert?

Unter den Amerikanern japanischer Herkunft konsumierten diejenigen, die Diabetes bekamen, auch das meiste Tierprotein, Tierfett und Ernährungscholesterin, von denen jedes nur in Nahrungsmitteln tierischer Herkunft vorkommt.[10] Die gesamte aufgenommene Fettmenge war unter den Diabetikern ebenfalls höher. Die gleichen Ernährungsgewohnheiten führten auch zu Übergewicht. Diese Amerikaner japanischer Herkunft der zweiten Generation aßen eine fleischhaltigere Kost mit weniger pflanzlichen Nahrungsmitteln als die in Japan geborenen Männer. Die Wissenschaftler schrieben dazu: „Offensichtlich ähneln die Essgewohnheiten der in den Vereinigten Staaten lebenden japanischen Männer mehr dem amerikanischen Essstil als dem japanischen." Die Folgen: Die Inzidenz von Diabetes ist viermal so hoch.[10]

Die Ergebnisse einiger weiterer Studien:

- Wissenschaftler stellten fest, dass ein erhöhter Fettkonsum mit dem erhöhten Auftreten von Typ II-Diabetes unter 1.300 Menschen in San Luis Valley in Colorado assoziiert war. Sie schrieben: „Die Ergebnisse unterstützen die Hypothese, dass eine fettreiche, kohlenhydratarme Ernährung mit dem Ausbruch eines nicht-insulinabhängigen Diabetes mellitus (Typ II) bei Menschen assoziiert ist."[11]
- In den letzten 25 Jahren hat sich der Anteil der Kinder in Japan mit Typ II-Diabetes mehr als verdreifacht. Wissenschaftler stellten fest, dass der Konsum von Tierprotein und Tierfetten in den letzten 50 Jahren drastisch angestiegen ist. Die Forscher meinen, dass diese Veränderung in der Ernährungsweise zusammen mit einem geringen Ausmaß an körperlicher Bewegung für diese Explosion von Diabetes verantwortlich gemacht werden könnte.[12]
- In England und Wales sank die Häufigkeit von Diabetes merklich in den Jahren von 1940 bis 1950, größtenteils während des Zweiten Weltkriegs, als sich die Muster im Lebensmittelkonsum deutlich änderten. Während des Krieges und in der schweren Zeit danach stieg der Konsum von Getreide und Ballaststoffen an, und der Fettkonsum ging zurück. Die Menschen aßen infolge der nationalen Not weiter „unten" in der Nahrungskette. Um 1950 jedoch gaben die Leute die Ernährung auf Getreidebasis auf und kehrten zu ihrer alten Ernährungsweise mit mehr Fett, mehr Zucker und weniger Ballaststoffen zurück. Tatsächlich stieg die Diabeteshäufigkeit wieder an.[13]
- Forscher untersuchten 36.000 Frauen in Iowa über einen Zeitraum von sechs Jahren. Keine der Frauen litt an Diabetes zu Beginn der Studie, aber mehr als 1.100 hatten Diabetes nach sechs Jahren. Die Frauen, die am wenigsten wahrscheinlich Diabetes bekamen, waren jene, die am meisten ungeschältes Getreide und Ballaststoffe zu sich nahmen,[14] also deren Ernährung die meisten Kohlenhydrate enthielt (die komplexen Kohlenhydrate, die nur in ganzen Nahrungsmitteln enthalten sind).

Alle diese Ergebnisse unterstützen die These, dass, sowohl kulturübergreifend als auch innerhalb derselben Bevölkerungen, ballaststoffreiche, vollwertige pflanzliche Nahrungsmittel vor Diabetes schützen, und fettreiche, proteinreiche, tierische Nahrungsmittel die Entstehung von Diabetes fördern.

# Die Heilung des Unheilbaren

Alle weiter oben zitierten Forschungen basierten auf *Beobachtungen*. Ein beobachteter Zusammenhang – auch wenn er häufig festgestellt wird – könnte nur ein zufälliger Zusammenhang sein, der die wirkliche Beziehung zwischen Ursache und Wirkung, zwischen Umwelt (inklusive Ernährung) und Erkrankung verdeckt. Es gibt allerdings auch Forschungen der „kontrollierten" oder intervenierenden Art. Diese beinhalten das Verändern der Ernährung von Menschen, die bereits entweder unter dem Vollbild von Diabetes Typ I oder Typ II leiden oder aber eine leichte Diabetessymptomatik aufweisen (beeinträchtigte Glukosetoleranz).

Der Arzt James Anderson ist einer der bedeutendsten Wissenschaftler, die den Zusammenhang zwischen Ernährung und Diabetes heutzutage untersuchen. Er sammelt dramatische Ergebnisse, indem er einzig und allein Ernährungsmaßnahmen einsetzt. In einer seiner Studien untersuchte er die Wirkungen einer ballaststoffreichen, kohlenhydratreichen und fettarmen Ernährung auf 25 Typ I-Diabetiker und 25 Typ II-Diabetiker in einem stationären Rahmen.[15] Keiner seiner 50 Patienten war übergewichtig und alle wendeten Insulininjektionen an, um ihren Blutzuckerspiegel zu kontrollieren.

Seine experimentelle Diät enthielt größtenteils vollwertige pflanzliche Nahrungsmittel sowie Fleisch im Ausmaß von einer oder zwei Aufschnittscheiben täglich. Er setzte seine Patienten eine Woche lang auf die konservative Diät nach amerikanischer Art, die von der American Diabetes Association[A] empfohlen wird, und stellte sie dann für die Dauer von drei Wochen auf die experimentelle „vegetarische" Diät um. Er untersuchte ihre Blutzuckerspiegel, Cholesterinspiegel, Gewicht und Medikamentenbedarf. Die Ergebnisse waren beeindruckend.

Typ I-Diabetiker können kein Insulin produzieren. Es ist schwer, sich irgendeine Ernährungsänderung vorzustellen, die ihnen in ihrer Zwangslage helfen könnte. *Aber nach nur drei Wochen waren die Typ I-Diabetiker in der Lage, ihre Insulinmedikation durchschnittlich um 40 % zu senken!* Ihre Blutzuckerprofile verbesserten sich dramatisch. *Ebenso wichtig ist, dass auch ihr Cholesterinspiegel um 30 % sank!*[15] Denken Sie daran, dass eine der Gefahren der Diabeteserkrankung ihre sekundären Folgen sind, nämlich Herzerkrankung und Gehirnschlag. Die Verminderung der Risikofaktoren für diese sekundären Folgen, indem der Cholesterinspiegel gesenkt wird, ist beinahe gleich wichtig wie die Behandlung des hohen Blutzuckers.

Typ II-Diabetiker, anders als Typ I, sind besser „therapierbar", weil sie nicht unter einer derart ausgedehnten Beeinträchtigung ihrer Bauchspeicheldrüse leiden. Demnach waren die Ergebnisse sogar noch beeindruckender, als Andersons Typ II-Patienten die ballaststoffreiche, fettarme Diät zu sich nahmen. Von den 25 Typ II-Patienten waren 24 Patienten imstande, ihre Insulinmedikation einzustellen! Lassen Sie mich das noch einmal hervorheben. *Alle außer einer Person konnten ihre Insulinmedikation innerhalb einiger Wochen einstellen!*[15]

Ein Mann litt bereits seit 21 Jahren an Diabetes und nahm 35 Insulineinheiten täglich. Nach drei Wochen intensiver Ernährungstherapie konnte er seine Insulindosierung auf acht Einheiten täglich reduzieren. Nach acht Wochen zuhause brauchte er keine weiteren Insulininjektionen.[15] Abbildung 7.2 zeigt Beispiele von Patienten und wie sich deren Insulinmedikationsbedarf durch den Konsum pflanzlicher Kost senkte. Dies hat eine enorme Auswirkung.

---

A   Amerikanische Diabetes Vereinigung

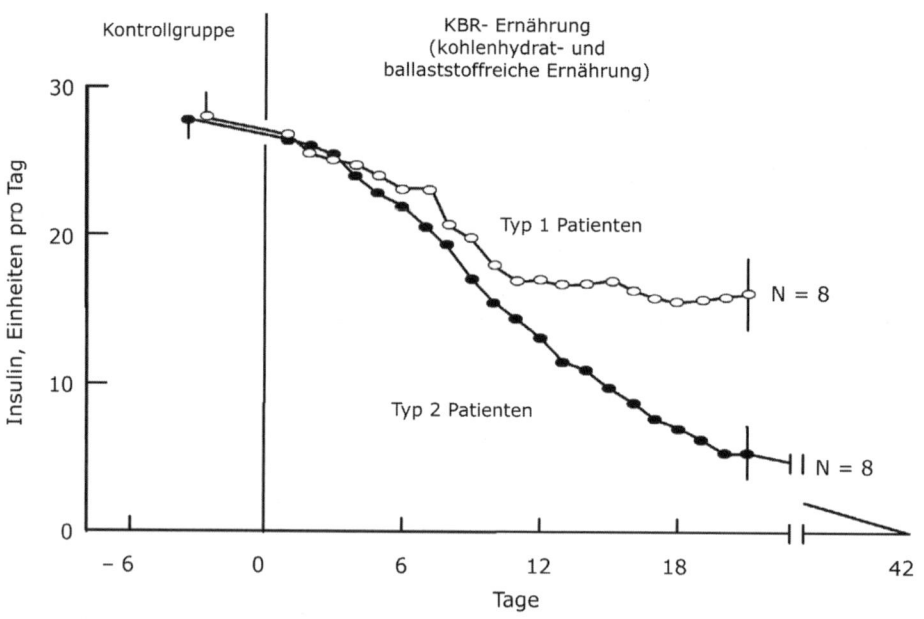

**Abb. 7.2: Benötigte Insulindosis in Abhängigkeit von der Ernährung**

In einer anderen Untersuchung von 14 schlanken Diabetespatienten stellte Anderson fest, dass Ernährung alleine *in knapp über zwei Wochen* die gesamten Cholesterinspiegel um 32 % senkte.[16] Einige der Resultate werden in Abbildung 7.3 gezeigt.

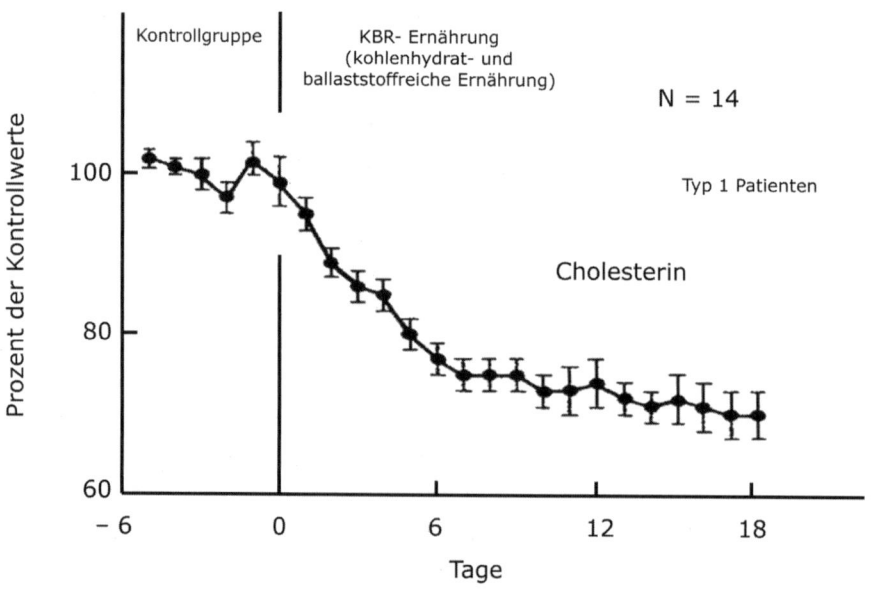

**Abb. 7.3: Blutcholesterin bei kohlenhydrat- und ballaststoffreicher Ernährung**

Dieser Nutzen, den die Senkung des Blutcholesterins von 206mg/dL auf 141mg/dL repräsentiert, ist erstaunlich, besonders wenn man bedenkt, wie schnell er aufgetreten ist. Anderson fand auch keinen Hinweis, dass diese Cholesterinsenkung nur temporär wäre, sofern sich die Leute an die Ernährung hielten. Über den beobachteten Zeitraum von vier Jahren blieb er so niedrig.[17]

Eine weitere Gruppe von Wissenschaftlern am Pritikin-Center erzielte gleichermaßen spektakuläre Ergebnisse. Sie verordneten einer Gruppe von Diabetespatienten eine fettarme, pflanzliche Ernährung und körperliches Training. *Von 40 Patienten in medikamentöser Behandlung zu Beginn des Programms konnten 34 Patienten nach nur 26 Tagen alle Medikamente absetzen.*[18] Diese Forschergruppe zeigte auch, dass der Nutzen einer pflanzlichen Ernährung über Jahre hinweg anhält, wenn die gleiche Kost beibehalten wird.[19]

Dies sind Beispiele einiger sehr dramatischer Untersuchungen. Trotzdem kratzen sie bloß an der Oberfläche von all den unterstützenden Forschungsarbeiten, die gemacht worden sind. In einer wissenschaftlichen Übersichtsarbeit wurden neun Publikationen begutachtet, die die Verwendung von kohlenhydratreichen, ballaststoffreichen Ernährungsformen zur Diabetesbehandlung befürworteten, sowie zwei weitere Studien, die ballaststoffreiche, standardisierte Kohlenhydratdiäten zur Behandlung von Diabetespatienten einsetzten.[20] Alle elf Untersuchungen hatten verbesserte Blutzucker- und Cholesterinspiegel zur Folge. Mit Ballaststoffen angereicherte Nahrungsergänzungsmittel hatten übrigens, obwohl sie sich günstig auswirkten, nicht denselben gleich bleibenden Effekt wie der Wechsel zu einer Ernährung basierend auf vollwertigen pflanzlichen Nahrungsmitteln.[21]

## Verharren in schlechten Angewohnheiten

Wie Sie aufgrund dieser Ergebnisse selbst beurteilen können, können wir Diabetes besiegen. Zwei neuere Studien untersuchten die Auswirkungen einer Kombination von Ernährung und körperlicher Bewegung auf diese Erkrankung.[22, 23] In einer Studie wurden 3.234 Menschen, die nicht diabetisch, aber infolge ihres erhöhten Blutzuckers diabetesgefährdet waren, in drei verschiedene Gruppen unterteilt.[22] Die Kontrollgruppe erhielt die gängigen Ernährungsinformationen und ein Placebomedikament ohne Wirkstoff. Die zweite Gruppe erhielt die üblichen Ernährungsinformationen und das Arzneimittel Metformin. Die dritte Gruppe erhielt eine „intensive" Lebensstilberatung, die einen mäßig fettarmen Diätplan und ein Bewegungsprogramm umfasste, um eine Gewichtsabnahme von mindestens 7 % herbeizuführen. Nach beinahe drei Jahren wies die Lebensstilgruppe 58 % weniger Diabetesfälle auf als die Kontrollgruppe. Die Medikamentengruppe hatte nur 31 % weniger Diabetesfälle. Verglichen mit der Kontrollgruppe funktionierten beide Behandlungsmethoden, aber eine Änderung der Lebensgewohnheiten ist eindeutig viel effizienter und ungefährlicher, als lediglich ein Medikament einzunehmen. Darüber hinaus tragen die Lebensstiländerungen zur Lösung anderer Gesundheitsprobleme bei, während ein Medikament dazu nicht imstande ist.

Die zweite Untersuchung kam auch zu dem Ergebnis, dass die Diabeteshäufigkeit um 58 % verringert werden kann, wenn man Sport treibt, abnimmt und eine mäßige, fettarme Ernährung einhält.[23] Stellen Sie sich vor, welche Auswirkungen es hätte, würden die Menschen die gesündeste Ernährung völlig übernehmen: Eine Ernährung basierend auf vollwertigen pflanzlichen Nahrungsmitteln. Ich hege den starken Verdacht, dass praktisch alle Typ II-Diabetesfälle verhindert werden könnten.

Bedauerlicherweise richten Fehlinformationen und eingefleischte Gewohnheiten verheerenden gesundheitlichen Schaden an. Unsere Angewohnheit, Würstchen, Hamburger und Pommes Frites zu essen, tötet uns. Sogar James Anderson, der profunde Ergebnisse bei vielen Patienten erzielte, indem er ihnen eine beinah-vegetarische Ernährung verordnet hatte, ist nicht immun gegen gewohnheitsmäßig ausgeführte Gesundheitsratschläge. Er schreibt: „Die ideale Ernährung mit dem größten gesundheitlichen Nutzen für Menschen mit Diabetes bezieht 70 % der Kalorien aus Kohlenhydraten und enthält bis zu 70 mg Ballaststoffe täglich. Allerdings gestattet eine derartige Ernährung nur ein bis zwei Unzen (ca. 30–60 g) Fleisch täglich, und die Umsetzung im Alltag ist für viele unpraktisch".[20] Warum meint Professor Anderson, ein ausgezeichneter Wissenschaftler, dass eine derartige Ernährung „unpraktisch" ist und beeinflusst damit seine Zuhörer, noch bevor diese die Belege in Erwägung ziehen können?

Ja, eine Änderung Ihrer Lebensgewohnheiten mag unpraktisch erscheinen. Es mag unpraktisch erscheinen, Fleisch und fettreiche Nahrungsmittel aufzugeben. Aber ich frage mich, wie praktisch es ist, 350 Pfund zu wiegen (ca. 159 kg) und im Alter von 15 Jahren an Typ II-Diabetes zu leiden wie das Mädchen, das zu Beginn dieses Kapitels erwähnt wurde. Ich frage mich, wie praktisch es ist, ein lebenslanges Leiden zu haben, das nicht mit Medikamenten oder Operationen geheilt werden kann. Ein Leiden, das häufig zu Herzerkrankung, Gehirnschlag, Erblindung oder Amputationen führt, ein Leiden, das das tägliche Injizieren von Insulin in Ihren Körper für den Rest Ihres Lebens erforderlich macht.

Die radikale Änderung unserer Ernährung mag vielleicht „unpraktisch" sein, aber es könnte sich lohnen.

# Kapitel 8
# Häufige Karzinome:
# Brust, Prostata, Dickdarm
# (Dick- und Mastdarm)

Einen großen Teil meiner Laufbahn verbrachte ich mit der Untersuchung von Krebs. Meine Laborstudien konzentrierten sich auf verschiedene Karzinome, einschließlich jener von Leber, Brust und Bauchspeicheldrüse, und einige der eindruckvollsten Ergebnisse aus China bezogen sich auf Krebs. Für dieses Lebenswerk überreichte mir das American Institute for Cancer Research im Jahr 1998 freundlicherweise den Research Achievement award.

Eine bemerkenswerte Anzahl von Büchern fasste die Nachweise über die Auswirkungen von Ernährung auf eine Vielzahl von Karzinomen zusammen, jedes Karzinom mit seinen eigenen Besonderheiten. Ich fand jedoch heraus, dass die Ernährungsauswirkungen auf die Krebserkrankungen, die ich an dieser Stelle diskutieren möchte, praktisch für alle Krebsarten zutreffen, unabhängig davon, ob sie durch unterschiedliche Faktoren hervorgerufen werden oder in unterschiedlichen Teilen des Körpers lokalisiert sind. Wenn ich diesen Grundsatz anwende, kann ich die Diskussion auf drei Arten von Krebserkrankungen einschränken Das gibt mir Raum neben Krebs weitere Krankheiten in diesem Buch anzusprechen, um den Umfang der Belege darzustellen, die Ernährung mit vielen gesundheitlichen Belangen verknüpft.

Ich wählte drei Arten der Krebserkrankung aus, von denen hunderttausende Amerikaner betroffen sind und die grundsätzlich auch stellvertretend für andere Krebsarten sind: Zwei Krebsarten des Fortpflanzungssystems, die sehr viel Aufmerksamkeit bekommen, Brust- und Prostatakrebs, und eine Krebsart des Verdauungssystems, nämlich Dickdarmkrebs – die zweittödlichste Krebserkrankung nach Lungenkrebs.

## Brustkrebs

Es war im Frühling vor beinahe zehn Jahren. Ich war in meinem Büro an der Cornell Universität, als man mir sagte, dass eine Frau mit einer Frage betreffend Brustkrebs am Telefon wäre.

„In meiner Familie kommt Brustkrebs sehr häufig vor", sagte die Frau namens Betty. „Meine Mutter und Großmutter starben an dieser Erkrankung, und meine fünfundvierzigjährige Schwester erhielt vor kurzem diese Diagnose. Angesichts dieses Familienproblems bin ich um meine neunjährige Tochter besorgt. Sie bekommt bald ihre erste Menstruation, und ich befürchte, dass sie brustkrebsgefährdet sein könnte." Ihre Angst war in ihrer Stimme hörbar. „Ich habe viele Studien gelesen, die zeigten, dass die familiäre Vorbelastung wichtig ist. Daher habe ich Angst, dass meine Tochter unvermeidlich an Brustkrebs erkranken wird. Eine der Möglichkeiten, über die ich nachgedacht habe, ist eine Mastektomie, bei der meiner Tochter beide Brüste entfernt werden. Können Sie mir zu irgendetwas raten?"

Diese Frau war in einer außerordentlich schwierigen Lage. Wird sie ihre Tochter in einer Todesfalle aufwachsen oder ohne Brüste heranwachsen lassen? Obgleich drastisch, repräsentiert diese Frage doch eine Vielzahl ähnlicher Fragen, mit denen tausende Frauen auf der ganzen Welt täglich konfrontiert sind.

Diese Fragestellungen wurden besonders durch die früheren Berichte über die Entdeckung des Brustkrebsgens BRCA1 gefördert. Schlagzeilen in der *New York Times* sowie anderen Zeitungen und Illustrierten posaunten diese Entdeckung als gewaltigen Fortschritt heraus. Das große Tamtam um das BRCA1, das nun auch das BRCA2 umfasst, bekräftigte die Vorstellung, dass Brustkrebs auf genetisches Pech zurückzuführen ist. Das löste große Angst unter Menschen aus, die eine familiäre Vorbelastung mit Brustkrebs aufwiesen. Es rief auch Aufregung unter Wissenschaftlern und pharmazeutischen Firmen hervor. Die Möglichkeit war groß, dass neue Technologien das gesamte Brustkrebsrisiko bei Frauen mit Hilfe von genetischen Tests einschätzen könnte. Die Hoffnung bestand, dass man durch Manipulation dieser neuen Gene Brustkrebs vorbeugen oder heilen könnte. Journalisten begannen eifrig und selektiv Informationsbrocken für die Öffentlichkeit zu übersetzen, während sie sich stark auf den fatalistischen genetischen Standpunkt stützten. Ohne Zweifel trug dies zur Sorge der Mütter wie Betty bei.

„Nun, zuerst muss ich Ihnen sagen, dass ich kein Arzt bin", sagte ich zu ihr. „Ich kann Ihnen weder einen diagnostischen noch therapeutischen Rat geben. Das bleibt Ihrem Arzt vorbehalten. Ich kann Ihnen jedoch etwas allgemeiner von den gegenwärtigen Forschungen berichten, falls Ihnen das irgendwie behilflich ist."

„Ja", sagte sie, „das war es, das ich wollte."

Ich erzählte ihr ein bisschen von der China Study und über die wichtige Rolle der Ernährung. Ich sagte ihr, dass, nur weil eine Person das Gen für eine Erkrankung aufweist, das nicht heißt, dass sie den Krebs auch tatsächlich bekommen muss: Bedeutende Studien berichteten, dass bloß für eine kleine Minderheit von Krebserkrankungen ausschließlich Gene verantwortlich gemacht werden können.

Ich war überrascht darüber, wie wenig sie über Ernährung wusste. Sie dachte, dass Genetik der einzige Faktor wäre, der das Risiko bestimmte. Sie war sich dessen nicht bewusst, dass Ernährung ebenfalls ein wichtiger Faktor bei Brustkrebs war.

Wir sprachen 20 oder 30 Minuten lang, eine kurze Zeit für eine derart wichtige Angelegenheit. Am Ende des Gesprächs hatte ich das Gefühl, dass sie mit dem, was ich ihr erzählt hatte, nicht zufrieden war. Vielleicht lag es an meiner konservativen, wissenschaftlichen Art zu reden oder auch an meiner Zurückhaltung, ihr etwas zu empfehlen. Vielleicht, dachte ich bei mir, hatte sie sich bereits zu dem Eingriff entschlossen.

Sie dankte mir für meine Zeit, und ich wünschte ihr alles Gute. Ich erinnere mich, dass ich daran dachte, wie häufig ich Fragen von Menschen über spezielle gesundheitliche Situationen gestellt bekomme. Diese war eine der ungewöhnlichsten.

Betty war jedoch nicht alleine. Eine andere Frau sprach auch mit mir bezüglich der Möglichkeit, ihre junge Tochter einem operativen Eingriff zu unterziehen, bei dem ihr beide Brüste entfernt würden. Andere Frauen, bei denen bereits eine Brust entfernt worden war, fragten sich, ob sie die zweite Brust als präventive Maßnahme entfernen lassen sollten.

Es ist offensichtlich, dass Brustkrebs ein wichtiges Anliegen in unserer Gesellschaft ist. Bei einer von acht amerikanischen Frauen wird im Laufe ihres Lebens diese Krankheit diagnostiziert – eine der höchsten Raten der Welt. Brustkrebs-Selbsthilfegruppen sind weit verbreitet, stark organisiert, verhältnismäßig gut finanziert und außerordentlich aktiv verglichen mit anderen Selbsthilfegruppen. Diese Krankheit löst vielleicht mehr als jede andere Erkrankung Angst und Panik bei vielen Frauen aus.

Wenn ich an jenes Gespräch mit Betty zurückdenke, habe ich nun das Gefühl, dass ich die wichtige Rolle der Ernährung bei Brustkrebs überzeugender hätte anbringen können. Ich wäre noch immer nicht imstande, ihr einen klinischen Ratschlag zu geben, aber die Informationen, die ich zum jetzigen Zeitpunkt kenne, hätten ihr von größerem Nutzen sein können. Also was würde ich ihr heute mitteilen?

## Risikofaktoren

Es gibt mindestens vier bedeutende Risikofaktoren für Brustkrebs, die durch Ernährung beeinflusst werden, wie in Tabelle 8.1 gezeigt wird. Viele dieser Zusammenhänge wurden in der China Study bestätigt, nachdem sie in anderen Forschungen bekannt geworden waren.

| Das Brustkrebsrisiko steigt, wenn eine Frau Folgendes aufweist: | Eine Ernährung mit hohem Anteil von Tierprodukten und raffinierten Kohlenhydraten verursacht: |
| --- | --- |
| Frühe Menarche (erste Menstruation) | Geringeres Alter für die Menarche |
| Späte Menopause | Hohes Alter für die Menopause |
| Hoher Anteil von weiblichen Geschlechtshormonen im Blut | Erhöhung der Anteile weiblicher Geschlechtshormone im Blut |
| Hohes Blutcholesterin | Steigerung der Blutcholesterinspiegel |

**Tab. 8.1: Risikofaktoren für Brustkrebs und der Einfluss von Ernährung**

Mit Ausnahme des Blutcholesterins sind diese Risikofaktoren allesamt eine Variation desselben Problems: Eine hohe Exposition gegenüber weiblichen Sexualhormonen, einschließlich des Östrogens und Progesterons, erhöht das Risiko, an Brustkrebs zu erkranken. Frauen, die sehr viele Tierprodukte und sehr wenige vollwertige pflanzliche Nahrungsmittel konsumieren, kommen früher in die Pubertät und später in die Menopause, was folglich ihre reproduktive Lebensspanne verlängert. Sie weisen zudem höhere Spiegel weiblicher Sexualhormone während ihrer gesamten Lebenszeit auf, wie in Abbildung 8.2 gezeigt wird.

Laut den Ergebnissen unserer China Study ist die lebenslange Exposition gegenüber Östrogen[1] bei westlichen Frauen mindestens 2,5–3,0-mal höher als bei Frauen im ländlichen Raum Chinas. Dies ist ein gewaltiger Unterschied für ein derart wichtiges Hormon.[2] Um es in den Worten einer der führenden Brustkrebsforschungsgruppen der Welt auszudrücken,[3] „gibt es eine erdrückende Beweislast, dass der Östrogenspiegel ein entscheidender Bestimmungsfaktor für das Brustkrebsrisiko ist".[4, 5] Östrogen ist direkt am Krebsentstehungsprozess beteiligt.[6, 7] Es kann auch tendenziell das Vorhandensein anderer weiblicher Hormone[8–12] anzeigen, die eine Rolle für das Brustkrebsrisiko spielen.[6, 7] Erhöhte Spiegel von Östrogen und verwandten Hormonen sind eine Folge des Konsums einer typisch westlichen Ernährung, die reich an Fetten und Tierprotein und arm an Ballaststoffen ist.[3, 13–18]

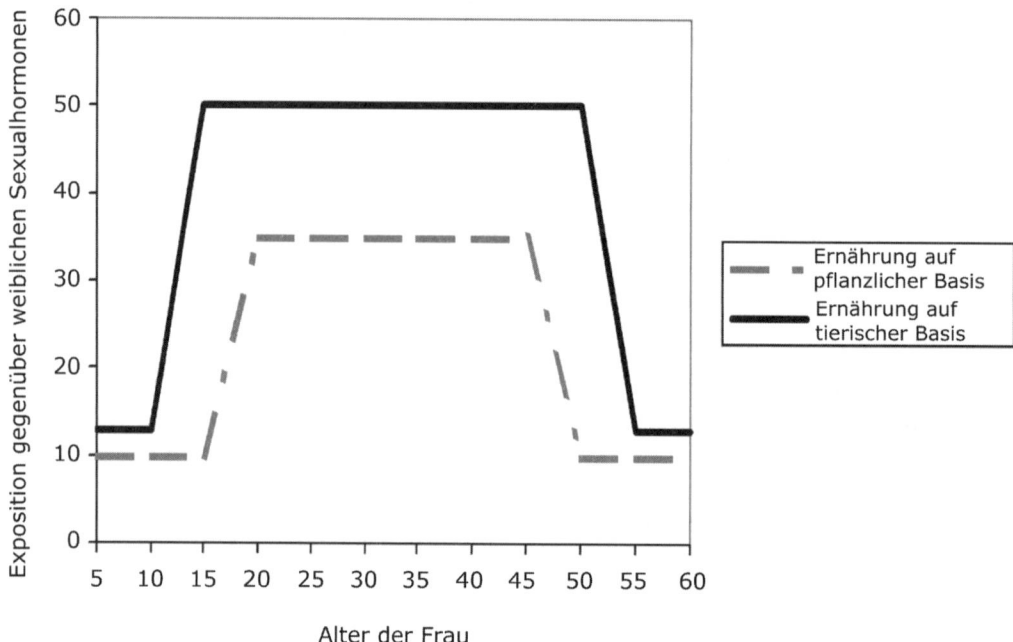

**Abb. 8.2: Einfluss der Ernährung auf die weiblichen Sexualhormone im Laufe der Lebenszeit einer Frau (schematisch)**

Der Unterschied im Östrogenspiegel zwischen den Frauen des ländlichen Chinas und westlichen Frauen[19] ist umso bemerkenswerter, weil in einem früheren Bericht[20] beim Vergleich verschiedener Länder festgestellt worden war, dass die bloße Abnahme des Östrogenspiegels um 17 % einen gewaltigen Unterschied in der Brustkrebshäufigkeit machen würde. Stellen Sie sich also vor, was ein 26 %–63 % niedrigerer Blutöstrogenspiegel und acht bis neun weniger reproduktive Jahre mit einer dementsprechend niedrigeren Blutöstrogenexposition bedeuten könnte, so wie wir sie in der China Study beobachtet haben.

Dieses Konzept, dass Brustkrebs von einer Östrogenexposition herrührt,[3, 21, 22] ist tiefgreifend, weil Ernährung eine bedeutende Rolle bei der Schaffung einer Östrogenbelastung spielt. Dies wiederum legt nahe, dass das Risiko an Brustkrebs zu erkranken, vermeidbar ist, wenn wir

Nahrungsmittel zu uns nehmen, die den Östrogenspiegel unter Kontrolle halten. Die traurige Wahrheit ist, dass die meisten Frauen sich dieser Zusammenhänge einfach nicht bewusst sind. Wenn über diese Informationen von verantwortlichen und glaubwürdigen öffentlichen Gesundheitsbehörden richtig berichtet würde, nehme ich an, dass viel mehr junge Frauen sehr reale und sehr effektive Schritte unternehmen würden, um diese schreckliche Erkrankung zu vermeiden.

# Die üblichen Verdächtigen

## Gene

Verständlicherweise haben Frauen mit einer familiären Häufung von Brustkrebs die meiste Angst vor dieser Erkrankung. Eine familiäre Vorbelastung deutet an, dass Gene tatsächlich eine Rolle bei der Entwicklung von Brustkrebs spielen. Aber als Folge davon höre ich zu viele Menschen sagen, dass es „in der Familie liegt". Diese lehnen die Vorstellung ab, dass sie irgendetwas tun können, um sich selbst zu helfen. Diese fatalistische Einstellung beseitigt jegliches Gefühl einer persönlichen Verantwortung für die eigene Gesundheit und schränkt die verfügbaren Möglichkeiten zutiefst ein.

Es stimmt, dass Sie mit einer familiären Vorbelastung ein erhöhtes Risiko haben, daran zu erkranken.[23, 24] Eine Forschungsgruppe stellte jedoch fest, dass weniger als 3 % aller Brustkrebsfälle einer familiären Vorbelastung zugeschrieben werden können.[24] Selbst wenn Schätzungen anderer Gruppen einen höheren Prozentsatz der Fälle auf eine familiäre Häufigkeit zurückführen,[25] so ist doch die überwiegende Mehrheit der Brustkrebsfälle bei amerikanischen Frauen nicht auf eine familiäre Vorbelastung oder Gene zurückzuführen. Genetischer Fatalismus bestimmt jedoch noch immer die Denkweise der Nation.

Unter den Genen, die das Brustkrebsrisiko beeinflussen, erhielten BRCA1 und BRCA2 die meiste Beachtung seit ihrer Entdeckung im Jahr 1994.[26–29] Diese Gene übertragen, wenn sie mutiert sind, ein höheres Risiko sowohl für Brust- als auch Eierstockkrebs.[30, 31] Diese mutierten Gene können von Generation zu Generation weitergegeben werden.

In der Aufregung über diese Entdeckungen wurden andere Informationen jedoch beiseite geschoben und ignoriert. Erstens weisen nur 0,2 % der Menschen die mutierte Form dieser Gene in der allgemeinen Bevölkerung auf (1 aus 500).[25] Wegen der Seltenheit dieser genetischen Abweichung können nur wenige Prozent der Brustkrebsfälle in der allgemeinen Bevölkerung dem mutierten BRCA1 oder BRCA2 zugeschrieben werden.[32, 33] Zweitens sind diese Gene nicht die einzigen Gene, die an der Entstehung dieser Erkrankung beteiligt sind,[32] viele weitere werden mit Sicherheit noch entdeckt werden. Drittens führt die bloße Anwesenheit von BRCA1, BRCA2 oder irgendeines anderen Brustkrebsgens nicht zum Auftreten der Erkrankung. Umwelt- und Ernährungsfaktoren spielen die entscheidende Rolle dabei, ob diese Gene wirksam (exprimiert) werden oder nicht.

Eine wissenschaftliche Übersichtsarbeit neueren Datums arbeitete 22 Studien auf, die die Einschätzung des Brust- und Ovarialkrebsrisikos von Frauen, die die mutierten Gene BRCA1 und BRCA2 aufwiesen, zum Thema hatten. Insgesamt betrachtet betrug das Brustkrebsrisiko 65 % und das Ovarialkrebsrisiko 39 % für Frauen mit dem BRCA1-Gen bis zum 70. Lebensjahr, und jeweils 45 % bzw. 11 % für Frauen mit dem BRCA2-Gen. Zweifellos sind Frauen mit diesen Genen einem hohen Brustkrebsrisiko ausgesetzt. Aber sogar bei diesen Frauen mit hohem Risiko gibt es einen guten Grund zur Annahme, dass eine größere Beachtung der Ernährungsgewohnheiten wahrscheinlich eine beachtliche Belohnung mit sich bringt. *Ungefähr die Hälfte der Frauen, die diese seltenen, potenten Gene aufweist, erkrankt nicht an Brustkrebs.*

Obwohl die Entdeckung von BRCA1 und BRCA2 der Brustkrebsproblematik eine neue Dimension verlieh, so ist doch die übermäßige Gewichtung, die diesen einzelnen Genen zugedacht wird, und die Annahme einer genetischen Verursachung im Allgemeinen nicht berechtigt.

Ich beabsichtige nicht, die Wichtigkeit allen Wissens über diese Gene für die wenigen Frauen, die sie aufweisen, zu schmälern. Aber wir müssen uns daran erinnern, dass diese Gene „exprimiert", also wirksam werden müssen, um an der Entstehung der Krankheit beteiligt sein zu können, und dass die Ernährung darauf einen Einfluss hat. Wir haben bereits in Kapitel 3 gesehen, wie eine tierproteinreiche Kost das Potenzial hat, die genetische Expression zu steuern.

## Vorsorgeuntersuchungen und ernährungsunabhängige Prävention

Als Folge all dieser neuen Informationen über genetisches Risiko und familiäre Vorbelastung werden Frauen häufig zu Vorsorgeuntersuchungen für Brustkrebs ermutigt. Vorsorgeuntersuchungen sind ein vernünftiger Schritt, insbesondere für Frauen, die ein BRCA-Gen aufweisen. Es ist jedoch wichtig, nicht zu vergessen, dass eine Mammografie oder ein genetischer Test zur Feststellung, ob Sie eines der BRCA-Gene aufweisen, kein Mittel zur Vorbeugung von Brustkrebs darstellt.

Voruntersuchungen sind bloß eine Beobachtung, um festzustellen, ob sich eine Erkrankung zu einem sichtbaren Stadium entwickelt hat. Einige Studien[34–36] zeigen, dass Frauen, die sich häufig einer Mammografie unterziehen, eine geringfügig niedrigere Sterberate aufweisen als Frauen, die sich nicht häufig einer Mammografie unterziehen. Dieser Umstand legt nahe, dass unsere Krebsbehandlungen eher erfolgreich sind, wenn der Krebs in einem frühen Stadium entdeckt wird. Dies ist wahrscheinlich wahr, aber es gibt einige Bedenken darüber, wie Statistiken in dieser Debatte verwendet werden.

Eine der Statistiken, die verwendet wird, um die Früherkennung und die Befolgung von Behandlungen vermehrt zu fördern, beruht auf dem Umstand, dass, sobald die Diagnose Brustkrebs feststeht, die Wahrscheinlichkeit mindestens fünf Jahre lang zu überleben, höher ist als je zuvor.[37] Das bedeutet, dass infolge der aggressiven Kampagne für regelmäßige Voruntersuchungen bei vielen Frauen Brustkrebs bereits in einem Frühstadium festgestellt wird. Wenn eine Erkrankung in einem Frühstadium entdeckt wird, ist es weniger wahrscheinlich, dass sie innerhalb von fünf Jahren zum Tode führt – *unabhängig von einer Behandlung. Als Folge davon haben wir vielleicht einfach deshalb eine größere Fünfjahresüberlebensrate, weil Frauen zu einem früheren Zeitpunkt des Krankheitsverlaufs erfahren, dass sie Brustkrebs haben, und nicht weil unsere Behandlungen im Laufe der Zeit besser geworden sind.*[38]

Neben den gegenwärtigen Methoden der Vorsorgeuntersuchung gibt es andere – nicht auf Ernährung basierende – Möglichkeiten der Prävention, für die geworben wird. Diese sind von besonderem Interesse für Frauen, die ein hohes Brustkrebsrisiko aufgrund einer familiären Vorbelastung und/oder des Vorhandenseins der BRCA-Gene aufweisen. Diese Möglichkeiten beinhalten die Einnahme von Medikamenten, wie zum Beispiel Tamoxifen und/oder Mastektomie (Brustentfernung).

Tamoxifen ist eines der beliebtesten Arzneimittel zur Vorbeugung von Brustkrebs,[39, 40] aber der langfristige Nutzen dieser Option ist nicht eindeutig. Eine bedeutende US-Studie zeigte, dass Tamoxifen, das Frauen mit erhöhtem Brustkrebsrisiko über einem Zeitraum von vier Jahren verabreicht wurde, die Anzahl der Erkrankungsfälle um eindrucksvolle 49 % senkte.[41] Allerdings könnte dieser Nutzen auf Frauen beschränkt sein, deren Östrogenspiegel sehr hoch sind. Aufgrund dieses Ergebnisses wurde die Verwendung von Tamoxifen bei Frauen, die bestimmte Kriterien erfüllten, von der U.S.-Food and Drug Administration (FDA) zugelassen.[42] Andere Studien wiederum deuten darauf hin, dass die Begeisterung für dieses Arzneimittel nicht gerechtfertigt ist. Zwei weniger umfangreiche europäische Untersuchungen[43, 44] konnten keinerlei statistisch signifikanten Nutzen von Tamoxifen nachweisen, wodurch sich einiger Zweifel darüber ergab, wie einschneidend der Nutzen wirklich sei. Darüber hinaus kommen Bedenken hinzu, weil Tamoxifen die Risiken für Schlaganfall, Gebärmutterkrebs, Katarakt, tiefe Venenthrombose und Lungenembolie erhöht, obgleich noch immer angenommen wird, dass der gesamte Nutzen für die Brustkrebsprävention die Risiken überwiegt.[42] Andere chemische Substanzen wurden als Alternative zu Tamoxifen untersucht, aber diese Mittel sind durch eine eingeschränkte Wirksamkeit und/oder durch einige ähnliche problematische Nebenwirkungen belastet.[45, 46]

Arzneimittel wie Tamoxifen und seine neueren Generika werden als *Antiöstrogene* bezeichnet. Tatsächlich bewirken sie eine Reduktion der Östrogenaktivität, deren Zusammenhang mit einem erhöhten Brustkrebsrisiko bekannt ist.[4, 5] Meine Fragestellung ist ziemlich einfach: Warum fragen wir nicht zuerst danach, weshalb die Östrogenspiegel derart hoch sind, und – wenn wir erst einmal den Ursprung hierfür in der Ernährung erkannt haben –, warum korrigieren wir dann nicht die Ursache? Wir haben gegenwärtig genug Informationen, die beweisen, dass eine Ernährung, die arm an Tierproteinen und Fetten und reich an vollwertigen pflanzlichen Nahrungsmitteln ist, den Östrogenspiegel reduzieren wird. Anstatt eine Ernährungsumstellung als Lösung zu empfehlen, wenden wir hunderte Millionen Dollar für die Entwicklung und Propaganda eines Arzneimittels auf, das entweder wirksam ist oder auch nicht, das aber mit ziemlicher Sicherheit unerwünschte Nebenwirkungen haben wird.

In Forscherkreisen ist seit langem bekannt, dass Ernährungsfaktoren die weiblichen Hormonspiegel kontrollieren können, aber eine neuere Untersuchung war besonders eindrucksvoll.[47] Mehrere weibliche Sexualhormone, die mit dem Beginn der Pubertät ansteigen, wurden um 20 %–30 % gesenkt (der Progesteronspiegel wurde sogar um 50 % gesenkt!), einfach indem man Mädchen zwischen acht und zehn Jahren für die Dauer von sieben Jahren eine mäßig fettarme Ernährung mit nur wenigen Nahrungsmitteln tierischer Herkunft konsumieren ließ.[47] Diese Ergebnisse waren außergewöhnlich, weil sie durch eine moderate Ernährungsumstellung erreicht wurden. Dies noch dazu während der kritischen Lebensspanne junger Mädchen, in der die ersten Samen für Brustkrebs gesät werden. Die Mädchen konsumierten eine Ernährung, die nicht mehr als 28 % Fett und weniger als 150 mg Cholesterin am Tag enthielt, also eine moderate pflanzliche Ernährung. Ich glaube, dass, hätten sie eine Ernährung ohne jegliche Tierprodukte konsumiert und hätten sie diese Ernährung früher in ihrem Leben begonnen, sie sogar einen noch größeren Nutzen gehabt hätten, einschließlich einer Verzögerung der Pubertät und ein sogar noch niedrigeres Risiko, im Laufe ihres Lebens an Brustkrebs zu erkranken.

Frauen mit einem erhöhten Brustkrebsrisiko werden folgende drei Optionen geboten: Sie können beobachten und abwarten, Tamoxifen für den Rest ihres Lebens einnehmen oder sich einer Brustamputation unterziehen. Es sollte eine vierte Option geben: Das Konsumieren einer Ernährung ohne Nahrungsmittel tierischer Herkunft und arm an raffinierten Kohlenhydraten, unterstützt durch regelmäßige Kontrolluntersuchungen derer, die ein höheres Risiko aufweisen.

Ich stehe zur Nützlichkeit dieser vierten Wahlmöglichkeit sogar für Frauen, die bereits eine Mastektomie einer Brust hatten. Die Anwendung der Ernährung als wirksame Behandlungsmethode von bereits diagnostizierten Erkrankungen ist in Humanstudien über fortgeschrittene koronare Herzkrankheit,[48, 49] klinisch dokumentieren Typ II-Diabetes (siehe Kapitel 7), fortgeschrittenes Melanom[50] (ein tödlicher Hautkrebs) und bei Leberkrebs in Tierversuchen[51] gut belegt.

## Umweltgifte

Es gibt eine weitere Diskussion über Brustkrebs, die nun bereits einige Jahre stattfindet. Sie betrifft die Umweltgifte. Es wurde nachgewiesen, dass diese weit verbreiteten Chemikalien den Hormonhaushalt stören, obgleich es nicht eindeutig ist, welche Hormone bei Menschen davon beeinträchtigt werden. Diese Gifte können auch Störungen im Bereich der Fortpflanzungsorgane, Geburtsschäden und Typ II-Diabetes hervorrufen.

Es gibt viele unterschiedliche Arten krankmachender Chemikalien, wovon die meisten im Allgemeinen mit industrieller Schadstoffbelastung der Umwelt in Zusammenhang stehen. Eine Gruppe, einschließlich der Dioxine und PCB (Polychlorierte Biphenyle), bleiben in der Umwelt bestehen, weil sie nach einer eventuellen Aufnahme nicht umgewandelt werden. Folglich werden sie vom Körper nicht ausgeschieden. Infolge dieses fehlenden Stoffwechselvorgangs werden diese Chemikalien im Körperfett und der Milch von stillenden Müttern gespeichert. Einige dieser Chemikalien sind dafür bekannt, dass sie das Wachstum von Krebszellen fördern, obgleich Menschen wahrscheinlich keinem signifikanten Risiko ausgesetzt sind, außer jene, die übermäßige Mengen von Fleisch, Milch und Fisch konsumieren. Tatsächlich stammen 90 %–95 % unserer Belastung mit diesen Chemikalien vom Konsum von Tierprodukten – noch ein weiterer Grund, warum der Konsum von Nahrungsmitteln tierischer Herkunft gesundheitsgefährdend sein kann.

Es gibt eine zweite Gruppe Umweltgifte, die auch gemeinhin als signifikante Auslöser von Brustkrebs[52] und anderen Karzinomen anerkannt sind. Sie werden PAH (polyzyklische aromatische Kohlenwasserstoffe) genannt und kommen in Auspuffgasen, Fabrikemissionen, Teer- und Erdölerzeugnissen und Tabakrauch vor, und entstehen bei anderen industriellen

Prozessen, die typisch für eine Industriegesellschaft sind. Anders als bei den PCB und Dioxinen, können wir die PAH nach der Aufnahme durch Nahrungsmittel oder Wasser umwandeln und ausscheiden. Aber da gibt es einen Haken: Wenn die polyzyklischen aromatischen Kohlenwasserstoffe im Körper umgewandelt werden, entstehen Stoffwechselzwischenprodukte, die mit der DNA reagieren und eng verbundene Komplexe oder Addukte bilden (siehe Kapitel 3). Das ist die erste Stufe in der Krebsentstehung. Tatsächlich wurde neuerdings nachgewiesen, dass diese Umweltgifte die BRCA1- und BRCA2-Gene von im Labor gezüchteten Brustkrebszellen negativ beeinflussen.[53]

Meine Laborversuchsreihen (siehe Kapitel 3) zeigten, dass, wenn ein sehr starkes Karzinogen verabreicht wird, das Ausmaß, in dem es Probleme verursacht, größtenteils durch die Ernährung kontrolliert wird. Demzufolge wird das Ausmaß, in dem die PAH zu Produkten umgewandelt werden, die sich an die DNA binden, sehr stark von dem, was wir essen, gesteuert. Ganz einfach ausgedrückt erhöht der Konsum einer typisch westlichen Ernährung das Ausmaß, in dem sich chemische Karzinogene wie PAH an die DNA binden. Dann werden Stoffe gebildet, die Krebs verursachen.

Das heißt, wenn in einer neueren Studie eine geringfügig erhöhte Anzahl von PAH-DNA-Addukten bei Frauen mit Brustkrebs in Long Island, New York,[54] festgestellt wurde, es genauso gut sein kann, dass diese Frauen eine fleischreichere Ernährung konsumierten, die die Bindung von PAH an die DNA erhöhte. Es ist durchaus möglich, dass die Menge der aufgenommenen PAH nichts mit dem erhöhten Brustkrebsrisiko zu tun hatte. Vielmehr scheint es in dieser Studie so zu sein, dass die Anzahl der PAH-DNA-Addukte bei den untersuchten Frauen mit einer PAH-Exposition *nicht in Zusammenhang* steht.[54] Wie ist das möglich? Es kann sein, dass alle Frauen dieser Long Island-Studie eine verhältnismäßig einheitliche, niedrige Menge von PAH aufnahmen und diejenigen, die später an Brustkrebs erkrankten, eine fettreiche und tierproteinreiche Nahrung konsumierten, und sich demzufolge mehr der aufgenommenen PHA an ihre DNA binden konnte.

In derselben Long Island-Studie war Brustkrebs nicht mit PCB und Dioxinen assoziiert, jenen Umweltgiften, die im menschlichen Organismus nicht umgewandelt werden können.[55] Als Resultat der Long Island Studie beruhigte sich der Medienrummel etwas, der Umweltgifte mit Brustkrebs in Zusammenhang brachte. Diese und andere Untersuchungsergebnisse deuten darauf hin, dass Umweltgifte eine weit weniger signifikante Rolle bei der Entstehung von Brustkrebs einzunehmen scheinen als die Art der Nahrungsmittel, für die wir uns entscheiden.

## Hormonersatztherapie

Ich muss kurz einen letzten Streitpunkt bezüglich Brustkrebs erwähnen: Ob die Anwendung einer Hormonersatztherapie (HET), die das Brustkrebsrisiko erhöht, sinnvoll ist oder nicht. Viele Frauen wenden die HET an, um unangenehme Symptome in der Menopause zu mildern, um die Gesundheit der Knochen zu gewährleisten und der koronaren Herzkrankheit vorzubeugen.[56] Es wird allerdings weitgehend immer mehr anerkannt, dass eine HET sich nicht als so günstig erweist wie ursprünglich angenommen, und dass sie bestimmte schwerwiegende Nebenwirkungen haben kann. Also wie sehen nun die Fakten aus?

Ich schreibe diesen Kommentar zu einem günstigen Zeitpunkt, da die Ergebnisse einiger großer Untersuchungen über die Anwendung von HET im letzten Jahr herausgegeben worden sind.[56] Zwei umfangreiche randomisierte, kontrollierte Studien sind von besonderem Interesse: Die Women's Health Initiative (WHI)[57] und die Heart and Estrogen/Progestin Replacement Study (HERS).[58, A] Bei den Frauen, die eine Hormonersatztherapie bekommen, zeigt die WHI-Studie nach 5,2 Jahren einen 26 %igen Anstieg der Brustkrebsfälle, während die HERS-Studie einen sogar noch höheren Anstieg von 30 % feststellte.[59] Diese Studienergebnisse sind übereinstimmend. Es scheint, als ob eine erhöhte Exposition gegenüber weiblichen Sexualhormonen durch die Hormonersatztherapie tatsächlich zu einem häufigeren Auftreten von Brustkrebs führt.

Es wurde ursprünglich angenommen, dass HET mit einer niedrigeren Häufigkeit von koronarer Herzkrankheit assoziiert ist.[56] Dies entspricht jedoch nicht unbedingt den Tatsachen. In der umfangreichen WHI-Studie kamen auf 10.000 gesunde postmenopausale Frauen, die sich einer HET unterzogen, sieben Frauen mehr mit Herzerkrankungen, acht mehr mit Gehirnschlägen und acht mehr mit Lungenembolie[57] – genau das Gegenteil von dem, war erwartet worden war! Die Hormonersatztherapie kann letzten Endes zu einem *Anstieg* der kardiovaskulären Erkrankungsrisiken führen. Andererseits wies die HET eine günstige Wirkung auf die Häufigkeit kolorektaler Krebserkrankungen und die Anzahl von Knochenbrüchen auf. Auf je 10.000 Frauen gab es sechs weniger mit kolorektalem Karzinom und fünf weniger mit Knochenfrakturen.[57]

Also wie kommen Sie zu einer Entscheidung mit derartigen Informationen? Durch einfaches Addieren und Subtrahieren der Zahlen können wir sehen, dass HET wohl mehr Schaden als Nutzen verursacht. Wir können jeder einzelnen Frau mitteilen, dass sie ihre eigene Entscheidung treffen muss – abhängig davon, vor welcher Erkrankung und welcher Unannehmlichkeit sie sich am meisten fürchtet, so wie es die meisten Ärzte wahrscheinlich tun. Allerdings kann dies eine schwierige Entscheidung für Frauen sein, die gerade eine problematische Zeit in der Menopause durchmachen. Diese Frauen haben die Wahlmöglichkeit, entweder ein Leben ohne Linderung der emotionalen und körperlichen menopausalen Symptome zu führen, damit sie das Brustkrebsrisiko gering halten. Oder sie nehmen eine Hormonersatztherapie in Anspruch, um ihre menopausalen Beschwerden in den Griff zu bekommen, während dadurch ihr Risiko, an Brustkrebs – und möglicherweise auch an kardiovaskulären Erkrankungen zu erkranken – erhöht wird. Zu behaupten, dass mich dieses Szenarium beunruhigt, wäre eine Untertreibung. Wir haben gut über eine Million US-Dollar für die Forschung und Entwicklung der Medikamente für die Hormonersatztherapie aufgewendet. Was wir dafür erhalten, sind nur wenige offensichtliche Vorteile und wahrscheinlich sogar mehr Nachteile. Diesen Umstand als beunruhigend zu bezeichnen, drückt die Problematik nicht einmal annähernd aus.

Anstatt sich auf eine Hormonersatztherapie zu stützen, empfehle ich eine bessere Methode, die auf dem Einsatz von Nahrungsmitteln basiert. Die Begründung sieht folgendermaßen aus:

- Während der fruchtbaren Jahre sind die Hormonspiegel erhöht, wenngleich sie bei Frauen, die hauptsächlich pflanzliche Nahrungsmittel essen, nicht so sehr erhöht sind.

---

A   Herz-und-Östrogen/Progesteron-Ersatztherapie-Studie (HERS)

- Wenn Frauen das Ende ihrer reproduktiven Zeit erreichen, ist es vollkommen natürlich, dass die weiblichen Geschlechtshormone aller Frauen auf einen niedrigen „Grundspiegel" abfallen.
- Am Ende der fruchtbaren Lebensspanne stürzen die Hormonwerte von Pflanzenessern nicht so heftig ab wie bei Fleischessern. Wenn man hypothetische Zahlen verwendet, um dieses Konzept zu veranschaulichen, stürzen die Werte von Pflanzenessern vielleicht von 40 auf 15 anstatt von 60 auf 15 bei Fleischessern.
- Diese abrupten Änderungen des Hormonhaushalts sind für die menopausalen Symptome verantwortlich.
- Deshalb führt eine Ernährung auf Pflanzenbasis zu weniger schwerwiegenden Hormonabfällen und demzufolge zu einer gemäßigteren Menopause.

Diese Begründung basiert in erster Linie auf dem, was wir bereits wissen, obwohl weitere Studien hilfreich wären. Aber selbst wenn zukünftige Studien diese Angaben nicht bestätigen können, so bietet eine auf pflanzlichen Nahrungsmitteln basierende Ernährung aus anderen Gründen das geringste Risiko für sowohl Brustkrebs als auch koronare Herzerkrankung. Es wäre das beste Szenario, das kein Medikament bieten kann.

Bei jedem der unterschiedlichen Aspekte, die das Brustkrebsrisiko mit sich bringt (Anwendung von Tamoxifen, Anwendung von Hormonersatztherapie, Belastung mit Umweltgiften, präventive Mastektomie), bin ich überzeugt, dass diese Verfahren Ablenkungen darstellen, die uns daran hindern, eine risikofreiere und bei weitem nützlichere Ernährungsstrategie in Erwägung zu ziehen. Es ist entscheidend, dass wir die Art und Weise, wie wir über diese Erkrankung denken, ändern und wir die neueren Informationen den Frauen zur Verfügung stellen.

## Dickdarmkrebs (einschließlich Mastdarmkrebs)

Am Monatsende im Juni 2002 übergab George W. Bush die Präsidentschaft für ungefähr zwei Stunden an Dick Cheney, um sich einer Koloskopie (Darmspiegelung) zu unterziehen. Wegen der Auswirkungen, die Präsident Bush' Koloskopie auf die Weltpolitik hatte, kam die Angelegenheit in die nationalen Nachrichten, und die Untersuchung von Dick- und Mastdarm wurde kurzfristig ins Rampenlicht gedrängt. Über das ganze Land hinweg, egal ob Kabarettisten Witze darüber machten oder Nachrichtensprecher das Drama beschrieben, jeder unterhielt sich plötzlich über diese Sache namens Koloskopie und wofür sie gut sei. Es war ein seltener Moment, in dem das Land sein Hauptaugenmerk auf eine der hauptsächlichen Todesursachen richtete: Dickdarm- und Mastdarmkrebs (Kolon- und Rektumkarzinome).

Da sowohl Kolon- als auch Rektumkarzinome Krebserkrankungen des Dickdarms sind und noch andere Ähnlichkeiten aufweisen, werden sie oft unter der Bezeichnung kolorektales Karzinom zusammengefasst. Kolorektaler Krebs ist die vierthäufigste Krebsart weltweit, gemessen an der Gesamtsterblichkeit.[60] Es ist die zweithäufigste Art in den Vereinigten Staaten, wobei 6 % der Amerikaner, bezogen auf alle Altersgruppen, an diesem Krebs erkranken.[37] Einige behaupten sogar, dass die Hälfte der Bewohner der „verwestlichten" Länder im Alter von 70 Jahren einen Tumor im Dickdarm entwickelt und dass 10 % dieser Fälle bösartig werden.[61]

# Geografische Unterschiede

Nordamerika, Europa, Australien und reichere asiatische Länder (Japan, Singapur) weisen eine hohe Häufigkeit von kolorektalem Krebs auf, während Afrika, Asien und die meisten Länder in Zentral- und Südamerika ein sehr geringes Vorkommen dieser Krebserkrankung aufzeigen. Beispielsweise hat die Tschechische Republik eine Sterblichkeitsrate von 34,19 pro 100.000 männlichen Personen, während Bangladesh eine Sterblichkeitsrate von 0,63 pro 100.000 Männer aufweist![62, 63] Abbildung 8.3 zeigt einen Vergleich der durchschnittlichen Sterblichkeitsrate zwischen mehr bzw. weniger industrialisierten Ländern, wobei diese Raten altersstandardisiert sind.

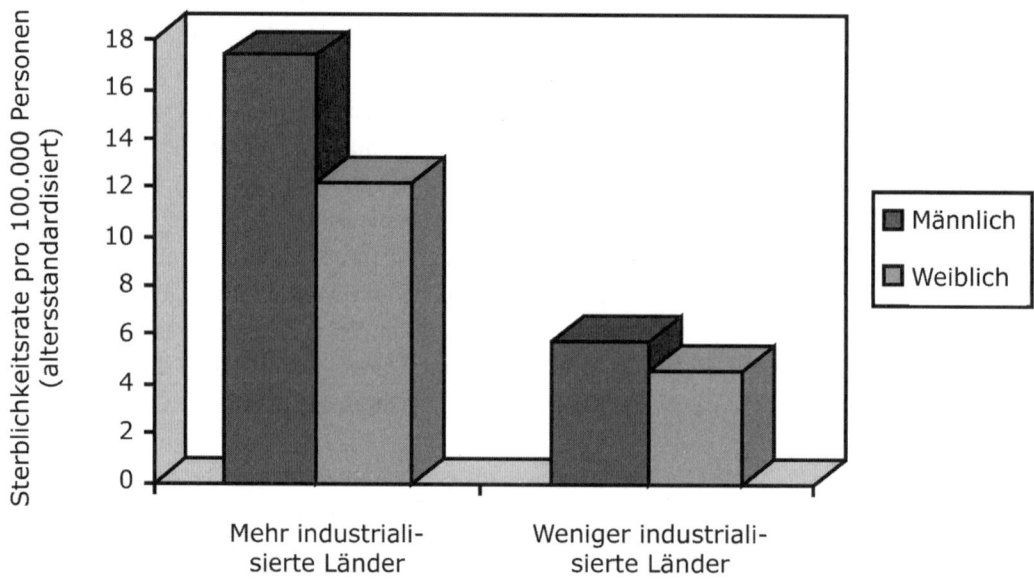

**Abb. 8.3: Sterblichkeitsrate bei kolorektalen Karzinomen in mehr und in weniger industrialisierten Ländern**

Die Tatsache, dass die Anzahl der Fälle von kolorektalem Karzinom zwischen den Ländern derart enorm variiert, ist seit Jahrzehnten bekannt. Die Frage nach dem Warum hat immer schon bestanden. Sind die Unterschiede auf genetische oder auf Umweltbedingungen zurückzuführen?

Es scheint, als ob Umweltfaktoren, einschließlich der Ernährung, die wichtigste Rolle beim kolorektalen Karzinom einnehmen. Untersuchungen von Migranten haben gezeigt, dass, nach einem Umzug von einem krebsrisikoarmen in ein krebsrisikoreiches Gebiet, im Laufe von zwei Generationen das erhöhte Risiko übernommen wird.[64] Dies deutet darauf hin, dass Ernährung und Lebensgewohnheiten wichtige Ursachen für diese Krebserkrankung sind. In anderen Studien wurde ebenfalls festgestellt, dass die Anzahl der kolorektalen Krebsfälle sich rapid ändert, wenn sich Ernährung oder Lebensstil einer Bevölkerungsgruppe verändert.[64] Diese rapiden

Änderungen der Krebsrate innerhalb einer Population können unmöglich mit einer Änderung der vererbten Gene erklärt werden. Beim Menschen erfordert es tausende von Jahren, um weit verbreitete, dauerhafte Veränderungen in der vererbten DNA zu erhalten, die dann von einer Generation zur nächsten weitergegeben werden. Somit ist es eindeutig, dass irgendetwas in Umwelt oder Lebensstil das Risiko, an kolorektalem Krebs zu erkranken, unterbindet oder erhöht.

In einem bahnbrechenden Artikel, der vor beinahe 30 Jahren erschienen ist, verglichen Forscher Umweltfaktoren und Krebsraten in 32 Ländern auf der ganzen Welt.[65] Einer der stärksten Zusammenhänge zwischen irgendeiner Krebsart und irgendeinem Ernährungsfaktor war jener zwischen Dickdarmkrebs und Fleischkonsum. Die Abbildung 8.4 zeigt diesen direkten Zusammenhang in Bezug auf Frauen in 23 verschiedenen Ländern.

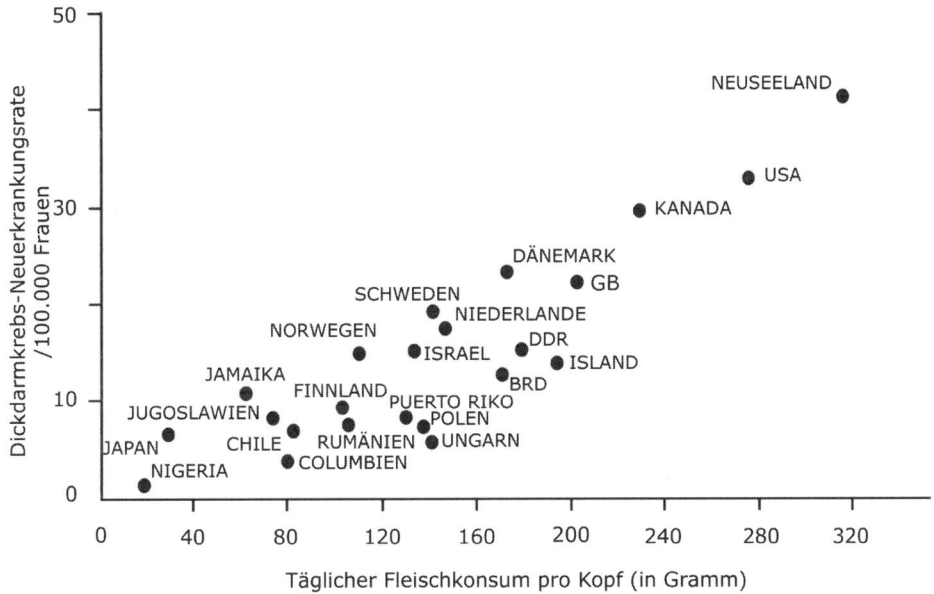

**Abb. 8.4: Häufigkeit von Dickdarmkrebs bei Frauen und täglicher Fleischkonsum**

In diesem Bericht wurde gezeigt, dass Länder, in denen mehr Fleisch, mehr Tierprotein, mehr Zucker und weniger Vollwertgetreide konsumiert wurden, bei weitem höhere Raten von Dickdarmkrebs aufweisen.[65] Ein anderer Forscher, den ich bereits in Kapitel 4 erwähnte, Denis Burkitt, stellte die Hypothese auf, dass die Aufnahme von Ballaststoffen generell für die Gesundheit des Verdauungstrakts von essenzieller Bedeutung wäre. Er verglich Stuhlproben und Ballaststoffaufnahmen in Afrika und Europa und meinte, dass kolorektale Krebserkrankungen größtenteils das Ergebnis einer niedrigen Ballaststoffaufnahme sind.[66] Bedenken Sie, dass Ballaststoffe nur in pflanzlichen Nahrungsmitteln vorkommen. Es ist jener Teil der Pflanze, den unser Körper nicht verdauen kann. Wenn wir uns die Daten einer weiteren namhaften Studie ansehen, in der die Ernährungsweisen in sieben verschiedenen Ländern verglichen wurden, so stellten Forscher fest, dass der Konsum von 10 g zusätzlicher Ballaststoffe täglich das langfristige Risiko für Dickdarmkrebs um 33 % verminderte.[67] 10 g Ballaststoffe sind in einer Tasse

Himbeeren, einer asiatischen Birne (Nashi) oder einer Tasse Erbsen enthalten. Eine Tasse von nahezu jeder Bohnensorte würde signifikant mehr als 10 g Ballaststoffe zur Verfügung stellen.

Hinsichtlich all dieser Forschungen scheint es eindeutig zu sein, dass etwas über die Bedeutung der Ernährung bei kolorektalem Krebs gesagt werden kann. Aber was genau verhindert Dickdarm- und Enddarmkrebs? Sind es die Ballaststoffe? Sind es Obst und Gemüse? Sind es Kohlenhydrate? Ist es Milch? Von allen diesen Nahrungsmitteln bzw. Nährstoffen ist behauptet worden, dass sie eine Rolle dabei spielen. Die Debatte kocht immer wieder über, dennoch gibt es selten Einigungen über zuverlässige Antworten.

# Das konkrete Heilverfahren

Der Großteil der Debatte in den letzten 25 Jahren über Ballaststoffe und ihre Verbindung zu Dickdarmkrebs hat ihren Ursprung in der Forschungsarbeit Burkitts in Afrika. Aufgrund von Burkitts Bekanntheitsgrad glauben viele Menschen, dass Ballaststoffe die Quelle der kolorektalen Gesundheit sind. Vielleicht haben Sie auch schon gehört, dass Ballaststoffe günstig für die Vorbeugung von Dickdarmkrebs sind. Zumindest haben Sie wahrscheinlich gehört, dass Ballaststoffe „die Dinge in Gang bringen". Ist es nicht das, wofür Dörrpflaumen bekannt sind?

Und trotzdem war noch niemand imstande, den Beweis zu erbringen, dass Ballaststoffe das Wundermittel für die Vorbeugung von kolorektalem Krebs sind. Es gibt wichtige methodische Gründe, warum eine definitive Schlussfolgerung hinsichtlich der Ballaststoffe schwierig zu ziehen ist.[68] Jeder dieser Gründe hat entweder direkt oder indirekt damit zu tun, dass Ballaststoffe keine einzelne, einfache Substanz darstellt, die einen einzelnen, einfachen Nutzen bringt. Ballaststoffe repräsentieren hunderte von Substanzen, und ihre Vorteile ergeben sich aus einer außerordentlich komplexen Abfolge von biochemischen und physiologischen Vorgängen. Jedes Mal, wenn Wissenschaftler den Konsum von Ballaststoffen beurteilen wollen, müssen sie entscheiden, welche der hunderte von Faseruntergruppen sie untersuchen wollen und welche Methode sie hierfür verwenden. Es ist beinahe unmöglich eine Standardmethode zu benutzen, weil es praktisch unmöglich ist, zu wissen, was jede der Faseruntergruppen im Körper bewirkt.

Das Nichtvorhandensein einer standardisierten Arbeitsmethode regte uns dazu an, Ballaststoffe in unserer China Study auf über ein Dutzend Arten zu untersuchen. Wie in Kapitel 4 zusammengefasst, sinkt die Krebshäufigkeit von Kolon und Rektum, wenn der Konsum von beinahe allen dieser Ballaststoffarten ansteigt.[69] Wir konnten jedoch keine eindeutigen Rückschlüsse ziehen,[70] welcher Ballaststoffart besondere Bedeutung zukommt.

Trotz der Unsicherheiten glaube ich weiterhin, dass Burkitts[66] anfängliche Hypothese, dass *ballaststoffreiche Ernährungsweisen* kolorektale Krebserkrankungen verhindern, korrekt ist, und dass einiges dieser Wirkung auf die Gesamtwirkung aller Ballaststofftypen zurückzuführen ist. Tatsächlich ist die Hypothese, dass Ballaststoffe Dickdarmkrebserkrankungen verhindern können, sogar noch überzeugender geworden. Im Jahr 1990 überprüfte eine Gruppe von Forschern 60 verschiedene Studien über Ballaststoffe und Dickdarmkrebs.[71] Sie stellten fest, dass die meisten der Untersuchungen die Annahme bekräftigen, dass Ballaststoffe gegen

Dickdarmkrebs schützen. Sie fanden heraus, dass die Menschen, die am meisten Ballaststoffe konsumierten, ein um 43 % niedrigeres Dickdarmkrebsrisiko aufwiesen als die Menschen, die am wenigsten Ballaststoffe zu sich nahmen.[71] Jene, die am meisten Gemüse konsumierten, wiesen ein um 52 % niedrigeres Risiko auf als jene, die am wenigsten Gemüse aßen.[71] Aber sogar in dieser umfangreichen Überprüfung der wissenschaftlichen Belege merkten die Forscher an: „Die Daten erlauben keine Unterscheidung zwischen Auswirkungen, die auf Ballaststoffe zurückzuführen sind, und auf Auswirkungen, die unabhängig von den Ballaststoffen auf Gemüse zurückzuführen sind."[71] Also sind Ballaststoffe an sich das Wundermittel, nach dem wir gesucht haben? Wir wussten es 1990 noch immer nicht.

Zwei Jahre später, im Jahr 1992, überprüfte eine andere Gruppe von Forschern 13 Studien, in denen Menschen mit und ohne kolorektale Krebserkrankungen verglichen wurden (Fall-Kontroll-Studiendesign).[72] Sie stellten fest, dass jene, die am meisten Ballaststoffe konsumierten, ein um 47 % niedrigeres Risiko für kolorektale Krebserkrankungen aufwiesen als jene, die am wenigsten Ballaststoffe zu sich nahmen.[72] Tatsächlich fanden sie heraus, dass, wenn Amerikaner zusätzlich 13 g Ballaststoffe täglich *aus Nahrungsmitteln* (nicht aus Nahrungsergänzungsmittel) essen würden, ungefähr ein Drittel aller kolorektalen Krebserkrankungen in den USA vermieden werden könnte.[72] Wenn Sie sich erinnern, 13 g: Das entspricht im Alltagsleben der Menge, die in ungefähr einer Tasse einer beliebigen Bohnensorte enthalten ist.

In jüngerer Zeit wurden in einer gigantischen Untersuchung namens EPIC-Studie[A] Daten von über 519.000 Menschen aus ganz Europa bezüglich Ballaststoffaufnahme und kolorektalen Krebserkrankungen gesammelt.[73] Es wurde festgestellt, dass diejenigen 20 % der Menschen, die die meisten Ballaststoffe in ihrer Ernährung konsumierten, nämlich 34 g am Tag, ein um 42 % geringeres Risiko für kolorektalen Krebs aufwiesen als diejenigen 20 %, die am wenigsten Ballaststoffe in ihrer Ernährung konsumierten, nämlich ungefähr 13 g am Tag.[73] Es ist wichtig wiederum hervorzuheben, dass, so wie in allen diesen Studien, die Ballaststoffe aus normalen Nahrungsmitteln und nicht aus Nahrungsergänzungsmitteln bezogen wurden. Wir können also nur sagen, dass eine „Ballaststoffe enthaltende Ernährungsweise" zu einer signifikanten Senkung des kolorektalen Krebsrisikos zu führen scheint. Wir können noch immer nichts Definitives über die isolierten Fasern selbst sagen. Das bedeutet, dass der Versuch, das Essen mit isolierten Ballaststoffen zu ergänzen, vielleicht keinen Nutzen bringt. Der Konsum von pflanzlichen Nahrungsmitteln, die einen hohen Ballaststoffanteil aufweisen, wirkt sich allerdings eindeutig günstig aus. Diese Nahrungsmittel umfassen Gemüse (v. a. Blatt- und Fruchtgemüse, nicht so sehr die Wurzelanteile), Obst und ungeschältes Getreide.

In Wirklichkeit können wir nicht einmal sicher sein, welches Ausmaß der Prävention von kolorektalem Krebs auf Ballaststoffe enthaltende Nahrungsmittel zurückzuführen ist, denn je mehr Menschen von diesen Nahrungsmitteln zu sich nehmen, desto weniger Tierprodukte konsumieren sie normalerweise. In anderen Worten, wirken Obst, Gemüse und ungeschältes Getreide schützend, oder ist Fleisch schädlich? Oder trifft beides zu? Eine neuere Studie in Südafrika trug dazu bei, diese Fragen zu beantworten. Weiße Südafrikaner leiden 17-mal häufiger an Dickdarmkrebs als farbige Südafrikaner. Dieser Umstand wurde zunächst dem viel höheren Konsum von Ballaststoffen unter den farbigen Südafrikanern in Form von unraffinier-

---

A   European Prospective Investigation into Cancer and Nutrition

tem Mais zugeschrieben.[74] Seit einigen Jahren konsumieren die farbigen Südafrikaner jedoch in zunehmendem Maße industriell *raffiniertes* Maismehl – also Mais minus seinem Faseranteil. Sie essen nun sogar weniger Ballaststoffe als weiße Südafrikaner. Und trotzdem blieb die Dickdarmkrebshäufigkeit unter den Farbigen in diesem niedrigen Ausmaß bestehen.[75] Das wirft die Frage auf, wie viel der vor Krebs schützenden Wirkung alleine auf Ballaststoffe zurückzuführen ist. Eine Studie neueren Datums[76] zeigte, dass die höhere Dickdarmkrebshäufigkeit bei den weißen Südafrikanern wohl auf ihren erhöhten Konsum von Tierprotein (77 gegenüber 25 g/ Tag), der Gesamtfettmenge (115 gegenüber 71 g/Tag) und dem Cholesterin (408 gegenüber 211 mg/Tag) zurückzuführen sein könnte, wie in Abbildung 8.5 gezeigt wird. Die Forscher weisen darauf hin, dass die viel höhere Dickdarmkrebsrate bei den weißen Südafrikanern mehr mit der Menge von tierischem Protein und Fett in ihrer Ernährung zu tun haben könnte als mit dem fehlenden Schutzfaktor aus Ballaststoffen.[76]

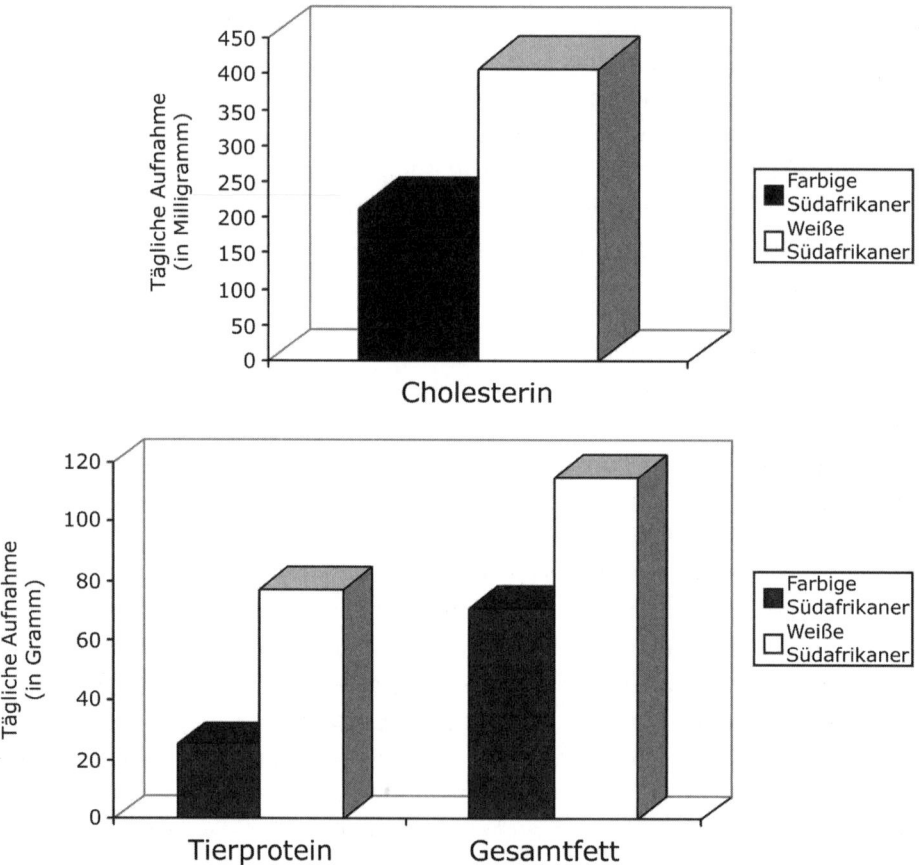

**Abb. 8.5: Aufnahme von Tierprotein, Gesamtfett und Cholesterin unter farbigen und weißen Südafrikanern**

Es ist eindeutig, dass eine Ernährung, die von Natur aus reich an Ballaststoffen und arm an Nahrungsmitteln tierischer Herkunft ist, kolorektale Karzinome verhindern kann. Trotz des Mangels an spezifischen Details können wir wichtige öffentliche Gesundheitsempfehlungen abgeben. *Die Daten zeigen eindeutig, dass eine auf vollwertigen, pflanzlichen Nahrungsmitteln basierende Ernährung die kolorektale Krebshäufigkeit drastisch senken kann. Wir müssen nicht wissen, welcher Ballaststoff dafür verantwortlich ist, um welchen Wirkmechanismus es sich handelt und nicht einmal, wie viel dieses Effekts ausschließlich auf einen bestimmten Ballaststoff zurückzuführen ist.*

## Andere Faktoren

Es wurde vor kurzem herausgefunden, dass dieselben Risikofaktoren, die das Wachstum von kolorektalem Krebs fördern – eine Ernährung arm an Obst und Gemüse und reich an Tierprodukten und raffinierten Kohlenhydraten – ebenso die Entstehung einer Insulinresistenz begünstigen können.[77–79] Aus diesem Grund stellten Wissenschaftler die Hypothese auf, dass eine Insulinresistenz die Ursache für Dickdarmkrebs sein kann.[77–82] Die Insulinresistenz wurde im Kapitel 6 als diabetisches Leiden beschrieben. Und das, was gut ist, um eine Insulinresistenz unter Kontrolle zu halten, wirkt ebenfalls gut gegen Dickdarmkrebs: Eine aus ganzen, pflanzlichen Nahrungsmitteln bestehende Ernährung.

Diese Ernährung enthält zufälligerweise einen hohen Anteil an Kohlenhydraten, die in letzter Zeit stark unter Beschuss stehen. Da die Kohlenhydratverwirrung fortbesteht, lassen Sie mich nochmals daran erinnern, dass es zwei unterschiedliche Arten von Kohlenhydraten gibt: Raffinierte Kohlenhydrate und komplexe Kohlenhydrate. Raffinierte Kohlenhydrate sind Speisestärke und Zucker, die man aus Pflanzen gewinnt, indem man ihre äußeren Schichten industriell entfernt. In diesen äußeren Schichten befindet sich der größte Anteil an Vitaminen, Mineralien, Proteinen und Ballaststoffen der Pflanze. Diese so erhaltenen „Nahrungsmittel" (normaler Zucker, weißes Mehl etc.) enthalten sehr wenig Nährwert. Nahrungsmittel wie Pasta aus raffiniertem Mehl, gezuckerte sowie geschälte Cerealien (Getreideflocken), Weißbrot, Süßigkeiten und zuckerüberladene Limonaden sollten so weit wie möglich gemieden werden. Aber essen Sie ganze Nahrungsmittel, die komplexe Kohlenhydrate enthalten, wie zum Beispiel industriell unverarbeitetes frisches Obst und Gemüse, und ungeschältes Getreide wie Naturreis und Haferflocken. Diese industriell unverarbeiteten Kohlenhydrate, besonders aus Obst und Gemüse, sind außerordentlich gesundheitsfördernd.

Sie haben vielleicht auch davon gehört, dass sich Kalzium im Kampf gegen Dickdarmkrebs als günstig erweist. Dieser Umstand geht freilich Hand in Hand mit dem Argument, dass Kuhmilch Dickdarmkrebs abwehren kann. Es wurde die Hypothese aufgestellt, dass eine kalziumreiche Ernährung Dickdarmkrebs auf zwei Arten verhindern kann: Erstens wird dadurch das Wachstum kritischer Zellen im Dickdarm gehemmt,[83, 84] und zweitens werden dadurch intestinale Gallensäuren gebunden. Diese Gallensäuren entstehen in der Leber, bewegen sich in den Darm und gelangen in den Dickdarm. Dort sollen sie die Entwicklung von Dickdarmkrebs fördern. Indem Kalzium diese Gallensäuren bindet, gilt Kalzium als vorbeugend gegen Dickdarmkrebs.

Eine Forschergruppe zeigte, dass eine kalziumreiche Ernährung – womit generell eine Ernährung reich an Milchprodukten gemeint war – das Wachstum bestimmter Zellen im Dickdarm hemmte,[84] *aber dieser Effekt war nicht völlig übereinstimmend mit den unterschiedlichen Indikatoren für Zellwachstum. Darüber hinaus ist es nicht eindeutig, dass diese mutmaßlichen günstigen Effekte wirklich zu weniger Krebswachstum führen.*[83, 85] Eine weitere Forschergruppe zeigte, dass Kalzium die vermutlich schädlichen Gallensäuren vermindert, aber sie beobachteten ebenfalls, dass *eine weizenreiche Ernährung einen sogar noch besseren Effekt in der Reduktion der Gallensäuren erzielte.*[86] Aber – und das ist der wirklich eigenartige Aspekt – wenn eine Kombination aus einer kalzium- und weizenreichen Ernährung konsumiert wurde, fiel der bindende Effekt an die Gallensäuren schwächer aus, als bei jedem einzelnen Stoff für sich genommen.[86] Dies zeigt eigentlich nur, dass, wenn die bei einzelnen Nährstoffen beobachteten Effekte kombiniert werden, wie eben in einer Ernährungssituation, die erwarteten Resultate nicht eintreten, sondern es unerwartete Auswirkungen haben kann.

Ich zweifle daran, dass eine kalziumreiche Kost, bezogen aus Kalziumpräparaten oder aus kalziumreicher Kuhmilch, eine günstige Auswirkung auf Dickdarmkrebs hat. Im ländlichen Raum Chinas, wo der Kalziumkonsum mäßig ist und beinahe keine Milchprodukte konsumiert werden,[87] ist die Dickdarmkrebshäufigkeit nicht nur nicht höher, sondern stattdessen viel niedriger als in den USA. Die Teile der Welt, wo am meisten Kalzium konsumiert wird, nämlich Europa und Nordamerika, weisen die höchsten kolorektalen Krebsraten auf.

Eine andere Lebensgewohnheit, die von eindeutiger Wichtigkeit für diese Erkrankung ist, ist körperliche Betätigung. Ein erhöhtes Maß an körperlicher Aktivität ist auf überzeugende Weise mit weniger kolorektalen Krebserkrankungen assoziiert. In einer Zusammenfassung des World Cancer Research Fund und dem American Institute for Cancer Research wurde in 17 von 20 Studien festgestellt, dass körperliches Training vor Dickdarmkrebs schützt.[64] Bedauerlicherweise scheint es keine überzeugenden Belege zu geben, warum und auf welche Weise dies erfolgt.

## Vorsorgeuntersuchung – die Suche nach Problemen

Der Nutzen von körperlicher Aktivität bringt mich zu Präsident George W. Bush zurück. Er ist bekannt dafür, dass er gerne körperlich fit bleibt, indem er regelmäßig Laufen geht. Dies ist zweifellos einer der Gründe, warum er nach der Koloskopie eine einwandfreie Gesundheitsbescheinigung erhielt. Aber was ist überhaupt eine Koloskopie, und lohnt sich die Mühe wirklich, sich untersuchen zu lassen? Wenn Menschen einen Arzt aufsuchen, um eine Koloskopie durchführen zu lassen, inspiziert der Arzt den Dickdarm mit einer Rektalsonde und sucht nach krankhaft verändertem Gewebewachstum. Die am häufigsten gefundene Veränderung ist ein Polyp. Obwohl es noch nicht ganz eindeutig belegt ist, wie Tumore mit Polypen in Zusammenhang stehen, würden doch die meisten Wissenschaftler zustimmen,[88, 89] dass sie ähnliche diätetische Assoziationen und genetische Eigenschaften miteinander teilen. Die Menschen mit nicht-kanzerösen Problemen im Dickdarm, wie z. B. Polypen, sind oft dieselben Menschen, die später kanzeröse Tumore entwickeln.

Daher ist die Untersuchung auf Polypen und andere Probleme eine vernünftige Möglichkeit, das zukünftige Risiko für Dickdarmkrebs festzustellen. Aber was ist, wenn Sie einen Polypen haben? Was ist das Beste, das Sie dann machen können? Wird eine chirurgische Entfernung des Polypen das Dickdarmrisiko verringern? Eine landesweite Studie hat gezeigt, dass, wenn die Polypen entfernt wurden, es eine Verminderung um 76 %–90 % der erwarteten Anzahl von Dickdarmkrebserkrankungen gab.[89, 90] Dieser Umstand befürwortet sicherlich die Empfehlung von routinemäßigen Voruntersuchungen.[89, 91] Es wird allgemein empfohlen, dass man sich ab dem 50. Lebensjahr alle zehn Jahre einer Koloskopie unterziehen sollte. Wenn Sie ein höheres Risiko für kolorektalen Krebs aufweisen, wird empfohlen, dass Sie im Alter von 40 Jahren beginnen und häufiger zur Voruntersuchung gehen.

Wie wissen Sie, dass Sie einem höheren Risiko für kolorektalen Krebs ausgesetzt sind? Wir können unser persönliches genetisches Risiko auf mehrere Arten grob einschätzen. Wir können die Wahrscheinlichkeit, dass wir selbst an Dickdarmkrebs erkranken, auf der Basis der Anzahl von bereits erkrankten unmittelbaren Familienmitgliedern in Erwägung ziehen, wir können uns auf das Vorhandensein von Polypen untersuchen lassen, und wir können uns heutzutage auf das Vorhandensein von verdächtigen Genen testen lassen.[92]

Das ist ein ausgezeichnetes Beispiel, wie genetische Forschung zu einem besseren Verständnis von komplexen Erkrankungen führen kann. Allerdings werden über den Enthusiasmus für die Untersuchung der genetischen Basis dieses Karzinoms häufig zwei Faktoren übersehen. Erstens macht der Anteil der Dickdarmkrebsfälle, die auf bekannte vererbte Gene zurückzuführen sind, lediglich ungefähr 1 %–3 % aus.[89] Weitere 10 %–30 %[89] treten in einigen Familien häufiger auf als in anderen (familiäre Häufung genannt) – ein Umstand, der möglicherweise eine signifikante genetische Beteiligung widerspiegelt. Diese Zahlen bauschen jedoch die Zahlen der Krebsfälle auf, die allein „auf Gene zurückzuführen" sind.

Mit Ausnahme von den sehr wenigen Menschen, deren Dickdarmkrebsrisiko größtenteils durch bekannte vererbte Gene bestimmt ist (1 %–3 %), sind die meisten Krankheitsfälle von familiär gehäuft vorkommendem Dickdarmkrebs größtenteils von Umwelt- und Ernährungsfaktoren verursacht. Schließlich sind Wohnsitz und Ernährung häufig gemeinsame Erfahrungselemente innerhalb von Familien.

Sogar wenn Sie ein hohes genetisches Risiko haben, ist eine pflanzliche Ernährung imstande, den Großteil, wenn nicht sogar das ganze Risiko, aufzuheben, indem sie der Wirkung dieser Gene entgegenwirkt. Da eine ballaststoffreiche Ernährung Dickdarmkrebs verhindern hilft, sollten Ernährungsempfehlungen unabhängig vom genetischen Risiko dieselben sein.

# Prostatakrebs

Ich vermute, dass die meisten Menschen nicht genau wissen, was eine Prostata ist, auch wenn Prostatakrebs allgemein diskutiert wird. Die Prostata ist ein männliches Fortpflanzungsorgan in der Größe einer Walnuss und befindet sich zwischen der Blase und dem Dickdarm. Sie ist zuständig für die Produktion einer Flüssigkeit, die den Samen auf dem Weg, um das weibliche Ei zu befruchten, unterstützt.

Obwohl sie so klein ist, kann sie ganz schön viele Probleme verursachen. Einige meiner Freunde sind an Prostatakrebs oder einem anderen Prostataleiden erkrankt, und sie sind nicht die einzigen. Wie in einem neueren Bericht hervorgehoben wurde, ist „Prostatakrebs eine der am meisten diagnostizierten Krebserkrankungen bei Männern in den Vereinigten Staaten und repräsentiert ungefähr 25 % aller Tumore [...]".[93] Ungefähr die Hälfte aller Männer über 70 Jahre leiden an latentem Prostatakrebs,[94] eine stille Form des Krebs, die noch keine Beschwerden verursacht. Prostatakrebs ist also überaus weit verbreitet und wächst sehr langsam. Lediglich 7 % aller diagnostizierten Opfer von Prostatakrebs sterben innerhalb von 5 Jahren.[95] Dieser Umstand macht es schwierig zu wissen, wie und ob der Krebs behandelt werden soll. Die Hauptfrage für den Patienten und den behandelnden Arzt lautet: Wird dieser Krebs lebensbedrohlich werden, bevor der Tod aufgrund einer anderen Ursache eintritt?

Einer der verwendeten Marker, um die Wahrscheinlichkeit zu bestimmen, ob Prostatakrebs lebensbedrohlich wird, ist der Blutspiegel des Prostata-spezifischen Antigens (PSA). Männer werden mit Prostataproblemen diagnostiziert, wenn ihr PSA-Spiegel größer als vier ist. Aber dieser Befund allein ist kaum eine sichere Diagnose für Krebs, besonders wenn der PSA-Spiegel nur knapp über vier liegt. Die Unklarheit dieser Untersuchung führt zu sehr schwierigen Entscheidungen. Gelegentlich fragen mich meine Freunde um meine Meinung. Sollten sie sich einem kleinen Eingriff oder einem großen unterziehen? Ist ein PSA-Wert von 6,0 ein ernstzunehmendes Problem oder lediglich ein Warnsignal? Falls es nur ein Warnsignal ist, was müssten sie dann tun, um einen derartigen Wert zu verringern? Obwohl ich nicht über den klinischen Zustand eines Einzelnen sprechen kann, so kann ich mich doch über die diesbezügliche Forschung äußern. Aufgrund der Forschung, die ich gesehen habe, gibt es keine Zweifel, dass Ernährung eine Schlüsselrolle bei dieser Erkrankung einnimmt.

Obwohl es eine Debatte bezüglich der Besonderheiten einer Ernährung bei dieser Krebserkrankung gibt, lassen Sie mich einige sehr zuverlässige Thesen zusammenfassen, die bereits lange Zeit in Forscherkreisen akzeptiert sind:

- Die Häufigkeit von Prostatakrebs variiert sehr zwischen verschiedenen Ländern, sogar noch mehr als bei Brustkrebs.
- Eine hohe Häufigkeit von Prostatakrebs besteht hauptsächlich in Gesellschaften mit „westlichen" Ernährungs- und Lebensgewohnheiten.
- Männer in so genannten Entwicklungsländern, die westliche Ernährungsgewohnheiten übernehmen oder in westliche Länder umziehen, leiden häufiger an Prostatakrebs.

Diese Krankheitsmuster ähneln denen anderer Überflusserkrankungen, was darauf hinweist, dass bei der Entstehung von Prostatakrebs neben der genetischen Komponente zweifellos Umweltfaktoren eine entscheidende Rolle spielen. Aber welche Umweltfaktoren sind bedeutend? Sie ahnen wahrscheinlich schon, dass meiner Meinung nach pflanzliche Nahrungsmittel gut sind und Nahrungsmittel tierischen Ursprungs schlecht, aber wissen wir irgendetwas Präziseres? Überraschenderweise besteht ein konkreter Zusammenhang zwischen Prostatakrebs und dem Konsum von Milchprodukten.

Eine 2001 erschienene Übersichtsarbeit könnte nicht überzeugender sein:[96]

> [...] in zwölf von [...] vierzehn Fall-Kontroll-Studien und sieben von [...] neun Kohortenstudien wurde eine positive Korrelation von einigen Messwerten

für Milchprodukte und Prostatakrebs beobachtet. *Dies ist einer der konsistentesten Ernährungsfrühindikatoren für Prostatakrebs in der veröffentlichten Literatur* (meine Hervorhebung). In diesen Studien wiesen Männer mit dem höchsten Konsum an Milchprodukten ungefähr das doppelte Risiko für die gesamten Prostatakrebserkrankungen auf und ein bis zu vierfaches Risiko für metastasierenden oder tödlichen Prostatakrebs – im Vergleich zu Männern mit einem niedrigen Konsum an Milchprodukten.[96]

Zusammenfassend lässt sich sagen, dass der Konsum von Milchprodukten *„einer der konsistentesten Ernährungsfrühindikatoren für Prostatakrebs in der veröffentlichten Literatur ist"*, und diejenigen, die die meisten Milchprodukte konsumieren, sind dem zwei- bis vierfachen Risiko ausgesetzt, an Prostatakrebs zu erkranken.

Eine andere Übersichtsarbeit von veröffentlichter Literatur aus dem Jahr 1998 kam zu einer ähnlichen Schlussfolgerung:

> „Bei den Umweltfaktoren bestehen Korrelationen zwischen dem Pro-Kopf-Konsum von Fleisch- und Milchprodukten und der Prostatakrebssterblichkeitsrate (eine Studie wird zitiert). In Fall-Kontroll-Studien und prospektiven Studien waren die hauptsächlichen Tierproteinlieferanten Fleisch, Milchprodukte und Eier, häufig mit einem höheren Risiko für Prostatakrebs assoziiert [...] (23 Studien werden zitiert). Besonders interessant ist, dass zahlreiche Studien einen Zusammenhang vor allem bei älteren Männern gefunden haben (6 Studien sind zitiert), allerdings nicht bei allen (eine Studie wird zitiert) [...]. Die konsistenten Zusammenhänge mit Milchprodukten könnten zumindest teilweise aus ihrem Kalzium- und Phosphorgehalt resultieren.[97]

In anderen Worten, eine gewaltige Menge an Belegen zeigt, dass Nahrungsmittel tierischen Ursprungs in direktem Zusammenhang mit Prostatakrebs stehen. Im Fall von Milchprodukten könnte auch die Aufnahme der großen Mengen an Kalzium und Phosphor teilweise für diese Auswirkung verantwortlich sein.

Diese Forschung lässt nicht viel Raum für einen Einwand, denn jede der oben erwähnten Übersichsarbeiten repräsentiert die Analyse von über einem Dutzend individueller Studien, die eine eindrucksvolle Menge von überzeugender Literatur liefern.

## Die Wirkmechanismen

Wie wir bei anderen Krebsarten gesehen haben, zeigen groß angelegte empirische Studien einen direkten Zusammenhang zwischen Prostatakrebs und einer Ernährung tierischen Ursprungs, insbesondere einer, die zu einem Großteil aus Milchprodukten besteht. Nun beleuchten wir die Wirkmechanismen, die hinter diesem Zusammenhang zwischen Prostatakrebs und Milchprodukten stehen.

Der erste Mechanismus betrifft ein Hormon, das das Wachstum der Krebszellen steigert, ein Hormon, das unser Körper produziert, wenn es gebraucht wird. Dieses insulinähnliche Wachstumshormon, Insulin-like Growth Factor 1 (IGF-1) genannt, stellte sich als Frühindikator für Krebs heraus, ebenso wie Cholesterin ein Frühindikator für Herzerkrankungen ist. Unter normalen Umständen reguliert dieses Hormon auf effiziente Weise die Wachstumsrate von Zellen, d. h. wie sich Zellen vervielfältigen und wie alte Zellen beseitigt werden – alles im Rahmen nicht-pathogener Prozesse.

Unter ungesunden Bedingungen wird das IGF-1 jedoch aktiver, steigert die Teilungsrate und das Wachstum neuer Zellen, während es gleichzeitig die Beseitigung alter Zellen hemmt. Beides begünstigt die Entwicklung von Krebs (7 Studien wurden zitiert[98]). Aber was hat das damit zu tun, welches Essen wir zu uns nehmen? Die Antwort lautet, dass der Konsum von Nahrungsmitteln tierischen Ursprungs den Blutspiegel dieses Wachstumshormons, IGF-1, erhöht.[99–101]

Im Hinblick auf Prostatakrebs zeigen Männer, die einen erhöhten IGF-1-Spiegel aufweisen, ein 5,1-mal so hohes Risiko für fortgeschrittenen Prostatakrebs.[98] Wenn Männer zusätzlich niedrige Blutspiegel eines Proteins aufweisen, das den IGF-1 bindet und inaktiviert,[102] *sind sie einem 9,5-mal so hohen Risiko für fortgeschrittenen Prostatakrebs ausgesetzt.*[98] Diese Zahlen sollte man dick unterstreichen. Sie sind hoch und eindrucksvoll – und das Wesentliche an diesen Ergebnissen ist die Tatsache, dass wir mehr IGF-1 produzieren, wenn wir mehr Nahrungsmittel tierischen Ursprungs wie Fleisch und Milchprodukte essen.[99–101]

Der zweite Mechanismus steht mit dem Vitamin D-Stoffwechsel in Verbindung. Dieses „Vitamin" ist kein Nährstoff, den wir zu uns nehmen müssen. Unser Körper kann soviel wir davon brauchen selbst produzieren, indem wir einfach alle paar Tage 15 bis 30 Minuten lang Sonne tanken. Zusätzlich dazu, dass die Produktion des Vitamin D vom Sonnenlicht abhängt, wird es auch vom Essen, das wir zu uns nehmen, beeinflusst. Die Bildung der aktivsten Form von Vitamin D ist ein Vorgang, der von unserem Körper genau überwacht und reguliert wird. Dieser Ablauf ist ein großartiges Beispiel für einen natürlichen Balanceakt unseres Körpers, der nicht nur Prostatakrebs beeinflusst, sondern auch Brustkrebs, Dickdarmkrebs, Osteoporose und Autoimmunerkrankungen wie Typ I-Diabetes. Wegen seiner Bedeutung für eine Vielzahl von Erkrankungen und aufgrund der Komplexität, die zur Erklärung der Funktionsweise notwendig wäre, stelle ich in Anhang C ein kurzes Schema zur Verfügung, um meinen Standpunkt zu illustrieren. Dieses Netz von Reaktionen veranschaulicht viele ähnliche und stark ineinander verflochtene Reaktionsnetzwerke, die zeigen, wie Ernährung die Gesundheit steuern kann.

Die Hauptkomponente dieses Prozesses ist eine aktive Form des Vitamin D, die im Körper aus dem Vitamin D von Nahrungsmitteln oder Sonnenstrahlen produziert wird. Dieses aktive oder „aufgeladene" Vitamin D bewirkt viel Nützliches im ganzen Körper, einschließlich der Vorbeugung gegen Krebs, Autoimmunerkrankungen und Erkrankungen wie Osteoporose. Dieses so überaus wichtige aktive Vitamin D kann nicht aus Nahrungsmitteln oder aus einem Medikament bezogen werden. Ein Arzneimittel, das aus isoliertem, aktivem Vitamin D besteht, wäre für eine medizinische Verwendung bei weitem zu stark und zu gefährlich. Ihr Körper setzt eine sorgfältige Reihenfolge von Kontrollen und Sensoren ein, um genau die richtige Menge von aktivem Vitamin D zu produzieren, das jede Aufgabe genau zur richtigen Zeit erfüllt.

Wie sich herausstellt, bestimmt unsere Ernährung, wie viel aktives Vitamin D produziert wird und wie es wirkt, wenn es einmal produziert ist. Das Tierprotein, das wir konsumieren, hat die Tendenz, die Produktion von aktivem Vitamin D zu blockieren, was zu einem niedrigen Blutspiegel desselben im Körper führt. Wenn diese niedrigen Werte bestehen bleiben, kann das zu Prostatakrebs führen. Darüber hinaus kann eine beständig gesteigerte Aufnahme von Kalzium Bedingungen schaffen, die zum Abfall des aktiven Vitamin D führen, wodurch das Problem verstärkt wird.

Welches Nahrungsmittel enthält nun beides – Tierprotein und große Mengen an Kalzium? *Milch und andere Milchprodukte.* Das stimmt vollkommen mit den Belegen über die Beziehung zwischen Milchproduktkonsum und Prostatakrebs überein. Diese Information liefert uns das, was wir „biologische Plausibilität" nennen und zeigt, wie die empirischen Daten zusammenpassen. Um die Mechanismen noch einmal zu wiederholen:

- Tierprotein führt dazu, dass der Körper mehr IGF-1 produziert, was wiederum das Zellwachstum und die Entsorgung der alten Zellen komplett aus dem Gleichgewicht bringt und dadurch die Krebsentwicklung anregt.
- Tierprotein hemmt die Produktion von aktivem Vitamin D.
- Übermäßige Mengen von Kalzium, wie sie in Milch vorkommen, unterdrücken ebenfalls die Produktion von aktivem Vitamin D.
- Aktives Vitamin D ist für eine große Vielfalt von gesundheitlichem Nutzen im Körper verantwortlich. Anhaltend niedrige Spiegel von aktivem Vitamin D schaffen einladende Bedingungen für unterschiedliche Krebserkrankungen, Autoimmunerkrankungen, Osteoporose und andere Erkrankungen.

Der bedeutende Aspekt in dieser Hinsicht ist, wie die Auswirkungen der Ernährung – sowohl die guten als auch die schlechten – durch ein Zusammenspiel von koordinierten Reaktionen agieren, um Erkrankungen wie Prostatakrebs zu verhindern. Bei der Entdeckung des Bestehens dieser Netzwerke fragen wir uns manchmal, welche spezifische Funktion zuerst kommt und welche als nächste. Wir tendieren dazu, uns diese Reaktionen innerhalb eines Netzwerkes als voneinander unabhängig vorzustellen. Aber das verfehlt den eigentlichen Punkt ganz gewiss. Es beeindruckt mich, ist, dass die Vielzahl der Reaktionen auf so viele Arten zusammenwirkt, um ein und denselben Effekt zu erzielen: In diesem Fall, Krankheiten abzuwenden.

Es gibt keinen einzelnen „Mechanismus", der völlig erklärt, was eine Erkrankung wie Krebs verursacht. Tatsächlich wäre es unklug, in diese Richtung zu denken. Aber ich weiß Folgendes: Die umfassenden wissenschaftlichen Resultate über diese interagierenden Netzwerke unterstützen die Schlussfolgerungen, dass der Konsum von Milchprodukten und Fleisch ernste Risikofaktoren für Prostatakrebs darstellt.

# Auf den Punkt gebracht

Ungefähr eine halbe Million Amerikaner werden dieses Jahr einen Arzt aufsuchen und erfahren, dass sie Brust-, Prostata- oder Dickdarmkrebs haben. Menschen, die an einer dieser Krebsarten erkranken, repräsentieren 40 % aller neuen Krebspatienten. Diese drei Krebsarten zerstören die Leben nicht nur der Opfer selbst, sondern auch die derer Familien und Freunde.

Als meine Schwiegermutter im Alter von 51 Jahren an Dickdarmkrebs starb, wusste niemand von uns viel über Ernährung oder welchen Stellenwert sie für die Gesundheit hat. Und zwar nicht, weil wir uns um die Gesundheit unserer geliebten Menschen nicht kümmerten, denn natürlich tun und taten wir das. Wir verfügten nur einfach nicht über die entsprechenden Informationen. Nun, auch 30 Jahre später hat sich daran noch nicht viel geändert. Wie viele von den Ihnen bekannten Menschen, die an Krebs leiden oder gefährdet sind, an Krebs zu erkranken, zogen die Möglichkeit in Betracht, sich mit vollwertigen pflanzlichen Nahrungsmitteln zu ernähren, um ihre Chancen zu verbessern? Ich vermute, sehr wenige von ihnen haben das gemacht, oder?

Institutionen und Informationsanbieter lassen uns im Stich. Selbst Krebsorganisationen, auf nationaler und lokaler Ebene, wollen fundierte Belege nicht diskutieren geschweige denn glauben. Ernährung als Schlüssel zur Gesundheit stellt eine machtvolle Herausforderung an die konventionelle Medizin dar, die im Wesentlichen auf Medikamenten und Operationen basiert (siehe Teil IV). Die meisten Ernährungsexperten, Forscher und Ärzte sind – als Gesamtes – entweder unwissend, was diese wissenschaftlichen Belege betrifft, oder widerwillig, sie zu teilen. Aufgrund dieses miserablen Zustands werden Amerikaner um die Informationen betrogen, die ihnen ihr Leben retten könnten.

Es gibt nun genügend Beweise, sodass Ärzte die Möglichkeit, eine Ernährungsumstellung als einen potenziellen Weg der Krebsprävention und Behandlung einzuschlagen, diskutieren sollten. Es gibt nun genügend Belege über die gesundheitsschädigenden Wirkungen unserer Ernährung als Ursache von Krebs, die die US-Regierung und die Regierungen dieser Welt bewegen sollten, darüber zu diskutieren. Ebenso sollten Institutionen, die sich mit Brustkrebs, Prostata- oder Dickdarmkrebs beschäftigen, die Belege, wie eine auf vollwertigen pflanzlichen Nahrungsmitteln basierende Ernährung eine unglaublich effektive Antikrebsmedizin sein kann, diskutieren.

Falls diese Diskussionen stattfinden sollten, ist es möglich, dass im nächsten Jahr weniger als 500.000 Menschen in den USA einen Arzt aufsuchen und erfahren müssen, dass sie Krebs in der Brust, Prostata oder im Dickdarm haben. Und im Jahr danach werden wiederum weniger Freunde, Kollegen und Familienmitglieder die am meisten gefürchtete aller Diagnosen erhalten. Und im darauf folgendem Jahr sogar noch weniger.

Die Möglichkeit, dass diese Zukunft Realität wird, ist gegeben. Solange diese Zukunft derart vielversprechend für die Gesundheit von Menschen ist, sollten wir auf diese Zukunft hinarbeiten.

# Kapitel 9

# Autoimmunerkrankungen

Keine andere Gruppe von Krankheiten ist heimtückischer als die Autoimmunerkrankungen. Sie sind schwer zu behandeln, und ein zunehmender Verlust körperlicher und mentaler Funktionen sind häufige Folgen. Anders als bei Herzerkrankungen, Krebs, Adipositas und Typ II-Diabetes, attackiert der Körper im Fall von Autoimmunerkrankungen systematisch sich selbst. Es ist beinahe sicher, dass der betroffene Patient verlieren wird.

Bei einer Viertelmillion Menschen in den USA wird jedes Jahr eine der 40 unterschiedlichen Autoimmunerkrankungen diagnostiziert.[1,2] Frauen sind mit einer 2,7-mal höheren Wahrscheinlichkeit häufiger betroffen als Männer. Ungefähr 3 % der Amerikaner (einer aus 31 Menschen) leiden an einer Autoimmunerkrankung, was eine überwältigende Zahl von 8,5 Millionen Menschen ausmacht. Einige schätzen die Gesamtzahl auf nicht weniger als 12–13 Millionen Menschen.[3]

Die häufiger vorkommenden dieser Erkrankungen sind in Tabelle 9.1 angeführt.[2] Die ersten neun umfassen 97 % aller Fälle von Autoimmunerkrankungen.[2] Die meist erforschten sind Multiple Sklerose (MS), Rheumatoide Arthritis, Lupus, Typ I-Diabetes und Rheumatische Herzkrankheit.[2] Dies sind ebenso die primären Autoimmunerkrankungen, die im Hinblick auf Ernährung untersucht worden sind.

Andere, die nicht in Tabelle 9.1 aufgelistet sind, umfassen chronisch-entzündliche Darmerkrankungen[4], Morbus Crohn[4], Rheumatische Herzkrankheit[3] und (möglicherweise) Parkinson[5].

| | |
|---|---|
| 1. Basedow-Krankheit (Hyperthyreodismus – Schilddrüsenüberfunktion) | 10. Sjögren Syndrom |
| 2. Rheumatoide Arthritis | 11. Myasthenia gravis |
| 3. Hypothyreoiditis (Schilddrüsenunterfunktion) | 12. Polymyositis/Dermatomyositis |
| | 13. Morbus Addison |
| 4. Vitiligo (Weißfleckenkrankheit) | 14. Sklerodermie |
| 5. Perniziöse Anämie | 15. Primär biliäre Cholangitis |
| 6. Glomerulonephritis | 16. Uveitis |
| 7. Multiple Sklerose | 17. Chronisch aktive Hepatitis |
| 8. Diabetes Typ I | |
| 9. Systemischer Lupus Erythematodes | |

**Tab. 9.1: Häufige Autoimmunerkrankungen (nach abnehmender Häufigkeit sortiert)**

Jeder Krankheitsname mag sehr verschiedenartig klingen, aber wie ein jüngster Bericht hervorhebt,[2] „[...] es ist wichtig, [...] diese Erkrankungen als eine Gruppe zu betrachten". Sie weisen einen ähnlichen klinischen Hintergrund[3, 6, 7] auf, sie treten manchmal bei derselben Person auf, und sie werden häufig in den gleichen Bevölkerungen vorgefunden.[2] MS und Typ I-Diabetes, beispielsweise, weisen „eine beinahe identische ethnische und geografische Verteilung" auf.[8] Autoimmunerkrankungen sind im Allgemeinen weiter verbreitet, je größer der räumliche Abstand zum Äquator ist. Dieses Phänomen ist seit dem Jahr 1922 bekannt.[9] MS, beispielsweise, kommt im hohen Norden über 100-mal häufiger vor als am Äquator.[10]

Aufgrund einiger dieser gemeinsamen Faktoren ist die Annahme nicht zu weit hergeholt, dass es sich bei den Autoimmunerkrankungen um *eine* Erkrankung handelt, die an verschiedenen Körperstellen auftritt und unterschiedliche Namen trägt. Auf diese Weise werden auch Krebserkrankungen je nach dem betroffenen Körperteil benannt.

Alle Autoimmunerkrankungen sind das Resultat davon, dass eine Gruppe von Mechanismen fehlerhaft abläuft – genau wie bei Krebs. In diesem Fall ist der Mechanismus das Immunsystem, das fälschlicherweise Zellen des eigenen Körpers angreift. Ob die Bauchspeicheldrüse wie beim Typ I-Diabetes betroffen ist, die Myelinscheiden wie bei MS oder das Gelenkgewebe wie bei Arthritis, alle Autoimmunerkrankungen sind auf ein rebellierendes Immunsystem zurückzuführen. Es ist ein innerer Aufruhr der schlimmsten Art, einer, in der unser Körper zum eigenen größten Feind wird.

## Immunität gegen Angreifer

Das Immunsystem überrascht in seiner Komplexität. Häufig höre ich Leute über das Immunsystem sprechen, so als ob es sich um ein einzelnes Organ wie eine Lunge handeln würde. Nichts könnte weiter entfernt von der Wahrheit sein. Es ist ein System und kein Organ.

Im Wesentlichen kann unser Immunsystem mit einem militärischen Netzwerk verglichen werden, das so angelegt ist, dass es fremde Angreifer abwehrt. Die „Soldaten" dieses Netzwerks sind die weißen Blutzellen, die aus vielen verschiedenen Untergruppen bestehen, jede mit einer eigenen Mission. Diese Untergruppen sind vergleichbar mit einer Kriegsflotte, einer Armee zu Lande und einer Luftwaffe, wobei jede Gruppe von Spezialisten eine hochspezialisierte Arbeit verrichtet.

Das „Rekrutierungszentrum" für das System ist unser Knochenmark. Das Knochenmark ist zuständig für die Bildung besonderer Zellen, namens Stammzellen. Einige dieser Zellen werden zur Nutzung an anderen Stellen des Körpers in das Blut freigesetzt. Diese werden B-Zellen genannt (B für bone). Andere Zellen, die im Knochenmark gebildet werden, bleiben unreif, bis sie zum Thymus wandern (ein Organ im Brustraum oberhalb des Herzens), wo sie spezialisiert werden. Diese werden sodann T-Helferzellen genannt (T für Thymus). Diese „Soldatenzellen" arbeiten mit anderen spezialisierten Zellen zusammen, um aufwändige Verteidigungspläne zu erstellen. Sie treffen sich an Hauptkreuzungen im ganzen Körper, einschließlich der Milz (unterhalb des linken Rippenbogens) und den Lymphknoten. Diese Treffpunkte sind wie Kommando- und Kontrollzentren, wo sich die „Soldatenzellen" zu neuen Teams umorganisieren, um die fremden Angreifer zu attackieren.

Diese Zellen sind außerordentlich anpassungsfähig, wenn sie ihre Teams bilden. Sie sind imstande, auf verschiedene Situationen und unterschiedliche fremde Substanzen zu reagieren, sogar auf solche, die sie vorher noch nie gesehen haben. Die Immunantwort auf diese unbekannten Eindringlinge ist ein unglaublich kreativer Prozess. Es ist eines der wahren Wunder der Natur.

Die fremden Angreifer sind Proteinmoleküle, genannt Antigene. Diese fremden Zellen können Bakterien oder Viren sein, die danach trachten, die Unversehrtheit des Körpers zu zerstören. Und wenn unser Immunsystem diese fremden Zellen oder Antigene bemerkt, zerstört es diese. Jedes dieser fremden Antigene hat eine eigenständige Identität, die durch die Sequenz der Aminosäuren bestimmt ist, aus denen ihr Protein besteht. Es ist vergleichbar damit, dass jede einzelne Person ein verschiedenartiges Gesicht hat. Weil es zahlreiche Aminosäuren gibt, um Proteine zu bilden, gibt es eine unendliche Vielfalt von unverwechselbaren „Gesichtern".

Um diesen Antigenen entgegenzuwirken, muss unser Immunsystem seine Abwehr bei jedem Angriff individuell anpassen. Dies erfolgt, indem es ein „Spiegelbild-Protein" für jeden Angreifer anfertigt. Das Spiegelbild passt perfekt in das Antigen und zerstört es. Im Wesentlichen bildet das Immunsystem eine Schablone für jedes Gesicht, auf das es trifft. Jedes Mal, wenn es das Gesicht nach der ersten Begegnung wieder trifft, verwendet es die maßgefertigte Schablone, um den Angreifer „einzufangen" und zu zerstören. Diese Form kann ein B-Zell-Antikörper oder ein auf einer T-Zelle basierendes Rezeptorprotein sein.

Das Erinnern des Immunsystems an jede Abwehr gegen jeden Angreifer ist, worum es bei der Immunisierung eigentlich geht. Eine anfängliche Exposition gegenüber Windpocken, beispielsweise, ist ein schwieriger Kampf. Aber wenn Sie zum zweiten Mal mit dem Virus in Berührung kommen, wird Ihr Immunsystem genau wissen, wie es damit umzugehen hat, und der Krieg wird kürzer sein, weniger schmerzvoll und viel erfolgreicher. Sie werden vielleicht nicht einmal krank werden.

## Immunität gegen uns selbst

Selbst wenn dieses System ein Wunder der Natur darstellt, wenn es den Körper vor fremden Proteinen schützt, so ist es auch imstande, dasselbe Gewebe anzugreifen, für dessen Schutz es eigentlich bestimmt ist. Diesen selbst-destruktiven Vorgang haben alle Autoimmunerkrankungen gemeinsam. Es ist, als ob der Körper Selbstmord begehen würde.

Einer der grundlegenden Mechanismen für dieses selbstzerstörerische Verhalten wird molekulare Mimikry genannt. Manchmal passiert es, dass fremde Angreifer, die von unseren „Soldatenzellen" aufgespürt werden, um sie dann zu zerstören, genau so aussehen wir unsere eigenen Zellen. Die „Schablonen" des Immunsystems, die auf diese Angreifer passen, passen auch auf unsere eigenen Zellen. Das Immunsystem zerstört daraufhin – unter bestimmten Umständen – alles, was in diese Form passt, einschließlich unserer eigenen Zellen. Dies ist ein äußerst komplexer selbstzerstörerischer Vorgang, der viele unterschiedliche immunologische Strategien umfasst. Wobei alle demselben verhängnisvollen Fehler unterliegen, nämlich nicht zwischen „fremdem" Angreiferprotein und körpereigenem Protein unterscheiden zu können.

Was hat das alles damit zu tun, was wir essen? Zufällig kann es der Fall sein, dass die Antigene, die unseren Körper austricksen und unsere eigenen Zellen angreifen, aus der Nahrung kommen. Während der Verdauung, beispielsweise, schlüpfen einige Proteine aus dem Darm in unseren Blutstrom, ohne dass sie zuvor komplett in ihre Aminosäurenteile zerlegt worden sind. Diese Überreste von unverdauten Proteinen werden als fremde Angreifer von unserem Immunsystem behandelt, das damit beginnt, Schablonen zu bilden, um sie zu zerstören, was den selbstzerstörerischen autoimmunen Prozess einleitet.

Eines der Nahrungsmittel, das eine Quelle vieler Fremdproteine ist, die unsere körpereigenen Proteine nachahmen, ist Kuhmilch. Meistens ist unser Immunsystem sehr intelligent. So wie eine Armee Schutzvorrichtungen gegen eigenes Feuer vornimmt, trifft auch das Immunsystem Schutzmaßnahmen, damit es den Körper, den es beschützen soll, nicht attackiert. Auch wenn ein eingedrungenes Antigen genau wie eine der körpereigenen Zellen aussieht, so kann das System trotzdem zwischen unseren eigenen Zellen und dem angreifenden Antigen unterscheiden. Tatsächlich kann das Immunsystem unsere eigenen Zellen zum Üben benutzen, um Schablonen gegen das Angreiferantigen zu bilden, *sogar ohne die eigene Zelle zu zerstören.*

Das ist ähnlich einem Trainingcamp zur Kriegsvorbereitung. Wenn unser Immunsystem richtig funktioniert, können wir unsere körpereigenen Zellen, die wie Antigene aussehen, als Trainingsübung benutzen, ohne sie zu zerstören, um unsere „Soldatenzellen" für einen Rückschlag gegen die angreifenden Antigene zu rüsten. Es ist ein weiteres Beispiel[1] für die außerordentlichen Fähigkeiten der Natur, sich selbst zu regulieren.

Das Immunsystem bedient sich eines sehr empfindlichen Prozesses, um zu entscheiden, welche Proteine angegriffen werden und welche unbehelligt bleiben.[11] Die Art und Weise, wie dieser unglaublich komplexe Ablauf aufgrund einer Autoimmunerkrankung zusammenbricht, ist noch nicht geklärt. Wir wissen nur, dass das Immunsystem seine Fähigkeit verliert, zwischen den körpereigenen Zellen und dem eingedrungenen Antigen zu unterscheiden. Und anstatt die Körperzellen zum „Trainieren" zu verwenden, zerstört es diese mitsamt den Eindringlingen.

# Typ I Diabetes

Im Fall des Typ I-Diabetes greift das Immunsystem die Zellen der Bauchspeicheldrüse an, die für die Produktion von Insulin zuständig sind. Diese verheerende, unheilbare Krankheit trifft Kinder, was eine schmerzvolle und schwierige Erfahrung für junge Familien schafft. Die meisten Menschen wissen allerdings nicht, dass es überzeugende Belege gibt, dass diese Erkrankung in Zusammenhang mit der Ernährung steht, und zwar insbesondere mit Milchprodukten. Die Fähigkeit von Kuhmilchprotein, Typ I-Diabetes auszulösen, ist gut dokumentiert.[12–14] Der mögliche Beginn dieser Erkrankung sieht wie folgt aus:

- Ein Baby wird nicht lange genug gestillt und wird mit Kuhmilchprotein gefüttert, womöglich in einer Säuglingsnahrung.

- Die Milch erreicht den Dünndarm, wo sie in ihre Aminosäurenteile zerlegt wird.

- Bei manchen Säuglingen wird die Kuhmilch nicht völlig verdaut. Kleine Aminosäureketten oder Fragmente des ursprünglichen Proteins bleiben im Dünndarm.

- Diese nicht völlig verdauten Proteinfragmente können in das Blut gelangen.

- Das Immunsystem erkennt diese Fragmente als fremde Eindringlinge und macht sich daran, sie zu zerstören.

- Unglücklicherweise sehen manche Fragmente genauso aus wie die Zellen der Bauchspeicheldrüse, die für die Bildung von Insulin zuständig sind.

- Das Immunsystem verliert die Fähigkeit, zwischen den Kuhmilchproteinfragmenten und den Pankreaszellen zu unterscheiden und zerstört alle beide, wodurch die Fähigkeit des Kindes zur Insulinproduktion zerstört wird.

- Das Kleinkind wird Typ I-Diabetiker und bleibt es für den Rest seines Lebens.

Dieser Prozess läuft auf folgende wahrhaft eindrucksvolle Aussage hinaus: *Kuhmilch kann eine der verheerendsten Krankheiten verursachen, die einem Kind widerfahren kann.* Aus offensichtlichen Gründen ist dies eines der meist umstrittenen Themen in der heutigen Ernährung.

Einer der bemerkenswertesten Berichte über diesen Effekt der Kuhmilch wurde vor über einem Jahrzehnt, im Jahr 1992, im *New England Journal of Medicine* veröffentlicht.[12] Die Forscher aus Finnland untersuchten das Blut von Kindern zwischen vier und zwölf Jahren mit Typ I-Diabetes. Sie erfassten die Antikörperspiegel der im Blut gebildeten Antikörper gegen ein unvollständig verdautes Kuhmilchprotein namens bovines Serumalbumin (BSA). Sie machten das gleiche bei nichtdiabetischen Kindern und verglichen die beiden Gruppen. Erinnern Sie sich, dass ein Antikörper das Spiegelbild, oder eine „Schablone", für ein fremdes Antigen ist. Kinder, die Antikörper gegen das Kuhmilchprotein aufwiesen, mussten zuvor Kuhmilch konsumiert haben. Es bedeutet auch, dass die unverdauten Proteinfragmente des Kuhmilchproteins in den Blutstrom des Kindes gelangt sein mussten, um die Bildung der Antikörper überhaupt erst zu verursachen.

Die Forscher entdeckten etwas wirklich Beachtliches. Von den 142 untersuchten diabetischen Kindern *wies jedes einzelne einen Antikörperspiegel über 3,55 auf. Von den 79 untersuchten gesunden Kindern wies jedes einzelne einen Antikörperspiegel unter 3,55 auf.*

Es besteht überhaupt keine Überlappung zwischen den Antikörpern von gesunden und diabetischen Kindern. Alle diabetischen Kinder hatten Antikörperspiegel gegen Kuhmilch, die höher waren als jene aller nichtdiabetischen Kinder. Das läuft auf zwei Dinge hinaus: Erstens, Kinder mit mehr Antikörper konsumierten mehr Kuhmilch, und zweitens, ein erhöhter Antikörperspiegel kann Typ I-Diabetes auslösen.

Diese Ergebnisse verursachten Schockwellen innerhalb der Forscherkreise. Es war die völlige Trennung von der Immunantwort, die diese Studie derart bemerkenswert machte. Diese Studie[12] und andere sogar noch früher entstandene[15–17] gaben den Anstoß für eine Lawine von weiteren Studien im Lauf der darauf folgenden Jahre bis zum heutigen Tag.[13, 18, 19]

Mehrere Studien haben seitdem diesen Effekt der Kuhmilch auf BSA-Antikörperspiegel untersucht. Alle außer einer zeigten, dass Kuhmilch die BSA-Antikörper bei Kindern mit Typ I-Diabetes erhöht,[18] obgleich die Immunantwort von ihrem Ausmaß her ziemlich unterschiedlich war.

Im Laufe des letzten Jahrzehnts haben Wissenschaftler weit mehr als lediglich die BSA-Antikörper untersucht, sodass sich ein vollständigeres Bild abzeichnet. Sehr kurz gefasst läuft es wie folgt:[13, 19] Säuglinge oder Kleinkinder mit einem bestimmten genetischen Hintergrund,[20, 21] die zu früh abgestillt[22] und auf Kuhmilch umgestellt werden, und die sich möglicherweise mit einem Virus infizieren, das das Immunsystem im Darm zerstört,[19] haben wahrscheinlich ein höheres Risiko, an Typ I-Diabetes zu erkranken. Eine Studie in Chile[23] berücksichtigte die ersten beiden Faktoren, Kuhmilch und Gene. Genetisch anfällige Kinder, die zu früh auf Kindernahrung, die auf Kuhmilch basiert, gesetzt wurden, wiesen ein um 13,1-mal höheres Risiko für Typ I-Diabetes auf als Kinder, die keine dieser Gene hatten und die mindestens drei Monate lang gestillt wurden (und dadurch eine Verringerung ihrer Exposition gegenüber Kuhmilch gegeben war). Eine weitere Studie in den USA zeigte, dass genetisch anfällige Kinder, die als Kleinkinder Kuhmilch bekommen hatten, ein Erkrankungsrisiko aufwiesen, das durchschnittlich 11,3-mal so hoch war wie bei Kindern, die diese Gene nicht hatten und die mindestens drei Monate lang gestillt wurden.[24] Dieses 11–13-mal höhere Risiko ist unglaublich groß (1.000–1.200 %!). Alles über drei- oder viermal wird normalerweise als sehr bedeutend angesehen. Um diese Zahl in Relation zu setzen: Raucher haben ein ungefähr 10-mal so hohes Risiko, an Lungenkrebs zu erkranken – was noch immer weniger ist als unser 11–13-mal so hohes Risiko hier – und Menschen mit Bluthochdruck und erhöhtem Cholesterin haben ein 2,5–3,5-mal so hohes Risiko für Herzerkrankungen (Abb. 9.2).[18]

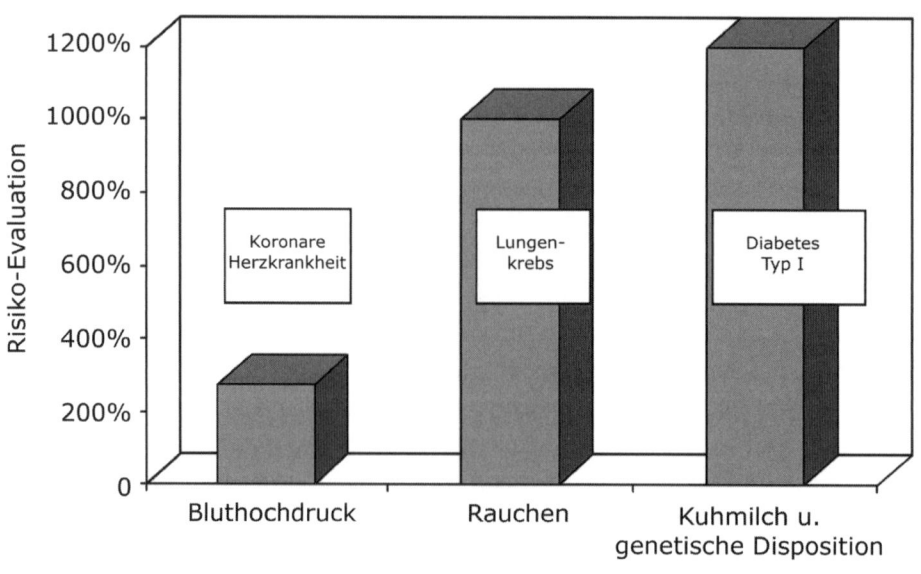

**Abb. 9.2: Relative Risiken unterschiedlicher Erkrankungen durch verschiedenartige Faktoren**

Nun stellt sich die Frage, wie viel des 11–13-mal erhöhten Risikos für Typ I-Diabetes auf die frühe Exposition gegenüber Kuhmilch und wie viel davon auf Gene zurückzuführen ist? Heutzutage ist die Meinung sehr populär, dass der Typ I-Diabetes infolge von genetischer Veranlagung auftritt, und diese Meinung wird auch häufig von Ärzten geteilt. Aber Genetik alleine kann nicht für mehr als einen ganz kleinen Anteil der Erkrankungsfälle verantwortlich sein. Gene agieren nicht isoliert, sie brauchen einen Auslöser, damit sie ihre Wirkung entfalten können. Es wurde außerdem beobachtet, dass, nachdem ein Kind von eineiigen Zwillingen an Typ I-Diabetes erkrankt ist, es nur noch eine 13%–33%ige Wahrscheinlichkeit gibt, dass das zweite Kind die Erkrankung ebenfalls bekommt, obwohl beide Zwillingsgeschwister die gleichen Gene aufweisen.[13, 20, 21, 25, 26] Wenn alles auf Gene zurückzuführen wäre, würde das genetisch identische zweite Zwillingskind beinahe zu 100% die gleiche Erkrankung bekommen. Darüber hinaus kann es möglich sein, dass das 13–33%ige Risiko für das zweite Zwillingskind auf die gemeinsame Umwelt und Ernährung zurückzuführen ist – Faktoren, die beide Zwillinge beeinflussen.

In der Untersuchung zu Abbildung 9.3, zum Beispiel, wird der Zusammenhang zwischen einem Umweltaspekt, nämlich dem Konsum von Kuhmilch, und dieser Erkrankung hervorgehoben. Der Konsum von Kuhmilch bei Kindern zwischen 0 und 14 Jahren in zwölf Ländern[27] zeigt eine beinahe perfekte Übereinstimmung mit Diabetes vom Typ I.[28] Je mehr Kuhmilch verzehrt wird, desto größer die Häufigkeit von Typ I-Diabetes. In Finnland tritt Typ I-Diabetes 36-mal häufiger auf als in Japan.[29] In Finnland werden große Mengen von Kuhmilchprodukten konsumiert, sehr wenig dagegen in Japan.[27]

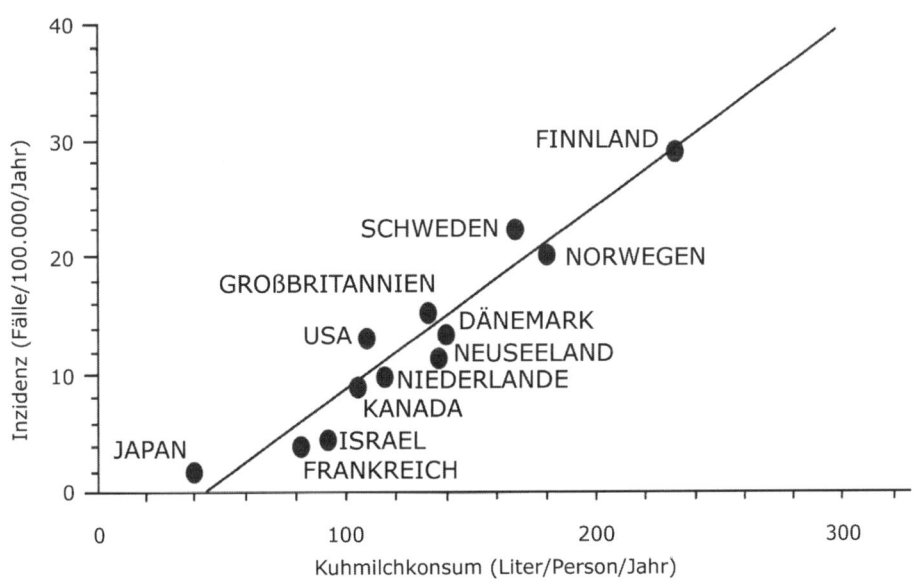

**Abb. 9.3: Zusammenhang zwischen Kuhmilchkonsum und Inzidenz von Typ I-Diabetes in verschiedenen Ländern**

Wir haben bereits bei anderen Überflusserkrankungen gesehen, dass Menschen, die von Gebieten mit einer niedrigen Inzidenz in Gebiete mit einer hohen Inzidenz umziehen, mit der

Veränderung ihrer Ernährung und Lebensgewohnheiten schnell die hohen Inzidenzraten der dortigen Erkrankungen übernehmen.[30–32] Dieser Umstand zeigt, dass, selbst wenn Individuen die notwendigen Gene aufweisen, die Krankheit nur als Antwort auf bestimmte Ernährungsfaktoren und/oder Umweltbedingungen auftreten wird.

Die Entwicklungstendenz von Krankheiten im Laufe der Zeit zeigt dies auch. Das weltweite Vorkommen von Typ I-Diabetes steigt in einer alarmierenden Rate von 3 % jährlich an.[33] Dieser Anstieg tritt bei unterschiedlichen Bevölkerungen auf, auch wenn es erhebliche Unterschiede in der Erkrankungshäufigkeit gibt. Dieser relative rapide Anstieg kann nicht auf genetische Anfälligkeit zurückzuführen sein. Das Vorkommen eine Gens innerhalb einer großen Bevölkerung ist in einem Zeitraum relativ beständig, es sei denn, dass sich die Umweltbelastungen verändern, sodass sich eine Gruppe erfolgreicher fortzupflanzen kann als eine andere Gruppe. Zum Beispiel, wenn alle Familien mit Verwandten mit Typ I-Diabetes ein Dutzend Babys bekommen würden, und alle Familien ohne Verwandte mit Typ I-Diabetes aussterben würden, dann würde das Gen oder die Gene, die möglicherweise verantwortlich für Typ I-Diabetes sind, viel häufiger in der Bevölkerung vorkommen. Das ist es natürlich nicht, was hier passiert, und die Tatsache, dass Typ I-Diabetes jährlich um 3 % ansteigt, ist ein sehr starkes Anzeichen dafür, dass Gene nicht alleine für diese Krankheit verantwortlich sind.

Für mich erscheint es, als ob wir nun über eindrucksvolle Belege verfügen, die zeigen, dass Kuhmilch wahrscheinlich ein wichtiger Auslöser für Typ I-Diabetes ist. Wenn die Ergebnisse all dieser Studien kombiniert werden, in denen sowohl die genetisch vorbelasteten als auch die nicht vorbelasteten Kinder untersucht wurden, so stellt sich heraus, dass Kinder, die zu früh abgestillt und mit Kuhmilch gefüttert werden, durchschnittlich ein um 50 %–60 % höheres Risiko für Typ I-Diabetes aufweisen (das ist ein 1,5–1,6-mal höheres Risiko).[34]

Die oben angeführten Informationen über Ernährung und Typ I-Diabetes waren eindrucksvoll genug, um zwei bedeutende Entwicklungen herbeizuführen: Im Jahr 1994 legte die American Academy of Pediatrics[A] es Familien, in denen Diabetes häufiger auftritt, dringend nahe, ihren Kindern in den ersten beiden Lebensjahren keine Kuhmilch enthaltende Ergänzungsnahrung zu geben. Zweitens haben viele Forscher[19] seitdem prospektive Studien entwickelt – die Art von Studien, bei denen Individuen bis in die Zukunft beobachtet bzw. untersucht werden – um herauszufinden, ob eine sorgfältige Beobachtung von Ernährung und Lebensgewohnheiten den Ausbruch von Typ I-Diabetes erklären könnte.

Zwei der bekannteren dieser Studien laufen zurzeit in Finnland, wovon eine in den späteren 1980er Jahren[15] und die andere Mitte der 1990er Jahre begonnen haben.[35] Eine zeigt, dass der Konsum von Kuhmilch das Risiko für Typ I-Diabetes um das Fünf- bis Sechsfache erhöht.[36] Die Aussage der zweiten ist, dass Kuhmilch die Entwicklung von wenigstens drei bis vier weiteren Antikörpern fördert, zusätzlich zu jenen, die weiter vorne erwähnt wurden[35]. In einer anderen Studie waren Antikörper gegen Beta-Kasein, ein weiteres Kuhmilchprotein, bei Flaschenkindern im Vergleich zu gestillten Kindern signifikant erhöht, und Kinder mit Typ I-Diabetes wiesen ebenso höhere Spiegel dieser Antikörper auf.[37] Kurz gesagt, von den Untersuchungen, die bereits über Resultate berichteten, *bestätigen die Ergebnisse deutlich die gesundheitsgefährdende Wirkung von Kuhmilch, insbesondere bei genetisch anfälligen Kindern.*

---

A    Amerikanische Akademie für Kinderheilkunde

# Die Kontroverse der Kontroverse

Stellen Sie sich vor, Sie lesen die Zeitung und auf der ersten Seite steht folgende Schlagzeile: „Kuhmilch verursacht wahrscheinlich letalen Typ I Diabetes". Aufgrund der zu erwartenden heftigen Reaktion und der gewaltigen wirtschaftlichen Auswirkung wird diese Schlagzeile so bald nicht geschrieben werden, ungeachtet der wissenschaftlichen Belege. Erstickt wird diese Schlagzeile durch etwas, das die machtvolle Bezeichnung „Kontroverse" trägt. Wenn derart viel auf dem Spiel steht, und es derart viele Informationen gibt, die von so wenigen Menschen verstanden werden, ist es leicht, eine Kontroverse zu erzeugen und aufrecht zu erhalten. Kontroversen gehören zur Wissenschaft dazu. Allzu oft ist ein Meinungsstreit allerdings nicht das Ergebnis einer legitimen wissenschaftlichen Debatte, sondern er reflektiert stattdessen die empfundene Notwendigkeit, Forschungsergebnisse hinauszuzögern und zu verzerren. Wenn ich Ihnen zum Beispiel sage, dass Zigaretten schlecht für Sie sind und einen Berg von Belegen vorlege, die meine Behauptung unterstützen, könnten sich die Tabakfirmen ein ungelöstes Detail raussuchen und dann behaupten, dass die ganze Idee, Zigaretten seien ungesund, im Sumpf einer Kontroverse stecke – und auf diese Weise alle meine Schlussfolgerungen für ungültig erklären. So etwas ist sehr leicht zu machen, da es immer ungelöste Details geben wird – das ist die Natur der Wissenschaft. Einige Gruppen benutzen Kontroversen, um bestimmte Ideen zu ersticken, um konstruktive Forschung zu erschweren, um die Öffentlichkeit zu verunsichern und um in der öffentlichen Politik eher Geplapper zu fördern als Inhalte. Die Aufrechterhaltung einer Kontroverse als Mittel dafür, Forschungsergebnisse zu diskreditieren, die sonst für wirtschaftliches und soziales Unbehagen sorgen würden, ist eines der größten Vergehen in der Wissenschaft.

Für einen Laien kann es mitunter schwierig sein, die Legitimität einer höchst fachlichen Kontroverse wie diejenige über Kuhmilch und Typ I-Diabetes zu beurteilen. Dies trifft oft selbst auf Laien zu, die gerne wissenschaftliche Artikel lesen.

Nehmen Sie als Beispiel eine kürzlich erschienene wissenschaftliche Übersichtsarbeit[38] über die Korrelation zwischen Kuhmilch und Typ I-Diabetes. Zehn Fall-Kontroll-Humanstudien wurden in einer Übersichtsarbeit zusammengefasst und als Teil einer „kontroversen Themenserie" veröffentlicht.[38] Die Autoren kamen darin zu dem Schluss, dass fünf der zehn Studien eine statistisch signifikante positive Korrelation zwischen Kuhmilch und Typ I-Diabetes zeigten, und die anderen fünf nicht. Auf den ersten Blick sieht es so aus, als ob hier eine größere Unsicherheit nachgewiesen wäre, was viel dazu beitragen könnte, die Hypothese anzuzweifeln.

Allerdings zeigten die 5 Studien, die als „negativ" dargestellt wurden, nicht, dass Kuhmilch zu einer *Abnahme* der Typ I-Diabeteserkrankungen führte. Diese fünf Studien zeigten *keinerlei statistisch signifikante Auswirkung auf die eine oder andere Art.* Dem stehen insgesamt 5 statistisch signifikante Studien gegenüber, und alle fünf zeigten das gleiche Resultat: Der frühzeitige Kuhmilchkonsum korreliert mit einer *Zunahme* des Typ I-Diabetesrisiko. Es steht bloß 1:64, dass es sich dabei um zufällige Ergebnisse handelte.

Es gibt unzählige Gründe, bekannte und unbekannte, warum in einem Experiment keine statistisch signifikanten Zusammenhänge zwischen zwei Faktoren gefunden werden, selbst wenn ein derartiger Zusammenhang tatsächlich existiert. Es kann sein, dass die Studie nicht genügend Menschen umfasste und daher keine statistische Gewissheit erreicht werden konnte. Vielleicht hatten die Studienteilnehmer sehr ähnliche Still- bzw. Zufütterungspraktiken, was die Entdeckung eines Zusammenhangs eingrenzte, der andernfalls zu sehen gewesen wäre. Vielleicht fiel der Versuch, etliche Jahre zurückliegende Still- und Fütterungspraktiken von Babys zu untersuchen, derart ungenau aus, dass ein tatsächlicher Zusammenhang verdeckt wurde. Vielleicht untersuchten die Forscher aber auch die falsche Zeitspanne im Leben eines Kleinkindes.

Der springende Punkt ist, dass 5 von 10 Studien tatsächlich eine statistisch signifikante Korrelation gefunden haben und *alle fünf* zeigten, dass der Kuhmilchkonsum in direktem Zusammenhang mit einer *Zunahme* von Typ I-Diabetes steht. *Keine* zeigt, dass der Kuhmilchkonsum mit einer Abnahme von Typ I-Diabetes in Zusammenhang steht. Mit diesem Ergebnis kann ich die Behauptung der Autoren, dass die Hypothese „durch Widersprüchlichkeiten in der Literatur ziemlich unklar geworden ist",[38] kaum rechtfertigen.

In derselben Übersichtsarbeit[38] fassten die Autoren weitere Studien zusammen, die Stillpraktiken verbunden mit Kuhmilchkonsum und Typ I-Diabetes auf indirekte Weise verglichen. Diese Zusammenstellung umfasste 52 mögliche Vergleiche, von denen 20 statistisch signifikant waren. Von diesen 20 signifikanten Ergebnissen *zeigten 19 eine Korrelation zwischen Kuhmilchkonsum und der Krankheit und lediglich eine tat es nicht.* Wiederum sprachen die Ergebnisse schwerwiegend für die hypothetische Verbindung zwischen beiden. Das versäumten die Autoren zu erwähnen.

Ich zitiere dieses Beispiel nicht nur, um die Belege hervorzuheben, die den Einfluss von Kuhmilch auf Typ I-Diabetes zeigen, sondern auch um eine Taktik zu veranschaulichen, die häufig angewendet wird, um etwas als kontrovers darzustellen, wenn es dies gar nicht ist. Diese Praktik ist verbreiteter als man denkt. Sie ist eine Quelle unnötiger Irritation und Verunsicherung. Wenn Forscher so etwas machen – sogar wenn sie es unbeabsichtigt machen – haben sie oft von vornherein eine bedenkliche Voreingenommenheit gegenüber der Hypothese. Tatsächlich hörte ich ein Radiointerview über Typ I-Diabetes mit dem führenden Autor dieser Übersichtsarbeit[38], kurz nachdem ich dies geschrieben hatte. Es spricht für sich, dass der Autor die wissenschaftlichen Belege für die Kuhmilch-Hypothese nicht anerkannte.

Weil diese Angelegenheit gewaltige finanzielle Auswirkungen für die amerikanische Landwirtschaft hat, und weil so viele Menschen derart heftige persönliche Vorurteile dagegen haben, ist es unwahrscheinlich, dass diese Diabetesforschung die amerikanischen Medien in absehbarer Zeit erreichen wird. Allerdings sind der Umfang und die Bedeutung der Hinweise für Kuhmilch als Ursache für Typ I-Diabetes überwältigend, selbst wenn die sehr komplexen Mechanismen noch nicht vollständig bekannt sind. Wir haben nicht nur Beweise für die Gesundheitsgefährdung durch Kuhmilch, wir haben darüber hinaus beachtliche Belege dafür, dass der Zusammenhang zwischen Diabetes und Kuhmilch biologisch plausibel ist. Menschliche Muttermilch ist die vollkommene Nahrung für einen Säugling und einer der gesundheitsschädigendsten Fehler, den eine Mutter begehen kann, ist, ihre eigene Milch durch Kuhmilch zu ersetzen.

# Multiple Sklerose und andere Autoimmunerkrankungen

Multiple Sklerose (MS) ist eine besonders problematische Autoimmunerkrankung, sowohl für diejenigen, die daran leiden, als auch für diejenigen, die die Betroffenen betreuen. Es ist ein lebenslanger Kampf, der eine Vielzahl von unvorhersehbaren und ernsten Beeinträchtigungen nach sich ziehen kann. Patienten mit MS machen oft akute Phasen durch, die auch wieder reversibel sein können, oder sie verlieren allmählich ihre Fähigkeit zu gehen oder zu sehen. Nach zehn bis fünfzehn Jahren ist ein Teil der Betroffenen oft an den Rollstuhl und später ans Bett gefesselt.

Laut National Multiple Sclerosis Society[A] leiden allein in den USA ungefähr 400.000 Menschen[B] an dieser Erkrankung.[39] Diese Erkrankung wird meist im Alter von 20–40 Jahren diagnostiziert und trifft Frauen etwa dreimal häufiger als Männer.

Obwohl dieser Erkrankung ein weit verbreitetes medizinisches und wissenschaftliches Interesse gilt, wird von den meisten Gesundheitseinrichtungen behauptet, dass nur sehr wenig über Ursachen und Heilmittel bekannt ist. Größere Webseiten im Internet über Multiple Sklerose stellen die Erkrankung als ein Rätsel hin. Üblicherweise werden dort genetische, virale und umweltbedingte Aspekte als mögliche wichtige Faktoren für die Entwicklung der Erkrankung aufgelistet, aber einem möglichen Einfluss der Ernährung wird beinahe keinerlei Beachtung geschenkt. Dieser Umstand ist befremdend, wenn man die Fülle an interessanten Informationen über die Auswirkung von Nahrungsmitteln aus angesehenen Forschungsberichten bedenkt.[40–42] Und abermals scheint Kuhmilch eine wichtige Rolle einzunehmen.

Die „multiplen" Symptome dieser Erkrankung werden durch eine Störung des Nervensystems hervorgerufen. Die elektrischen Signale, die Botschaften zum und vom Zentralen Nervensystem (Gehirn und Rückenmark) und hinaus durch das periphere Nervensystem zum restlichen Körper tragen, werden nicht gut reguliert und aufeinander abgestimmt. Der Grund dafür liegt darin, dass die schützende Hülle oder Scheide der Nervenfasern, das Myelin, durch autoimmune Reaktionen zerstört wird. Stellen Sie sich vor, was passieren würde, wenn die elektrische Isolierung in Ihrem Haushalt dünn geworden oder demontiert worden wäre und die Leitungen freiliegen würden. Die elektrischen Signale würden kurzgeschlossen werden. Das ist es, was bei MS passiert. Die auf Abwege geratenen elektrischen Signale können Zellen zerstören und Stellen benachbarten Gewebes „verbrennen", was kleine Narben oder Stücke sklerotischen Gewebes hinterlässt. Diese „Verbrennungen" können schwerwiegend werden und letztendlich den Körper zerstören.

Die erste mehr als ein halbes Jahrhundert zurückliegende Forschung, die einen Einfluss der Ernährung auf MS zeigt, geht auf Roy Swank zurück, der seine Forschung in Norwegen und am Neurologischen Institut Montreal während der 1940er Jahre begann. Später leitete Swank die Abteilung für Neurologie an der Medizinischen Fakultät in Oregon.[43]

Swank interessierte sich für den diätologischen Zusammenhang, weil MS häufiger in nördlichen Klimagebieten zu sein schien.[43] Es gibt einen gewaltigen Unterschied in der MS-Häufigkeit

---

A    Nationale Multiple Sklerose Gesellschaft
B    Laut Deutscher Multiple Sklerose Gesellschaft sind in Deutschland über 100.000 Menschen erkrankt.
     Laut Multiple Sklerose Gesellschaft Österreich sind in Österreich 8.000 bis 10.000 Menschen betroffen.

abhängig von der Entfernung zum Äquator: MS kommt im hohen Norden 100-mal häufiger vor als am Äquator,[10] und 7-mal häufiger in Südaustralien (näher zum Südpol) als in Nordaustralien.[44] Diese Verteilung ähnelt sehr der Verteilung von anderen Autoimmunerkrankungen, einschließlich Typ I-Diabetes und rheumatoider Arthritis.[45, 46]

Obwohl einige Wissenschaftler vermuteten, dass magnetische Felder für die Erkrankung verantwortlich wären, zog Swank Ernährung in Erwägung, insbesondere Nahrungsmittel tierischen Ursprungs, die hoch an gesättigten Fetten sind.[43] Er entdeckte, dass im Milchprodukte konsumierenden Binnenland Norwegens die MS-Erkrankungsraten höher waren als in den Fisch konsumierenden Küstengebieten.

Swank leitete seine bekannteste Untersuchung über 144 MS-Patienten am Neurologischen Institut Montreal. Die nächsten 34 Jahre hinweg führte er Aufzeichnungen über diese Patienten.[47] Er empfahl seinen Patienten eine Ernährung, die arm an gesättigten Fetten war. Die meisten hielten sich daran, aber viele hielten sich nicht daran. Er teilte sie sodann in gute Diäthalter und schlechte Diäthalter ein, basierend darauf, ob sie weniger als 20 g oder mehr als 20 g an gesättigten Fetten täglich zu sich nahmen. Zum Vergleich: Ein Cheeseburger mit Speck und Würzmittel enthält ca. 16 g ungesättigte Fette.

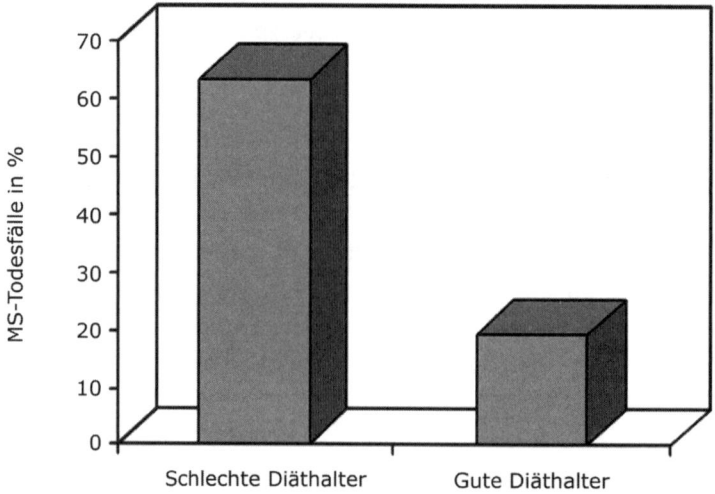

**Abb. 9.4: MS-Sterblichkeitsrate von 144 Patienten nach 34 Jahren Ernährungsumstellung**

Im Laufe der Studie stellte Swank fest, dass das Fortschreiten der Krankheit durch eine Ernährung mit ungesättigten Fetten in hohem Maße verringert wurde, was sogar bei Patienten mit anfänglich fortgeschrittenem Zustand zutraf. Er fasste seine Arbeit im Jahr 1990 folgendermaßen zusammen:[47] Von der Patientengruppe, die während eines frühen Stadiums ihrer Erkrankung mit der Ernährung arm an gesättigten Fetten begann, „blieben ungefähr 95 % [...] für ca. 30 Jahre nur leicht behindert". Lediglich 5 % dieser Patienten starben. *Im Gegensatz dazu starben 80 % der Patienten, die seit einem frühen MS-Stadium die „schlechte" Ernährung (mehr gesättigte Fette) konsumierten.* Die Ergebnisse aller 144 Patienten, einschließlich derer, die mit der Ernährung in einem späteren Krankheitsstadium anfingen, werden in Abbildung 9.4 gezeigt.

Diese Forschungsarbeit ist bemerkenswert. Die Beobachtung der Studienteilnehmer über 34 Jahre hinweg spricht für außerordentliche Ausdauer und Hingabe. Wenn diese Studie außerdem ein potenzielles Arzneimittel getestet hätte, würden diese Ergebnisse das Geld in der Kasse jeder pharmazeutischen Herstellerfirma klingeln lassen. Swanks erste Ergebnisse wurden vor mehr als einem halben Jahrhundert veröffentlicht[48] und dann noch weitere Male[49, 50, 47] in den nächsten 40 Jahren.

In jüngerer Zeit haben zusätzliche Studien[42, 51, 52] Swanks Beobachtungen bestätigt und erweitert. Nach und nach wurde auch mehr Gewicht auf den Faktor Kuhmilch gelegt. Diese neuen Untersuchungen zeigen, dass der Konsum von Kuhmilch in engem Zusammenhang mit MS steht, sowohl im Vergleich verschiedener Länder[52], als auch beim Vergleich von Staaten innerhalb der USA.[51] Die Abbildung 9.5, die von französischen Forschern veröffentlicht wurde, stellt den Kuhmilchkonsum von 26 Bevölkerungen in 24 Ländern mit MS in Beziehung.[52]

Diese Beziehung, die praktisch identisch mit jener zu Typ I-Diabetes ist, ist beeindruckend. Sie ist nicht auf veränderliche Variablen wie das Vorhandensein medizinischer Versorgung oder des geografischen Breitengrades zurückzuführen.[51] In einigen Studien[52, 53] regen Forscher an, dass diese starke Korrelation mit frischer Kuhmilch auf ein Virus in der Milch zurückzuführen wäre. Diese neueren Studien weisen zudem darauf hin, dass gesättigte Fette alleine wahrscheinlich nicht in vollem Umfang für Swanks Ergebnisse verantwortlich sind. Der Konsum von Fleisch, das reich an gesättigten Fetten ist, war genauso wie Milch in diesen Untersuchungen über mehrere Länder mit MS assoziiert,[54] während der Konsum von Fisch, der mehr Omega-3-Fette enthält, mit niedrigen Erkrankungsraten assoziiert war.[55]

Der Zusammenhang zwischen Kuhmilchkonsum und MS, wie in Abbildung 9.5 gezeigt, mag eindrucksvoll sein, aber er stellt keinen Beweis dar. Wo zum Beispiel werden Gene und Viren berücksichtigt? Sie alle können theoretisch für die ungewöhnliche geografische Verteilung dieser Erkrankung verantwortlich sein.

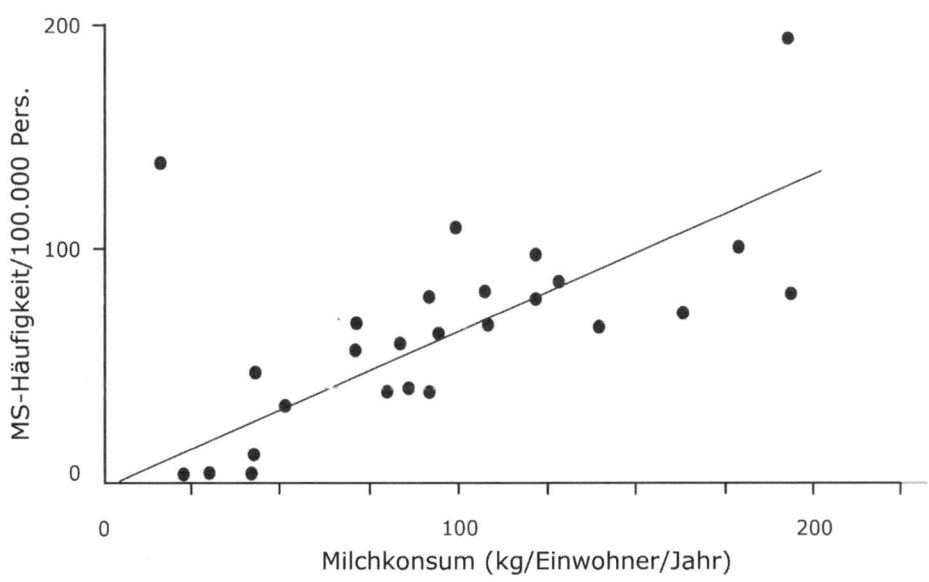

**Abb. 9.5: Zusammenhang zwischen Kuhmilchkonsum und Multipler Sklerose**

Im Fall von Viren sind noch keine eindeutigen Rückschlüsse möglich. Es gibt Hinweise auf eine Vielzahl von unterschiedlichen Virustypen und auf eine Vielzahl von Auswirkungen auf das Immunsystem. Allerdings gelang noch kein überzeugender Beweis. Einige der Belege basieren darauf, dass MS-Patienten mehr Virus-Antikörper aufweisen als die Kontrollgruppe, einige basieren auf sporadischen Ausbrüchen von MS in isolierten Gesellschaften, und einige basieren darauf, dass virusähnliche Gene bei MS-Patienten gefunden worden sind.[13, 19, 56]

Im Hinblick auf genetische Faktoren können wir einen Zusammenhang mit MS überprüfen, indem wir die übliche Frage stellen: Was passiert mit Auswanderern? Was bedeutet, dass ihre Gene dieselben bleiben, aber ihre Ernährung und Umwelt sich ändern? Die Antwort ist dieselbe wie bei Krebs, koronarer Herzkrankheit und Typ II-Diabetes. Menschen übernehmen das Risiko der Bevölkerung, in die sie zugezogen sind, insbesondere, wenn sie vor ihren Jugendjahren umziehen.[57, 58] Dieser Umstand zeigt uns, dass diese Erkrankung enger mit Umweltfaktoren in Zusammenhang steht als mit Genen.[59]

Bestimmte Gene wurden als mögliche Ursachen für MS identifiziert, aber einem neueren Bericht[3] zufolge könnten 25 Gene daran beteiligt sein. Daher wird es zweifellos eine Weile dauern, bevor wir mit einiger Sicherheit wissen, durch welche Gene oder Kombination von Genen jemand für MS anfällig wird. Eine genetische Prädisposition macht vielleicht einen Unterschied aus, wer an MS erkrankt, aber dennoch können Gene maximal für ungefähr ein Viertel des gesamten Erkrankungsrisikos verantwortlich gemacht werden.[60]

Nicht nur, dass MS und Typ I-Diabetes einige derselben unbeantworteten Fragen über die genaue Rolle von Viren, Genen und dem Immunsystem teilen, so haben sie zudem auch dieselben alarmierenden Forschungsergebnisse bezüglich Ernährung gemeinsam. Im Fall beider Krankheiten steht eine „westliche" Ernährung in engem Zusammenhang mit den Neuerkrankungsfällen. Trotz der Bemühungen einiger, diese empirischen Untersuchungen in den Sumpf der Kontroverse zu entlassen, zeichnet sich dennoch ein einheitliches Bild ab. Intervenierende Studien, die mit Menschen durchgeführt wurden, die bereits an diesen Erkrankungen leiden, bestätigen zudem die Ergebnisse der empirischen Untersuchungen. Swanks Arbeit über MS ist brillant, und vielleicht rufen Sie sich nochmals ins Gedächtnis, dass James Anderson erfolgreich die Medikation bei Typ I-Diabetikern reduzieren konnte, indem er ausschließlich Ernährung einsetzte. Es ist wichtig anzumerken, dass beide Ärzte eine Ernährungsform einsetzten, die bedeutend gemäßigter war als eine völlig auf vollwertigen pflanzlichen Nahrungsmitteln basierende Ernährung. Ich frage mich, was mit diesen autoimmunkranken Patienten geschehen würde, wenn sie die ideale Ernährung befolgen würden. Ich würde einen sogar noch größeren Erfolg erwarten.

## Die Gemeinsamkeiten von Autoimmunerkrankungen

Was ist mit den anderen Autoimmunerkrankungen? Es gibt Dutzende Autoimmunerkrankungen. Ich habe nur zwei der bekannteren genannt. Gibt es etwas, das auf alle Autoimmunerkrankungen zutrifft?

Um diese Frage zu beantworten, müssen wir zuerst ermitteln, was diese Erkrankungen gemeinsam haben. Je mehr sie gemeinsam haben, desto größer ist auch die Wahrscheinlichkeit, dass sie eine gemeinsame Ursache (oder Ursachen) haben. Das ist, als ob Sie zwei Menschen kennenlernen, die einen ähnlichen Körpertyp, ähnliche Haarfarbe, Augenfarbe, Gesichtszüge, Stimme, Bewegungen und Alter aufweisen, und sich dann herausstellt, dass sie die gleichen Eltern haben. Ebenso wie wir die Hypothese aufstellten, dass Überflusskrankheiten wie Krebs und Herzkrankheiten gemeinsame Ursachen haben, weil sie die gleiche geografische Verteilung und die gleichen biochemischen Biomarker aufweisen (Kapitel 4), so können wir auch die Hypothese aufstellen, dass MS, Typ I-Diabetes, rheumatoide Arthritis, Lupus und andere Autoimmunerkrankungen gleiche Ursachen haben können, falls sie die gleichen Eigenschaften aufweisen.

Zunächst ist, per definitionem, bei jeder dieser Erkrankungen ein gestörtes Immunsystem beteiligt, das körpereigene Proteine angreift, weil sie wie fremde erscheinen.

Zweitens kommen alle untersuchten Autoimmunerkrankungen häufiger in höheren Breitengraden vor, wo es weniger beständigen Sonnenschein gibt.[9, 10, 61]

Drittens haben einige dieser Krankheiten die Tendenz, dieselben Menschen heimzusuchen. Bei MS und Typ I-Diabetes beispielsweise wurde gezeigt, dass dies so ist.[62–65] Die Parkinson-Krankheit, die zwar keine Autoimmunerkrankung ist, aber autoimmune Eigenschaften aufweist, tritt häufig zusammen mit MS innerhalb derselben geografischen Region[66] und bei denselben Individuen auf.[5] MS steht des Weiteren – entweder geografisch oder bei den gleichen Individuen – in Zusammenhang mit anderen Autoimmunerkrankungen wie Lupus, Myasthenia gravis, Basedow-Krankheit und eosinophiler Vaskulitis.[63] Juvenile rheumatoide Arthritis steht in ungewöhnlich engem Zusammenhang mit Hashimoto-Thyreoditis.[67]

Viertens, bei denjenigen Erkrankungen, die im Hinblick auf Ernährung untersucht worden sind, ist der Konsum von Nahrungsmitteln tierischer Herkunft, insbesondere von Kuhmilch, mit einem erhöhten Erkrankungsrisiko assoziiert.

Fünftens, es gibt wissenschaftliche Belege, dass ein Virus oder mehrere Viren den Ausbruch mehrerer dieser Krankheiten auslöst.

Eine sechste und wohl bedeutendste Eigenschaft, die diese Krankheiten miteinander verbindet, ist ihr „Wirkmechanismus". Da wir gemeinsame Wirkmechanismen in Betracht ziehen, beginnen wir mit der Sonnenlichtexposition, denn diese scheint irgendwie mit Autoimmunerkrankungen in Verbindung zu stehen. Sonnenlichtexposition, die mit der Zunahme der Breitengrade abnimmt, mag von Bedeutung sein, aber es gibt eindeutig noch andere Faktoren. Der Konsum von Nahrungsmitteln tierischen Ursprungs, insbesondere von Kuhmilch, nimmt mit der Distanz zum Äquator ebenfalls zu. Tatsächlich wurde in einer der umfassenderen Studien gezeigt, dass Kuhmilch ein genauso guter Frühindikator für MS ist wie der Breitengrad bzw. das Sonnenlicht.[51] In Swanks Untersuchungen über MS in Norwegen kam die Krankheit weniger häufig in den Küstengebieten vor, wo mehr Fisch konsumiert wird. Dies führte zu der Annahme, dass die Omega-3-Fettsäuren, die in Fisch vorkommen, einen schützenden Effekt haben. Es wird aber beinahe nie erwähnt, dass der Konsum von Milchprodukten und gesättigten Fetten in den Gebieten mit höherem Fischkonsum viel niedriger war. Ist es möglich, dass Kuhmilch und ein Mangel an Sonnenlicht eine ähnliche Auswirkung auf MS und andere Autoimmunerkrankungen haben, weil sie sich ähnlicher Wirkmechanismen bedienen? Das könnte sehr interessant sein, wenn es sich als wahr erweist.

Wie sich herausstellte, ist diese Annahme nicht so verrückt. Bei diesem Mechanismus geht es einmal mehr um Vitamin D. Es gibt experimentelle Tierversuche mit Lupus, MS, rheumatoider Arthritis und entzündlichen Darmerkrankungen (z. B. Morbus Crohn, Colitis ulcerosa), von denen jede eine Autoimmunerkrankung ist.[6, 7, 68]

Vitamin D, das jeweils über einen ähnlichen Mechanismus wirkt, verhindert die experimentelle Entstehung jeder dieser Krankheiten. Die Geschichte wird noch interessanter, wenn man die Auswirkung der Ernährung auf Vitamin D bedenkt.

Der erste Schritt erfolgt, wenn Sie an einem sonnigen Tag nach draußen gehen. Wenn das Sonnenlicht auf ihre Haut auftrifft, produziert Ihre Haut Vitamin D. Dieses muss daraufhin in der Niere aktiviert werden, damit eine Form des Vitamins gebildet wird, die mitwirkt, um die Entstehung von Autoimmunerkrankungen zu unterdrücken. Wie wir bereits an früherer Stelle gesehen haben, kann dieser entscheidende Aktivierungsschritt von Nahrungsmitteln gehemmt werden, die sowohl reich an Kalzium als auch reich an säurebildenden Tierproteinen sind, wie es bei Kuhmilch der Fall ist (es gibt auch Getreidearten, die einen Säureüberschuss bilden)[A]. Unter experimentellen Bedingungen wirkt das aktive Vitamin D auf zweierlei Arten: Es hemmt die Bildung bestimmter T-Zellen und ihre Produktion von aktiven Wirkstoffen, genannt Zytokine, die eine Autoimmunantwort initiieren würden. Zudem fördert es die Produktion von anderen T-Helferzellen, die diesem Effekt entgegenwirken.[69, 70] Eine schematische Darstellung dieses Vitamin D-Netzwerkes wird im Anhang C gezeigt. Dieser Wirkmechanismus scheint eine überzeugende Gemeinsamkeit bei allen bis jetzt untersuchten Autoimmunerkrankungen zu sein.

Mit dem Wissen um die überzeugenden Belege gegen Nahrungsmittel tierischen Ursprungs, insbesondere gegen Kuhmilch, bei MS und Typ I-Diabetes, zusammen mit dem Wissen über die Gemeinsamkeiten von Autoimmunkrankheiten, wäre es sinnvoll, dass wir anfangen, über einen Zusammenhang zwischen Ernährung und einer viel größeren Bandbreite von Autoimmunerkrankungen nachzudenken. Offenbar ist Umsicht geboten und mehr Untersuchungen müssen durchgeführt werden, um die richtigen Schlüsse über Gemeinsamkeiten von Autoimmunerkrankungen zu ziehen. Aber die Forschungsergebnisse, die wir jetzt schon haben, sind bereits eindrucksvoll.

Heutzutage erreicht kaum ein Hinweis über die Verbindung zwischen Ernährung und diesen Krankheiten das öffentliche Bewusstsein. Auf der Webseite der Multiple Sclerosis International Federation beispielsweise ist zu lesen: „Es gibt keinen glaubwürdigen Hinweis darauf, dass MS auf eine schlechte Ernährung oder diätetische Mängel zurückzuführen wäre." Es wird davor gewarnt, dass Diäten „kostspielig" sein können und „die normale Nahrungsmittelausgewogenheit verändert werden kann".[71] Wenn das Ändern Ihrer Ernährung kostspielig ist, dann weiß ich nicht, was sie über Erwerbsunfähigkeit oder Bettlägerigkeit sagen würden. Und was

---

A    Getreide kann vor allem dann zu Übersäuerung führen, wenn es nicht lange genug gekaut wird. Die Verdauung der komplexen Kohlenhydrate beginnt im Mund durch ein Enzym namens Ptyalin, das im Speichel enthalten ist und dessen Produktion durch den Kauvorgang angeregt wird. Vor allem bei Vollkornbrot, bei dem das Korn nicht ganz vermahlen ist, kann es passieren, dass durch zu wenig langes Kauen die Körner im Magen liegen bleiben und Völlegefühl und in weiterer Folge Aufstoßen oder Blähungen verursachen. Es gibt Getreidearten wie Hirse und Hafer, die von sich aus alkalisch und daher leichter zu verdauen sind als zum Beispiel Vollkornbrot, bei dem noch Hefe und/oder Sauerteig zugesetzt ist.

die Veränderung der „normalen Nahrungsmittelausgewogenheit" betrifft, kann ich nur fragen: Was ist normal? Heißt das, dass unsere jetzige Ernährung „normal" ist? Eine Ernährungsform, die größtenteils für Krankheiten verantwortlich ist, die Millionen von Amerikanern jährlich verkrüppelt, tötet und zutiefst unglücklich macht? Ist das gewaltige Vorkommen von Herzerkrankungen, Krebs, Autoimmunerkrankungen, Adipositas und Diabetes „normal"? Wenn das normal ist, dann beantrage ich, dass wir uns ernsthaft mit dem Abnormalen befassen.

400.000 Amerikaner leiden an Multipler Sklerose. Millionen mehr haben andere Autoimmunerkrankungen. Obwohl Statistiken, Forschungsergebnisse und klinische Beschreibungen die Basis für den Großteil meiner Arbeiten über Ernährung und Erkrankung bilden, so ist es doch die *persönliche Erfahrung der einzelnen Menschen*, die diese Informationen so wichtig machen. Jede dieser schwerwiegenden Erkrankungen kann das Leben der betroffenen Person verändern – eines Familienmitglieds, eines Freundes, eines Nachbarn, eines Arbeitskollegen oder von sich selbst.

Es ist an der Zeit, unsere heiligen Kühe zu opfern. Die Vernunft muss siegen. Professionelle Einrichtungen, Ärzte und Regierungsbehörden müssen sich erheben und ihre Pflicht tun, damit Kinder, die heute geboren werden, nicht mehr die Tragödien erleben müssen, die verhindert werden können.

# Kapitel 10

# Weitreichende Auswirkungen: Krankheiten der Knochen, Nieren, Augen und des Gehirns

Eines der überzeugendsten Argumente für eine Ernährung auf pflanzlicher Basis ist die Tatsache, dass sie eine weite Bandbreite von Krankheiten verhindert. Hätte ich ein Gespräch mit jemandem über eine einzelne Studie, die einen schützenden Effekt von Obst und Gemüse auf Herzerkrankungen zeigt, so würden meine Gesprächspartner vielleicht anerkennen, dass das alles ganz nett klingt, aber sie würden wahrscheinlich trotzdem nach Hause zu ihrem Braten mit Sauce gehen. Es wäre egal, wie groß die Untersuchung ist, wie überzeugend die Ergebnisse oder wie anerkannt die Forscher sind, die die Untersuchung durchführten. Tatsache ist, dass die meisten Menschen eine gesunde Skepsis gegenüber einer einzigen Studie haben – was sie auch sollten.

Aber wenn ich ihnen über Dutzende und Dutzende von Studien berichte, dass in Ländern mit einer geringeren Häufigkeit von Herzerkrankungen geringe Mengen an Nahrungsmitteln tierischer Herkunft gegessen werden, und Dutzende über Dutzende von Studien, die zeigen, dass Menschen, die mehr vollwertige pflanzliche Nahrungsmittel essen, weniger Herzerkrankungen bekommen, und ich weiterfahre mit noch mehr Studien, die dokumentieren, dass eine Ernährung mit wenig Tierprodukten und reich an unverarbeiteten, pflanzlichen Nahrungsmitteln den Verlauf einer Herzkrankheit verlangsamen oder umkehren kann, dann sind die Leute eher geneigt, dem etwas Aufmerksamkeit zu schenken.

Wenn ich meine Ausführungen nicht nur auf Herzerkrankungen beschränke, sondern im Hinblick auf Adipositas, Typ II-Diabetes, Brustkrebs, Dickdarmkrebs, Prostatakrebs, Multipler Sklerose und anderen Autoimmunerkrankungen ausweite, könnte es durchaus möglich sein, dass die Leute nie wieder Hackbraten mit eingedickter Bratensauce essen werden.

Was die Auswirkung von Ernährung auf die Gesundheit so überzeugend macht, ist der Umfang der wissenschaftlichen Belege. Während eine einzelne Studie beinahe jede Idee unter der Sonne abstützen könnte. Wie hoch aber ist die Wahrscheinlichkeit, dass hunderte, ja sogar tausende unterschiedliche Studien, die einen schützenden Nutzen von pflanzlichen Nahrungsmitteln und/oder einen schädlichen Effekt von Tierprodukten bei so vielen unterschiedlichen Krankheiten belegen? Wir können nicht behaupten, dass sie alle auf Zufall, unbrauchbare Daten, voreingenommene Forschung, falsch interpretierte Statistiken oder „Verdrehung der Zahlen" zurückzuführen sind. Die Fakten sind einfach erdrückend.

Bis jetzt habe ich lediglich eine kleine Kostprobe aus dem Umfang der Belege dargestellt, die den gesundheitlichen Nutzen einer pflanzlichen Ernährung absichern. Um Ihnen zu zeigen, wie umfangreich diese Belege sind, werde ich noch über fünf scheinbar unzusammenhängende Krankheiten berichten, die in Amerika recht häufig sind: Osteoporose, Nierensteine, Blindheit, kognitive Störungen und Alzheimer. Diese Erkrankungen verlaufen meist nicht tödlich und werden oft als unvermeidliche Folgen des Alterns angesehen. Daher erscheint es uns nicht ungewöhnlich, wenn der Großvater plötzlich verschwommen sieht, sich an die Namen seiner Freunde nicht mehr erinnert oder eine neue Hüfte braucht. Aber, wie wir sehen werden, hängen sogar diese Erkrankungen mit der Ernährung zusammen.

# Osteoporose

Hatten Sie jemals einen Grundschullehrer, der Ihnen erklärte, dass Sie sich ohne Knochen wie ein formloser Haufen am Boden fortbewegen würden? Zur selben Zeit in Ihrem Leben wurde Ihnen wahrscheinlich nahegelegt, viel Milch zu trinken, um Ihren Knochen und Zähnen Festigkeit zu verleihen. Und da niemand von uns ein formloser Batzen sein möchte, und weil unsere Prominenten für Milch werben und dafür bezahlt werden, dass sie den angeblichen Nutzen anpreisen, haben wir sie getrunken. Milch und Gesundheit der Knochen gehören zusammen wie Bienen und Honig.

Amerikaner konsumieren mehr Kuhmilch und Milchprodukte pro Person als die meisten Bevölkerungen der Welt. Also müssten die Amerikaner wunderbar starke Knochen haben, oder? Bedauerlicherweise ist das nicht so. Eine neuere Studie zeigt, dass amerikanische Frauen ab 50 eine der höchsten Raten an Hüftfrakturen der Welt aufweisen.[1] Die einzigen Länder mit einem höheren Anteil liegen in Europa und im Südpazifik (Australien und Neuseeland),[1] wo sogar noch mehr Milch konsumiert wird als in den Vereinigten Staaten. Was geht hier vor?

Eine übermäßig hohe Anzahl von Hüftfrakturen wird oft als verlässlicher Indikator für Osteoporose angesehen, eine Knochenkrankheit, die insbesondere Frauen nach der Menopause trifft. Dies wird oft auf eine inadäquate Aufnahme von Kalzium zurückgeführt. Demzufolge empfehlen Gesundheitspolitiker oft einen höheren Kalziumkonsum. Milchprodukte enthalten besonders viel Kalzium. Darum unterstützt die Milchwirtschaft begierig alle Anstrengungen, den Kalziumkonsum anzukurbeln. Diese Bemühungen haben damit zu tun, warum Ihnen immer wieder nahegelegt wurde, viel Milch zu trinken, um starke Knochen zu haben – die politischen Vorgehensweisen, um die es in Teil IV dieses Buches geht.

Irgendetwas läuft hier allerdings verkehrt, denn dieselben Länder, die am meisten Kuhmilch und Milcherzeugnisse verbrauchen, weisen trotzdem den höchsten Anteil an Knochenbrüchen und den schlechtesten Gesundheitszustand der Knochen auf. Eine mögliche Erklärung bietet ein Bericht, der einen eindrucksvoll starken Zusammenhang zwischen Tierproteinkonsum und der Knochenfrakturrate bei Frauen in verschiedenen Ländern zeigt.[2] Der Bericht wurde 1992 von Forschern der Medizinischen Fakultät Yale veröffentlicht und fasst die Ergebnisse über Proteinaufnahme und Frakturraten aus 34 einzelnen Untersuchungen aus 16 Ländern zusammen, die in 29 wissenschaftlich begutachteten Publikationen erschienen sind. Alle Teilnehmer der Untersuchungen waren Frauen ab 50 Jahren. Eindrucksvolle 70 % der Frakturrate waren dem Konsum von Tierprotein zuzuschreiben.

Die Wissenschaftler erklärten, dass Tierprotein – im Gegensatz zu pflanzlichem Protein – zu einem Säureüberschuss im Körper führt.[3] Ein Säureüberschuss bedeutet, dass unser Blut und das Gewebe säurehaltiger werden. Der Körper bekämpft das saure Umfeld, indem er Kalzium als sehr effektive Lauge einsetzt, um die Säure zu neutralisieren. Dieses Kalzium muss allerdings von irgendwoher kommen. Letztendlich ist es so, dass das Kalzium aus den Knochen gezogen wird. Der Kalziumverlust schwächt die Knochen, was das Risiko von Knochenbrüchen erhöht.

Wir verfügen über Belege aus über 100 Jahren, dass tierisches Protein die Gesundheit der Knochen schädigt. Auf die Tatsache, dass tierisches Protein einen Säureüberschuss verursacht, wurde zum Beispiel das erste Mal in den 1880er Jahren[4] hingewiesen und bereits im Jahr 1920 dokumentiert.[5] Es ist auch schon seit langem bekannt, dass tierisches Protein viel mehr als pflanzliches Protein die Säurebelastung im Körperstoffwechsel erhöht.[6, 7, 8]

Wenn tierisches Protein die Säure erhöht und den Knochen Kalzium entzieht, kommt es zu einer Erhöhung der Kalziumausscheidung im Urin. Diese Auswirkung ist seit über 80 Jahren bekannt[5] und wurde seit den 1970er Jahren genauer untersucht. Zusammenfassungen dieser Studien wurden in den Jahren 1974[9], 1981[10] und 1990[11] veröffentlicht. Jede dieser Zusammenfassungen zeigt eindeutig, dass die Menge des von vielen täglich konsumierten Tierproteins zu beträchtlichen Zunahmen der Kalziumausscheidung über den Urin führen kann. Die Abbildung 10.1 stammt aus der Publikation von 1981.[10]

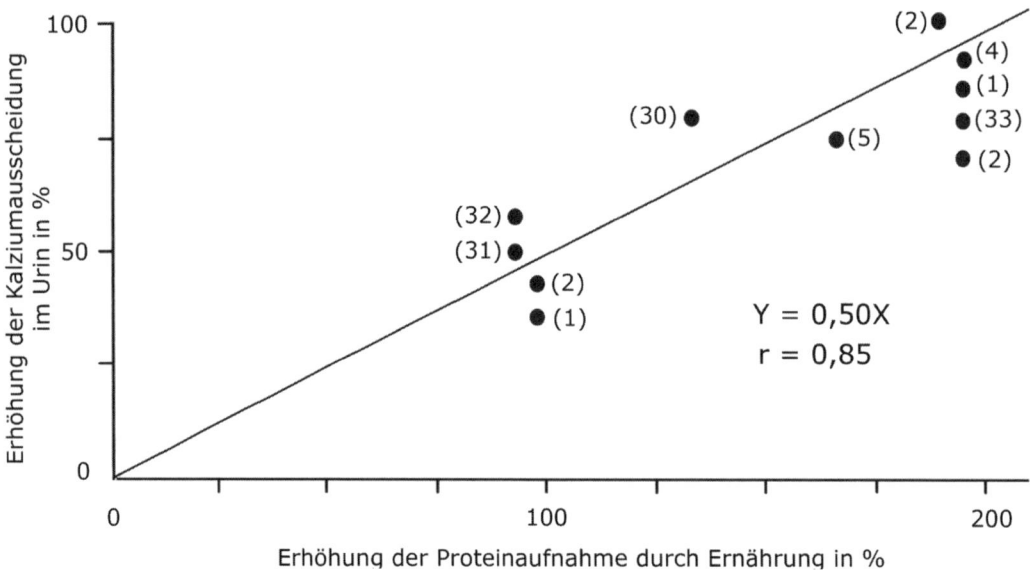

**Abb. 10.1: Zusammenhang zwischen der Kalziumausscheidung im Urin und der Proteinaufnahme durch die Ernährung**

Die Verdoppelung der Proteinaufnahme (größtenteils des Tierproteins) von 35 auf 78 g pro Tag führte zu einer alarmierenden 50 %igen Erhöhung der Kalziumausscheidung im Urin. Dieser Effekt tritt innerhalb des Bereichs der Proteinmenge auf, die die meisten von uns konsumieren: Der durchschnittliche amerikanische Proteinkonsum beträgt etwa 70–100 g/Tag. Zufällig, wie im Kapitel 4 erwähnt, zeigte eine sechsmonatige Studie, die vom Atkins Center finanziert wurde, dass die Menschen, die eine Atkins-Diät machten, nach sechs Monaten auf dieser Diät um 50 % mehr Kalzium über den Urin ausschieden.[12]

Die anfänglichen Beobachtungen der Zusammenhänge zwischen dem Konsum von Tierprotein und der Häufigkeit von Knochenfrakturen sind sehr eindrucksvoll. Nun haben wir eine plausible Erklärung, wie diese Verbindung zustande kommt, sozusagen einen Wirkmechanismus.

Krankheitsabläufe sind selten so einfach, als dass sie mit Hilfe eines Mechanismus' erklärt werden könnten, aber die Forschung auf diesem Gebiet liefert uns überzeugende Argumente. Eine neuere Studie, die im Jahr 2000 veröffentlicht wurde, stammt von der Medizinischen Fakultät der University of California in San Francisco. Unter Verwendung von 87 Untersuchungen aus 33 Ländern wurde das Verhältnis von pflanzlichem zu tierischem Proteinkonsum mit der Häufigkeit von Knochenfrakturen verglichen (Abb. 10.2).[1] Ein hoher Anteil von pflanzlichem gegenüber tierischem Proteinkonsum war sehr eindrucksvoll mit dem quasi Verschwinden von Knochenfrakturen assoziiert.

Diese Studien sind aus mehreren Gründen stringent. Sie wurden in führenden wissenschaftlichen Zeitschriften publiziert, die Autoren waren sehr sorgfältig in ihren Analysen und Interpretationen der Daten, sie bezogen eine große Anzahl von individuellen Forschungsberichten mit ein, und die statistische Signifikanz der Korrelation von Tierprotein mit der Häufigkeit von Knochenfrakturen ist tatsächlich außergewöhnlich. Sie können nicht als „nur ein paar weitere Studien" verworfen werden, denn eine aktuelle Studie gibt einen Überblick über 87 unabhängige Untersuchungen!

Der Arbeitskreis Study of Osteoporotic Fractures Research Group an der University of California in San Francisco veröffentlichte noch eine andere Studie[13] von über 1.000 Frauen im Alter von 65 und mehr Jahren. Wie in der Untersuchung über mehrere Länder beschrieben die Forscher hier die Ernährung der Frauen durch das Mengenverhältnis von tierischem zu pflanzlichem Protein. Nach sieben Jahren Beobachtung wiesen die Frauen mit dem höchsten Anteil von tierischem gegenüber pflanzlichem Protein eine 3,7-mal so hohe Anzahl von Knochenbrüchen auf wie die Frauen mit dem niedrigsten Anteil. Darüber hinaus sank in dieser Zeit die Knochendichte der Frauen mit dem höchsten Anteil an tierischem Protein viermal so schnell wie bei den Frauen mit dem niedrigsten Anteil.

Experimentell gesehen ist diese Studie qualitativ hochwertig, weil sie den Proteinkonsum, den Knochenschwund und das Auftreten von Knochenbrüchen bei denselben Probanden verglich. Dieser 3,7-fache Effekt ist beträchtlich und ist vor allem deshalb bedeutend, weil die Frauen mit der niedrigsten Häufigkeit von Knochenbrüchen immer noch durchschnittlich ungefähr die Hälfte ihres gesamten Proteins aus tierischen Quellen bezog. Ich muss mich fragen, wie viel größer der Unterschied gewesen wäre, wenn sie nicht 50 % sondern nur 0 %–10 % ihres gesamten Proteins aus tierischen Quellen konsumiert hätten. In unserer China Study, wo das Verhältnis von tierischem zu pflanzlichem Proteinkonsum in den ländlichen Gebieten 10 % betrug, ist die Frakturhäufigkeit nur ein Fünftel von der in den USA. Nigeria weist einen Anteil von tierischem gegenüber pflanzlichem Protein auf, der lediglich 10 % von jenem in Deutschland ist, und das Auftreten von Hüftfrakturen ist um über 99 % niedriger![1]

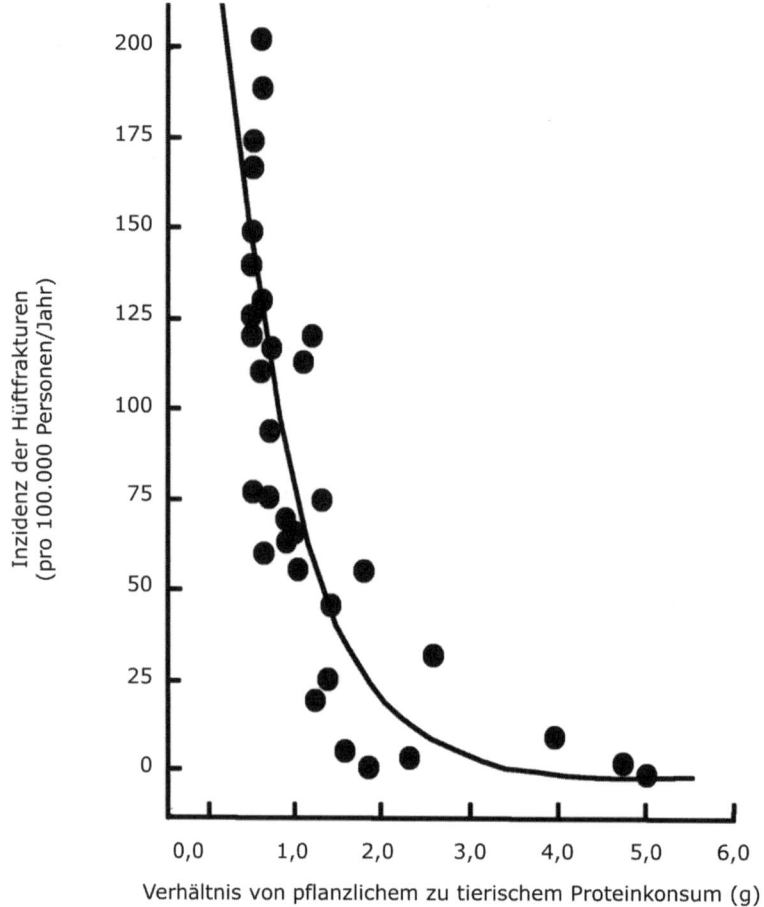

**Abb. 10.2: Zusammenhang zwischen der Aufnahme von tierischem versus pflanzlichem Protein und Hüftfrakturen in verschiedenen Ländern**

Diese Beobachtungen werfen ernstzunehmende Fragen betreffend der weit verbreiteten und beworbenen Behauptung auf, dass proteinreiche Milchprodukte unsere Knochen schützen. Und trotzdem werden wir beinahe täglich ermahnt, unseren Bedarf an Milchprodukten nur ja abzudecken, um das Kalzium für starke Knochen bereitzustellen. Eine Lawine von Stellungnahmen weist warnend darauf hin, dass die meisten von uns – insbesondere schwangere und stillende Frauen – ihrem Bedarf an Kalzium nicht nachkommen. Dieser angebliche Nutzen von Kalzium aus tierischen Nahrungsmitteln ist nicht zu belegen. Im Gegenteil, in einer Untersuchung von 10 Ländern[14] war der höhere Konsum von Kalzium mit einem höheren – nicht niedrigeren – Risiko für Knochenfrakturen assoziiert (Abb. 10.3). Der Großteil der in dieser Abbildung dargestellten Kalziumaufnahme ist besonders in Ländern mit einem hohen Kalziumkonsum auf Milchprodukte zurückzuführen und nicht auf Kalziumergänzungsmittel oder pflanzliche Kalziumquellen.

Mark Hegsted, der die Ergebnisse in Abbildung 10.3 aufbereitete, war ein langjähriger Harvard-Professor. Er arbeitet seit Anfang der 1950er Jahre an der Erforschung des Kalziums, war einer der Hauptverfasser der ersten landesweiten Ernährungsrichtlinien im Jahr 1980 und veröffentlichte diese Grafik 1986. Professor Hegsted ist der Ansicht, dass ein lange andauernder, übermäßig hoher Kalziumkonsum die Regulationsfähigkeit des Körpers, wie viel und wann er Kalzium einsetzt, beeinträchtigt. Unter gesunden Bedingungen reguliert eine aktive Form des Vitamin D, das Calcitriol, wie viel Kalzium aus der Nahrung resorbiert wird, wie viel ausgeschieden und wie viel an die Knochen verteilt wird. Calcitriol wird als Hormon angesehen, und je mehr Kalzium gebraucht wird, desto mehr fördert es die Kalziumresorption und desto mehr schränkt es seine Ausscheidung ein. Wenn über einen längeren Zeitraum hinweg zu viel Kalzium konsumiert wird, kann der Körper seine Fähigkeit zur Regulation von Calcitriol verlieren, was die Regulierung der Kalziumresorption und -ausscheidung vorübergehend oder dauerhaft stört. Auf diese Art die Regulationsmechanismen zu schädigen, ist ein Garant für Osteoporose bei Frauen in und nach der Menopause. Frauen in dieser Phase ihres Lebens müssen imstande sein, die Nutzung des Kalziums rasch zu steigern, insbesondere dann, wenn sie weiterhin eine tierproteinreiche Kost zu sich nehmen. Die Tatsache, dass der Körper seine Fähigkeit verliert, fein abgestimmte Wirkmechanismen zu regulieren, wenn er anhaltendem Missbrauch ausgesetzt ist, ist ein gängiges Phänomen der Biologie.

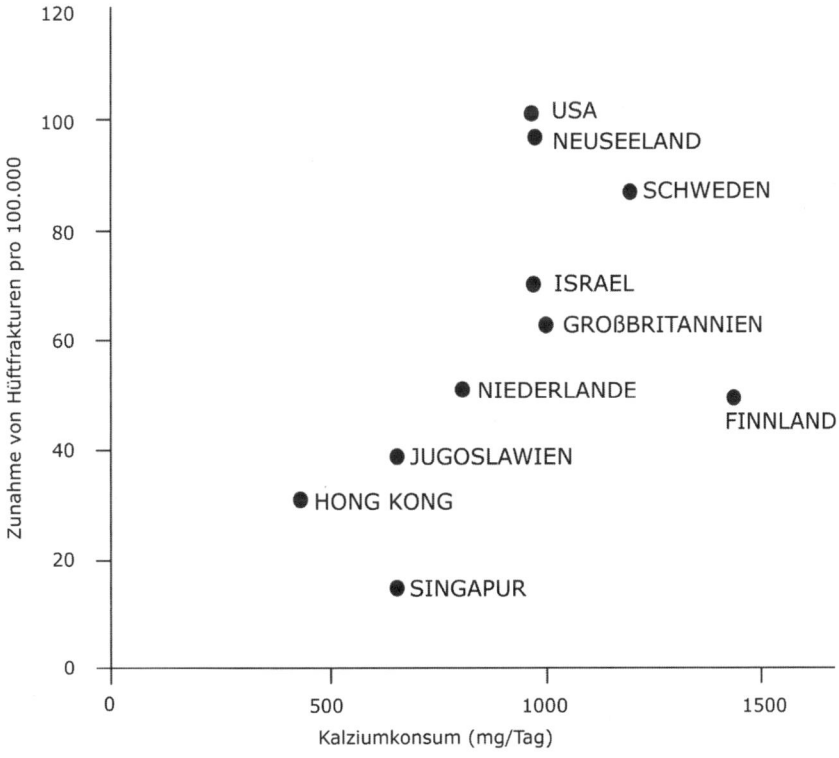

**Abb. 10.3: Zusammenhang zwischen Hüftfrakturen und Kalziumkonsum in verschiedenen Ländern**

Angesichts dieser Untersuchungsergebnisse scheint es völlig plausibel, dass tierisches Protein und sogar Kalzium – wenn es im Übermaß konsumiert wird – imstande sind, das Osteoporoserisiko zu erhöhen. Bedauerlicherweise sind Milchprodukte die einzigen Nahrungsmittel, die reich an beiden dieser Nährstoffe sind. Hegsted, unterstützt durch seine einzigartige Erfahrung in der Kalziumforschung, schrieb in seiner Arbeit von 1986: „[...] Hüftfrakturen kommen häufiger in Bevölkerungen vor, in denen häufig Milchprodukte konsumiert werden und der Kalziumkonsum relativ hoch ist."

Jahre später empfiehlt die Milchwirtschaft immer noch den Verzehr einer noch größeren Menge ihrer Milchprodukte, um starke Knochen und Zähne aufzubauen. Die Verwirrung, der Konflikt und die Kontroverse, die in diesem Forschungsgebiet vorherrschen, erlauben es jedem, nahezu alles Beliebige zu diesem Thema zu sagen. Und freilich stehen auch noch gewaltige Geldsummen auf dem Spiel. Einer der am meisten zitierten Osteoporose-Experten – einer, der von der Milchindustrie finanziert wird – schrieb verärgert in einem prominenten Leitartikel,[15] dass die oben zitierten Forschungsergebnisse, die eine Ernährung mit einem höheren Anteil von pflanzlichem gegenüber tierischem Protein, befürworten, „bis zu einem gewissen Grad von Strömungen in der Gesellschaft beeinflusst" sein könnten. Mit „Strömungen" meinte er die Tierrechtsaktivisten, die sich gegen den Verbrauch von Milchprodukten einsetzen.

Der Großteil der Debatte um Osteoporose, ob sie nun mit Integrität geführt wird oder nicht, wurzelt in der Erforschung der Details. Wie Sie sehen werden, steckt der Teufel im Detail. Beim wichtigsten Detail handelt es sich um die Knochenmineraldichte, kurz Knochendichte genannt.

Viele Wissenschaftler haben die Auswirkung von Ernährungs- und Lebensstilfaktoren auf die Knochendichte untersucht. Die Messung der Knochendichte wird häufig für die Diagnose der Knochengesundheit eingesetzt. Wenn Ihre Knochendichte unter einen bestimmten Wert fällt, kann das heißen, dass Sie einem erhöhten Osteoporoserisiko ausgesetzt sind. Praktisch gesehen würde das heißen, dass Sie mit einer niedrigen Knochendichte ein höheres Risiko für Knochenbrüche aufweisen.[16–18] Es gibt hierbei jedoch einige verteufelt widersprüchliche und verworrene Details in diesem großen Forschungszirkus über Osteoporose. Um nur einige zu nennen:

- Eine hohe Knochendichte erhöht das Risiko für Arthrose.[19]
- Eine hohe Knochendichte steht in Zusammenhang mit einem erhöhten Brustkrebsrisiko.[20, 21]
- Obwohl eine hohe Knochendichte sowohl mit einem erhöhten Brustkrebsrisiko als auch einem niedrigeren Osteoporoserisiko verbunden ist, treten trotzdem beide Erkrankungen zusammen in denselben Gebieten und sogar bei denselben Individuen auf.[22]
- Der Grad des Knochenschwundes spielt eine ebenso große Rolle wie die gesamte Knochendichte.[23]
- Es gibt Regionen, in denen zwar die gesamte Knochenmasse, die Knochendichte oder der Knochenmineralgehalt niedriger ist als in westlichen Ländern, die Frakturhäufigkeit aber trotzdem niedriger. Dies widerspricht der allgemein anerkannten Logik unserer Definition von „großen, starken Knochen" völlig.[24–26]

- Fettleibigkeit ist mit einer größeren Knochendichte assoziiert,[24, 27] obwohl die Regionen weltweit, die eine höhere Adipositasrate aufweisen auch eine höhere Osteoposerate haben.

Etwas ist an der Auffassung falsch, dass die Knochendichte eine zuverlässige Aussage über Osteoporose macht und dass man daraus rückschließen kann, welche Art von Ernährung die Frakturraten senken könnte. Im Gegensatz dazu gibt es einen anderen, viel besseren Frühindikator für Osteoporose: Das Verhältnis von tierischem zu pflanzlichem Protein in der Ernährung.[1, 13] Je höher der Anteil an tierischem Protein, desto höher das Erkrankungsrisiko. Und stellen Sie sich vor, die Knochendichte steht nicht in einem signifikanten Zusammenhang mit diesem Mengenverhältnis![13]

Die konventionellen Empfehlungen in Bezug auf Nahrungsmittel tierischen Ursprungs, Milchprodukte und Knochendichte, die von der Milchindustrie beeinflusst und beworben werden, werden durch gravierende Einwände in der wissenschaftlichen Literatur in Frage gestellt. Nachfolgend lesen Sie meine Empfehlungen zur Minimierung Ihres Risikos für Osteoporose, die auf Forschungsergebnissen basieren:

- Bleiben Sie körperlich aktiv. Nehmen Sie die Stufen anstelle des Aufzugs, gehen Sie spazieren, joggen oder Rad fahren. Gehen Sie schwimmen, machen Sie jeden zweiten Tag Yoga oder Aerobic und kaufen Sie sich ruhig auch Hanteln, die Sie dann hin und wieder benützen. Treiben Sie Sport bzw. treten Sie einem Sportverein bei. Die Möglichkeiten sind unbegrenzt und können großen Spaß machen. Sie werden sich wohler fühlen und Ihre Knochen werden viel gesünder sein.
- Essen Sie eine abwechslungsreiche Kost auf pflanzlicher Basis und vermeiden Sie Tierprodukte einschließlich Milchprodukten. Reichlich Kalzium ist in einer großen Bandbreite pflanzlicher Nahrungsmittel enthalten, z.B. in Bohnen und Blattgemüse. Solange Sie sich von raffinierten Kohlenhydraten, wie zuckerhaltigen Cerealien, Süßigkeiten, Weißmehlnudeln und Weißmehlbackwaren fernhalten, sollten Sie keinerlei Probleme mit Ihrem Kalziumhaushalt haben.
- Beschränken Sie Ihren Salzkonsum auf ein Minimum. Meiden Sie industriell verarbeitete und abgepackte Fertiggerichte, die meist ein Übermaß an Salz enthalten. Es gibt einige Belege, dass eine übermäßige Salzaufnahme ein Problem sein kann.

## Nieren

Auf der Webseite des UCLA-Behandlungszentrums für Nierensteine[A] können Sie nachlesen, dass Nierensteine folgende Symptome auslösen können:

- Übelkeit und Erbrechen
- Rastlosigkeit, Unruhe (man versucht, eine Position zu finden, in der die Schmerzen erträglicher sind)

---

A    University of California, Los Angeles, Kidney Stone Treatment Center

- Dumpfer Schmerz (unklar, im Lenden- oder Bauchbereich, stoßweise auftretend)
- Plötzlicher Harndrang
- Häufiger Harndrang
- Blutiger Harn mit Schmerzen (schwerwiegende Hämaturie)
- Fieber (bei zusätzlicher Infektion)
- Akute Nierenkolik (schwerer, kolikartiger Flankenschmerz, der in den Lenden-, Skrotum- und Labienbereich ausstrahlt)

Eine akute Nierenkolik erfordert eine Erklärung. Dieses qualvolle Symptom ist die Folge eines kristallisierten Steins, der sich den Weg von einer der Nieren durch den dünnen Harnleiter zur Blase bahnt. Der hierbei auftretende Schmerz wird auf der Webseite folgendermaßen beschrieben: „Dies ist wahrscheinlich einer der ärgsten Schmerzen, den ein Mensch erfahren kann. Diejenigen, die ihn jemals gespürt haben, werden ihn nie vergessen. [...] Der massive Schmerz einer Nierenkolik erfordert starke Schmerzmittel. Erwarten Sie nicht, dass ein Aspirin Abhilfe schafft. Suchen Sie einen Arzt oder eine Notfallambulanz auf."[28]

Ich weiß nicht, wie es Ihnen dabei geht, aber mich lässt nur der Gedanke daran erschaudern. Bedauerlicherweise werden bis zu 15 % aller Amerikaner, mehr Männer als Frauen, irgendwann in ihrem Leben mit der Diagnose „Nierenstein" konfrontiert.[29]

Es gibt unterschiedliche Arten von Nierensteinen. Obwohl es eine Art genetisch selten Typ gibt[30] und eine andere Art mit Harnwegsinfektionen in Zusammenhang steht, so besteht doch die Mehrzahl der Steine aus Kalzium und Oxalat. Diese Kalziumoxalat-Steine kommen relativ häufig in westlichen Ländern vor und sind relativ selten in nicht-industrialisierten Ländern.[31] Wiederum handelt es sich um eine Erkrankung, die in dasselbe globale Muster fällt wie andere westliche Krankheiten.

Das erste Mal wurde ich auf eine Verbindung zwischen Ernährung und dieser Erkrankung an der medizinischen Fakultät der Universität Toronto aufmerksam. Ich war eingeladen, um ein Seminar über die Ergebnisse unserer China Study abzuhalten. Während meines Aufenthalts lernte ich Professor W. G. Robertson vom Medical Research Council in Leeds, England, kennen. Diese zufällige Begegnung war außerordentlich bereichernd. Es stellte sich heraus, dass Robertson einer der weltweit führenden Experten bezüglich Ernährung und Nierensteine war. Seine Forschungsgruppe hat den Zusammenhang zwischen Nahrung und Nierensteinen in großem Ausmaß erforscht, sowohl in Theorie als auch Praxis. Ihre Arbeit nahm vor mehr als 30 Jahren ihren Anfang und wird bis zum heutigen Tag fortgeführt. Die Recherche nach wissenschaftlichen Publikationen von Robertson als Autor oder Mitautor ergibt mindestens 100 Abhandlungen, die seit Mitte der 1960er Jahre veröffentlicht wurden.

Eine von Robertsons Grafiken zeigt eine verblüffende Verbindung zwischen dem Konsum von Tierprotein und der Bildung von Nierensteinen (Abb. 10.4).[32] Sie zeigt, dass der Konsum von Tierprotein über 21 g pro Person pro Tag in Großbritannien (UK) in den Jahren von 1958 bis 1973 in engem Zusammenhang mit einer hohen Anzahl von Nierensteinen pro 10.000 Personen jährlich stand. Dies ist eine eindrucksvolle Korrelation.

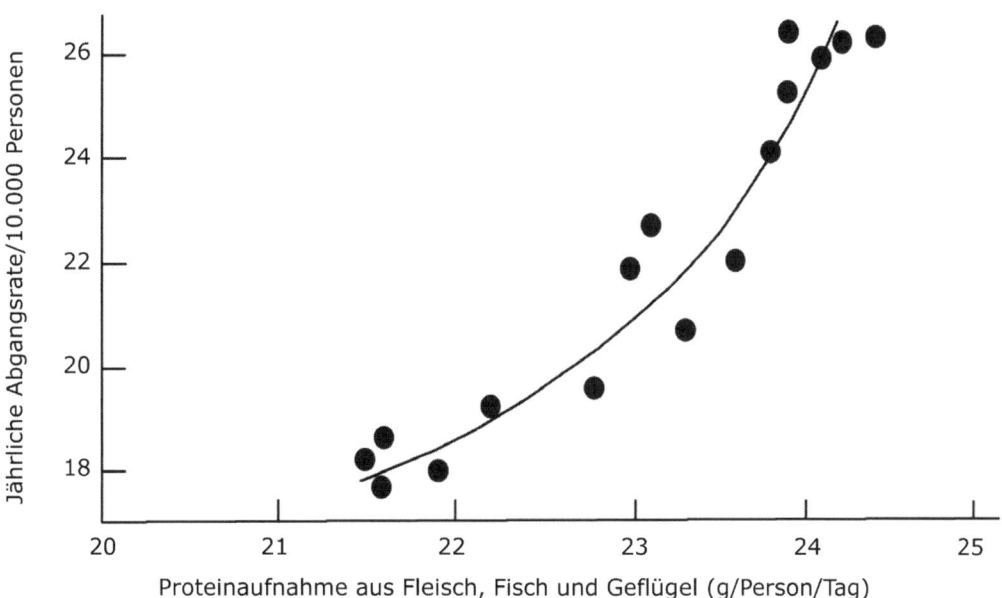

**Abb. 10.4: Zusammenhang zwischen Tierproteinkonsum und Bildung von Nierensteinen**

Nur wenige Wissenschaftler haben die Details einer Forschungsfrage so gründlich heraus gearbeitet wie Robertson und seine Kollegen. Sie haben ein Modell für die Ermittlung des Risikos der Steinbildung entwickelt, das von bemerkenswerter Exaktheit zeugt.[33] Obwohl sie sechs Risikofaktoren für Nierensteine identifiziert haben,[34, 35] stellte sich der Konsum von Tierprotein als Hauptübeltäter heraus. Das Ausmaß des Konsums von Tierprotein, das üblicherweise in wohlhabenden Ländern vorherrscht, führt zur Entstehung von vier der sechs Risiko faktoren.[34, 35]

Tierprotein steht nicht nur in direktem Zusammenhang mit den Risikofaktoren für eine zukünftige Steinbildung, sondern es wirkt sich auch auf rezidivierende (immer wieder auftretende) Steine aus. Robertson veröffentlichte Ergebnisse, die zeigten, dass er bei den Patienten mit rezidivierenden Nierensteinen durch einfaches Ändern der Ernährung weg von tierproteinhaltigen Nahrungsmitteln deren Problem lösen konnte.[36]

Wie kommt das zustande? Wenn genügend tierproteinhaltige Nahrungsmittel konsumiert werden, steigt die Konzentration von Kalzium und Oxalat im Harn abrupt an, normalerweise innerhalb von Stunden. Die Abbildung 10.5 zeigt diese eindrucksvollen Konzentrationsänderungen, die von Robertsons Forschungsgruppe veröffentlicht wurden.[35]

Die Patienten in dieser Studie konsumierten täglich lediglich 55 g Tierprotein und zusätzlich noch weitere 34 g in Form von Thunfisch. Diese Menge an konsumiertem Tierprotein entspricht der Menge, die die meisten Amerikaner regelmäßig zu sich nehmen. Männer konsumieren zwischen 90 und 100 g Protein täglich, wovon der Großteil aus Nahrungsmitteln tierischen Ursprungs stammt. Frauen konsumieren 70 bis 90 g täglich.

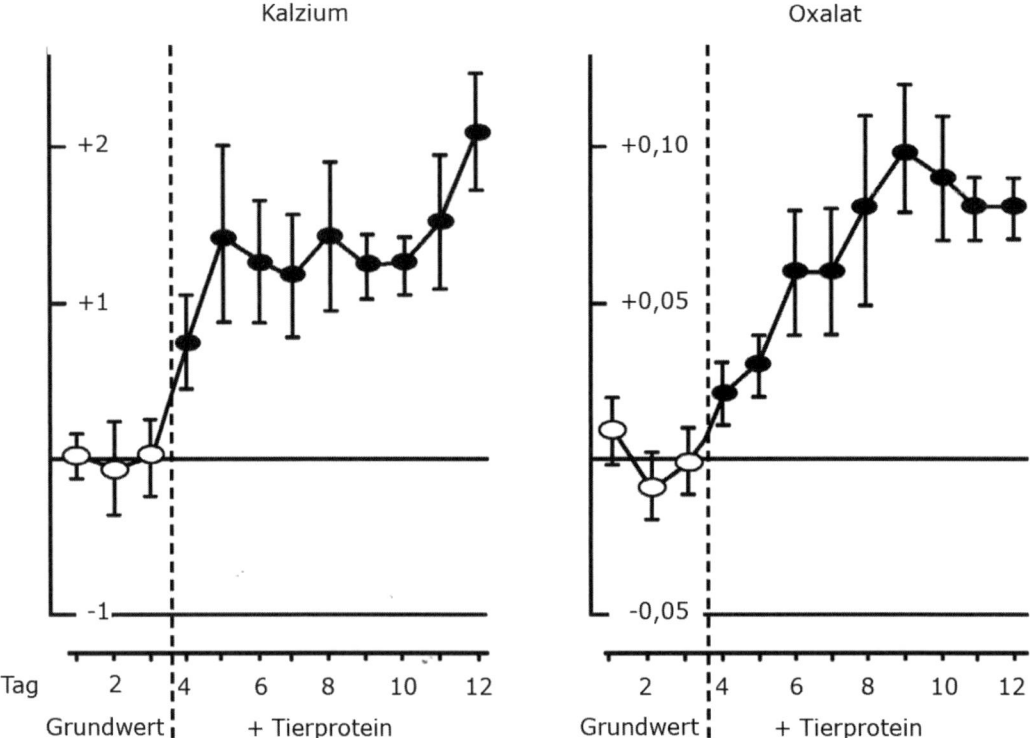

**Abb. 10.5: Der Einfluss von Tierprotein auf Kalzium und Oxalat im Harn**

Wird die Niere ständig und langfristig von einer erhöhten Kalzium- und Oxalatkonzentration angegriffen, so kann dies zu Nierensteinen führen.[35] Im Folgenden lesen Sie einen Auszug aus einem Bericht von Robertson von 1987,[37] der die Rolle der Ernährung, insbesondere von tierproteinhaltigen Nahrungsmitteln, hervorhebt:

> „Urolithiasis [Nierensteine in den ableitenden Harnwegen] ist ein weltweites Problem, das durch eine Ernährung, die reich an Milchprodukten, energiereichen und ballaststoffarmen Nahrungsmitteln ist, wie sie in den meisten industrialisierten Ländern vorkommt, verschlimmert wird. [...] Die Ergebnisse weisen insbesondere auf eine fleischproteinreiche Ernährung als ausschlaggebenden Faktor hin. [...] Auf der Basis von epidemiologischen und biochemischen Untersuchungen kann prognostiziert werden, dass ein Schritt in Richtung einer eher vegetarischen, weniger energiereichen Ernährung das Risiko der Steinbildung in der Bevölkerung reduzieren würde."

Ein wesentlicher und überzeugender Einfluss auf die Steinbildung wurde in Bezug auf Nahrungsmittel tierischer Herkunft bewiesen. Neuere Forschungen zeigen auch, dass die Nierensteinbildung durch freie Radikale initiiert werden kann[38] und demzufolge durch den Konsum von Antioxidanzien enthaltenden pflanzlichen Nahrungsmitteln verhindert werden kann (siehe Kapitel 4). Für noch ein weiteres Organ und eine weitere Erkrankung – in diesem Fall die Steinbildung – haben wir die entgegengesetzte Wirkung pflanzlicher Nahrungsmittel und Nahrungsmittel tierischer Herkunft festgestellt.

# Augenprobleme

Menschen, die gut sehen, erachten die Sehkraft oft als selbstverständlich. Wir behandeln unsere Augen, als ob sie eher kleine technische Bestandteile wären als lebende Teile unseres Körpers. Und so glauben viele von uns, dass eine Laserbehandlung die beste Vorgehensweise sei, um die Gesundheit unserer Augen zu erhalten. In den letzten Jahrzehnten konnte die Forschung allerdings beweisen, dass diese „technischen" Teile tatsächlich in großem Ausmaß von den Nahrungsmitteln, die wir essen, beeinflusst werden. Unsere Mahlzeiten morgens, mittags und abends wirken sich besonders auf zwei häufige Augenkrankheiten aus: Katarakt (Linsentrübung) und Makuladegeneration – Erkrankungen, an denen Millionen von älteren Amerikanern leiden.

Ja, das ist richtig. Ich bin gerade dabei, Ihnen zu sagen, dass Sie erblinden könnten, wenn Sie Nahrungsmittel tierischer Herkunft statt pflanzlicher Nahrungsmittel essen.

Makuladegeneration ist die führende Ursache für eine irreversible Erblindung bei Menschen über 65 Jahren. Über 1,6 Millionen Amerikaner leiden an dieser Erkrankung. Viele von ihnen werden blind.[39] Wie aus dem Namen hervorgeht, handelt es sich bei diesem Leiden um die Zerstörung der Makula[A], dem physikalisch-biochemischen Schnittpunkt im Auge, in dem die Lichtenergie auftrifft und in ein Nervensignal umgewandelt wird. Die Makula ist sozusagen das Wichtigste, um überhaupt sehen zu können.

Um die Makula herum gibt es Fettsäuren, die mit dem eintretenden Licht derart reagieren können, dass eine geringe Anzahl von hochreaktiven freien Radikalen entsteht.[40] Diese freien Radikale (siehe Kapitel 4) können das umliegende Gewebe einschließlich der Makula zerstören oder zersetzen. Aber zu unserem Glück kann die Zerstörung durch freie Radikale mit Hilfe von Antioxidanzien aus Gemüse und Obst eingedämmt werden.

Zwei Studien, beide jeweils von einem Team erfahrener Forscher von renommierten Institutionen durchgeführt, liefern stringente Beweise dafür, dass Ernährung gegen Makuladegeneration schützen kann. Beide Studien wurden vor einem Jahrzehnt veröffentlicht. In einer wurde der Einfluss der Ernährung[41] beurteilt, in der anderen die Nährstoffe im Blut gemessen.[42] Beide Studien ergaben, dass nicht weniger als 70–88 % der durch Makuladegeneration verursachten Erblindungen verhindert werden können, wenn die richtigen Nahrungsmittel gegessen werden.

Die Studie über Ernährung[41] verglich 356 Menschen von 55 bis 80 Jahren mit der Diagnose einer fortgeschrittenen Makuladegeneration (Untersuchungsgruppe) mit 520 Menschen, die unter anderen Augenerkrankungen litten (Kontrollgruppe). Fünf Augenheilkundezentren arbeiteten bei dieser Studie zusammen.

---

A  Macula lutea („gelber Fleck") ist hinten an der Netzhaut gelegen. Die vertiefte, zentrale Stelle der Makula ist der Ort des schärfsten Sehens.

Die Forscher entdeckten, dass ein höherer Konsum von Carotinoiden mit einer geringeren Häufigkeit von Makuladegeneration einherging. Carotinoide sind eine Gruppe von Antioxidanzien, die in den farbigen Anteilen von Früchten und Gemüse enthalten sind. Die Studienteilnehmer, die am meisten Carotinoide zu sich nahmen, wiesen 43 % weniger Erkrankungen auf als jene, die am wenigsten Carotinoide konsumierten. So war es nicht überraschend, dass fünf von sechs untersuchten pflanzlichen Nahrungsmitteln auch mit einer niedrigeren Häufigkeit von Makuladegeneration assoziiert waren: Broccoli, Karotten, Spinat und Grünkohl, Kürbis und Süßkartoffel. Spinat und Grünkohl verleihen den größten Schutz. Die Menschen, die diese dunkelgrünen Gemüse fünfmal oder öfter in der Woche aßen, wiesen 88 % weniger Erkrankungen auf als Menschen, die diese Gemüsearten weniger als einmal monatlich zu sich nahmen. Die einzige Gruppe von pflanzlichen Nahrungsmitteln, die am wenigsten Auswirkung zeigte, war die Kraut/Kohl/Blumenkohl/Rosenkohl-Gruppe, die unter den sechs untersuchten Gruppen am wenigsten Farbe zur Schau stellen.[43]

Diese Forscher untersuchten auch den potenziellen Schutz vor Erkrankung durch den Konsum von fünf individuellen Carotinoiden, die in diesen Nahrungsmitteln enthalten sind. Alle außer einem wiesen eine signifikant hohe Schutzwirkung auf, insbesondere die Carotinoide aus dunkelgrünen Blattgemüsearten. Im Gegensatz dazu zeigten Ergänzungsmittel mit einigen Vitaminen, einschließlich Retinol (Vorform des „Vitamin" A), Vitamin C und Vitamin E, nur wenig oder keinen günstigen Effekt. Und wieder stellen wir fest, dass Nahrungsergänzungsmittel zwar großen Reichtum für deren Hersteller bedeuten, aber Ihnen und mir keine große Gesundheit bringen.

Letzten Endes ergab diese Studie, dass *das Risiko für Makuladegeneration einfach durch das Essen der richtigen Nahrungsmittel um 88 % verringert werden kann.*[41]

An dieser Stelle fragen Sie sich vielleicht: „Wo bekomme ich all diese Carotinoide her?" Dunkelgrünes Blattgemüse, Karotten und Zitrusfrüchte sind sehr gute Quellen dafür.[A] Allerdings gibt es hier ein Problem. Von den Hunderten (vielleicht Tausenden) antioxidanten Carotinoiden in diesen Nahrungsmitteln sind lediglich etwa ein Dutzend hinsichtlich ihrer biologischen Wirkung untersucht worden. Die Fähigkeiten dieser chemischen Verbindungen, freie Radikale zu beseitigen und den durch sie ausgelösten Schaden zu minimieren, sind gut bekannt. Aber die Wirkung der einzelnen Carotinoide unterscheiden sich gewaltig je nach Ernährungs- und Lebensstilbedingungen. Diese Unterschiede machen es quasi unmöglich, ihre individuellen Auswirkungen – egal ob gut oder schlecht – vorherzusagen. Die Schlussfolgerung, sie als Ergänzungsmittel zu verwenden, ist viel zu heikel und oberflächlich. Sie ignoriert die Dynamik der Natur. Es ist viel vorteilhafter, diese Carotinoide in ihrem natürlichen Zusammenhang zu konsumieren, nämlich in farbenprächtigen Früchten und Gemüsesorten.

Die zweite Studie[42] verglich 421 Patienten mit Makuladegeneration (Untersuchungsgruppe) mit 615 nicht-erkrankten Personen (Kontrollgruppe). Fünf der führenden auf Augenkrankheiten spezialisierten Kliniken und ihre Forscher beteiligten sich an dieser Studie. Die Wissenschaftler untersuchten die Menge der Antioxidanzien im Blut anstelle der konsumierten Antioxidanzien. Vier Arten wurden gemessen: Carotinoide, Vitamin C, Selen und Vitamin E. Ausgenommen von Selen waren alle diese Nährstoffe mit weniger Fällen von Makuladegene-

---

A   Zudem sind Kürbisse eine sehr gute Quelle von Carotinoiden.

ration assoziiert, wenngleich lediglich die Carotinoide statistisch signifikante Ergebnisse brachten. Das Risiko für Makuladegeneration war bei den Menschen mit den höchsten Blutwerten von Carotinoiden um zwei Drittel niedriger als bei jenen aus der Gruppe mit niedrigen Carotinoidwerten.

Dieser Rückgang von etwa 65–70 % in dieser Untersuchung ist ähnlich der Reduktion von 88 % in der ersten Studie. Die beiden Studien zeigen einheitlich den Nutzen von antioxidant wirkenden Carotinoiden, wenn sie als Nahrungsmittel konsumiert werden. Aufgrund der experimentellen Begrenzungen können wir den durch schlechte Ernährungsgewohnheiten verursachten Anteil der Makuladegenerationen nur schätzen. Wir wissen auch nicht genau, welche Antioxidanzien eine Rolle spielen. Mit Sicherheit können wir aber sagen, dass das Essen von Antioxidanzien enthaltenden Nahrungsmitteln, insbesondere von jenen mit Carotinoiden, die meisten Erblindungsfälle aufgrund einer Makuladegneration verhindern wird. Das an sich ist schon eine beachtenswerte Empfehlung.

Katarakt ist etwas weniger schwerwiegend als Makuladegeneration, weil es effiziente chirurgische Möglichkeiten gibt, um die Sehschwäche infolge dieser Erkrankung zu korrigieren. Aber ein Blick auf die Zahlen zeigt, dass Katarakt eine noch größere Belastung für unsere Gesellschaft darstellt. Im Alter von 80 Jahren ist die Hälfte aller Amerikaner von Katarakt betroffen.[39] Derzeit leiden 20 Millionen Amerikaner im Alter von 40 Jahren und darüber an dieser Krankheit.

Katarakt bedeutet eine Trübung der Augenlinse. Bei einem chirurgischen Eingriff wird die trübe Linse entfernt und durch eine künstliche Linse ersetzt. Die Entstehung dieser Trübung ist, wie die Makuladegeneration und so viele andere Krankheiten, mit der Zerstörung von Gewebe durch einen Überschuss an reaktiven freien Radikalen eng assoziiert.[44] Auch in diesem Fall kann man mit gutem Grund davon ausgehen, dass der Konsum von Antioxidanzien enthaltenden Nahrungsmitteln vorteilhaft wäre.

1988 begannen Forscher in Wisconsin den Gesundheitszustand der Augen im Zusammenhang mit der Ernährung bei über 1.300 Menschen zu untersuchen. Zehn Jahre später veröffentlichten sie einen Bericht[45] über ihre Forschungsergebnisse. Die Menschen, die das meiste Lutein, ein bestimmtes Antioxidans, zu sich nahmen, wiesen die Hälfte der Katarakthäufigkeit auf im Gegensatz zu Menschen, die am wenigsten Lutein konsumierten. Lutein ist eine interessante chemische Verbindung, denn abgesehen davon, dass es in Spinat und anderen dunkelgrünen Blattgemüsearten vorkommt und somit jederzeit greifbar ist, stellt es auch einen wesentlichen Bestandteil des Linsengewebes selbst dar.[46, 47] Demzufolge wiesen jene, die am meisten Spinat zu sich nahmen, zu 40 % weniger häufig Katarakt auf.

Diese beiden Augenleiden, Makuladegeneration und Katarakt, treten auf, wenn wir zu wenig dunkelgrünes Blattgemüse essen. In beiden Fällen sind überschüssige freie Radikale, die durch Nahrungsmittel tierischer Herkunft vermehrt und durch pflanzliche Nahrungsmittel vermindert werden, wahrscheinlich für diese Erkrankungen verantwortlich.

# Kognitive Leistungen und Ernährung

Zu dem Zeitpunkt, da dieses Buch in die Regale gelangt, werde ich 70 Jahre alt sein. Ich nahm unlängst an meinem 50. High School Abschlusstreffen teil, wo ich erfuhr, dass viele meiner Mitschüler bereits verstorben sind. Ich erhalte das *AARP*-Magazin[A], bekomme Ermäßigungen bei verschiedenen Produkten aufgrund meines fortgeschrittenen Alters und beziehe monatlich einen Pensionsscheck. Manche könnten es euphemistisch ausdrücken und mich einen „reifen Erwachsenen" nennen. Doch ich nenne es einfach nur „alt". Was heißt es, alt zu sein? Ich gehe noch immer jeden Morgen laufen, manchmal zehn oder mehr Kilometer am Tag. Ich bin noch immer aktiv im Berufsleben, vielleicht sogar aktiver als je zuvor. Ich erfreue mich immer noch – genau wie früher – an einem Abendessen mit Freunden, die Enkel besuchen, Gartenarbeiten, Reisen, Golfen, Vorlesungen halten oder Zäune errichten und anderen Reparaturarbeiten, wie ich es vom Bauernhof her gewohnt bin. Manches hat sich jedoch verändert. Es gibt einen eindeutigen Unterschied zwischen meinem 20-jährigen Ich und meinem 70-jährigen Ich: Ich bin langsamer, nicht mehr so kräftig, arbeite weniger Stunden am Tag und mache nun öfters zwischendurch mal ein Nickerchen.

Wir wissen alle, dass das Alter eine verminderte Leistungsfähigkeit verglichen mit unseren jüngeren Jahren mit sich bringt. Aber es gibt gute wissenschaftliche Untersuchungen, die belegen, dass klares Denken bis in unsere späteren Jahre nicht etwas ist, das wir aufgeben müssten. Vergesslichkeit, Desorientierung und Verwirrung gehören nicht unvermeidlich zum Altwerden dazu, sehr wohl aber jene Probleme, die mit dem hochwichtigen Lebensstilfaktor Ernährung in Zusammenhang stehen.

Es gibt nun gute Ernährungsinformationen für die zwei hauptsächlichen Leiden hinsichtlich geistigen Leistungsabbaus. Nicht so schwerwiegend ist die „kognitive Beeinträchtigung" oder „kognitive Störung". Dieses Leiden bezeichnet die Abnahme des Erinnerungs- und Denkvermögens. Damit wird eine Bandbreite von Symptomen beschrieben, die von einer bloßen Andeutung einer Abnahme der Fähigkeiten bis zu offensichtlicheren und leicht diagnostizierbaren Beschwerden reicht.

Darüber hinaus gibt es mentale Störungen, die schwerwiegender sind und sogar lebensbedrohlich werden können. Diese werden Demenz genannt, wobei es zwei Haupttypen gibt: vaskuläre Demenz und Alzheimer. Die vaskuläre Demenz wird hauptsächlich durch multiple, kleine Gehirnschläge verursacht, die durch beschädigte Blutgefäße im Gehirn entstehen. Es kommt häufig vor, dass ältere Menschen „stille" Schlaganfälle erleiden. Ein Schlaganfall wird als still bezeichnet, wenn er unbemerkt auftritt und demzufolge nicht diagnostiziert wird. Jeder kleine Gehirnschlag beeinträchtigt einen Teil des Gehirns. Der andere Demenztyp, Alzheimer, tritt auf, wenn ein Protein namens Beta-Amyloid in kritischen Gehirnarealen als Plaque angehäuft wird, so ähnlich wie die cholesterinbeladenen Plaques, die sich bei kardiovaskulären Erkrankungen ansammeln.

Alzheimer kommt überraschend häufig vor. Es ist bekannt, dass 1 % aller Menschen mit 65 Jahren an Alzheimer leiden, eine Anzahl, die sich jedes fünfte Jahr verdoppelt.[48] Ich nehme

---

A    Die Zeitschrift der American Association of Retired Persons, also ein Magazin für Menschen im Ruhestand

an, dass dies der Grund ist, warum wir „Senilität" ohne zu hinterfragen als Teil des Alterungsprozesses hinnehmen.[A]

Nach einer Schätzung entwickeln 10 %–12 % der Individuen mit leichter kognitiver Störung die schwerwiegenderen Formen von Demenz, während lediglich 1 %–2 % der Menschen ohne kognitive Beeinträchtigung diese Erkrankungen bekommen.[49, 50] Das bedeutet, dass Menschen mit einer kognitiven Beeinträchtigung ein zehnfaches Risiko für Alzheimer aufweisen.

Nicht nur, dass eine kognitive Beeinträchtigung oft zu einer schwerwiegenderen Demenz führt, sie ist zudem mit kardiovaskulären Erkrankungen[51–53], Gehirnschlag[54] und Typ II-Diabetes bei Erwachsenen[55, 56] assoziiert. Jede dieser Erkrankungen tritt gehäuft in den gleichen Bevölkerungen auf, oft auch bei den gleichen Menschen. Diese Häufung bedeutet, dass sie einige derselben Risikofaktoren aufweisen. Hypertonie (Bluthochdruck) ist ein Faktor,[51, 57, 58] ein anderer ist erhöhtes Blutcholesterin.[53] Beide können natürlich durch Ernährung beeinflusst werden.

Ein dritter Risikofaktor ist die Menge dieser gemeinen freien Radikale, die in unseren späteren Jahren einen verheerenden Schaden in unserem Gehirn anrichten. Weil die Schäden durch freie Radikale den Verlauf der kognitiven Störung derart beeinflussen, sind Forscher der Meinung, dass der Verzehr von Antioxidanzien aus Nahrungsmitteln unser Gehirn vor dieser Zerstörung wie bei anderen Krankheiten schützen kann. Nahrungsmittel tierischen Ursprungs mangelt es an diesen antioxidanten Schutzschilden und sie neigen dazu, die Produktion freier Radikale und die einhergehende Zellzerstörung zu aktivieren, während pflanzliche Nahrungsmittel mit ihren reichlich enthaltenen Antioxidanzien dazu tendieren, derlei Zerstörung zu unterbinden. Es handelt sich um die gleiche ernährungsbedingte Ursache und Wirkung, wie wir sie bei der Makuladegeneration gesehen haben.

Natürlich spielen auch genetische Faktoren eine Rolle. Bestimmte Gene wurden identifiziert, die das Risiko einer kognitiven Leistungsabnahme erhöhen könnten.[52] Allerdings spielen Umweltfaktoren auch eine Schlüsselrolle und höchstwahrscheinlich sogar die wichtigste.

In einer neueren Studie wurde festgestellt, dass in Hawaii lebende japanische Männer eine höhere Rate an Alzheimer aufweisen als in Japan lebende japanische Männer.[59] Eine andere Studie zeigte, dass Afrikaner in Afrika eine signifikant niedrigere Häufigkeit von Demenz und Alzheimer aufweisen als Afroamerikaner in Indiana/USA.[60] Beide Studienergebnisse unterstützen eindeutig die Annahme, dass die Umwelt eine wichtige Rolle bei kognitiven Erkrankungen einnimmt.

Weltweit scheint das Vorkommen der kognitiven Störungen ähnlich dem anderer westlicher Krankheiten zu sein. Die Anzahl der Alzheimererkrankten ist in weniger industrialisierten Gebieten niedrig.[61] Eine neuere Untersuchung verglich die Alzheimerraten mit Ernährungsfaktoren in elf verschiedenen Ländern und zeigte, dass die Bevölkerungen mit einem hohen Fettkonsum und niedrigen Getreidekonsum ein höheres Vorkommen dieser Erkrankung aufweisen.[62, 63]

Die Art der Ernährung übt eindeutig einen wichtigen Einfluss darauf aus, wie gut wir im höheren Alter denken werden. Aber was genau ist gut für uns?

---

A  Laut einem Bericht der Alzheimer's Association gab es 2007 ca. 5 Millionen Amerikaner mit Alzheimer, wobei 4,9 Millionen davon über 65 Jahre alt waren.

Hinsichtlich der milderen Form der kognitiven Beeinträchtigung zeigen neuere Forschungen, dass hohe Vitamin E-Spiegel im Blut mit einem geringeren Gedächtnisverlust einhergehen.[64] Ein geringerer Gedächtnisverlust ist auch mit höheren Vitamin C- und Selen-Spiegeln assoziiert. Beide reduzieren die Aktivität freier Radikale.[65] Vitamin E und C sind Antioxidanzien, die beinahe ausschließlich in pflanzlichen Nahrungsmitteln enthalten sind, wohingegen Selen sowohl in pflanzlichen als auch in Nahrungsmitteln tierischer Herkunft vorkommt.

In einer Untersuchung an 260 älteren Personen zwischen 65 und 90 Jahren wurde Folgendes festgestellt: „Eine Ernährung mit weniger Fett, weniger gesättigten Fetten und Cholesterin und bestehend aus mehr Kohlenhydraten, Ballaststoffen, Vitaminen (insbesondere Folsäure, Vitamin C und E, und Beta-Carotinoide) und Mineralien (Eisen und Zink) mag nicht nur ratsam sein, um den allgemeinen Gesundheitszustand bei älteren Menschen zu fördern, sondern auch um die kognitiven Funktionen zu verbessern".[66] Diese Schlussfolgerung befürwortet pflanzliche Nahrungsmittel und erklärt Nahrungsmittel tierischen Ursprungs für eine optimale geistige Leistungsfähigkeit für unbrauchbar. Noch eine weitere Studie an mehreren hundert älteren Personen ergab, dass die erreichte Punkteanzahl bei Gehirnfunktionstests unter jenen Personen höher war, die am meisten Vitamin C und Beta-Carotin zu sich nahmen.[67] Andere Untersuchungen haben auch ergeben, dass niedrige Vitamin C-Spiegel im Blut mit schlechteren kognitiven Leistungen im hohen Alter verbunden waren.[68, 69] Einige ergaben, dass B-Vitamine,[69] einschließlich Beta-Carotin,[70] mit einer besseren kognitiven Funktion in Zusammenhang stehen.

Die insgesamt sieben angeführten Studien zeigen alle, dass einer oder mehrere Nährstoffe, die beinahe ausschließlich in Pflanzen vorkommen, mit einem niedrigeren Risiko für eine kognitive Leistungsabnahme im hohen Alter assoziiert sind. Experimentelle Tierstudien haben nicht nur bestätigt, dass pflanzliche Nahrungsmittel die Gehirnfunktionen fördern, sondern zeigen auch die Wirkmechanismen dieser Nahrungsmittel.[71, 72] Obwohl es einige bedeutende Unterschiede in manchen dieser Studienergebnisse gibt. Eine Untersuchung zeigt z. B. lediglich einen Zusammenhang mit Vitamin C, eine andere stellt nur eine Korrelation mit Beta-Carotin fest, nicht aber mit Vitamin C. Wir sollten nicht den Wald verfehlen, indem wir uns nur auf ein oder zwei Bäume konzentrieren. Keine Studie hat jemals gezeigt, dass der Konsum von Antioxidanzien aus Nahrungsmitteln zu einer Verstärkung von Gedächtnisverlust führt. Wenn Zusammenhänge gefunden werden, dann immer nur in die andere Richtung. Darüber hinaus sind die Verknüpfungen signifikant, wenngleich noch erheblich mehr Forschungen durchgeführt werden müssen, bevor wir über das Ausmaß Bescheid wissen, wie viel von der kognitiven Beeinträchtigung auf die Ernährung zurückzuführen ist.

Wie ist das nun bei schwerwiegenderer Demenz, die durch Schlaganfälle verursacht wird (vaskuläre Demenz) oder bei Alzheimer? Wie wirkt sich Ernährung auf diese Erkrankungen aus? Demenz, die durch die gleichen Gefäßprobleme verursacht wird, die auch Schlaganfälle herbeiführen, wird eindeutig durch Ernährung beeinflusst. In einer Veröffentlichung aus der bekannten Framingham Studie (siehe S. 107f), kommen Forscher zu dem Schluss, dass durch jeweils drei zusätzliche Portionen Obst oder Gemüse täglich das Gehirnschlagrisiko um 22 % vermindert wird.[73]

Drei Portionen Obst oder Gemüse sind weniger als Sie vielleicht vermuten würden. Die folgenden Beispiele zählen in dieser Studie als eine Portion: ½ Tasse Pfirsiche (ca. 120 ml), ¼ Tasse

Tomatensauce (ca. 60 ml), ½ Tasse Brokkoli (ca. 120 ml) oder eine Kartoffel.[73] Eine halbe Tasse ist nicht viel. Denn die Männer in dieser Untersuchung, die am meisten Obst und Gemüse zu sich nahmen, verzehrten tatsächlich ganze 19 Portionen am Tag. Wenn jeweils drei Portionen das Risiko um 22 % verringern, kann der Nutzen schnell berechnet werden (die Risikominderung kann annähernd 100 % sein).

Diese Studie belegt, dass die Gesundheit der Gefäße, die für die Blutzufuhr zum Gehirn zuständig sind, von Ihrer Ernährung abhängt. Infolgedessen ist die Annahme begründet, dass der Verzehr von Obst und Gemüse vor Demenz, die durch Gefäßschäden verursacht wird, schützt. Die Forschung scheint diese These zu belegen. Wissenschaftler führten Untersuchungen über die geistige Verfassung durch, untersuchten den Nahrungsmittelkonsum von über 5.000 älteren Menschen und beobachteten deren Gesundheitszustand länger als zwei Jahre. Sie fanden heraus, dass diejenigen Menschen, die die größte Gesamtmenge an Fett und an gesättigten Fetten zu sich nahmen, das höchste Demenzrisiko aufgrund von Gefäßproblemen aufwiesen.[74]

Alzheimer steht ebenso im Zusammenhang mit Ernährung und kommt häufig in Verbindung mit Herzerkrankungen vor.[53] Dies weist darauf hin, dass die Ursachen die gleichen sind. Wir wissen um die Ursachen von koronarer Herzkrankheit und wir wissen, was unsere größte Hoffnung zur Umkehrung dieser Erkrankung ist: Ernährung. Experimentelle Tierstudien haben überzeugend gezeigt, dass eine cholesterinreiche Ernährung die Produktion der Beta-Amyloide fördert, die bei Alzheimer auftreten.[53] Die Humanstudie an mehr als 5.000 Menschen ergab, dass eine größere Aufnahme von Fett und Cholesterin das spezifische Risiko für Alzheimer[75] und das Risiko für Demenz im Allgemeinen erhöht,[74] was die Ergebnisse der experimentellen Tierstudien bestätigt.

In einer weiteren Studie über Alzheimer[76] war das Risiko für diese Erkrankung bei Menschen mit Folsäurewerten im unteren Drittel des Messbereichs 3,3-mal höher. Bei Menschen mit einem Homocysteinspiegel im obersten Drittel des Messbereichs ist das Risiko, an Alzheimer zu erkranken, 4,5-mal so hoch. Was sind Folsäure und Homocystein? Folsäure ist eine Verbindung, die hauptsächlich in pflanzlichen Nahrungsmitteln wie grünem Gemüse und Blattgemüse vorkommt. Homocystein ist eine Aminosäure, die bei der Verdauung von Methionin entsteht, einer Aminosäure, die hauptsächlich in tierischem Protein enthalten ist.[77] Diese Untersuchung ergab, dass ein niedriger Homocysteinspiegel und ein hoher Folsäurespiegel im Blut erstrebenswert sind. In anderen Worten: Die Kombination von großen Mengen an Tierprodukten und kleinen Mengen von pflanzlichen Nahrungsmitteln führt zu einem höheren Risiko, an Alzheimer zu erkranken.[78]

Eine leichte kognitive Beeinträchtigung, die lediglich das Material für Witze liefert, erlaubt es den betroffenen Personen, nach wie vor ein unabhängiges, reibungsloses Leben zu führen. Aber Demenz und Alzheimer sind tragische Ereignisse, die den Opfern und ihren Angehörigen eine sehr schwere Bürde auferlegen. Innerhalb dieser Bandbreite, von kleineren Schwierigkeiten, die eigenen Gedanken zu ordnen, bis hin zu schwerwiegenden Degenerationen, hat das Essen, das Sie zu sich nehmen, einen drastischen Einfluss auf die Wahrscheinlichkeit einer mentalen Leistungsabnahme.

Die Krankheiten, die ich in diesem Kapitel behandelt habe, fordern von den meisten von uns im höheren Alter einen hohen Tribut, selbst wenn sie nicht tödlich ausgehen. Weil sie meist nicht tödlich enden, leben viele betroffene Menschen noch sehr lange damit. Ihre Lebensqualität verschlechtert sich allerdings kontinuierlich, bis sie größtenteils auf andere angewiesen sind, da sie die alltäglichen Dinge nicht mehr verrichten können.

Ich traf so viele Menschen, die sagten: „Ich werde vielleicht nicht so lange leben wie Ihr Gesundheitsfanatiker, aber ich werde ganz sicherlich die Zeit, die mir verbleibt, genießen, und wann immer ich möchte, ein Steak essen, rauchen, wenn ich will, und alles andere tun, was ich möchte." Ich wuchs mit diesen Leuten auf, ging mit diesen Leuten zur Schule, und einige dieser Leute sind nun meine besten Freunde. Es ist nicht lange her, dass sich einer meiner besten Freunde einer schweren Krebsoperation unterzog und seine letzten Jahre gelähmt in einem Pflegeheim verbrachte. Während meiner vielen Besuche im Pflegeheim hatte ich jedes Mal ein Gefühl tiefer Dankbarkeit für meine Gesundheit, die mir trotz meines Alters immer noch beschieden ist. Es war nicht ungewöhnlich, dass, wenn ich meinen Freund im Pflegeheim besuchte, von einem neuen Patienten im Heim hörte, den mein Freund und ich aus früheren Tagen kannten. Sehr oft litten sie an Alzheimer und wurden in einem separaten Teil der Einrichtung untergebracht.

Die Freude am Leben, besonders in der zweiten Hälfte unseres Lebens, wird schwer beeinträchtigt, wenn wir nicht sehen können oder nicht zu denken imstande sind, unsere Nieren nicht funktionieren, wenn wir gebrechlich sind oder Knochenbrüche erleiden. Ich für meinen Teil hoffe, dass ich nicht nur die Zeit in der Gegenwart, sondern auch die Zukunft bei guter Gesundheit und Selbstständigkeit genießen kann.

# Teil 3

# Leitfaden für eine gesunde Ernährung

Unlängst war ich in einem Restaurant, als ich ein sehr seltsames „low-carb"-Gericht[A] auf der Speisekarte entdeckte: Eine gewaltige Portion Nudeln mit Gemüse, anderenorts bekannt als Pasta Primavera. Der Großteil der Kalorien in dieser Speise stammt eindeutig aus Kohlenhydraten. Wie könnte es also als „low-carb" durchgehen? War es ein Druckfehler? Das nahm ich nicht an. Viele andere Male stellte ich fest, dass Salate, Brot und sogar Zimtschnecken als kohlenhydratarm ausgewiesen wurden, selbst wenn die Auflistung ihrer Zutaten tatsächlich zeigte, dass der Großteil der Kalorien von den enthaltenen Kohlenhydraten herrührten. Was geht hier vor?

Dieser Kohlenhydratwahn ist größtenteils das Ergebnis des verstorbenen Robert Atkins und seiner Ernährungsbotschaft. Neuerdings wurde *Dr. Atkins' Diät-Revolution* von der *South Beach Diät* als König der Diätbücher gestürzt und abgelöst. Die South Beach Diät wird im Vergleich zu Atkins als moderatere, leichter zu befolgende und ungefährlichere Diät angepriesen.

---

A   low-carb = kohlenhydratarm, in Anspielung auf die „low-carb"-Ernährungsströmung.

Allerdings, so wie ich das sehe, zog sich der „Gewichtsreduktions-Wolf" einfach ein anderes Schafspelzmäntelchen über. Beide Diäten sind in drei Stufen eingeteilt, beide Diäten schränken die Kohlenhydrate in der ersten Phase massiv ein, und beide Diäten basieren sehr stark auf Fleisch, Milchprodukten und Eiern. Die South Beach Diät zum Beispiel verbietet Brot, Reis, Kartoffel, Nudeln, Backwaren, Zucker und sogar Obst während der ersten beiden Wochen. Danach können Sie wieder auf Ihre alten Gewohnheiten hinsichtlich der Kohlenhydrate zurückgreifen, bis Sie – so erscheint es mir – wieder eine recht typische amerikanische/westliche Ernährungsweise aufgenommen haben. Vielleicht ist das der Grund, warum die *South Beach Diät* ein derartiger Bestseller geworden ist. Laut der offiziellen Webseite von *The South Beach Diet* schrieb *Newsweek*: „Der wahre Wert diese Buches liegt in seinen gesunden Ernährungsratschlägen. Es behält den besten Teil der Atkins-Diät bei – Fleisch –, während es das Dogma, dass alle Kohlenhydrate vermieden werden sollten, verwirft."[1]

Wer bei *Newsweek* hat die Literatur überprüft, um zu wissen, ob es sich hierbei um gesunde Ernährungsratschläge handelt oder nicht? Und wenn wir nun eine Atkins-Diät plus einige „carbs", also Kohlenhydrate, haben, wie unterscheidet sich diese Ernährung dann von der amerikanischen/westlichen Standarderernährung, dieser toxischen Ernährungsform, die uns fett macht, die Herzkrankheiten verursacht, unsere Nieren zerstört, uns blind macht und zu Alzheimer, Krebs und vielen anderen Erkrankungen führt?

Dies sind lediglich Beispiele dafür, wie es momentan um das Ernährungsbewusstsein in den Vereinigten Staaten steht. Jeden Tag werde ich daran erinnert, dass die Amerikaner in einer Flut von schrecklichen Ernährungsinformationen ertrinken. Ich erinnere mich an eine Redewendung von vor einigen Jahrzehnten: „Americans love hogwash" – Amerikaner lieben Unsinn.[A] Ein anderes war: „Americans love to hear good things about their bad habits" – Amerikaner hören schrecklich gerne Gutes über ihre schlechten Gewohnheiten. Mit einem flüchtigen Blick erscheinen diese beiden Redensarten als zutreffend. Nicht wahr?

Ich habe mehr Vertrauen in den Durchschnittsamerikaner. Es ist nicht wahr, dass Amerikaner Unsinn mögen. Es ist vielmehr so, dass Unsinniges die Amerikaner überschwemmt, ob sie es wollen oder nicht! Ich weiß, dass einige Amerikaner die Wahrheit wissen wollen und sie nur daher nicht finden können, weil sie von unsinnigen Informationen übertönt wird. Ganz wenig der Information über Ernährung, die bis in das öffentliche Bewusstsein vordringt, hat eine solide wissenschaftliche Basis. Wir bezahlen einen stolzen Preis dafür. An einem Tag ist Olivenöl furchtbar, am nächsten ist es gesund für das Herz. An einem Tag verkleben Eier unsere Arterien, am nächsten sind sie eine gute Proteinquelle. An einem Tag sind Kartoffeln und Reis großartig, am nächsten sind sie die schwerwiegendste Bedrohung für Ihr Gewicht.

Am Beginn dieses Buches erklärte ich zu meinem Ziel, unsere Auffassung bezüglich Ernährungsinformationen neu zu definieren. Ich will verwirrungsstiftende Informationen beseitigen, Gesundheit wieder einfach machen und dabei meine Behauptungen auf wissenschaftliche Beweise stützen, die aus Forschungen resultieren, die von Fachleuten durchgeführt wurden. Und die wiederum in Fachzeitschriften publiziert wurden, die vorher von Experten begutachtet wurden. Bis jetzt haben Sie eine große Auswahl – und es ist lediglich eine Auswahl – dieser Beweise gesehen. Sie haben mitverfolgt, dass es eine überwältigende wissenschaftliche Be-

---

A   Ein Wortspiel, denn hogwash bedeutet sowohl ‚Unsinn' als auch ‚Schweinefutter'.

weislast für eine einfache optimale Ernährungsform gibt: Eine auf vollwertigen, pflanzlichen Nahrungsmitteln basierende Ernährung.

Ich möchte die Ernährungserkenntnisse, die aus dieser großen Bandbreite von wissenschaftlichen Belegen und meinen Erfahrungen von über 40 Jahren entstanden sind, zu einem einfachen Leitfaden für eine gesunde Ernährung zusammenfassen. Ich habe mein Wissen auf einige Kernprinzipien zusammengekürzt, Grundsätze, die das Zusammenspiel zwischen Ernährung und Gesundheit näher erklären. Darüber hinaus habe ich die wissenschaftliche Sprache in verständliche Ernährungsempfehlungen übersetzt, die Sie nun in Ihrem eigenen Leben umsetzen können. Nicht nur, dass Sie dadurch zu einem neuen Verständnis von Ernährung und Gesundheit gelangen, Sie werden auch genau erkennen, welche Nahrungsmittel Sie essen und welche Sie meiden sollten. Wofür Sie sich letztendlich entscheiden, wie Sie mit diesen Informationen umgehen, liegt bei Ihnen, aber wenigstens wissen Sie, dass Ihnen endlich mal kein Unsinn berichtet wurde.

# Kapitel 11

# Richtig essen: 8 Grundsätze für Ernährung und Gesundheit

Die Vorteile eines gesunden Lebensstils sind gewaltig. Ich möchte, dass Ihnen Folgendes bewusst wird: Sie werden

- länger leben,
- jünger aussehen und sich jünger fühlen,
- mehr Energie haben,
- Gewicht abnehmen,
- Ihr Blutcholesterin senken,
- Herzerkrankungen verhindern und sogar rückgängig machen,
- Ihr Risiko von Prostata- und Brustkrebs sowie anderer Krebserkrankungen vermindern,
- Ihr Sehvermögen bis ins hohe Alter erhalten,
- Diabetes verhindern und behandeln,
- Ihre Knochen stark erhalten,
- in vielen Fällen chirurgische Eingriffe vermeiden,
- die Notwendigkeit von pharmazeutischen Arzneimitteln erheblich verringern,
- Impotenz vermeiden,
- Schlaganfälle vermeiden,
- Nierensteinen vorbeugen,
- Ihr Baby vor Typ I-Diabetes schützen,
- Verstopfung vermeiden,
- Ihren Bluthochdruck senken,
- Alzheimer vermeiden,
- Arthritis besiegen,
- und noch etliches mehr.

Dies sind bloß einige der Vorteile, und Sie können in den Genuss jedes einzelnen kommen. Was ist der Preis? Eine einfache Änderung Ihrer Ernährung. Ich weiß nicht, ob es jemals derart einfach oder vergleichsweise mühelos gewesen ist, einen grundlegenden gesundheitlichen Nutzen zu erlangen.

Ich habe eine Auswahl der wissenschaftlichen Belege angeführt und Ihnen von meiner Reise erzählt, die mich zu meinen Schlussfolgerungen brachte. Nun möchte ich die Lektionen über Ernährung, Gesundheit und Krankheit, die ich auf diese Weise gelernt habe, in den folgenden 8 Grundsätzen zusammenfassen. Diese Prinzipien sollen darüber informieren, wie wir Wissenschaft betreiben, wie wir unsere Kranken behandeln, wie wir uns ernähren, wie wir über Gesundheit denken und wie wir die Welt wahrnehmen.

## 1. Grundsatz

**Nahrungsmittel repräsentieren die Kombination aller Wirkungen der unzähligen Inhaltsstoffe. Das Ganze ist größer als die Summe seiner Einzelteile.**

Um diesen Grundsatz zu veranschaulichen, muss ich Sie nur vom biochemischen Blickwinkel aus durch eine Mahlzeit führen. Angenommen Sie bereiten folgende Mahlzeit zu: Gedünsteter Spinat mit Ingwer, Vollkornravioli gefüllt mit Butternusskürbis und Kräutern und dazu eine Walnusstomatensauce.

Der Spinat alleine besteht aus einer Fülle von unterschiedlichen chemischen Bestandteilen. Die Tabelle 11.1 ist lediglich eine *unvollständige Liste* von dem, was Sie nach einem Bissen Spinat in Ihrem Mund vorfinden.

Wie Sie sehen können, haben Sie gerade ein Bündel an Nährstoffen zu sich genommen. Neben dieser komplexen Nährstoffkombination bekommen Sie Tausende über Tausende zusätzlicher chemischer Stoffe, wenn Sie einen Bissen von den Ravioli mit Kürbisfüllung in Tomatensauce zu sich nehmen. Und diese sind alle auf jeweils unterschiedlich Art in jedem einzelnen Nahrungsmittel miteinander verbunden – wahrlich eine biochemische Goldgrube.

Sobald diese Nahrung auf Ihren Speichel trifft, beginnt der Körper mit seiner wunderbaren (gleichsam magischen) Arbeit, und der Verdauungsprozess setzt ein. Jeder dieser chemischen Nahrungsinhaltsstoffe interagiert mit den chemischen Inhaltsstoffen der anderen Nahrungsmittel sowie mit Ihren körpereigenen chemischen Stoffen auf sehr spezielle Weise. Es ist ein unendlich komplexer Vorgang und völlig unmöglich, ganz genau zu verstehen, wie jedes dieser chemischen Bestandteile jeweils mit den anderen interagiert. Wir werden nie genau herausfinden, wie alles miteinander zusammenspielt.

| Makronährstoffe | |
|---|---|
| Wasser | Fette (viele Arten) |
| Kalorien | Kohlenhydrate |
| Protein (viele Arten) | Ballaststoffe |
| **Mineralien** | |
| Kalzium | Natrium |
| Eisen | Zink |
| Magnesium | Kupfer |
| Phosphor | Mangan |
| Kalium | Selen |
| **Vitamine** | |
| C (Ascorbinsäure) | B 6 (Pyridoxin) |
| B 1 (Thiamin) | Folsäure |
| B 2 (Riboflavin) | A (als Carotinoide) |
| B 3 (Niacin) | E (Tocopherole) |
| Pantothensäure | |

| Fettsäuren | |
|---|---|
| 14:0 Myristinsäure | 18:1 Ölsäure |
| 16:0 Palmitinsäure | 20:1 Eicosanoide |
| 18:0 Stearinsäure | 18:2 Linolsäure |
| 16:1 Palmitoleinsäure | 18:3 Linolensäure |
| **Aminosäuren** | |
| Tryptophan | Valin |
| Threonin | Arginin |
| Isoleucin | Histidin |
| Leucin | Alanin |
| Lysin | Asparaginsäure |
| Methionin | Glutaminsäure |
| Cystin | Glycin |
| Phenylalanin | Prolin |
| Tyrosin | Serin |
| **Phytosterole (viele Arten)** | |

**Tab. 11.1: Nährstoffe in Spinat**

Das Wichtigste, das ich damit sagen will, ist: Die chemischen Inhaltsstoffe, die wir aus den konsumierten Nahrungsmitteln bekommen, sind in eine Reihe von Reaktionen verwickelt, die alle zusammenwirken, um unsere Gesundheit zu fördern. Diese chemischen Substanzen werden von komplexen Steuerungen in unseren Zellen sorgfältig aufeinander abgestimmt. Diese regulieren, welcher Nährstoff wohin kommt, wie viel dieses Nährstoffes gerade gebraucht wird und wann jede einzelne Reaktion stattfindet.

Dieses unendlich komplexe Netzwerk von Reaktionen in unserem Körper dient dazu, dass wir den maximalen Nutzen aus ganzen Nahrungsmitteln, so wie sie in der Natur vorkommen, erhalten. Der Irregeführte mag nun die Vorteile eines bestimmten Nährstoffes oder chemischen Stoffes besonders rühmen, aber diese Art des Denkens ist zu vereinfachend. Unsere Körper haben gelernt, wie sie von den chemischen Bestandteilen aus Nahrungsmitteln in ihrer gebündelten Form profitieren, verwerfen manche davon und verwenden andere, je nachdem welche im Moment passen. Ich kann dies nicht genug betonen, denn es ist die Grundlage für das Verständnis, was gesunde Ernährung bedeutet.

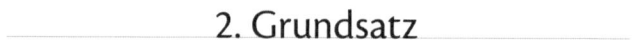

## 2. Grundsatz

## Vitaminergänzungsmittel sind keine Wundermittel für eine gute Gesundheit

Da die Stoffwechselvorgänge rund um die Ernährung als ein unendlich komplexes biochemisches System funktionieren, das Tausende von chemischen Stoffen und Tausende von Auswirkungen auf Ihre Gesundheit einbezieht, ist die Auffassung wenig sinnvoll, dass isolierte – als

Ergänzungsmittel eingenommene – Nährstoffe, vollwertige, ganze Nahrungsmittel ersetzen könnten. Ergänzungsmittel führen nicht zu dauerhafter Gesundheit und können unvorhergesehene Nebenwirkungen verursachen. Darüber hinaus werden jene, die sich auf Ergänzungsmittel verlassen, eine gesunde und dauerhafte Veränderung ihrer Ernährung hintanstellen. Die gesundheitlichen Risiken einer westlichen Ernährung können durch das Einnehmen von Nährstoffpillen nicht bewältigt werden.

So wie das Interesse an Nahrungsergänzungsmitteln in den letzten 20 bis 30 Jahren explosionsartig gestiegen ist, ist es mehr als einleuchtend, warum eine derart gewaltige Nahrungsergänzungsmittelindustrie entstanden ist. Riesige Profite sind ein ausgezeichneter Ansporn, und neue Regierungsverordnungen haben den Weg für einen expandierenden Markt geebnet. Außerdem wollen die Konsumenten weiterhin ihre gewohnte Kost essen, und das Schlucken einiger Nahrungsergänzungsmittel beruhigt die Menschen hinsichtlich der möglichen gesundheitsschädigenden Auswirkungen ihrer Ernährungsweise. Die Anpreisung von Ergänzungsmitteln öffnet einerseits Tür und Tor für Desinformationen, die durch die Medien verbreitet werden und die die Konsumenten hören wollen. Andererseits haben Ärzte etwas, das sie den Patienten anbieten können. Als eine Folge davon gibt es nun eine multimilliardenschwere Ergänzungsmittelindustrie, die den Konsumenten vorgegaukelt, dass sie mit ihren Produkten Gesundheit kaufen können. Dies war auch das Rezept des verstorbenen Atkins. Er setzte sich für eine protein- und fettreiche Ernährung ein und opferte damit dauerhafte Gesundheit einem kurzfristigen Gewinn. Er machte daraufhin Werbung für seine Nahrungsergänzungsmittel, die – nach seinen eigenen Worten – „die allgemeinen Probleme von Diäthaltern" wie Verstopfung, Heißhunger auf Süßes, Hunger, Wasseransammlungen, Müdigkeit, Nervosität und Schlafstörungen beheben würden.[1]

Die Strategie, mit Hilfe von Nahrungsergänzungsmitteln Gesundheit zu erlangen und zu erhalten, begann sich jedoch 1994–1996 wieder aufzulösen, als in einer groß angelegten Studie die Auswirkungen von Ergänzungsmitteln mit Beta-Carotin (ein Vorläufer des Vitamin A) auf Lungenkrebs und andere Erkrankungen untersucht wurden.[2, 3] Nach vier bis acht Jahren Anwendung des Ergänzungsmittels gingen die Lungenkrebserkrankungen nicht wie erwartet zurück, sondern nahmen zu! Auch bei isoliertem Vitamin A und E wurde kein Nutzen zur Prävention von Herzkrankheiten festgestellt.

Seitdem wurde eine große Anzahl von Studien durchgeführt, die Hunderte Millionen Dollar kosteten, um festzustellen, ob Vitamin A, C und E Herzerkrankungen und Krebs verhindern können. Kürzlich wurden zwei größere Berichte zu diesen Untersuchungen veröffentlicht.[4, 5] Die Forscher „konnten keine Nutzen-Schaden-Bilanz einer regelmäßigen Anwendung von Ergänzungsmitteln mit Vitamin A, C oder E bestimmen, ebensowenig wie von Multivitaminpräparaten mit Folsäure oder von den Kombinationen verschiedener Antioxidanzien zur Prävention von Krebs oder Herz- und Gefäßerkrankungen".[4] Tatsächlich sprechen sie sogar Empfehlungen gegen die Verwendung von Ergänzungsmitteln mit Beta-Carotin aus.

Es ist nicht so, dass diese Nährstoffe nicht wichtig wären. Sie sind es, aber nur, wenn sie in Form ganzer Nahrungsmittel konsumiert werden – nicht jedoch als Ergänzungsmittel. Das Isolieren einzelner Nährstoffe und der Versuch, dadurch den gleichen gesundheitlichen Nutzen zu erzielen wie aus vollwertigen, ganzen Nahrungsmitteln, zeugt von Unwissenheit darüber, wie Nahrung im Körper verdaut und zu körpereigenen oder auszuscheidenden Stoffen umgewandelt wird. Ein unlängst erschienener Sonderartikel der *New York Times*[6] berichtete über dieses Scheitern von Nahrungsergänzungsmitteln, irgendeinen nachgewiesenen gesundheitlichen Nutzen zu liefern. Ich bin zuversichtlich, dass wir mit der Zeit sogar „entdecken", dass ein Vertrauen auf isolierte Nährstoffe in Form von Nahrungsergänzungsmitteln zur Aufrechterhaltung unserer Gesundheit, bei gleichzeitigem Beibehalten einer typisch westlichen Ernährungsform, nicht nur eine Geldverschwendung, sondern möglicherweise auch gefährlich ist.

## 3. Grundsatz

### Es gibt praktisch keine Nährstoffe in Nahrungsmitteln tierischen Ursprungs, die nicht in besserer Form von Pflanzen bereitgestellt werden.

Im Großen und Ganzen kann man sagen, dass ein beliebiges pflanzliches Nahrungsmittel viel mehr Ähnlichkeiten hinsichtlich der Nährstoffzusammensetzung mit anderen pflanzlichen Nahrungsmitteln aufweist als mit Nahrungsmitteln tierischen Ursprungs. Dasselbe gilt auch für Nahrungsmittel tierischen Ursprungs: Diese haben mehr mit anderen Nahrungsmitteln tierischen Ursprungs gemeinsam als mit pflanzlichen Nahrungsmitteln. Zum Beispiel, obwohl Fisch sich von Rindfleisch wesentlich unterscheidet, so hat Fisch trotzdem mehr Ähnlichkeiten mit Rindfleisch als mit Reis. Selbst Nahrungsmittel, die eine „Ausnahme" dieser Regel darstellen, wie z. B. Nüsse, Samen und weiterverarbeitete fettarme Tierprodukte, sind eindeutigen pflanzlichen oder tierischen Nahrungsmittelkategorien zuzuordnen.

Das Essen von Tieren stellt eine völlig andersartige Ernährungserfahrung dar als das Essen von Pflanzen. Die Menge und die Arten von Nährstoffen in diesen beiden Nahrungsmitteltypen illustrieren diese Nährstoffunterschiede deutlich (Tab. 11.2).[7, 8, 9]

Wie Sie sehen, enthalten pflanzliche Nahrungsmittel wesentlich mehr Antioxidanzien, Ballaststoffe und Mineralien als Nahrungsmittel tierischen Ursprungs. Tatsache ist, dass Fleisch und Milchprodukte einige dieser Nährstoffe beinahe gar nicht enthalten. Andererseits enthalten Nahrungsmittel tierischen Ursprungs viel mehr Cholesterin und Fett. Sie enthalten auch geringfügig mehr Protein, Vitamin B12 und Vitamin D, wenngleich der Vitamin D-Gehalt großteils auf die künstliche Anreicherung der Milch zurückzuführen ist. Es gibt auch einige Ausnahmen: Einige Nüsse und Samen sind fett- und proteinreich (z. B. Erdnüsse, Sesam), während einige Tierprodukte fettarm sind, normalerweise weil ihr Fettanteil durch industrielle Weiterverarbeitung reduziert wurde (z. B. Magermilch). Wenn man es allerdings genauer betrachtet, so sind das Fett und das Protein von Nüssen und Samen verschiedenartig: Sie sind gesünder als das Fett und das Protein aus Nahrungsmitteln tierischen Ursprungs. Zudem enthalten sie gleichzeitig einige wichtige Antioxidanzien. Weiterverarbeitete, fettarme Tierprodukte enthal-

| Nährstoff | Pflanzliche Nahrungsmittel* | Nahrungsmittel tierischen Ursprungs** |
|---|---|---|
| Cholesterin (mg) | – | 137 |
| Fett (g) | 4 | 36 |
| Protein (g) | 33 | 34 |
| Beta-Carotine (µg) | 29.919 | 17 |
| Ballaststoffe (g) | 31 | – |
| Vitamin C (mg) | 293 | 4 |
| Folsäure (µg) | 1.168 | 19 |
| Vitamin E mg_ATE | 11 | 0,5 |
| Eisen (mg) | 20 | 2 |
| Magnesium (mg) | 548 | 51 |
| Kalzium (mg) | 545 | 252 |

\* Gleiche Anteile von Tomaten, Spinat, Limabohnen, Erbsen und Kartoffeln
\*\* Gleiche Anteile von Rind-, Schwein- und Hühnerfleisch sowie Vollmilch

**Tab. 11.2: Nährstoffzusammensetzung in Pflanzen und Nahrungsmitteln tierischen Ursprungs (pro 500 kcal)**

ten noch immer etwas Cholesterin, viel Protein und sehr wenig oder gar keine Antioxidanzien und Ballaststoffe – so wie alle anderen Nahrungsmittel tierischen Ursprungs. Da die Nährstoffe in erster Linie verantwortlich für den gesundheitsfördernden Effekt von Nahrungsmitteln sind und diese großen Unterschiede in der Nährstoffzusammensetzung zwischen Nahrungsmitteln pflanzlicher und tierischer Herkunft bestehen, könnten wir daher nicht begründeterweise eine völlig unterschiedliche Auswirkung auf unseren Körper erwarten, je nachdem welche Auswahl an Nahrungsmittel wir konsumieren?

Ein Nahrungsinhaltsstoff muss zwei Anforderungen erfüllen, um als essenzieller Nährstoff zu gelten:

- Der Inhaltsstoff ist notwendig für die Abläufe in einem gesunden menschlichen Organismus.
- Der Inhaltsstoff kann nicht von unserem Körper produziert werden und muss daher von einer äußeren Quelle bezogen werden.

Ein Beispiel eines Stoffes, der nicht essenziell ist, ist Cholesterin, ein Bestandteil von Nahrungsmitteln tierischen Ursprungs, der in pflanzlichen Nahrungsmitteln nicht vorkommt. Cholesterin ist zwar für die Gesundheit erforderlich, aber unser Körper kann die benötigte Menge selbst produzieren und daher müssen wir es nicht aus der Nahrung beziehen. Demzufolge ist es kein essenzieller Nährstoff.

Es gibt vier Nährstoffe, die in Nahrungsmitteln tierischen Ursprungs vorkommen und in pflanzlichen Nahrungsmitteln größtenteils nicht: Cholesterin, Vitamin A, D und B$_{12}$. Drei davon sind nicht-essenzielle Nährstoffe. Wie zuvor besprochen wird Cholesterin von unserem Körper natürlicherweise produziert. Vitamin A wird vom Körper aus Beta-Carotinen hergestellt, und Vitamin D wird produziert, wenn wir unsere Haut alle paar Tage etwa 15 Minuten dem Sonnenlicht aussetzen. Beide Vitamine sind toxisch, wenn sie im Übermaß konsumiert werden. Dies ist ein weiterer Hinweis dafür, dass es besser ist, sich auf die Vorläufer der Vitamine zu stützen, Beta-Carotine und Sonnenlicht, wodurch unser Körper die zeitliche und mengenmäßige Abstimmung der benötigten Vitamine besser regulieren kann.

Vitamin $B_{12}$ ist etwas problematischer. Vitamin $B_{12}$ wird von Mikroorganismen hergestellt, die hauptsächlich im Erdreich und im Darm von Tieren, einschließlich unseres eigenen, vorkommen. Die Menge, die in unserem Darm produziert wird, kann nicht adäquat resorbiert werden und daher ist es notwendig, dass wir Vitamin $B_{12}$ aus Nahrungsmitteln beziehen. Forschungen belegen auf überzeugende Weise, dass Pflanzen, die in einer gesunden Erde mit ausreichender Konzentration von Vitamin $B_{12}$ wachsen, genug davon aufnehmen.[10] Pflanzen jedoch, die in einer „leblosen" Erde wachsen, also aus nicht-biologischem Anbau stammen, können eine unzureichende Menge von Vitamin $B_{12}$ enthalten. In den Vereinigten Staaten wird der Großteil der Landwirtschaft auf leblosem Ackerboden betrieben, der über Jahre hinweg durch chemische Pestizide, Herbizide und Düngemittel stark geschwächt worden ist. Demzufolge fehlt es den Pflanzen, die in dieser Erde angebaut und in unseren Supermärkten verkauft werden, an Vitamin $B_{12}$. Darüber hinaus leben wir in einer derart keimfreien Umwelt, dass wir kaum mit den aus der Erde stammenden Mikroorganismen, die Vitamin $B_{12}$ produzieren, in Kontakt kommen. In früheren Zeiten erhielten wir Vitamin $B_{12}$ aus Gemüse, das nicht gänzlich von der Erde gereinigt wurde. Daher ist die Annahme nicht unbegründet, dass moderne Amerikaner, die in hohem Maß gereinigte pflanzliche Nahrungsmittel und keine Tierprodukte zu sich nehmen, wahrscheinlich nicht genug Vitamin $B_{12}$ erhalten.

Trotz der gesellschaftlichen Besessenheit von Nahrungsergänzungsmitteln, die ernsthaft von anderen, weit wichtigeren Ernährungsinformationen ablenkt, bin ich nicht der Meinung, dass Ergänzungsmittel immer vermieden werden sollten. Wir speichern Vitamin $B_{12}$ schätzungsweise drei Jahre lang. Wenn Sie drei Jahre lang oder länger keine Tierprodukte essen, schwanger sind oder ein Baby stillen, dann sollten Sie die zeitweilige Einnahme einer kleinen Vitamin $B_{12}$- Menge in Erwägung ziehen oder jährlich Ihre Blutspiegel von B-Vitaminen und Homocystein untersuchen lassen. Ebenso, wenn Sie nicht genügend Sonnenlicht bekommen, besonders während der Wintermonate, könnten Sie eventuell Vitamin D einnehmen. Ich würde Ihnen die kleinste Dosierung empfehlen und Ihnen raten, mehr an die frische Luft zu gehen.

Ich nenne diese Ergänzungsmittel „Abspaltung-von-der-Natur-Pillen", weil eine gesunde Ernährung aus frischen, biologisch angebauten, pflanzlichen Nahrungsmitteln aus reichhaltigem Ackerland sowie ein Lebensstil, bei dem Sie regelmäßig im Freien sind, die beste Lösung sind. Die Rückkehr zu unserer natürlichen Lebensweise in diesem bescheidenen Umfang liefert uns außerdem noch andere unzählige Vorteile.

## 4. Grundsatz

Gene allein können keine Krankheit auslösen. Gene wirken nur, wenn sie aktiviert bzw. exprimiert werden. Ernährung spielt eine entscheidende Rolle bei der Bestimmung, welche Gene – ob gute oder schlechte – exprimiert werden.

Ich kann mit Sicherheit sagen, dass der Ursprung jeder einzelnen Krankheit genetisch ist. Unsere Gene sind der Code zu allem in unserem Körper, ob gut oder schlecht. Ohne Gene gäbe es keinen Krebs. Ohne Gene gäbe es keine Adipositas, keinen Diabetes, keine Herzkrankheit. Und ohne Gene gäbe es kein Leben.

Dieser Umstand könnte erklären, warum wir Hunderte von Millionen Dollar dafür aufwenden, um herauszufinden, welche Gene welche Krankheiten verursachen und wie wir diese gefährlichen Gene unschädlich machen können. Es erklärt auch, warum einige vollkommen gesunde junge Frauen ihre Brüste entfernen lassen, lediglich weil sie Gene aufweisen, die mit Brustkrebs in Zusammenhang stehen. Es erklärt, warum der Großteil der Ressourcen in Wissenschaft und Gesundheitswesen im letzten Jahrzehnt zur Genforschung verlagert wurde. Allein an der Cornell Universität wurden US $ 500 Millionen aufgebracht, um eine „Life Science Initiative" zu gründen. Diese Initiative verspricht, dass „die Art und Weise, wie Lebenswissenschaften betrieben und an den Universitäten gelehrt werden, für immer verändert wird". Was ist eines der Hauptanliegen dieses Programms? Die Integration der einzelnen wissenschaftlichen Disziplinen unter dem allumfassenden Dach der Genforschung. Es ist das größte wissenschaftliche Bestreben in der Geschichte der Cornell Universität.[11]

Die Konzentration auf die Gene verfehlt einen einfachen aber entscheidenden Punkt: Nicht alle Gene werden immer exprimiert. Wenn sie nicht aktiviert oder exprimiert werden, bleiben sie ruhend, also biochemisch inaktiv. Ruhende Gene haben keinerlei Auswirkung auf unsere Gesundheit. Diese Tatsache ist für die meisten Wissenschaftler und für viele Laien offensichtlich, aber die Bedeutung dieses Konzepts wird selten verstanden. Was veranlasst Gene, ruhend zu bleiben oder aktiv zu werden? Die Antwort ist: Die Umwelt, insbesondere die Ernährung.

Um ein früheres Gleichnis zu verwenden: Stellen Sie sich die Gene als Samen vor. Wie jeder gute Gärtner weiß, werden Samen nicht zu Pflanzen auswachsen, wenn sie nicht eine nährstoffreiche Erde, genügend Wasser und Sonnenlicht haben. Genauso werden Gene nicht exprimiert, wenn sie nicht den richtigen Umweltbedingungen ausgesetzt sind. In unserem Körper ist der Umweltfaktor, der die Aktivität von Genen bestimmt, die Ernährung. Wie wir in Kapitel 3 gesehen haben, wurden die Gene, die Krebs verursachen, hochgradig vom Proteinkonsum beeinflusst. In unserer Forschungsgruppe fanden wir heraus, dass wir die schädlichen Gene ein- und ausschalten konnten, indem wir einfach die Menge des konsumierten Tierproteins veränderten.

Darüber hinaus zeigten unsere Ergebnisse der China Study, dass Menschen mit ungefähr dem gleichen ethnischen Hintergrund außerordentlich unterschiedliche Krankheitsvorkommen aufwiesen. Diese Menschen gelten als genetisch ähnlich und dennoch bekommen sie – abhängig von ihren Umweltbedingungen – unterschiedliche Krankheiten. Dutzende Studien dokumentieren, dass Menschen, die auswandern, die Krankheitsrisiken des Landes übernehmen, in das sie ziehen. Sie ändern nicht ihre Gene und trotzdem fallen sie Krankheiten und Leiden in einem Ausmaß zum Opfer, das unter ihrer Heimatbevölkerung selten ist.

Des Weiteren haben wir gesehen, dass eine Krankheitshäufigkeit sich im Laufe der Zeit derart drastisch ändern kann, dass es biologisch gesehen unmöglich ist, die Gene dafür verantwortlich zu machen. Innerhalb von 25 Jahren verdoppelte sich der Prozentsatz der adipösen Menschen in unserer Bevölkerung von 15 % auf 30 %. Zudem waren Diabetes, koronare Herzkrankheit und viele andere Überflusserkrankungen bis vor kurzem selten in der Menschheitsgeschichte. Unser genetischer Code konnte sich nicht einfach derart signifikant in den letzten 25, 100 oder auch 500 Jahren ändern.

Also obwohl wir sagen können, dass Gene für jeden biologischen Ablauf wichtig sind, haben wir doch sehr überzeugende Belege, dass die Genexpression bei weitem wichtiger ist. Diese Genexpression wird durch Umweltbedingungen gesteuert – insbesondere durch Ernährung.

Eine weitere Torheit hinsichtlich der Genforschung ist die Annahme, dass unsere Gene leicht zu verstehen wären. Das sind sie nicht. Beispielsweise untersuchten Forscher kürzlich die genetische Regulierung des Körpergewichts bei einer kleinen Wurmspezies.[12] Die Wissenschaftler schalteten 16.757 Gene einzeln aus und beobachteten den Einfluss auf das Gewicht. Sie entdeckten 417 Gene, die sich auf das Gewicht auswirkten. Wie diese hunderte Gene langfristig gesehen miteinander und mit ihrer sich ständig verändernden Umwelt interagieren, um die Gewichtzunahme und -abnahme zu verändern, ist ein unglaublich komplexes Mysterium. Goethe sagte einstmals: „Eigentlich weiß man nur, wenn man wenig weiß. Mit dem Wissen wächst der Zweifel".[13]

Die Expression oder der Ausdruck unseres genetischen Codes stellt ein Universum an biochemischen Interaktionen von nahezu unendlicher Komplexität dar. Dieses biochemische „Universum" interagiert mit vielen unterschiedlichen Systemen, einschließlich der Ernährung, die selbst wiederum ganze Systeme komplexer Biochemie darstellen. Ich befürchte, dass wir mit der Genforschung ein gewaltiges Streben nach einer Abkürzung in der Natur begonnen haben, nur damit wir letztendlich schlimmer dran sind als zu Beginn.

Heißt das nun, dass ich glaube, die Gene hätten keinen Einfluss? Natürlich nicht. Wenn Sie zwei Amerikaner nehmen, die in derselben Umgebung leben und ihnen täglich die gleiche fleischreiche Kost für den Rest ihres Lebens geben, wäre ich nicht überrascht, wenn einer von ihnen im Alter von 54 Jahren an einem Herzinfarkt stürbe und der andere im Alter von 80 Jahren an Krebs. Wodurch erklärt sich der Unterschied? Gene. Gene bestimmen unsere Veranlagung. Wir alle haben unterschiedliche Krankheitsrisiken infolge unserer unterschiedlichen Gene. Aber während wir nie ganz genau wissen werden, für welche Krankheiten wir empfänglich sind, wissen wir aber sehr wohl, wie wir dieses Risiko kontrollieren können. Ungeachtet unserer Gene können wir alle die Wahrscheinlichkeit, dass die richtigen Gene exprimiert werden, optimieren, indem wir unserem Körper die bestmöglichen Umweltbedingungen bieten: Die bestmögliche Ernährung. Obwohl die beiden Amerikaner aus obigem Beispiel unterschiedlichen Krankheiten in jeweils verschiedenem Alter erlagen, wäre es durchaus möglich, dass beide viele weitere Jahre mit einer höheren Lebensqualität hätten leben können, wenn sie sich optimal ernährt hätten.

# 5. Grundsatz

## Ernährung kann die schädlichen Auswirkungen giftiger Chemikalien maßgeblich beeinflussen.

Artikel über krebsauslösende Chemikalien erscheinen regelmäßig in den Medien. Acrylamid, künstliche Süßstoffe, Nitrosamine, Nitrite, Alar, heterozyklische Amine und Aflatoxin, sie alle standen in experimentellen Studien in direktem Zusammenhang mit Krebs.

Es herrscht die weit verbreitete Meinung, dass Krebs durch toxische Chemikalien ausgelöst wird, die auf unmerkliche Weise in unseren Körper gelangen. Zum Beispiel führen Menschen oft gesundheitliche Bedenken an, um ihren Widerstand gegen das Vollpumpen der Nutztiere mit Antibiotika und Hormonen zu begründen. Es besteht die Annahme, dass das Fleisch nicht gesundheitsschädigend wäre, wenn es nicht diese unnatürlichen Chemikalien beinhalten würde. Das wahre Gesundheitsrisiko des Fleischkonsums liegt jedoch in der Unausgewogenheit der Nährstoffe, egal, ob diese schädlichen Chemikalien vorhanden sind oder nicht. Lange bevor es die modernen chemischen Zusatzstoffe gegeben hat, bekamen die Menschen bereits häufiger Krebs und häufiger Herzkrankheiten, als sie begannen, mehr Nahrungsmittel tierischen Ursprungs zu essen.

Ein großartiges Beispiel für ein missverstandenes „öffentliches Gesundheitsanliegen" betreffend chemischer Stoffe ist die sehr umfangreiche, 30 Millionen Dollar teure, Untersuchung des minimal höheren Brustkrebsvorkommens in Long Island, New York, die bereits in Kapitel 8 erwähnt wurde. Hierbei hatte es den Anschein, dass chemische Schadstoffe bestimmter Industriestandorte Brustkrebs bei Frauen, die in der Nähe lebten, verursachten. Aber diese unausgereifte Untersuchung brachte uns keinerlei Nutzen.

Eine weitere Sorge über ein chemisches Karzinogen betrifft Acrylamid, das hauptsächlich in industriell weiterverarbeiteten oder frittierten Nahrungsmitteln wie Kartoffelchips vorkommt. Man denkt, wenn wir nur erfolgreich dieses Gift aus den Kartoffelchips entfernen könnten, wären sie nicht mehr gesundheitsschädigend, selbst wenn sie weiterhin höchst ungesunde, industriell veränderte, mit Fett und Salz durchtränkte Kartoffelscheiben blieben.

So viele von uns scheinen einen Sündenbock zu brauchen. Wir wollen nicht wahrhaben, dass unser Lieblingsessen als solches ein Problem darstellen könnte, einfach aufgrund seiner Inhaltsstoffe.

In Kapitel 3 haben wir gesehen, dass die möglichen Auswirkungen von Aflatoxin, das als hochaktive karzinogene Substanz bekannt war, durch eine bestimmte Ernährung aufgehoben werden konnten. Sogar mit hohen Dosierungen von Aflatoxin konnten die Ratten gesund, aktiv und krebsfrei sein, wenn sie mit proteinarmer Kost gefüttert wurden. Wir sahen auch, wie unbedeutende Forschungsergebnisse große Schlagzeilen machen, sobald Krebs erwähnt wird – als zum Beispiel Versuchstiere nach Verabreichung riesiger Mengen chemischer Substanzen eine erhöhte Krebshäufigkeit aufwiesen, wie es bei NSAR und Nitriten der Fall war (siehe Kapitel 3). Es verhält sich allerdings so wie bei den Genen, dass die Aktivität dieser chemischen Karzinogene in erster Linie von den Nährstoffen beeinflusst werden, die wir zu uns nehmen.

Was lernen wir aus diesen Beispielen? Praktisch gesehen ist es nicht viel besser für Sie, wenn Sie statt des konventionellen – mit Chemikalien vollgepumpten – Rindfleisches biologisches Rindfleisch essen. Das biologische Rindfleisch ist vielleicht etwas gesünder, aber ich würde nie behaupten, dass es eine gesunde Wahl ist. Beide Typen von Rindfleisch weisen ein ähnliches Nährstoffprofil auf.

Es ist zweckdienlich, sich diesen Grundsatz so vorzustellen: Eine chronische Krankheit wie Krebs braucht Jahre, bis sie sich entwickelt. Jene Chemikalien, die eine Krebsentstehung initiieren, sind oft diejenigen, die Schlagzeilen machen. Was jedoch keine Schlagzeilen macht, ist die Tatsache, dass die Krankheitsentwicklung lange nach der Entstehung fortdauert und dass diese während ihrer Wachstumsphase durch Ernährung beschleunigt oder gehemmt wird. In anderen Worten ist es die Ernährung, die in erster Linie bestimmt, welchen Verlauf eine Krankheit nimmt.

## 6. Grundsatz

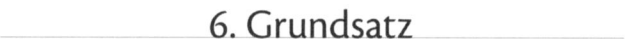

**Die gleiche Ernährung, die Krankheiten im Frühstadium verhindern kann (vor der Diagnose), kann diese auch in späteren Stadien aufhalten oder rückgängig machen (nach der Diagnose).**

Es lohnt sich, den Umstand immer wieder hervorzuheben, dass eine chronische Krankheit einige Jahre für ihre Entwicklung braucht. Es gibt zum Beispiel die Auffassung, dass Brustkrebs bereits in Jugendjahren initiiert werden kann – aber erst nach der Menopause feststellbar ist! *Also könnte es durchaus sein, dass es viele Frauen mittleren Alters gibt, die bereits an Brustkrebs leiden, der in ihren Jugendjahren initiiert wurde, aber erst nach der Menopause festgestellt werden kann.*[14] Viele Menschen würden dies mit der fatalistischen Einstellung auffassen, dass man im späteren Leben nicht mehr viel dagegen machen kann. Heißt das, dass diese Frauen zu rauchen anfangen sollten und mehr paniertes Fleisch essen sollten, weil sie ohnehin todgeweiht sind? Was machen wir, falls viele von uns vielleicht wirklich eine chronische Krankheit haben, die nur darauf lauert, in späteren Jahrzehnten hervorzukommen?

Wie wir in Kapitel 3 gesehen haben, kann Krebs, der bei Versuchstieren ausgelöst wurde und bereits in der Wachstumsphase ist, durch eine gute Ernährung verlangsamt, gestoppt und sogar rückgängig gemacht werden. Glücklicherweise *fördert die gleiche gute Ernährung unsere Gesundheit in jedem Stadium einer Erkrankung.* Forschungsergebnisse zeigen, dass eine Ernährung aus vollwertigen, pflanzlichen Nahrungsmitteln bei Menschen fortgeschrittene Herzerkrankung rückgängig macht, adipösen Menschen dabei hilft, Gewicht zu verlieren und Diabetiker dabei unterstützt, keine Medikamente mehr zu brauchen und zu einem normaleren Leben zurückzukehren. Die Forschung zeigte auch, dass fortgeschrittenes Melanom, die tödliche Form von Hautkrebs, durch Veränderungen der Lebensgewohnheiten abgemildert oder rückgängig gemacht werden könnte.[15]

Es gibt natürlich einige Krankheiten, die irreversibel, also nicht umkehrbar, erscheinen. Die Autoimmunerkrankungen sind vielleicht die am meisten beängstigenden Krankheiten, denn wenn sich der Körper erst einmal gegen sich selbst gerichtet hat, könnte die Krankheit vielleicht nicht mehr aufzuhalten sein. Und trotzdem ist es überraschenderweise so, dass sogar einige dieser Krankheiten durch die Ernährung verlangsamt oder abgemildert werden können. Denken Sie an die Forschung, die gezeigt hat, dass sogar Typ I-Diabetiker ihre Medikation reduzieren können, indem sie die richtigen Nahrungsmittel essen. Die Ergebnisse zeigen auch, dass der Verlauf von rheumatoider Arthritis mittels Ernährung verlangsamt werden kann,[16] ebenso wie von Multipler Sklerose.[17, 18]

Ich bin der Meinung, dass eine Unze Prävention ein Pfund Heilung hervorbringt. Je früher im Leben gute Nahrungsmittel konsumiert werden, desto besser wird der Gesundheitszustand sein. Jene jedoch, die bereits mit der Last einer Krankheit konfrontiert sind, sollten niemals vergessen, dass Ernährung eine lebenswichtige Rolle spielen kann.

## 7. Grundsatz

### Ernährung, die für eine chronische Krankheit von wirklichem Nutzen ist, ist generell gesundheitsfördernd

Als ich versuchte, dieses Buch zu veröffentlichen, hatte ich eine Besprechung mit einer Redakteurin eines großen Verlagshauses. Ich erzählte ihr von meinem Vorhaben, einzelne Kapitel krankheitsspezifisch zu gestalten und Ernährung mit jeweiligen besonderen Erkrankungen oder Krankheitsgruppen in Beziehung zu setzen. Die Redakteurin fragte: „Können Sie spezielle Ernährungspläne für jede Krankheit ausarbeiten, sodass nicht jedes Kapitel die gleichen Empfehlungen beinhaltet?" In anderen Worten, ob ich den Menschen eine spezielle Ernährungsform für Herzerkrankung und eine andere für Diabetes empfehlen könnte? Was sie meinte war, dass der gleiche Ernährungsplan für verschiedene Krankheiten einfach nicht genügend werbewirksam wäre, nicht ausreichend „vermarktbar" wäre.

Selbst wenn es für den Verkauf förderlicher wäre, so wäre es doch keine gute Wissenschaft. Je mehr ich über die biochemischen Abläufe bei unterschiedlichen Krankheiten gelernt habe, desto mehr erkenne ich, wie viel diese Krankheiten gemeinsam haben. Und aufgrund dieser eindrucksvollen Gemeinsamkeiten macht es auch Sinn, dass sich die gleiche gesunde Ernährung generell gesundheitsfördernd auswirkt und *in allen Bereichen* Krankheiten verhindert. Selbst wenn eine Ernährung aus vollwertigen pflanzlichen Nahrungsmitteln in der Behandlung von Herzkrankheiten effizienter ist als bei Gehirntumoren, können Sie trotzdem ganz sicher davon ausgehen, dass diese Ernährungsform nicht eine Krankheit fördert, während sie eine andere verhindert. Sie wird sich nie schädlich auf Sie auswirken. Diese eine gesunde Ernährung kann nur in allen Bereichen hilfreich sein.

Also leider verfüge ich nicht über unterschiedliche, werbewirksame Formeln für jede der Krankheiten. Ich habe nur ein Ernährungsrezept. Aber anstatt mir daher Sorgen über die Verkaufszahlen meines Buches zu machen, ziehe ich es vor, Sie weiterhin begeistert darüber zu informieren, wie einfach Ernährung und Gesundheit tatsächlich sind. Dieses Buch bietet eine Möglichkeit, die unglaubliche öffentliche Verunsicherung aufgrund von Fehlinformationen aufzulösen. *Sie können ihre Gesundheit in jeder Beziehung mit einer einfachen Ernährungsform verbessern!*

## 8. Grundsatz

### Eine gute Ernährung bringt Gesundheit in allen Bereichen Ihres Lebens. Alle Teile sind miteinander verbunden.

In der letzten Zeit war „ganzheitliche" Gesundheit oft ein Thema. Dieses Konzept kann eine Vielfalt von Dingen für unterschiedliche Menschen bedeuten. Viele Leute fassen alle möglichen Arten „alternativer" Behandlungsmethoden und Betätigungen in diesem Konzept zusammen, d. h. ganzheitliche Gesundheit bedeutet dann Akupressur, Akupunktur, Kräutermedizin, Meditation, Vitaminergänzungsmittel, Chiropraktik, Yoga, Aromatherapie, Feng Shui, Massage und sogar Schallwellentherapie.

Vom Konzept her glaube ich an ganzheitliche Gesundheit, aber nicht als Slogan für jede unkonventionelle und oftmals unbewiesene Medizin. Nahrungsmittel und Ernährung sind zum Beispiel von höchster Wichtigkeit für unsere Gesundheit. Der Vorgang des Essens ist vielleicht die intimste Begegnung mit unserer Umwelt: Es ist ein Vorgang, bei dem das, was wir essen, ein Teil von uns selbst wird. Andere Faktoren sind jedoch auch wichtig, wie zum Beispiel körperliche Aktivität, emotionale und geistige Gesundheit und das Wohl unserer Umwelt. Das Einbinden all dieser unterschiedlichen Bereiche in unser Konzept über Gesundheit ist wichtig, weil sie alle miteinander verbunden sind. Tatsächlich ist dies ein ganzheitliches Konzept.

Diese ausgedehnten Verbindungen wurden für mich in den Tierexperimenten offensichtlich. Die Ratten, die proteinarme Kost erhielten, waren nicht nur frei von Leberkrebs, sondern sie hatten auch niedrigere Cholesterinspiegel, auffallend mehr Energie und waren freiwillig zweimal so aktiv wie die Ratten, die proteinreiches Futter bekamen. Die Belege hinsichtlich des erhöhten Energieniveaus wurde durch eine enorme Anzahl von Einzelberichten, auf die ich im Laufe der Jahre stieß, unterstützt: Menschen haben mehr Energie, wenn sie sich gesund ernähren. Dieser Synergieeffekt von Ernährung und körperlicher Aktivität ist überaus wichtig und ist auch ein Hinweis dafür, dass diese beiden Lebensbereiche nicht voneinander isoliert sind. Gesunde Ernährung und regelmäßige körperliche Betätigung zusammen bringen dem Einzelnen mehr Gesundheit als jeder Teil für sich genommen.

Wir wissen auch, dass sich körperliche Betätigung positiv auf das emotionale und mentale Wohlbefinden auswirkt. Vieles wurde bereits darüber berichtet, wie unterschiedliche chemische Stoffe in unserem Körper durch körperliche Betätigung beeinflusst werden, was sich wiederum auf unsere Stimmungen und unsere Konzentration auswirkt. Diese lohnende Erfahrung, sich emotional besser zu fühlen und geistig reger zu sein, versorgt uns mit der nötigen Zuversicht und Motivation, uns die bestmögliche Ernährung zu geben. Denn jene, die sich in ihrer Haut wohl fühlen, werden viel eher achtsam mit sich und ihrer Gesundheit umgehen, indem sie sich gut ernähren.

Manche versuchen diese beiden Teile ihres Lebens gegeneinander auszuspielen. Sie fragen sich, ob sie schlechte Ernährungsgewohnheiten wieder wettmachen können, indem sie laufen gehen. Die Antwort ist eindeutig: Nein! Der Nutzen und die Risiken durch Ernährung sind ganz entscheidend und vor allem größer als Nutzen und Risiken anderer Faktoren. Abgesehen davon, warum würde irgendjemand Nutzen und Risiken verhandeln und aufwiegen wollen, wenn man doch alle Vorteile aus allen Bereichen haben könnte? Menschen fragen sich auch oft, ob ein wahrgenommener gesundheitlicher Nutzen infolge von körperlicher Betätigung oder aufgrund der Ernährung aufgetreten ist. Letztendlich ist dies eine theoretische Frage. Tatsache ist, dass diese beiden Bereiche unseres Lebens eng miteinander verbunden sind. Wichtig ist, dass *alles zusammenwirkt, um Gesundheit zu fördern oder zu schädigen.*

Zu alledem stellt es sich heraus, dass, wenn wir so essen, dass unsere Gesundheit am besten gefördert wird, wir auch die Gesundheit unseres Planeten fördern. Indem wir vollwertige pflanzliche Nahrungsmittel essen, brauchen wir weniger Wasser, weniger Land, weniger Ressourcen, und wir produzieren weniger Schadstoffe und weniger Leid für unsere Nutztiere. John Robbins arbeitete mehr als jeder andere daran, dieses Thema in das amerikanische Bewusstsein zu rücken, und ich empfehle Ihnen inständig die Lektüre seines neuesten Buches: *The Food Revolution* (in deutscher Sprache im Hans Nietsch-Verlag erschienen, Anmerkung des dt. Verlags).

Unsere Wahl der Nahrungsmittel hat nicht nur auf unseren Stoffwechsel einen unglaublichen Einfluss, sondern auch auf die Entstehung, das Fortschreiten und sogar die Umkehr von Krankheit, auf unsere Energie, unsere körperliche Aktivität, unser emotionales und mentales Wohlbefinden und unsere Umwelt. *Alle diese scheinbar voneinander unabhängigen Bereiche sind aufs Engste miteinander verbunden.*

An verschiedenen Stellen in diesem Buch habe ich bereits auf die Komplexität und Weisheit der Natur hingewiesen, und mir wurde im Laufe der Zeit auch die Macht der Wirkungsweisen in der Natur bewusst.

Es ist ein wundersames Gewebe aus Gesundheit – von den Molekülen zum Menschen, zu anderen Tieren, zu Wäldern, zu Ozeanen, zur Luft, die wir atmen. Dies ist Natur am Wirken vom Mikrokosmos zum Makrokosmos.

# Wen interessiert das überhaupt?

Die hier zusammengefassten Grundsätze nahmen für mich ihren Anfang in der eng begrenzten Fragestellung über Ernährung und Krebs bei Ratten und wuchsen dann zu einem immer größer werdenden Katalog von Fragen über weltweite menschliche und soziale Gesundheit. Die Grundsätze in diesem Kapitel sind zu einem wesentlichen Teil die Antworten auf die weitreichenden Fragen, die ich mir während meiner beruflichen Laufbahn einfach stellen musste.

Die praktische Anwendbarkeit dieser Grundsätze sollte nicht unterschätzt werden. Am wichtigsten ist, dass sie dazu betragen können, die öffentliche Verunsicherung bezüglich Ernährung und Gesundheit zu verringern. Die jüngsten Trends, die neuesten Schlagzeilen und die kürzlich veröffentlichte Studie können endlich in einem vernünftigen Zusammenhang gesehen werden. Wir müssen nicht jedes Mal von unseren Sitzen aufspringen, wenn eine chemische Substanz als Karzinogen bezeichnet wird, wenn ein neues Ernährungsbuch herauskommt, oder wenn eine Schlagzeile herausposaunt, dass eine Krankheit mit Hilfe der Genforschung geheilt werden kann.

Einfach ausgedrückt, wir können uns entspannen. Wir können tief durchatmen und uns zurücklehnen. Darüber hinaus können wir nun intelligentere Wissenschaft betreiben und uns sinnvolleren Fragen zuwenden als bisher, weil wir endlich über fundierte Erkenntnisse verfügen, die einen ursächlichen Zusammenhang zwischen Ernährung und Gesundheit belegen. Auch können wir nun neue Untersuchungsergebnisse in einem größeren Zusammenhang interpretieren. Mit diesen neu interpretierten Ergebnissen können wir unser ursprüngliches Bezugssystem erweitern oder verändern und unser Geld und unsere Ressourcen zur wirklichen Förderung der Gesundheit unserer Gesellschaft investieren. Das Verständnis dieser Grundsätze bringt einen weitreichenden und tiefgreifenden Nutzen für Einzelpersonen, Gesellschaften, unsere tierischen Gefährten und unseren Planeten Erde.

# Kapitel 12
# So sollten wir uns ernähren

Als mein jüngster Sohn – und Mitarbeiter an diesem Buch – Tom, 13 Jahre alt war, befand sich unsere Familie gerade im letzten Stadium eines langsamen Übergangs zu einer vegetarischen Ernährung. Eines Sonntagmorgens kam Tom von einer Übernachtung bei einem guten Freund nach Hause und erzählte uns eine Geschichte, an die ich mich noch immer gut erinnere.

Tom wurde von seinen Freunden wegen seiner Essgewohnheiten in die Mangel genommen. Die Schwester seines Freundes fragte ihn ziemlich ungläubig: „Und du isst kein Fleisch?" Mein Sohn hatte noch nie zuvor seine Essgewohnheiten gerechtfertigt. Er war es einfach gewohnt, das zu essen, was auf den Tisch kam. Als Folge davon war Tom nicht darin geübt, eine solche Frage zu beantworten. Also antwortete er einfach: „Ja, das stimmt", ohne eine weitere Erklärung abzugeben.

Das Mädchen forschte etwas weiter nach: „Also was isst du dann?" Mein Sohn antwortete mit einigem Achselzucken: „Ich vermute, ... nur Pflanzen." Sie sagte: „Oh", und das war das Ende der Konversation.

Mir gefällt diese Geschichte, weil die Antwort meines Sohnes, „Pflanzen", derart einfach war. Es war eine ehrliche Antwort, die aber auf eine ungewöhnliche Art formuliert war. Wenn jemand bei Tisch den Kochschinken haben möchte, sagt er nicht: „Bitte reich mir das Fleisch vom Schweinehintern", und wenn jemand seine Kinder auffordert, ihre Erbsen und Karotten aufzuessen, sagt er normalerweise auch nicht: „Iss deine Pflanzen auf". Aber seit meine Familie und ich unsere Essgewohnheiten geändert haben, stelle ich mir das Essen gerne als Pflanzen und Tiere vor. Es passt gut zu meiner Philosophie, die Informationen über Ernährung und Gesundheit so einfach wie möglich zu halten.

Ernährung und Gesundheit sind alles andere als einfach in unserem Land. Ich staune oft über die Komplexität diverser Gewichtsreduktionsdiätpläne. Obwohl die Autoren ihre Diätpläne immer als leicht durchführbar bewerben, sind sie in Wirklichkeit nie einfach zu handhaben. Menschen, die diese Diäten befolgen, müssen Kalorien, Punkte, Portionen oder Nährstoffe zählen, oder sie müssen bestimmte Mengen von bestimmten Nahrungsmitteln zu sich nehmen, die auf bestimmten mathematischen Verhältnissen beruhen. Es gibt Hilfsmittel, die benutzt werden müssen, Ergänzungsmittel, die genommen werden müssen, und Arbeitsblätter, die ausgefüllt werden müssen. Kein Wunder, dass die Diäten selten zu einem dauerhaften Erfolg führen.

Essen sollte ein erfreuliches und sorgenfreies Ereignis sein und nicht auf Entbehrung beruhen. Das Wichtigste ist, es einfach zu halten, wenn wir uns am Essen erfreuen wollen.

Eine der für mich persönlich erfreulichsten Erkenntnisse der Ernährungsforschung ist, dass gute Ernährung und gute Gesundheit einfach zu erreichen sind. Der biologische Zusammenhang zwischen Essen und Gesundheit ist außerordentlich komplex, aber die Botschaft ist dennoch einfach. Die Empfehlungen aller maßgeblichen Studien sind so einfach, dass ich sie in einem einzigen Satz zusammenfassen kann: Essen Sie vollwertige, pflanzliche Nahrungsmittel und reduzieren Sie den Konsum von raffinierten, mit Salzen und Fetten angereicherten Speisen auf ein Mindestmaß (siehe auch Tabelle 12.1 auf S. 225-226).

Die tägliche Ergänzung von Vitamin B$_{12}$ und eventuell auch von Vitamin D für Menschen, die die meiste Zeit drinnen verbringen und/oder in nördlichen Klimaregionen leben, wird empfohlen. Bei Vitamin D sollten Sie nicht die Empfehlungen der EU-RDA (EU-Recommended Daily Allowance bzw. Empfohlener Tagesbedarf) überschreiten.

Das ist eigentlich alles. Das sind die Ergebnisse der Ernährungsforschung, die mit der größtmöglichen Gesundheit und dem niedrigsten Vorkommen von Herzkrankheit, Krebs, Adipositas und vielen anderen westlichen Erkrankungen einhergehen.

## Was heißt „Reduzieren auf ein Minimum"? Fleisch völlig weglassen?

Die Ergebnisse aus der China Study weisen darauf hin, dass, je niedriger der konsumierte Anteil von Nahrungsmitteln tierischen Ursprungs ist, desto höher der gesundheitliche Nutzen ist – sogar wenn der Anteil der Gesamtkalorienmenge von 10 % auf 0 % Kalorien sinkt. Man könnte also durchaus davon ausgehen, dass der optimale Anteil von Tierprodukten gegen Null geht, zumindest für Menschen mit einer Neigung zu degenerativen Erkrankungen – dies wurde jedoch nicht 100 %ig bewiesen. Allerdings stimmt es, dass die meisten gesundheitlichen Vorteile bei einem sehr niedrigen Anteil von Nahrungsmitteln tierischen Ursprungs in der Ernährung erzielt werden.

Ich empfehle Ihnen, alle Tierprodukte aus Ihrer Ernährung wegzulassen, aber beschäftigen Sie sich nicht zwanghaft damit. Wenn eine schmackhafte Gemüsesuppe auf einem Hühnerfond basiert oder ein herzhafter Laib Vollkornbrot eine kleine Menge Eier enthält, dann lassen Sie sich deswegen keine grauen Haare wachsen. Diese Mengen sind ernährungstechnisch gesehen vernachlässigbar. Viel wichtiger ist es, sich trotz kleiner Mengen tierischer Produkte zu entspannen, was die Umsetzung der Ernährungsweise vereinfacht – besonders wenn man auswärts isst oder Fertiggerichte kauft.

Meine Empfehlung ist zwar, sich keine Gedanken über kleine Mengen von Nahrungsmitteln tierischen Ursprungs in der Nahrung zu machen, vermeiden Sie es aber bitte trotzdem, bewusst kleine Mengen von Fleisch in Ihren täglichen Speiseplan einzubauen. Ich empfehle Ihnen, zu versuchen, alle Nahrungsmittel tierischer Herkunft zu meiden.

Es gibt drei gute Gründe, warum Sie diesen Empfehlungen folgen sollten. Zunächst einmal erfordert diese Ernährungsweise ein radikales Umdenken, was Ihre Ernährung betrifft. Eine nur teilweise Umsetzung kostet einfach mehr Energie. Wenn Sie Tierprodukte einplanen, werden Sie sie auch essen – und Sie werden ziemlich sicher mehr davon essen, als Ihnen gut tut. Zweitens entsteht der unbewusste Eindruck, Sie müssten auf etwas verzichten. Anstatt Ihre neuen Essgewohnheiten als Bereicherung anzusehen, weil Sie so viele pflanzliche Nahrungsmittel essen können, wie Sie wollen, werden Sie das Gefühl haben, sich einschränken zu müssen, was für die langfristige Aufrechterhaltung der neuen Ernährungsweise nicht zuträglich ist.

Wenn einer Ihrer Freunde sein ganzes Leben lang geraucht hat und Sie um Rat fragt, würden Sie ihm dann raten mit dem Rauchen ganz aufzuhören oder seine tägliche Menge auf zwei Zigaretten zu reduzieren? Hier ist es ähnlich. Ich bin der Ansicht, dass ein Maßhalten – sogar mit den besten Absichten – den Weg zum gewünschten Erfolg schwieriger gestaltet.

## Essen Sie, soviel Sie wollen von allen vollwertigen, unraffinierten pflanzlichen Nahrungsmitteln – und genießen Sie dadurch eine große Vielfalt

| Kategorie | Beispiele |
|---|---|
| Obst und Fruchtgemüse | Orange, Okra, roter Paprika, Apfel, Gurke, Tomate, Avocado, Zucchini, Heidelbeeren, Erdbeeren, grüner Paprika, Himbeeren, Butternusskürbis, Kürbis, Brombeeren, Mango, Aubergine, Birne, Wassermelone, Preiselbeeren, Eichelkürbis, Papaya, Grapefruit, Pfirsich |
| Gemüse | |
|     Blütengemüse/Blüten | Broccoli, Blumenkohl (nicht viele der großen Vielfalt von essbaren Blüten werden üblicherweise gegessen) |
|     Stängel und Blätter | Spinat, Artischocke, Kohl, Salat (alle Varianten), Kraut, Mangold, Selleriestange, Spargel, Senfkraut, Rosenkohl, Rübengrün, Pakchoi, Rucola, Endivie, Basilikum, Korianderblatt, Petersilie, Rhabarber, Meeresalgen |
|     Wurzeln | Kartoffeln (alle Arten), Rüben, Karotten, Zwiebeln, Knoblauch, Ingwer, Lauch, Rettich, Radieschen, Kohlrüben |
|     Hülsenfrüchte (samentragende, nitrifizierende Pflanzen) | Mungbohnen, Sojabohnen, Erbsen, Erdnüsse, Adzukibohnen, schwarze Bohnen, Augenbohnen, grüne Stangenbohnen, Kichererbsen, Nierenbohnen, Linsen, Pintobohnen, weiße Bohnen |
|     Pilze | Champignon, Steinpilz, Portobello, Shiitake, Austernpilz, Pfifferling |
|     Nüsse | Walnuss, Mandeln, Macadamianuss, Pekannuss, Cashew, Haselnuss, Pistazie |
| Ungeschältes Getreide (in Brot, Nudeln, in Gemüsegerichten, als Beilage) | Weizen, Reis, Mais, Hirse, Braunhirse, Roggen, Hafer, Gerste, Zwerghirse, Buchweizen, Amaranth, Quinoa, Kamut, Dinkel |
| **Reduzieren auf ein Minimum** | |
| Raffinierte Kohlenhydrate | Nudeln (außer Vollkornnudeln), Weißbrot und eingefärbtes „Schwarzbrot", Cracker, Süßigkeiten und die meisten Kuchen und Mehlspeisen |
| Zugesetzte pflanzliche Öle | Maisöl, Erdnussöl, Olivenöl |
| Fisch | Lachs, Thunfisch, Kabeljau |

| Meiden | |
|--------|--|
| Fleisch | Schnitzel, Steak, Hamburger, Schmalz, etc. |
| Geflügel | Huhn, Pute |
| Milchprodukte | Käse, Milch, Joghurt |
| Eier | Eier und Produkte mit hohem Eieranteil (z.B. Mayonnaise) |

**Tab 12.1: Essen Sie, soviel Sie wollen von allen vollwertigen, unraffinierten pflanzlichen Nahrungsmitteln – und genießen Sie dadurch eine große Vielfalt**

# Schaffen Sie das?

Für die meisten Amerikaner scheint die Vorstellung, praktisch alle Tierprodukte wegzulassen – einschließlich Rindfleisch, Huhn, Fisch, Käse, Milch und Eier – geradezu unmöglich. Sie könnten sie genauso gut auffordern, das Atmen einzustellen. Die ganze Idee erscheint befremdlich, fanatisch oder fantastisch.

Das ist das größte Hindernis zur Umstellung auf eine Ernährung, die auf Pflanzen basiert: Die meisten Menschen, die davon hören, ziehen das nicht ernsthaft in Erwägung, ungeachtet des wirklich eindrucksvollen gesundheitlichen Nutzens.

Wenn Sie einer dieser Menschen sind – wenn Sie zwar gerne gesundheitlich von diesen Erkenntnissen profitieren würden, aber in Ihrem Herzen zu wissen glauben, dass Sie nie imstande sein werden, den Konsum von Fleisch aufzugeben – dann weiß ich, dass Sie nichts jemals überzeugen wird, Ihre Meinung zu ändern. Sie müssen es einfach ausprobieren, Ihrer Gesundheit zuliebe.

Geben Sie sich einen Monat. Sie haben Ihr ganzes Leben lang Cheeseburger oder Schnitzel gegessen. Ein Monat lang ohne wird Sie nicht umbringen.

Ein Monat ist zwar nicht lang genug, um einen langfristigen Nutzen daraus zu ziehen, aber es ist lange genug für Sie, um sich über die folgenden vier Dinge klar zu werden:

1. Es gibt fantastische Nahrungsmittel pflanzlichen Ursprungs, die Sie andernfalls wahrscheinlich nie kennen gelernt hätten. Vielleicht essen Sie nicht alles, worauf Sie Appetit haben (das Bedürfnis nach Fleisch könnte länger als einen Monat lang anhalten), aber dafür werden Sie viele neue, großartige, köstliche Gerichte kennen und genießen lernen.

2. Es schmeckt gar nicht so übel. Manche Menschen gewöhnen sich an die neue Ernährungsweise sehr schnell und sind begeistert davon. Viele brauchen Monate, um sich gänzlich daran zu gewöhnen. Aber beinahe alle stellen fest, dass es viel einfacher ist, als sie zuerst befürchteten.

3. Sie werden sich besser fühlen. Sogar nach nur einem Monat fühlen sich die meisten Menschen besser und verlieren wahrscheinlich auch etwas an Gewicht. Wenn mög-

lich, machen Sie vorher und nachher eine Blutuntersuchung. Die Wahrscheinlichkeit ist groß, dass Sie sogar in dieser verhältnismäßig kurzen Zeitspanne eine erhebliche Verbesserung Ihrer Blutwerte erfahren werden.

4. Das Wichtigste aber ist: Sie werden entdecken, dass es möglich ist. Sie sind vielleicht begeistert von der neuen Ernährung oder auch nicht, aber zumindest wissen Sie von Ihrem einmonatigen Versuch, dass es möglich ist. Sie sind dazu imstande, wenn Sie sich dafür entscheiden. Alle in diesem Buch behandelten gesundheitlichen Vorteile sind nicht bloß für tibetische Mönche oder fanatische Spartaner gedacht. Auch Sie können davon profitieren. Es ist Ihre Entscheidung.

Der erste Monat kann eine Herausforderung sein (mehr dazu später), aber danach wird es viel leichter. Und für viele von Ihnen wird es ein wahrer Genuss werden.

Ich weiß, dass das schwer zu glauben ist, bevor man es selbst erlebt hat, aber Ihr Geschmackssinn ändert sich, wenn Sie nur pflanzliche Nahrungsmittel zu sich nehmen. Nicht nur, dass Sie den Appetit auf Fleisch verlieren werden, Sie werden auch viele neue Geschmacksrichtungen kennen lernen, Geschmäcker, die Sie nicht kannten, als Sie noch hauptsächlich Nahrungsmittel tierischer Herkunft aßen. Ein Freund von mir meinte einmal: Es ist, als ob Sie in einen Independentfilm geschleppt werden, obwohl Sie den neuesten Hollywood-Actionfilm sehen wollten. Sie gehen grummelnd mit, aber dann entdecken Sie zu Ihrer Überraschung, dass der Film großartig ist – und viel erfüllender als der „Schießt-sie-alle-nieder"-Film es je hätte sein können.

## Die Übergangsphase

Falls Sie meinen Vorschlag annehmen und die pflanzliche Ernährung einen Monat lang ausprobieren, so gibt es fünf primäre Herausforderungen, mit denen Sie sich auseinandersetzen werden müssen:

- In der ersten Woche haben Sie vielleicht einen etwas verstimmten Magen, weil sich Ihr Verdauungstrakt erst anpasst. Das ist ganz natürlich. Sie brauchen sich darüber nicht zu sorgen, und normalerweise dauert es nicht lange.
- Sie müssen ein wenig Zeit in die ganze Sache stecken. Gönnen Sie sich diese Zeit – Herzerkrankungen und Krebs brauchen auch ihre Zeit. Im Speziellen heißt es, dass Sie einige neue Rezepte lernen müssen, willens sein sollten einige neue Gerichte auszuprobieren und neue Restaurants zu entdecken. Sie müssen Ihrem Geschmack einige Aufmerksamkeit schenken und sich einige Mahlzeiten einfallen lassen, die Ihnen wirklich schmecken. Das ist der Schlüssel zum Erfolg.
- Sie müssen Ihre Einstellung ändern. Egal, wie voll der Teller sein mag, viele von uns sind so erzogen worden, zu glauben, ein Essen ohne Fleisch sei kein richtiges Essen – das gilt vor allem für die Hauptmahlzeit. Dieses Vorurteil müssen Sie überwinden.
- Vielleicht können Sie nicht mehr die gleichen Restaurants wie früher besuchen, oder wenn doch, werden Sie wahrscheinlich nicht mehr das Gleiche bestellen können. Dies erfordert etwas Anpassung.

- Rechnen Sie nicht mit der Unterstützung Ihrer Familie, Ihrer Freunde oder Ihrer Arbeitskollegen. Aus welchen Gründen auch immer empfinden es viele Menschen als bedrohlich, dass Sie nun vegetarisch oder vegan essen. Vielleicht deshalb, weil diese Menschen tief im Inneren wissen, dass ihre eigene Ernährung nicht sehr gesund ist und es als bedrohlich empfinden, dass jemand seine ungesunde Essgewohnheiten aufgeben kann, während sie selbst es nicht können.

Ich möchte Ihnen noch einige kleine Ratschläge für Ihren ersten Monat geben:

- Langfristig gesehen ist eine Ernährung mit pflanzlichen Nahrungsmitteln preisgünstiger als eine mit Nahrungsmitteln tierischen Ursprungs. Zu Beginn ist es allerdings oft so, dass man etwas mehr Geld ausgibt, wenn man neue Sachen ausprobieren möchte. Tun Sie das. Es lohnt sich.
- Essen Sie gut. Falls Sie auswärts essen, probieren Sie Restaurants, in denen es großartige vegane Speisen gibt. Oft bieten Restaurants aus unterschiedlichen Kulturen nicht nur die größte Vielfalt von pflanzlichen Speisen an, sondern sie werden geschmacklich einzigartig und außerdem köstlich zubereitet. Finden Sie heraus, was es da draußen alles gibt.
- Essen Sie genug. Eines Ihrer Gesundheitsziele ist vielleicht, etwas Gewicht zu verlieren. Das ist gut so, und mit einer Ernährung auf Pflanzenbasis werden Sie mit ziemlicher Sicherheit auch wirklich dauerhaft abnehmen. Aber halten Sie sich nicht zurück – essen Sie bis Sie wirklich satt sind und bleiben Sie nicht hungrig.
- Essen Sie vielfältig. Unterschiedliche Kombinationen von Geschmäckern und Nahrungsmitteln sind einerseits wichtig, damit Sie alle notwendigen Nährstoffe bekommen und andererseits, damit Sie das Interesse an der neuen Ernährungsform nicht verlieren.

Im Endeffekt ist es so, dass Sie pflanzliche Nahrungsmittel mit großer Freude und großer Befriedigung genießen werden können, wenn auch die Übergangsphase eine Herausforderung in psychologischer und praktischer Hinsicht darstellen kann. Es braucht Zeit und ein wenig Anstrengung. Vielleicht bekommen Sie von Ihren Freunden und Ihrer Familie keinerlei Unterstützung. Aber der gesundheitliche Nutzen ist nichts Geringeres als ein Wunder. Und Sie werden überrascht sein, wie leicht es wird, wenn Sie einmal neue Gewohnheiten entwickelt haben.

Versuchen Sie die Ein-Monats-Herausforderung. Sie werden nicht nur Gutes für sich selbst tun, sondern auch zu den Vorreitern gehören, die die Welt in eine gesündere Zukunft führen.

Einer meiner Mitarbeiter, Glenn, war bislang ein passionierter Fleischesser. Er versuchte vor kurzem die Atkins-Diät und verlor etwas an Gewicht, doch er ließ das Ganze, als seine Cholesterinwerte die Schallmauer durchbrachen. Er ist 42 Jahre alt und übergewichtig. Ich gab ihm einen Auszug meines Manuskripts für die China Study und er willigte ein, die Ein-Monats-Herausforderung zu versuchen. Im Folgenden lesen Sie einige seiner Beobachtungen:

# Glenns Tipps

„Die erste Woche ist eine ziemliche Herausforderung. Es war schwer für mich, herauszufinden, was ich essen konnte. Ich bin kein guter Koch, also holte ich einige Rezeptbücher hervor und versuchte ein paar vegane Speisen zu kreieren. Als jemand, der mal schnell zu McDonald's ging oder sich Tiefkühlkost zum Abendessen aufwärmte, fand ich es ärgerlich, jeden Abend kochen zu müssen. Mindestens die Hälfte der Mahlzeiten war ein Desaster und musste weggeschmissen werden. Aber mit der Zeit fand ich einige der Speisen fantastisch. Meine Schwester gab mir ein Rezept für einen westafrikanischen Erdnusseintopf, der einfach toll war und ganz anders als alles, was ich je gekostet hatte. Meine Mutter gab mir ein Rezept für ein vegetarisches Chili, das großartig war. Und ich stolperte über ein wirklich gutes Vollkornspaghettigericht mit viel Gemüse und einer Sauce aus Soja, die einfach unglaublich war und sich geschmacklich nicht von einer Fleischsauce unterscheidet – da gehe ich jede Wette ein. Aber all diese Dinge brauchen ihre Zeit.

Ich entdeckte Obst wieder für mich. Ich habe Obst immer gern gemocht, aber aus irgendeinem Grund habe ich nie viel davon gegessen. Vielleicht ist es nicht wie Fleischessen, aber jetzt schmecken mir Früchte besser als je zuvor. Jetzt schneide ich eine Grapefruit auf und esse sie als Snack. Und ich genieße sie wirklich! Ich hätte das nie zuvor gemacht. Ich glaube sogar, dass meine Geschmacksnerven empfindlicher geworden sind.

Ich vermied es zu Anfang, wie sonst immer auswärts zu essen – aus Angst, keine vegane Auswahl zu haben. Aber inzwischen bin ich etwas unternehmungslustiger. Ich habe einige neue Restaurants gefunden, die sehr gute vegane Beilagengerichte haben, z. B. ein wundervolles vietnamesisches Lokal. (Ich weiß, dass das meiste vietnamesische Essen nicht strikt vegan ist, weil für viele Speisen eine Fischsauce verwendet wird, aber ernährungstechnisch gesehen ist das vernachlässigbar. Einmal wurde ich von Freunden in eine Pizzeria geschleppt. Ich konnte nichts dagegen machen und ich hatte großen Hunger. Also bestellte ich eine Pizza ohne Käse und mit viel Gemüse. Sie machten mir sogar einen Vollkornteig. Ich war darauf vorbereitet, die Pizza hinunterzuwürgen, aber dann schmeckte sie eigentlich überraschend gut. Seitdem habe ich sie mir auch schon manchmal für zu Hause bestellt.

Ich stelle fest, dass mein Verlangen nach Fleischprodukten ziemlich weg ist, besonders, wenn ich mit dem Essen nicht mehr so lange warte, bis ich hungrig bin. Und – ehrlich gesagt – ich esse wie ein Schwein. Als Übergewichtiger war ich immer sehr befangen und wusste nicht, was ich essen sollte. Jetzt esse ich wie ein Verrückter, fühle mich noch dazu gut und habe kein schlechtes Gewissen dabei. Ich kann ehrlich von mir behaupten: Das Essen, das ich jetzt esse, kann ich viel mehr genießen – teilweise auch, weil ich wählerischer bin als früher. Ich esse nur Speisen, die ich wirklich mag.

Der erste Monat verging viel schneller als ich gedacht hatte. Ich verlor 8 Pfund (ca. 3,6 kg) und mein Cholesterin sank enorm. Inzwischen verbringe ich viel weniger Zeit mit Kochen, denn ich habe viele passende Restaurants gefunden. Aber ich koche inzwischen auch Mahlzeiten in großen Mengen vor und friere sie portionsweise ein. Meine Tiefkühltruhe ist bis oben hin angefüllt mit veganen Köstlichkeiten.

Das Experiment ist zwar nun vorbei, aber seit einigen Wochen fasse ich es eigentlich nicht mehr als Experiment auf. Ich kann mir inzwischen keinen Grund mehr vorstellen, warum ich wieder zu meinem alten Essverhalten zurückkehren sollte."

# Teil 4

# Warum haben Sie davon nicht schon früher gehört?

Wenn Menschen wissenschaftliche Informationen bekommen, die einen radikalen Wechsel der Ernährung hin zu pflanzlichen Nahrungsmitteln rechtfertigen würden, trauen sie oft ihren Ohren nicht. „Wenn das alles wahr ist, was du sagst" wundern sie sich, „warum habe ich das noch nie gehört? Warum ist es vielmehr so, dass ich genau das Gegenteil davon höre: Dass Milch gut für uns ist, dass wir Fleisch essen sollen, um genug Protein zu bekommen und dass Krebs und Herzkrankheiten genetisch bedingt sind?" Das sind ganz legitime Fragen, und die Antworten sind ein wesentlicher Teil dieser Geschichte. Um zu diesen Antworten zu gelangen, müssen wir meiner Meinung nach allerdings erst wissen, wie Informationen gebildet werden und wie sie das öffentliche Bewusstsein erreichen.

Wie Sie bald sehen werden, wird vieles von der Goldenen Regel regiert: Derjenige, der das Gold hat, macht die Regeln. Es gibt mächtige, einflussreiche und enorm reiche Industriebetriebe, die eine unermessliche Menge an Geld verlieren würden, wenn die Amerikaner anfingen, ihre Ernährung auf pflanzliche Basis umzustellen. Die finanzielle Gesundheit dieser Firmen hängt davon ab, inwieweit sie das Wissen der Öffentlichkeit über Ernährung und Gesundheit kontrollieren. Wie jedes gute wirtschaftliche Unternehmen tun diese Industriebetriebe alles in ihrer Macht stehende, um ihre Profite und ihre Firmenteilhaber zu schützen.

Nun denken Sie vielleicht, dass die Industriellen unterm Tisch Wissenschaftler bezahlen, damit sie die Daten fälschen, Regierungsbeamte bestechen oder anderen illegalen Aktivitäten nachgehen. Viele Menschen lieben solche sensationellen Geschichten. Aber die mächtigen Interessen, die den Status quo aufrechterhalten, betreiben normalerweise keine illegalen Geschäfte. Soweit ich weiß, bezahlen sie keine Wissenschaftler um die Daten zu fälschen. Sie bestechen keine gewählten Amtspersonen oder machen heimliche, schmutzige Geschäfte.

Die Situation ist viel schlimmer.

Das ganze System – Regierung, Wissenschaft, Medizin, Industrie und Medien – stellt Profite vor Gesundheit, Technologie vor Essen und Irreführung vor Klarheit. Die meisten, aber nicht alle, irreführenden Fehlinformationen über Ernährung werden auf legale, völlig offen gelegte Weise produziert und über Menschen verbreitet, die keinen Verdacht schöpfen und gute Absichten hegen, seien es Forscher, Politiker oder Journalisten. Der zerstörendste Aspekt an diesem System ist weder sensationell noch wird er viel Aufregung bei seiner Entdeckung bewirken. Es ist ein lautloser Gegner, den nur wenige Menschen sehen und verstehen.

Meine Erfahrungen innerhalb der wissenschaftlichen Kreise veranschaulichen, wie das gesamte System irreführende Informationen produziert, und warum Sie die Botschaft dieses Buches zuvor noch nicht gehört haben. In den folgenden Kapiteln habe ich das „System" der Problematik in die Einheiten Wissenschaft, Regierung, Industrie und Medizin eingeteilt. Aber, wie Sie sehen werden, gibt es Fälle, wo es beinahe unmöglich ist, zwischen Wissenschaft und Industrie, Regierung und Wissenschaft oder Regierung und Industrie zu unterscheiden.

# Kapitel 13

# Die dunkle Seite der Wissenschaft

Als ich in einem abgelegenen Tal außerhalb von Blacksburg, Virginia, lebte, besuchte meine Familie gerne einen alten Bauern, Mr. Kinsey, der am Ende der Straße wohnte und immer eine lustige Geschichte zu erzählen wusste. Wir freuten uns auf die Abende auf der Veranda seines Hauses, wo wir seinen Erzählungen lauschten. Eine meiner Lieblingsgeschichten war der große Kartoffelkäferbetrug.

Er erzählte von seiner Farm aus der Zeit, als es noch keine Pestizide gab, und berichtete, dass wenn ein Kartoffelpflanzenbestand von Käfern befallen war, die Käfer von Hand entfernt und getötet werden mussten, einer nach dem anderen. Eines Tages sah Mr. Kinsey in einem Landwirtschaftsmagazin eine Anzeige über einen großen Kartoffelkäferkiller, im Angebot für fünf Dollar. Obwohl fünf Dollar damals keine kleine Summe war, dachte sich Mr. Kinsey, dass der Ärger mit den Käfern groß genug war, um die Investition zu rechtfertigen. Kurze Zeit später kam der große Kartoffelkäferkiller per Post. Er öffnete das Päckchen und fand zwei Holzscheite mit einer kurzen Anleitung vor:

- „Nehmen Sie ein Holzscheit in die Hand.
- Legen Sie den Kartoffelkäfer auf die flache Seite des Holzes.
- Nehmen Sie das zweite Holzscheit und drücken Sie fest auf den Kartoffelkäfer."

Schwindel, Tricks und unverblümte Betrügereien für die persönliche Bereicherung sind so alt wie die Geschichte selbst. Und wahrscheinlich hat kein anderer Bereich in unserer Gesellschaft mehr darunter gelitten als der Gesundheitsbereich. Nur wenige Erfahrungen sind so persönlich und gewaltig wie jene von Menschen, die ihre Gesundheit vorzeitig verloren haben. Verständlicherweise wollen sie alles glauben und versuchen nahezu alles, was helfen könnte. Sie sind eine höchst verwundbare Gruppe von Konsumenten.

Mitte der 1970er Jahre saßen wir einem Paradebeispiel eines Gesundheitsbetrugs auf, zumindest nach medizinischen Standards. Es ging um eine alternative Krebstherapie namens Lätril (Amygdalin), einer natürlichen chemischen Verbindung, die großteils aus Aprikosenkernen hergestellt wird. Wenn Sie Krebs hatten und von Ihren regulären Ärzten hier in den Vereinigten Staaten nicht erfolgreich behandelt wurden, zogen Sie es vielleicht in Erwägung, nach Tijuana, Mexiko, zu gehen. Das *Washington Post Magazine* berichtete über Sylvia Dutton, eine 53-jährige Frau aus Florida, die genau das als letzten Versuch unternahm, um dem Krebs, der sich bereits von den Ovarien zum Lymphsystem ausgebreitet hatte, entgegenzuwirken.[1] Freunde und Bekannte aus ihrer Kirchengemeinde hatten ihr und ihrem Mann von der Lätril-Behandlung und der Möglichkeit fortgeschrittenen Krebs zu heilen, berichtet. In diesem Artikel[1] sagte Sylvias Mann: „Es gibt mindestens ein Dutzend Menschen hier, denen gesagt wurde, dass sie an Krebs sterben würden, und die jetzt – nach der Verwendung von Lätril – wieder Tennis spielen."

Der Haken an der Sache war jedoch, dass Lätril ein höchst umstrittener Wirkstoff war. Einige Leute des medizinischen Establishments wendeten ein, dass in Tierversuchen wiederholt gezeigt worden war, dass Lätril keinerlei Effekt auf Tumore ausübt.[1] Daher entschied die U.S. Food and Drug Administration (FDA),[A] die Verwendung von Lätril zu unterbinden, was die Kliniken an der südlichen Grenze folglich populär machte. In einem bekannten Krankenhaus in Tijuana wurden „mindestens 20.000 amerikanische Patienten im Jahr" behandelt.[1] Eine dieser Patienten war Sylvia Dutton. Bei ihr funktionierte Lätril bedauerlicherweise nicht.

Aber Lätril war nur eine von vielen alternativen Gesundheitsversprechungen. Ende der 1970er Jahre gaben Amerikaner US $ 1 Milliarde pro Jahr für verschiedene Ergänzungs- und Wundermittel aus, die magische Wirkungen versprachen.[2] Darunter waren Pangamsäure, das als bis vor kurzem unentdecktes Vitamin mit praktisch uneingeschränkten Kräften angepriesen wurde, unterschiedliche Bienenprodukte und andere Nahrungsergänzungsmittel, die Knoblauch und Zink enthielten.[2]

Zur gleichen Zeit wurden in Wissenschaftskreisen immer mehr Gesundheitsinformationen, besonders Ernährungsinformationen, in einem rasenden Tempo erzeugt. Im Jahr 1976 berief Senator George McGovern ein Gremium ein, das Ernährungsziele verfasste, die den verminderten Konsum von fettreichen Tierprodukten und den erhöhten Konsum von Obst und Gemüse wegen ihres Effekts auf Herzkrankheiten empfehlen. Der erste Entwurf dieses Berichts, der Herzkrankheit und Ernährung in Zusammenhang brachte, verursachte einen derartigen Aufruhr, dass eine größere Überprüfung angeordnet wurde, bevor der Bericht für die Veröffentlichung freigegeben wurde. In einem persönlichen Gespräch erzählte mir McGovern, dass er und fünf andere mächtige Senatoren von agrarwirtschaftlichen Staaten ihre jeweiligen Wahlen 1980 zum Teil daher verloren, weil sie es gewagt hatten, sich mit der Tierlebensmittelindustrie anzulegen.

Ende der 1970er Jahre hatte der McGovern-Bericht Erfolg darin, der Regierung den Anstoß für ihre allerersten Ernährungsrichtlinien zu geben, von denen gemunkelt wurde, dass sie eine ähnliche Botschaft unterstützten wie der Bericht von McGoverns Gremium. Ungefähr zur selben Zeit gab es weithin veröffentlichte Regierungsdebatten über die Frage, ob Lebensmittelzusatzstoffe ungefährlich wären und ob Saccharin Krebs verursachte.

## Meine Rolle in diesem Spiel

In den späten 1970er Jahren fand ich mich inmitten dieses sich rapide verändernden Umfeldes wieder. 1975 war mein Projekt auf den Philippinen beendet, und ich arbeitete an meinen Laborversuchsreihen in den Vereinigten Staaten, nachdem ich eine volle Professur an der Cornell Universität angenommen hatte. Einiges meiner frühen Arbeit über Aflatoxin und Leberkrebs auf den Philippinen (siehe Kapitel 2) zog breites Interesse auf sich. Meine anschließende Laboruntersuchung über Ernährungsfaktoren, Karzinogene und Krebs (Kapitel 3) erhielt nationale

A    US-Bundesbehörde zur Überwachung von Nahrungs- und Arzneimitteln

Beachtung. Zu jener Zeit verfügte ich über eines von nur zwei oder drei Untersuchungslabors im Land, die Grundlagenforschung über Ernährung und Krebs betrieben. Es war ein ganz neuartiges Unterfangen.

Von 1978 bis 1979 nahm ich einen einjährigen Forschungsurlaub und verließ Cornell, um nach Bethesda, Maryland, zu gehen, dem nationalen Zentrum in Ernährungsangelegenheiten. Die Organisation, bei der ich arbeitete, war die Federation of American Societies for Experimental Biology and Medicine oder kurz FASEB. Die Vereinigung bestand aus sechs individuellen Forschungsgesellschaften, die die Bereiche Pathologie, Biochemie, Pharmakologie, Ernährung, Immunologie und Physiologie repräsentierten. Die FASEB sponserte die jährlichen gemeinsamen Konferenzen aller sechs Gesellschaften, bei denen mehr als 20.000 Wissenschaftler teilnahmen. Ich war Mitglied von zwei der Gesellschaften, Ernährung und Pharmakologie, und war im Speziellen bei der American Institution of Nutrition aktiv (der heutige Name ist American Society of Nutritional Sciences). Meine Hauptaufgabe war es, unter Vertrag der U.S. Food and Drug Administration den Vorsitz über ein Komitee aus Wissenschaftlern zur Untersuchung möglicher Gefahren von Nahrungsmittelzusätzen zu führen.

Während meines Aufenthalts wurde ich eingeladen, an einem Ausschuss für öffentliche Angelegenheiten teilzunehmen, der als Mittler zwischen der FASEB und dem Kongress fungierte. Die Aufgabe des Ausschusses bestand darin, den Überblick über die Aktivitäten des Kongresses zu behalten und die Interessen unserer Gesellschaft gegenüber dem Gesetzgeber zu vertreten. Wir überprüften Richtlinien, Budgets und Standpunkterklärungen, trafen mit Kongressmitgliedern zusammen und hielten Konferenzen an großen, eindrucksvollen „Sitzungssaaltischen" in distinguierten, illustren Konferenzräumen ab. Ich hatte oft das Gefühl, mich in der Zitadelle der Wissenschaft zu befinden.

Als Grundvoraussetzung für die Repräsentation meiner Ernährungsgesellschaft in diesem Ausschuss für öffentliche Angelegenheiten musste ich zuerst für mich selbst entscheiden, wie Ernährung am besten definiert werden kann. Es ist eine weitaus schwierigere Frage, als Sie jetzt vielleicht denken. Wir hatten Wissenschaftler, die sich für angewandte Ernährung interessierten, was Menschen in ihren Gemeinden mit einbezog. Wir hatten Ärzte und Ärztinnen, die an isolierten Nährstoffen, die als pharmakologische Wirkstoffe eingesetzt werden könnten, interessiert waren, und Forscher, die lediglich mit isolierten Zellen und gut bekannten chemischen Stoffen im Labor arbeiteten. Wir hatten sogar Leute, die der Meinung waren, dass Ernährungsstudien sowohl Nutztiere als auch Menschen als Schwerpunkt haben sollten. Das Konzept von Ernährung war alles andere als klar, und eine Klärung war von entscheidender Bedeutung. Die durchschnittliche amerikanische Auffassung von Ernährung war sogar noch vielfältiger und verworrener. Konsumenten wurden ständig durch Werbetricks hinters Licht geführt und blieben dennoch äußerst interessiert an Nahrungsergänzungsmitteln und Ernährungsempfehlungen irgendwelcher Herkunft, egal ob aus einem Ernährungsbuch oder von staatlicher Stelle.

Eines Tages im Spätfrühling 1979 erhielt ich einen Anruf vom Leiter des Büros für öffentliche Angelegenheiten, der die Arbeit unseres „Kongress-Kontakt-Komitees" koordinierte.

Ellis informierte mich darüber, dass noch ein weiteres neues Komitee innerhalb des American Institute of Nutrition (Amerikanisches Institut für Ernährung, eine der FASEB Gesellschaften) etabliert werden sollte, das mich eventuell interessieren könnte.

„Es wird Public Nutrition Information Committee (Komitee für öffentliche Ernährungsinformation) heißen", erzählte er mir, „und eine seiner Aufgaben ist es zu entscheiden, was zulässige Ernährungsempfehlungen für die Öffentlichkeit sind. Offenbar", fuhr er fort, „gibt es große Übereinstimmungen zwischen dem, was dieses neue Komitee machen möchte, und dem, was wir im Ausschuss für öffentliche Angelegenheiten tun."

Ich stimmte mit ihm überein.

„Wenn Sie daran interessiert sind, würde ich Sie gerne in diesem neuen Komitee als Repräsentant für das Büro für öffentliche Angelegenheiten sehen", sagte er.

Der Vorschlag klang gut, da ich am Anfang meiner beruflichen Laufbahn stand und dadurch die Gelegenheit hätte, die akademischen Ansichten einiger der ganz „Großen" unter den Ernährungsforschern kennenzulernen. Den Organisatoren zufolge handelte es sich außerdem um ein Komitee, das sich zu einer Art „Obersten Gerichtshof" für öffentliche Ernährungsinformationen entwickeln könnte. Es könnte beispielsweise dazu dienen, Ernährungsschwindel aufzudecken.

## Eine große Überraschung

Zu der Zeit, als das neue Komitee für öffentliche Ernährungsinformationen gebildet wurde, entwickelte sich gerade ein Wirbelsturm quer durchs Land ausgehend von der renommierten National Academy of Sciences (NAS, Nationale Akademie der Wissenschaften). Zwischen dem Präsidenten der NAS, Phil Handler, und dem internen NAS Food and Nutrition Board fand eine öffentliche Auseinandersetzung statt. Handler wollte eine Gruppe von angesehenen Wissenschaftlern von außerhalb in die NAS-Organisation hereinbringen, die sich über das Thema Ernährung und Krebs austauschen und dann einen Bericht darüber schreiben sollte. Sein internes Lebensmittel- und Ernährungsgremium war nicht sehr erfreut darüber, zumal es die Kontrolle über dieses Projekt erlangen wollte. Handlers NAS wurde die Finanzierung vom Kongress zugesprochen, um einen Bericht über ein Thema zu erstellen, das noch nie zuvor von diesem Blickwinkel aus bearbeitet worden war.

Innerhalb der wissenschaftlichen Gemeinschaft war es weithin bekannt, dass das NAS Food and Nutrition Board stark unter dem Einfluss der Fleisch-, Milch- und Eierindustrie stand. Zwei ihrer Führungskräfte, Bob Olson und Alf Harper, hatten enge Verbindungen zu diesen Industriezweigen. Olson war ein gut bezahlter Berater der Eierindustrie, und Harper bestätigte, dass er 10 % seines Einkommens für seine Dienstleistungen von Lebensmittelfirmen bezog, darunter auch sehr große Milchwirtschaftsunternehmen.

Letztendlich umging Handler als Präsident der NAS sein Food and Nutrition Board und organisierte einen Expertenausschuss mit Wissenschaftlern von außerhalb der Organisation, der 1982 den Bericht *Diet, Nutrition, and Cancer* veröffentlichte.[4] Wie sich zeigte, war ich einer der 13 Wissenschaftler, die für den Expertenausschuss ausgewählt wurden, um diesen Bericht zu erstellen.

Wie erwartet waren Alf Harper, Bob Olson und deren Kollegen vom Food and Nutrition Board (Lebensmittel- und Ernährungsausschuss) nicht sehr glücklich über den Umstand, dass sie keine Kontrolle über diesen grundlegenden Bericht hatten. Sie wussten, dass dieser Bericht einen großen Einfluss auf die landesweite Meinung über Ernährung und Krankheit ausüben würde. Hauptsächlich befürchteten sie, dass die großartige Ernährungsweise der Amerikaner in Frage gestellt und vielleicht sogar als mögliche Ursache für Krebs dargestellt werden könnte.

James S. Turner, der Vorsitzende des zugehörigen Konsumentenverbandes innerhalb der NAS, war kritisch gegenüber dem Food and Nutrition Board eingestellt und schrieb Folgendes: „Wir können lediglich abschließend feststellen, dass der [Lebensmittel- und Ernährungs-] Ausschuss von einer Gruppe von Wissenschaftlern dominiert wird, die Veränderungen gegenüber nicht aufgeschlossen sind und die eine ziemlich isolierte Auffassung von Ernährung und Krankheit vertreten."[3]

Nachdem ihr die Kontrolle über diesen vielversprechenden Bericht über Ernährung und Krebs verwehrt worden war, musste der pro-industrielle Ausschuss etwas Schadensbegrenzung betreiben. Eine Ersatzgruppe war schnell an anderer Stelle etabliert: Das neue Public Nutrition Information Committee (Komitee zur öffentlichen Ernährungsinformation). Wer waren die Leiter des neuen Komitees für öffentliche Ernährungsinformationen? Bob Olson, Alfred Harper und Tom Jukes, ein langjähriger Industriewissenschaftler, von denen jeder eine Fakultätsposition an einer Universität innehatte. Ich war zunächst ahnungslos, was Zweck und Zielsetzung der Gruppe betraf, aber bis zu unserem ersten Treffen im Frühling 1980 hatte ich herausgefunden, dass ich von den 18 Mitgliedern des Komitees der einzige war, der keine Verbindungen zur kommerziellen Welt der Lebensmittel- und Pharmafirmen und deren Bündnissen hatte.

Dieses Komitee war wie eine eingeschworene Gemeinschaft. Seine Mitglieder waren fest im Status quo etabliert. Ihre beruflichen Verbindungen, ihre Freunde, die Leute, mit denen sie fraternisieren, sie alle waren pro-industriell eingestellt. Sie erfreuten sich selbst an der fleischreichen amerikanischen Kost und waren nicht willens, die Möglichkeit in Erwägung zu ziehen, dass ihre Auffassungen falsch waren. Außerdem erfreuten sich einige von ihnen an stattlichen Vorteilen wie üppigen Reisespesen und fetten Beratungshonoraren, die von Fleisch- und Tierproduktefirmen bezahlt wurden. Obwohl nichts Illegales an irgendeiner dieser Aktivitäten war, legte es doch den ernsten Interessenskonflikt offen, der zwischen den meisten Komiteemitgliedern und dem öffentlichen Interesse bestand.

Die Situation war vergleichbar mit der Problematik um Zigaretten und Gesundheit. Als zum ersten Mal wissenschaftliche Beweise über die Gesundheitsschädlichkeit von Zigaretten auftauchten, traten Horden von Gesundheitsexperten auf den Plan, die sich energisch für das Rauchen einsetzten. Das *Journal of the American Medical Association* zum Beispiel fuhr fort, Werbungen für Rauchwaren zu schalten, und viele andere taten das Ihrige, um die Tabakverwendung standhaft zu verteidigen. In vielen Fällen handelten diese Wissenschaftler aus einer verständlichen Vorsicht heraus. Aber es gab darunter auch ziemlich viele, insbesondere als die wissenschaftlichen Belege gegen Tabak anwuchsen, deren Motivation eindeutig durch persönliche Befangenheit und Habgier begründet war.

Und hier war ich, in einem Komitee, das den Wert von Ernährungsinformationen beurteilen sollte, ein Komitee, das aus einigen der mächtigsten pro-industriellen Wissenschaftlern bestand. Ich war der Einzige, der nicht von den Industriekumpanen persönlich ausgewählt worden war, da ich auf Veranlassung des Leiters des FASEB-Büros für öffentliche Angelegenheiten dort war. An diesem Punkt meiner beruflichen Laufbahn hatte ich noch keinerlei besonders starke Ansichten für oder gegen die amerikanische Standardernährung. Ich war in erster Linie daran interessiert, eine ehrliche, offene Debatte zu fördern – etwas, das mich sehr bald in Widerspruch zu dieser neuen Organisation setzen würde.

## Die erste Tagung

Vom ersten Moment bei der ersten Tagung im April 1980 wusste ich bereits, dass ich das Hühnchen war, das sich in den Fuchsbau verirrt hatte, obwohl ich mit großen Hoffnungen und unvoreingenommen, jedoch blauäugig, hineingegangen war. Am Ende jedoch berieten sich viele Wissenschaftler, mich selbst eingeschlossen, mit Firmen, während wir daran arbeiteten, im Interesse der öffentlichen Gesundheit eine objektive Sichtweise zu wahren.

Im zweiten Abschnitt unseres ersten Komiteetreffens ließ der Vorsitzende, Tom Jukes, eine von ihm selbst handschriftlich verfasste, geplante Pressemitteilung reihum gehen, in der es um den eigentlichen Zweck des Komitees ging. Zusätzlich zur Bekanntgabe unserer Gründung enthielt die Pressemitteilung Beispiele von jener Art Ernährungsbetrügereien, die unser Komitee bloßzustellen beabsichtigte. Als ich die Liste der sogenannten Betrügereien überflog, war ich verblüfft, die Ernährungsziele von McGovern[5] aus dem Jahr 1977 auf der Liste zu sehen. Diese erstmals im Jahr 1976 entworfenen, relativ bescheidenen Ziele weisen darauf hin, dass weniger Fleisch- und Fettkonsum und mehr Obst- und Gemüsekonsum Herzkrankheiten verhindern könnten. In dieser geplanten Presseaussendung wurden sie als nichts weiter als einfache Quacksalberei beschrieben – genauso wie die weithin verurteilten Lätril- und Pangaminsäure-Präparate. Im Wesentlichen wurde eine Verlagerung unserer Essgewohnheiten zu mehr Obst, Gemüse und ungeschältem Getreide als Betrug hingestellt. Das war der Versuch des Komitees, seine Fähigkeit als oberster Richter über verlässliche wissenschaftliche Informationen zu demonstrieren!

Nachdem ich meiner Mitgliedschaft in diesem neuen Komitee erwartungsvoll entgegensah, war ich schockiert darüber, was hier im Begriff war zu entstehen. Obwohl ich zu der Zeit keinerlei spezielle Vorliebe für irgendeine Art von Ernährung hatte, wusste ich doch, dass das bahnbrechende Gremium über Ernährung und Krebs an der Nationalen Akademie für Wissenschaften, bei dem ich dabei war, wahrscheinlich Ähnliches wie die McGovern-Ziele empfehlen würde. Nur dass dieses Mal aus der Krebsforschung und nicht aus der Herzforschung zitiert worden wäre. Die mir bekannten wissenschaftlichen Ergebnisse schienen die bescheidenen Empfehlungen von McGoverns Komitee für Ernährungsziele sehr eindeutig zu bestätigen.

Bei der ersten Sitzung saß Alf Harper neben mir, den ich seit unserer gemeinsamen Tage am MIT (Massachusetts Institute of Technology) sehr schätzte, als er General Foods Professor of Nutritional Sciences war. Am Anfang der Sitzung, als dieser handschriftliche, geplante Pressetext die Runde machte, lehnte ich mich zu Harper und zeigte auf die Liste, wo McGoverns Ernährungsziele unter anderen weit verbreiteten Schwindeleien angeführt waren und flüsterte ungläubig: „Sehen Sie das?"

Harper konnte mein Unbehagen, meine Fassungslosigkeit, spüren, und ergriff daher rasch das Wort. In einem gönnerhaften Ton sagte er zur Gruppe: „Es gibt ehrenwerte Menschen in unserer Gesellschaft, die vielleicht nicht unbedingt mit dieser Liste übereinstimmen. Vielleicht sollten wir sie aufs Eis legen." Eine zögernde Diskussion ergab sich daraus und letztendlich wurde entschieden, auf die geplante Presseaussendung zu verzichten.

Danach wurde die Sitzung beendet. Was mich betraf, war dieser Anfang mindestens als dubios zu bezeichnen.

Einige Wochen später, zurück im Norden des Staates New Yorks, schaltete ich eine morgendliche TV-Nachrichtensendung an. Tom Brokaw erschien auf der Bildfläche und begann ausgerechnet mit Bob Olson über Ernährung zu reden. Sie diskutierten über einen kürzlich veröffentlichten Bericht namens „Für gesunde Ernährung" (Toward Healthful Diets), den Olson und Freunde an der Nationalen Akademie der Wissenschaften erstellt hatten. Dieser Bericht, der wohl der kürzeste und oberflächlichste Bericht über Gesundheit war, den die NAS (National Academy of Science) jemals produziert hatte, pries die Vorteile einer fett- und fleischreichen amerikanischen Kost an und bestätigte im Grunde genommen, dass mit der amerikanischen Ernährungsweise alles in Ordnung ist.

Vom wissenschaftlichen Standpunkt aus war diese Botschaft ein Hammer. Ich erinnere mich an einen Wortwechsel, bei dem Tom Brokaw in Bezug auf Fastfood nachfragte, und Olson voll Überzeugung erklärte, dass McDonald's-Hamburger in Ordnung wären. Nachdem Millionen Zuschauer gehört hatten, wie dieser „Experte" den Gesundheitsnutzen von McDonald's-Hamburger anpries, darf es nicht verwundern, dass die Konsumenten im ganzen Land verwirrt waren. Nur eine Handvoll Insider mochten wohl wissen, dass diese Ansichten nicht einmal im Entferntesten das beste wissenschaftliche Verständnis dieser Zeit widerspiegelte.

## Die zweite Tagung

Im Spätfrühling 1981 waren wir zu unserer zweiten alljährlichen Tagung wieder in Atlantic City. Aus der Korrespondenz des vergangenen Jahres war bereits ein informelles Programm des Komitees entstanden. Zuerst würden wir die Aussage treffen, dass bewusste Fehlinformationen rund um das Thema Ernährung das Vertrauen der Öffentlichkeit in die Ernährungsforschung untergräbt. Zweitens mussten wir die Anschauung bekanntmachen, dass das Eintreten für einen vermehrten Konsum von Gemüse und Obst und für weniger Fleisch und fettreichen Nahrungsmitteln selbst ein Betrug war. Drittens beabsichtigten wir, unser Komitee als dauerhafte Einrichtung zu positionieren. Bis hierhin hatte unsere Gruppe nur eine befristete Funktion inne – sozusagen als Sondierungskomitee. Jetzt war es an der Zeit ganze Arbeit zu leisten, um zur permanenten und primären Quelle von seriösen Ernährungsinformationen in den USA zu werden.

In den ersten Tagen der Tagung erzählte mir ein Kollege, Howard Applebaum, vom neuesten Gerücht: „Haben Sie das gehört?", flüsterte er, „Olson hat entschieden, dass das Komitee neu gebildet wird und Sie werden nicht mehr dabei sein." Zu jener Zeit befand sich Olson in seiner einjährigen Amtszeit als Präsident der Vorläufergesellschaft, des American Institute of Nutrition, und er hatte die Macht, derartige Dinge durchzusetzen.

Ich dachte damals, dass diese Neuigkeiten weder überraschend noch enttäuschend wären. Ich wusste, dass ich das schwarze Schaf des Komitees war und war bereits beim ersten Treffen im Vorjahr aus der Reihe getanzt. Meine weitere Mitwirkung in dieser besonderen Gruppe hätte bedeutet, die Niagarafälle aufwärts schwimmen zu wollen. Der einzige Grund, warum ich überhaupt dort Mitglied war, lag darin, dass der Direktor des Büros für öffentliche Angelegenheiten an der FASEB mir diesen Platz verschafft hatte.

Ich hatte gedacht, dass die Tagung im ersten Jahr schon dubios gewesen wäre, aber ich stieß auf einen noch bizarreren Beginn dieser zweiten Tagung ein Jahr später, bevor Olson die Gelegenheit hatte, mich abzusetzen. Als der Antrag eingebracht wurde, unser Komitee werde zu einer permanenten Einrichtung innerhalb unserer Gesellschaft, war ich der einzige, der den Antrag in Frage stellte. Ich drückte meine Besorgnis aus, dass dieses Komitee und seine Aktivitäten nach McCarthyismus stank, was in einer Gesellschaft für wissenschaftliche Forschung keinen Platz hatte. Der Vorsitzende wurde auf meine Worte hin äußerst zornig und handgreiflich, woraufhin ich mich entschied, am besten den Raum zu verlassen. Ich stellte offenbar eine Bedrohung für alles dar, was die Komiteemitglieder erreichen wollten.

Nachdem diese ganze unangenehme Geschichte der neu gewählten Präsidentin der Gesellschaft, Professor Doris Calloway von der UC Berkeley (University of California in Berkeley) berichtet worden war, wurde das Komitee abgeschafft und mit mir als Vorsitzenden neu strukturiert. Glücklicherweise konnte ich unsere sechs Mitglieder davon überzeugen, das Komitee nach weniger als einem Jahr aufzulösen, und so nahm die ganz traurige Angelegenheit ein Ende.

Zu bleiben und sich für den „guten Kampf einzusetzen", um es so auszudrücken, war keine Option. Ich stand am Anfang meiner beruflichen Laufbahn, und die ehrfurchtgebietende Macht, die von den hochrangigen Mitgliedern in meiner Gesellschaft ausgeübt wurde, war brutal und erdrückend. Für viele dieser Personen stellte die Suche nach Wahrheit, die die öffentliche Gesundheit – über den Status quo hinaus – förderte, keine Option dar. Ich bin absolut überzeugt davon, dass ich dieses Buch nicht geschrieben hätte, wenn ich mich der Lösung dieser Probleme so früh in meiner Laufbahn angenommen hätte. Die Förderung meiner Forschungen und Publikationen wären sehr schwierig, wenn nicht sogar unmöglich, zu erreichen gewesen.

In der Zwischenzeit richteten Bob Olson und einige seiner Kollegen ihre Aufmerksamkeit auf eine relativ neue Organisation, die 1978 gegründet worden ist, das American Council on Science and Health (ACSH, Amerikanischer Rat für Wissenschaft und Gesundheit). Das ACSH mit Hauptsitz in New York City preist sich bis heute noch als eine „Vereinigung für Konsumentenaufklärung an, die sich mit Themen wie Nahrungsmittel, Ernährung, Chemikalien, Pharmazeutika, Lebensstil, Umwelt und Gesundheit befasst". Die Gruppe behauptet zudem, sie wäre eine „unabhängige, gemeinnützige, steuerbefreite Organisation".[6] Allerdings finanziert sie sich laut National Environmental Trust (Umweltorganisation in den USA), welcher die Congressional Quarterly Public Interest Profiles (eine Quartalsveröffentlichung des US-Kongresses) zitiert,[7] zu 76 % aus Zuwendungen und Spenden von Unternehmen und anderen Gesellschaften.

Dem National Environmental Trust[7] zufolge behauptet die ACSH in ihren Berichten, dass Cholesterin nicht mit koronarer Herzkrankheit im Zusammenhang steht, dass „die Unpopularität der Nahrungsmittelbestrahlung [...] nicht auf wissenschaftlichen Erkenntnissen basiert", dass „endokrine Disruptoren" (z. B. Umweltgifte wie polychlorierte Biphenyle – PCBs, Dioxine etc.) keine gesundheitliche Gefährdung für den Menschen darstellen, Saccharin nicht krebsauslösend sei, und eine Einschränkung fossiler Brennstoffe zur Kontrolle der globalen Erwärmung nicht umgesetzt werden sollte. Die Suche nach einer ernstzunehmenden Kritik an der Nahrungsmittelindustrie durch die ACSH gestaltet sich wie die Suche nach einer Nadel im sprichwörtlichen Heuhaufen. Obwohl ich glaube, dass einige ihrer Argumente ihren Wert haben könnten, stelle ich ihre Behauptung, eine objektive Quelle für „Konsumentenaufklärung" zu sein, ernsthaft in Frage.

## Mit meinen eigenen Waffen geschlagen

Während der ganzen Erfahrung mit dem Public Nutrition Information Comittee arbeitete ich an dem Bericht der National Academy of Sciences (NAS) über Ernährung und Krebs, der im Juni 1982 herausgegeben wurde.[4] Wie man erwarten konnte, war die Hölle los, als dieser Bericht veröffentlicht wurde. Als erster derartiger Bericht über Ernährung und Krebs erhielt er große öffentliche Aufmerksamkeit und wurde sehr schnell zum meistgefragten Bericht in der Geschichte der NAS. Er stellte Ziele für die Prävention von Krebs mit Hilfe der Ernährung auf, die große Beachtung in den Medien fanden. Diese Ziele waren jenen aus dem McGovern-Komitee-Bericht von 1976 sehr ähnlich. In erster Linie empfahlen wir den Konsum von Obst, Gemüse und vollwertigen Getreideprodukten bei gleichzeitiger Verringerung der gesamten aufgenommenen Fettmenge. Die Tatsache, dass es in diesem Bericht um Krebs ging und nicht um koronare Herzkrankheit ließ die Emotionen jedoch hochkochen. Es stand viel auf dem Spiel und der Einsatz wurde noch höher – denn Krebs löst eine bei weitem größere Angst aus als Herzkrankheiten.

Angesichts des Einsatzes traten einige mächtige Gegner auf den Plan. Innerhalb von zwei Wochen verfasste das Council on Agriculture, Science and Technology (CAST), eine einflussreiche Interessengruppe der Viehwirtschaft, einen Bericht, der die Stellungnahmen von 56 „Experten" zusammenfasste, die über die Auswirkung unseres NAS-Berichts auf die Agrarwirtschaft und Nahrungsmittelindustrie besorgt waren. Olson, Jukes, Harper und ihre gleichgesinnten Kollegen vom mittlerweile nicht mehr bestehenden Public Nutrition Information Comittee gaben ihren Kommentar als Experten dazu. Ihr Bericht wurde rasch veröffentlicht und daraufhin in die Hände aller 535 US-Kongressmitglieder gespielt. Es war offensichtlich, dass das CAST ernsthaft besorgt um die möglichen Auswirkungen unseres Berichts auf die Öffentlichkeit war.

Das CAST war nicht die einzige Gruppe, die den Bericht kritisierte. Des Weiteren waren da noch das American Meat Institute (Branchenverband der amerikanischen Fleischindustrie), das National Broiler Council (Geflügelverband), die National Cattlemen's Association (Vereinigung der Rinderzüchter), das National Livestock and Meat Board (Viehwirtschaft- und Fleischverband), die National Meat Association, die National Milk Producers Federation (Molkereiverband), das National Pork Producers Council (Verband der Schweinefleischerzeuger), die National Turkey Federation (Truthahnverband) und die United Egg Producers (Eierproduzentenverband).[3] Ich weiß wirklich nicht, wie viel Krebsforschung die National Turkey Federation durchführt, aber ich vermute, dass ihre Kritik an unserem Bericht nicht auf der Sehnsucht nach wissenschaftlicher Wahrheitsfindung beruht.

Es war paradox, dass ich einige meiner wertvollsten Lektionen lernte, während ich auf einem Bauernhof mit Milchwirtschaft aufwuchs, und meine Arbeit trotzdem im Widerspruch zu den agrarwirtschaftlichen Interessen stand. Freilich, die Interessen dieser gewaltigen Großunternehmen waren weit entfernt von jenen der Bauern, mit denen ich aufgewachsen war – hart arbeitende, ehrliche Familien, die kleine Höfe bewirtschafteten, gerade groß genug, um ohne Sorgen auszukommen. Ich habe mich oft gefragt, ob diese agrarwirtschaftlichen Interessen aus Washington wirklich die großartige amerikanische bäuerliche Tradition repräsentieren oder ob sie nur für die landwirtschaftlichen Mischkonzerne mit Transaktionen im Wert von zig Millionen Dollar stehen.

Alf Harper, der ein überzeugendes Empfehlungsschreiben für meine erste Fakultätsposition schrieb, nachdem ich das MIT verlassen hatte, schrieb mir einen ernsten, persönlichen Brief, in dem er feststellte, dass ich „über [meine] eigene Petarde gefallen war." Eine Petarde ist eine Art Bombe oder Feuerwerkskörper. Offensichtlich war meine Mitwirkung beim Public Nutrition Information Committee und dem NAS-Bericht über *Ernährung und Krebs* letztendlich selbst für ihn zuviel.

Die Zeiten waren stürmisch, das ist sicher. Kongressanhörungen, die extra für den NAS-Bericht abgehalten wurden und bei denen ich aussagte. Die Zeitschrift *People* brachte mich in einem großen Artikel heraus, worauf es im Folgejahr eine endlose Reihe von Medienberichten gab.

# American Institute for Cancer Research (AICR, Amerikanisches Institut für Krebsforschung)

Es schien, als ob zum ersten Mal in unserer Geschichte die Regierung unsere Nahrung ernsthaft als ein Mittel zur Bezwingung von Krebs in Erwägung zog. Dies bedeutete einen fruchtbaren Boden für etwas Neues, und tatsächlich fiel mir etwas Neues in den Schoß. Ich wurde als Mitarbeiter in eine neue Organisation namens American Institute for Cancer Research in Falls Church, Virginia, eingeladen. Die Gründer dieser Organisation waren Spendenbeschaffer und wussten aus Erfahrung, dass es über Werbekampagnen möglich war, große Geldsummen für die Krebsforschung zu akquirieren. Offenbar gab es viele Menschen, die Interesse an neuem Wissen über Krebs hatten – über die üblichen Vorgehensweisen wie chirurgische Eingriffe, Bestrahlung und zytotoxische Chemotherapien hinaus.

Dieser im Entstehen begriffenen Organisation war unser NAS-Bericht[4] über Ernährung und Krebs 1982 sehr wohl bekannt. So wurde ich eingeladen, als leitender wissenschaftlicher Berater beizutreten. Ich ermutigte die anderen, einen Schwerpunkt auf Ernährung zu setzen, da der Zusammenhang zwischen Krebs und Ernährung im Begriff war, ein wichtiges Forschungsgebiet zu werden und trotzdem nur sehr wenig – wenn überhaupt – Unterstützung von den größeren Leistungsträgern erhielt. Ich bestärkte sie besonders, die Wichtigkeit von vollwertigen Nahrungsmitteln im Gegensatz zu Nahrungsergänzungsmitteln als Ernährungsquelle hervorzuheben, teilweise weil dies die Botschaft des NAS-Berichts war.

Als ich begann, mit der AICR zu arbeiten, tauchten zwei Herausforderungen gleichzeitig auf. Erstens musste die AICR als glaubwürdige Organisation etabliert werden, um die Botschaft bekannt zu machen und die Forschung zu fördern. Zweitens mussten die Empfehlungen der NAS veröffentlicht werden. Demzufolge betrachtete ich es als sinnvoll, wenn die AICR bei der Veröffentlichung der NAS-Empfehlungen mithelfen würde. Dr. Sushma Palmer, der geschäftsführende Leiter des NAS-Projekts[4], und der Harvard Professor und einflussreiche Berater beim McGovern Komitee, Mark Hegsted, sagten mir ihre Unterstützung bei diesem AICR-Projekt zu. Gleichzeitig schlug die AICR-Präsidentin, Marilyn Gentry, vor, den NAS-Bericht durch die AICR zu veröffentlichen und versandte Gratisexemplare an 50.000 Arztpraxen in den USA. Diese Projekte, die für mich der Gesellschaft gegenüber folgerichtig, nützlich und verantwortungsvoll erschienen, waren zudem sehr erfolgreich. Die Verbindungen, die wir eingingen, und die offene Position, die wir bezogen, hatten die Steigerung der allgemeinen Gesundheit als Zielsetzung. Allerdings fand ich rasch heraus, dass die Bildung einer Organisation, die ihren Schwerpunkt auf den Zusammenhang zwischen schlechter Ernährung und Krebsverursachung legte, von einer großen Anzahl von Menschen als Bedrohung gesehen wurde. Es war offensichtlich, dass die AICR-Projekte ins Schwarze trafen, so feindselig, wie die Resonanz der Nahrungs-, Medizin- und Pharmaindustrien waren. Es schien, als ob keine Maßnahme zu ihrer Diskreditierung gescheut wurde.

Ich war sehr überrascht über die besonders harsche staatliche Einmischung. Nationale und bundesstaatliche Generalstaatsanwaltbüros stellten den Status des AICR und seine Vorgehensweise zur Beschaffung finanzieller Mittel in Frage. Die US-Post beteiligte sich an der Schlacht, indem sie in Frage stellte, ob die AICR die Post für die Verbreitung von „Junk"-Information benutzen durfte. Wir alle hatten unseren Verdacht bezüglich jener, die diese staatlichen Behörden dazu veranlassten, die breite Veröffentlichung dieser Informationen über Ernährung und Krebs zu verhindern. Insgesamt machten diese öffentlichen Stellen uns das Leben sehr schwer. Warum attackierten sie eine gemeinnützige Organisation zur Förderung der Krebsforschung? Letztendlich geht es um die Tatsache, dass die AICR, genauso wie die NAS, für die Auffassung eintrat, dass Ernährung und Krebs miteinander in Zusammenhang standen.

Die American Cancer Society (Amerikanische Krebsgesellschaft) wurde zu einem besonders heftigen Gegner. In ihren Augen hatte die AICR zwei Dinge, die gegen sie sprachen: Sie könnte um die gleichen Geldgeber wetteifern und sie versuchte, die Krebsdiskussion in Richtung Ernährung zu verschieben. Die American Cancer Society hatte zu diesem Zeitpunkt noch nicht anerkannt, dass Nahrungsmittel und Ernährungsweise mit Krebs in Zusammenhang standen. (Erst viele Jahre später, in den frühen 1990er Jahren, als diese Auffassung bereits beträchtliche Aufmerksamkeit in der Öffentlichkeit erhielt, entwickelte sie auch Ernährungsempfehlungen, um den Krebs zu bezwingen.) Es war großteils eine medizinische Organisation, die auf die konventionelle Anwendung von Pharmazeutika, Bestrahlung und Operationen setzte. Kurze Zeit davor hatte die American Cancer Society Kontakt mit unserem NAS-Komitee aufgenommen, um eventuell gemeinsam Ernährungsempfehlungen zur Prävention von Krebs zu erstellen. Als Komitee lehnten wir ab, aber einige Leute unseres Komitees boten ihre individuelle Unterstützung an. Die American Cancer Society witterte eine große Geschichte und mochte es nicht zulassen, dass eine andere Organisation, die AICR, alle Anerkennung einheimsen sollte.

## Fehlinformationen

Vielleicht erscheint es, als ob ich eine Organisation etwas harsch beurteile, die die meisten Menschen als gänzlich wohlwollend betrachten. Aber die American Cancer Society agierte hinter den Kulissen komplett anders als in der Öffentlichkeit.

Einmal reiste ich in eine Stadt im Norden des Bundesstaates New York, wo ich als Vortragender von dem lokalen Ortsverband der American Cancer Society eingeladen war. Während meines Vortrags zeigte ich ein Dia mit einem Verweis auf die neue AICR-Organisation. Ich erwähnte meine persönliche Verbindung nicht, sodass das Publikum nicht wusste, dass ich der leitende wissenschaftliche Beirat der Organisation war.

Nach dem Vortrag beantwortete ich Fragen und meine Gastgeberin fragte mich: „Wissen Sie, dass die AICR eine Organisation von Quacksalbern ist?"

„Nein", sagte ich, „das wusste ich nicht." Ich befürchte, ich war nicht sehr erfolgreich im Verbergen meiner Skepsis, denn sie fühlte sich daraufhin bemüßigt, mir zu erklären: „Diese Organisation wird von einer Gruppe von Quacksalbern und diskreditierten Ärzten geleitet. Einige von ihnen saßen sogar eine Gefängnisstrafe ab."

Gefängnisstrafe? Das war neu für mich!

Wiederum fragte ich sie, ohne meine Verbindung zur AICR zu lüften: „Woher wissen Sie das?" Sie sagte, sie hätte ein Schriftstück gesehen, das in den lokalen Büros der American Cancer Society im ganzen Land kursierte. Ich bat sie um eine Kopie dieses Memorandums und erhielt sie kurz darauf.

Dieses Memo wurde vom Büro des nationalen Präsidenten der American Cancer Society ausgesendet, der zudem ein leitender Beamter des renommierten Roswell Park Memorial Institute for Cancer Research in Buffulo war. Diese innerbetriebliche Mitteilung unterstellte dem wissenschaftlichen „Vorsitz" der Organisation – ohne mich namentlich zu nennen – , an der Spitze einer Gruppe von insgesamt „acht oder neun" diskreditierten Ärzten zu stehen, von denen einige im Gefängnis gewesen waren. Es war ein komplettes Lügenmärchen. Ich kannte nicht einmal die angeführten Namen dieser diskreditierten Ärzte und konnte mir nicht vorstellen, wie etwas derartig Bösartiges entstehen hatte können.

Nachdem ich ein bisschen mehr nachgeforscht hatte, fand ich heraus, wer für dieses Memo im Büro der American Cancer Society in Buffalo verantwortlich war. Ich rief ihn an. Es war nicht überraschend, dass dieser ausweichend reagierte und nur sagte, dass er diese Information von einem ungenannten Reporter erhalten hatte. Es war unmöglich, den Ursprung zurückzuverfolgen. Ich weiß nur sicher, dass dieses Memo durch das Büro des Präsidenten der American Cancer Society verteilt wurde.

Ich erfuhr auch, dass das National Dairy Council (Nationaler Milchwirtschaftsverband), eine mächtige industrielle Interessensgruppe, eine Kopie dieses Memos erhalten hatte und daraufhin eine eigene Mitteilung an seine lokalen Zweigstellen im ganzen Land verteilte. Die Diffamierungskampagne gegen die AICR war weit verbreitet. Die Lebensmittel-, Pharma- und medizinischen Industrien zeigten zusammen mit der American Cancer Society und dem National Dairy Council ihr wahres Gesicht. Die Prävention von Krebs mit kostengünstigen, wenig gewinnbringenden pflanzlichen Nahrungsmitteln wurde von ihnen nicht willkommen geheißen. Mit der Unterstützung von gutgläubigen Medien war ihre gemeinsame Macht, die Öffentlichkeit zu beeinflussen, überwältigend.

## Persönliche Konsequenzen

Das Ende der Geschichte ist nichtsdestotrotz ein gutes. Obwohl die ersten Jahre der AICR für mich turbulent und schwierig sowohl in beruflicher als auch in persönlicher Hinsicht waren, flaute die Hetzkampagne allmählich ab. Nicht mehr länger als „am Rande der Gesellschaft" angesehen expandierte die AICR nach England (mit dem World Cancer Research Fund, WCRF, einer Stiftung zur weltweiten Krebsforschung in London) und andernorts. Nun sind es bereits über 20 Jahre, dass die AICR Forschungs- und Bildungsprojekte über den Zusammenhang zwischen Ernährung und Krebs finanziert. Zu Anfang organisierte und leitete ich das Subventionsprogramm. Später fungierte ich einige Jahre lang als leitender Wissenschaftsbeirat der AICR.

Eine weitere unglückliche Begebenheit sollte an dieser Stelle erwähnt werden. Ich wurde vom Vorstand meiner Ernährungsgesellschaft informiert, dass zwei der Mitglieder der Gesellschaft, Bob Olson und Alf Harper, den Antrag für meinen Ausschluss aus der Gesellschaft gestellt hatten – wahrscheinlich aufgrund meiner Verbindung zur AICR. Es wäre der erste Ausschluss in der Geschichte der Gesellschaft gewesen. Ich musste für ein „Interview" mit dem Präsidenten der Gesellschaft und dem Leiter der Ernährungsabteilung der FDA nach Washington. Die meisten ihrer Fragen betrafen die AICR.

Die gesamte Angelegenheit wirkte äußerst eigenartig. Mich auszuschließen, kurz nachdem ich zum Präsidenten der Organisation nominiert worden war, nur aufgrund meiner Verbindung zu einer Krebsforschungsorganisation? Später sprach ich über die ganze Angelegenheit mit einem Kollegen, der darüber Bescheid wusste, wie unsere Gesellschaft im Inneren funktionierte, Professor Sam Tove von der North Carolina State Universität. Er wusste natürlich alles über die Untersuchungen wie auch über anderen Unfug. Bei unserem Gespräch erzählte ich ihm über die AICR und dass sie eine wertvolle Organisation mit guten Absichten war. Ich werde seine Antwort niemals vergessen. „Es geht nicht um die AICR," sagte er, „Es geht um Ihren Bericht über Ernährung und Krebs bei der National Academy of Sciences."

Als der NAS-Bericht im Juni 1982 zu der Erkenntnis gelangte, dass ein geringerer Konsum von Fett und ein höherer Konsum von Obst, Gemüse und vollwertigen Getreideprodukten eine gesündere Form der Ernährung darstellt, verriet ich in den Augen einiger Leute die Gemeinschaft der Ernährungsforscher. Als einer der zwei experimentellen Forscher über Ernährung und Krebs im Gremium war es angeblich meine Aufgabe, den Ruf der bestehenden amerikanischen Ernährungsweise zu schützen. Nach meinem Scheitern an dieser Aufgabe machte mein darauf folgendes Engagement bei der AICR und ihrer Bekanntmachung des NAS-Berichts die Lage noch schlechter.

Glücklicherweise siegte die Vernunft über diese Farce. Eine Vorstandsitzung wurde abgehalten, um über meinen Ausschluss aus der Gesellschaft abzustimmen. Ich überlebte die Abstimmung mit 6 zu 0 Stimmen bei zwei Stimmenthaltungen.

Es fiel mir schwer, dies alles nicht persönlich zu nehmen, aber hier geht es um etwas Größeres, nicht um mich. In der Welt der Ernährung und Gesundheit sind die Wissenschaftler nicht frei, ihrer Forschung dorthin zu folgen, wohin sie sie führt. Wenn Sie die „falschen" Schlussfolgerungen ziehen – auch wenn Sie zu diesen durch erstklassige wissenschaftliche Arbeit gelangten – kann das Ihre Karriere zerstören. Der Versuch, diese „falschen" Schlussfolgerungen um der öffentlichen Gesundheit willen den Menschen zugänglich zu machen, kann Ihre Karriere zerstören. Meine wurde nicht zerstört, weil ich das Glück hatte, dass sich einige gute Leute für mich einsetzten. Aber es hätte viel schlechter ausgehen können.

Nach diesen unzähligen Geduldsproben habe ich nun einen besseren Durchblick, warum meine Gesellschaft so handelte, wie sie handelte. Die Geldsummen, die von Lebensmittel- und Pharmafirmen wie Mead Johnson Nutritionals, Lederle Laboratories, BioServe Biotechnologies, Procter and Gamble und dem Dannon Institute gespendet werden, repräsentieren eine unlautere Verbindung zwischen der Industrie und meiner Gesellschaft.[8] Glauben Sie, dass diese „Freunde" der Gesellschaft Interesse an der Verfolgung von wissenschaftlicher Forschung haben, egal zu welchen Schlussfolgerungen sie kommt?

## Die Konsequenzen für die Öffentlichkeit

Schlussendlich hatten die Lektionen in meiner beruflichen Laufbahn wenig mit spezifischen Namen oder spezifischen Institutionen zu tun. In diesen Lektionen geht es eher darum, was hinter den Kulissen einer jeglichen großen Institution stattfindet. Was sich hinter den Kulissen während nationaler Verhandlungsdebatten abspielt – sei es in wissenschaftlichen Organisationen, in Regierungskreisen oder den Vorständen einflussreicher Firmen – ist extrem wichtig für die Gesundheit unserer Nation. Die persönlichen Erfahrungen, die in diesem Kapitel Thema waren und die lediglich eine Auswahl derartiger Erfahrungen sind, haben Konsequenzen, die bei weitem größer sind als persönlicher Groll und Schaden für meine Karriere. Diese Erfahrungen illustrieren die dunkle Seite der Wissenschaft, die Seite, die nicht nur individuelle Wissenschaftler schädigt, die sich in den Weg stellen, sondern die gesamte Gesellschaft. Dies geschieht, indem systematisch versucht wird, Ansichten, die dem Status quo entgegen stehen, zu zerstören.

Es gibt einige Menschen in sehr einflussreichen Positionen in der Regierung und an Universitäten, die unter dem Deckmäntelchen wissenschaftlichen „Expertentums" agieren, deren wirkliche Aufgabe es aber ist, eine offene und ehrliche wissenschaftliche Debatte zu ersticken. Vielleicht erhalten sie signifikante persönliche Entschädigungen, weil sie für die Interessen von mächtigen Lebensmittel- und Pharmakonzernen arbeiten, oder vielleicht haben sie einfach eine ehrliche persönliche Vorliebe für eine konzernfreundliche Ansicht. Persönliche Vorlieben sind stärker als Sie glauben. Ich kenne Wissenschaftler, in deren Familien Menschen an Krebs starben, und die Erwägung der Möglichkeit, dass persönliche Entscheidungen wie Ernährung eine Rolle beim Tod ihrer Angehörigen gespielt haben könnten, erzürnt sie. Genauso wie es Wissenschaftler gibt, für die die fettreiche Ernährung, die großteils aus tierischen Nahrungsmitteln besteht, die sie jeden Tag essen, einfach das ist, mit dem sie aufgewachsen sind und sie immer schon als gesund erachtet haben. Sie lieben ihre Gewohnheiten und sie wollen sich nicht verändern.

Die große Mehrheit der Wissenschaftler widmet sich auf ehrwürdige, intelligente und engagierte Weise der Suche nach nutzbringenden Erkenntnissen für das Allgemeinwohl und nicht dem persönlichen Gewinn. Trotzdem gibt es einige Wissenschaftler, die ihre Seelen dem Höchstbietenden verkaufen würden. Sie mögen nicht viele sein, aber ihr Einfluss kann sehr weitreichend sein. Sie können den guten Namen von Institutionen korrumpieren, von denen sie ein Teil sind. Was am wichtigsten ist, sie können eine weit reichende Verunsicherung in der Öffentlichkeit auslösen, die oft nicht wissen kann, wem sie vertrauen soll. Sie schalten vielleicht eines Tages den Fernseher ein und sehen einen Experten, der die Hamburger von McDonald's preist, und lesen daraufhin in einer Zeitschrift am selben Tag, dass Sie weniger fettreiches rotes Fleisch essen sollen, um sich vor Krebs zu schützen. Wem sollen Sie glauben?

Institutionen sind auch Teil dieser dunklen Seite der Wissenschaft. Komitees wie das Public Nutrition Information Committee und das American Council on Science and Health bilden Gremien, Komitees und Institutionen mit schiefer Optik, die bei weitem mehr daran interessiert sind, ihre Standpunkte zu vertreten als eine offene, vorurteilsfreie Debatte über wissenschaftliche Forschung zu führen. Wenn ein Bericht des Public Nutrition Information Committee behauptet, dass eine fettarme Ernährung Betrug sei, und ein Bericht der National Academy of Sciences das Gegenteil behauptet, welcher ist nun wahr?

Zusätzlich breitet sich diese Voreingenommenheit in der Wissenschaft über ganze Systeme aus. Die American Cancer Society war nicht die einzige Gesundheitseinrichtung, die der AICR das Leben schwer machte. Das Büro für Öffentlichkeitsarbeit des National Cancer Institute, die Havard Medical School und einige andere Universitäten mit medizinischen Fakultäten waren höchst skeptisch gegenüber der AICR. In einigen Fällen sogar offen feindselig. Die Feindseligkeit von medizinischen Fakultäten überraschte mich zuerst, aber als die American Cancer Society in das Geschrei miteinstimmte, wurde es offensichtlich, dass es hier in Wirklichkeit ein „medizinisches Establishment" gab. Der übermächtige Koloss nahm die Vorstellung eines ernsten Zusammenhangs zwischen Ernährung und Krebs – und irgendeiner anderen Krankheit – nicht gut auf. Ein lukrativer Geschäftszweig der Medizin in Amerika ist die Krankheitsbehandlung mit Arzneimitteln und Operationen, wenn die Symptome bereits da sind. Das heißt, dass Sie im Fernsehen eventuell sehen werden, wie die American Cancer Society beinahe nichts darauf gibt, dass Krebs und Ernährung miteinander in Zusammenhang stehen, und dann in der Zeitung lesen, dass das American Institute for Cancer Research (AICR) behauptet, dass alles, was Sie essen, Ihr Risiko an Krebs zu erkranken, beeinflusst. Wem vertrauen Sie nun?

Nur jemand, der weiß, wie das System wirklich funktioniert, kann zwischen ehrlichen Standpunkten, die auf Wissenschaft basieren und unehrlichen Standpunkten, die nur den Eigeninteressen dienen, unterscheiden. Ich arbeitete viele Jahre innerhalb des Systems auf höchsten Ebenen und sah genug, um sagen zu können, dass Wissenschaft nicht immer die ehrliche Suche nach Wahrheit ist, wie so viele annehmen würden. Viel zu oft sind Geld, Macht, einzelne Egos und persönliche Interessen, die über das Allgemeinwohl gestellt werden, involviert. Sehr wenige – wenn überhaupt welche – illegale Handlungen finden statt. Es gibt keine großen Zahlungen, die auf geheime Bankkonten überwiesen oder zu Privatdetektiven in rauchigen Hotellobbys gebracht werden. Es handelt sich um keine Hollywoodgeschichte. Es ist einfach das alltägliche Zusammenspiel zwischen Regierung, Wissenschaft und Industrie in den Vereinigten Staaten.

# Kapitel 14
# Wissenschaftlicher Reduktionismus

A ls unser *Diet, Nutrition and Cancer Committee* der National Academy of Sciences (NAS) entschied, wie die Forschung über Ernährung und Krebs zusammengefasst werden sollte, inkludierten wir Kapitel über einzelne Nährstoffe und Nährstoffgruppen. Nach dieser Methode wurde die Forschung durchgeführt – jeweils ein Nährstoff nach dem anderen. Zum Beispiel beinhaltete das Kapitel über Vitamine Informationen über die Zusammenhänge zwischen Krebs und den Vitaminen A, C, E und einigen B-Vitaminen. In der Zusammenfassung des Berichts empfahlen wir jedoch, dass diese Nährstoffe in Form von Nahrungsmitteln und nicht als Pillen oder Ergänzungsmittel konsumiert werden sollten. Wir vertraten den expliziten Standpunkt, dass „diese Empfehlungen sich nur auf Nahrungsmittel als Quelle der Nährstoffe bezogen – nicht auf Nahrungsergänzungsmittel von einzelnen Nährstoffen".[1]

Der Bericht fand sehr rasch seinen Weg in die Welt des Kapitals, die sogleich eine große Marktlücke entdeckte. Sie ignorierten unseren expliziten Hinweis, Nahrungsmittel von Pillen zu unterscheiden und begannen, Vitaminpillen als Produkte zur Krebsvorbeugung zu bewerben, indem sie arroganterweise unseren Bericht als Beleg zitierten. Dies erwies sich als eine große Öffnung für einen weitläufigen neuen Markt – kommerzielle Vitaminergänzungsmittel.

General Nutrition Inc. (GN), der Konzern mit Tausenden von General Nutrition Centers (GNC), begann den Verkauf eines Produkts namens „Healthy Greens", ein Multivitaminmittel mit den Vitaminen A, C und E, Beta-Carotin, Selen und einer unbedeutenden Menge von einem halben Gramm dehydriertem Gemüse. Dann bewarben sie ihr Produkt, indem sie folgende Behauptungen aufstellten:[2]

> „[Der *Diet, Nutrition and Cancer*-Bericht] empfahl, dass wir unter anderem unseren Anteil an spezifischen Gemüsesorten erhöhen sollen, um unseren Körper vor bestimmten Krebsrisiken zu schützen. Diese vom [National Academy of Sciences report] empfohlenen Gemüsearten ... sind diejenigen, die wir vermehrt aufnehmen sollen [:] Kohl, Rosenkohl, Blumenkohl, Broccoli, Karotten und Spinat [...]. Mama hatte also Recht!
>
> Wissenschaftler und Techniker in den General Nutrition Labors erkannten die Bedeutung dieser Forschung und machten sich sofort an die Arbeit, um alle Gemüsesorten nutzbar zu machen und vereinten sie in einer naturbelassenen, einfach einzunehmenden wirkungsvollen Tablette.
>
> [Das] Ergebnis ist Health Greens [sic], ein neuer, wirksamer Durchbruch in der Ernährung, durch den Millionen Menschen nun ihr Wohlbefinden sicherstel-

len mit [...] dem Gemüse, das vom [National Academy of Sciences Committee] empfohlen wurde!

GN bewarb ein ungetestetes Produkt und verwendete ein Regierungsdokument auf unlautere Weise, um seine sensationellen Behauptungen abzustützen. Daraufhin ging die Federal Trade Commission (FTC, eine Mischung aus Kartellbehörde und Verbraucherschutzbehörde) vor Gericht, um dem Konzern die Aufstellung dieser Behauptungen zu untersagen. Der Prozess zog sich über Jahre hin. Ein Kampf, über den das Gerücht ging, dass er die General Nutrition Inc. ungefähr 7 Millionen US-Dollar gekostet haben soll. Die National Academy of Sciences schlug mich aufgrund meiner Mitautorenschaft an diesem Bericht als Sachverständigen vor und weil ich während unserer Komitee-Beratungen ständig auf ganzen Nahrungsmitteln beharrt hatte.

Ein wissenschaftlicher Mitarbeiter aus meiner Forschungsgruppe, Dr. Tom O'Connor, und ich verbrachten drei intellektuell sehr stimulierende Jahre mit der Arbeit an diesem Projekt, einschließlich der drei ganzen Tage, die ich im Zeugenstand verbrachte. Im Jahr 1988 wurden die Anschuldigungen bezüglich irreführender Werbung beigelegt, als General Nutrition Inc. zustimmte, US $ 600.000 zu gleichen Teilen an drei unterschiedliche Gesundheitsorganisationen zu zahlen.[3] Dies war ein geringer Preis für den Konzern verglichen mit den äußerst lukrativen Einnahmen, die auf dem explodierenden Nahrungsergänzungsmittelmarkt erwirtschaftet wurden.

## Schwerpunkt Fett

Die Konzentration auf einzelne Nährstoffe anstatt auf vollwertige Nahrungsmittel ist in den letzten zwei Jahrzehnten alltäglich geworden. Teilweise kann man dafür unseren Bericht von 1982 verantwortlich machen. Wie zuvor erwähnt gliederte unser Komitee die wissenschaftlichen Informationen über Ernährung und Krebs nach Nährstoffen mit einem separaten Kapitel für jeden Nährstoff oder jede Nährstoffgruppe. Es gab eigene Kapitel über Fett, Protein, Kohlenhydrate, Vitamine und Mineralien. Ich bin überzeugt davon, dass dies ein großer Fehler unsererseits war. Wir hatten nicht genug betont, dass sich unsere Empfehlungen auf *vollwertige bzw. ganze* Nahrungsmittel bezogen, denn viele Menschen betrachteten den Bericht als Katalogisierung der besonderen Wirkungen von einzelnen Nährstoffen.

Der Nährstoff, auf den unser Komitee den größten Schwerpunkt setzte, war Fett. Im ersten Grundsatz des Berichts wurde explizit festgestellt, dass eine fettreiche Ernährung mit Krebs in Zusammenhang steht, und eine Reduktion des Fettkonsums von 40 % auf 30 % der Kalorien wurde empfohlen. Das Ziel von 30 % war allerdings ein willkürlich gesetzter Grenzwert. Im Begleittext hieß es: „[Die] Daten könnten auch dazu verwendet werden, eine noch größere Reduktion zu rechtfertigen. Nach Ansicht des Komitees jedoch ist die empfohlene Reduktion ein moderates und erreichbares Ziel, das wahrscheinlich nutzbringend sein wird." Eines unserer Komiteemitglieder, der Leiter des United States Department of Agriculture (USDA) Nutrition Laboratory (Abteilung Ernährungsforschung des US-Landwirtschaftsministerium), erklärte uns, dass, falls wir unter 30 % gehen würden, hieße dies, dass die Konsumenten ihren

Konsum von Nahrungsmitteln tierischer Herkunft einschränken müssten, was den Untergang des Berichts bedeuten würde.

Zum Zeitpunkt dieses Berichts zeigten alle Humanstudien, in denen Fett mit Krebs in Zusammenhang stand (größtenteils Brust- und Dickdarmkrebs), genau genommen, dass Bevölkerungen mit einer höheren Krebsrate nicht nur mehr Fett, sondern auch mehr Nahrungsmittel tierischen Ursprungs und weniger pflanzliche Nahrungsmittel konsumierten (siehe Kapitel 4). Das bedeutete, dass diese Krebserkrankungen genauso gut durch Tierprotein, Nahrungscholesterin, irgendetwas anderem, das ausschließlich in tierischen Nahrungsmitteln vorkommt, oder aber durch einen Mangel an pflanzlichen Nahrungsmitteln (siehe Kapitel 4 und 8) verursacht werden konnte. Aber anstatt warnend mit dem Finger auf Nahrungsmittel tierischen Ursprungs zu zeigen, wurde in diesen Studien das Nahrungsfett als Hauptschuldiger hingestellt. Ich argumentierte gegen die Hervorhebung spezifischer Nährstoffe in den Komiteesitzungen, allerdings nur mit mäßigem Erfolg. (Dieser Standpunkt war es auch, der mich in die Position des Sachverständigen bei den FTC-Verhandlungen brachte.)

Vollwertige Nahrungsmittel anhand der gesundheitlichen Auswirkungen bestimmter Nährstoffe zu charakterisieren, bezeichne ich als Reduktionismus. Die gesundheitlichen Auswirkungen eines Hamburgers zum Beispiel, können nicht einfach den wenigen Gramm gesättigter Fette im Fleisch zugeschrieben werden. Gesättigtes Fett ist lediglich ein Bestandteil. Hamburger enthalten noch andere Fettarten zusätzlich zu Cholesterin, Protein und sehr geringen Mengen von Vitaminen und Mineralien. Selbst wenn Sie den Anteil des gesättigten Fetts im Fleisch verändern, sind alle anderen Nahrungsbestandteile noch immer vorhanden und können sich nach wie vor gesundheitsschädigend auswirken. In diesem Fall ist das Ganze (der Hamburger) größer als die Summe seiner Einzelteile (gesättigtes Fett, Cholesterin etc.).

Ein Wissenschaftler nahm unsere konzentrierte Kritik an Nahrungsfett besonders zur Kenntnis[4] und entschloss sich, die Hypothese, dass Fett Brustkrebs verursacht, in einer großen Gruppe amerikanischer Frauen zu überprüfen. Es handelte sich um Dr. Walter Willett von der Harvard School of Public Health (Harvard School für Gesundheitswesen). Die Studie, die er für die Befragung heranzog, war die berühmte Nurses' Health Study.[A]

Im Jahr 1976 registrierten Forscher von der Harvard School of Public Health über 120.000 Krankenschwestern im ganzen Land für eine Studie zur Untersuchung der Beziehung zwischen unterschiedlichen Erkrankungen und oralen Kontrazeptiva, postmenopausalen Hormonen, Zigaretten und anderen Faktoren wie zum Beispiel Haarfärbemittel.[5] 1980 fügte Professor Willett einen Ernährungsfragebogen zur Studie hinzu, den er vier Jahre später noch erweiterte. Dieser erweiterte Ernährungsfragebogen wurde in den Jahren 1986 und 1990 nochmals an die Krankenschwestern ausgesendet.

Die Daten wurden nun über zwei Jahrzehnte hinweg gesammelt. Die Nurses' Health Study ist weithin bekannt als die am längsten andauernde, führende Studie über die weibliche Gesundheit.[6] Sie brachte drei Nachfolgestudien hervor. Die Kosten für alle zusammen belaufen sich auf US $ 4–5 Millionen jährlich.[6] Bei meinen Vorträgen vor einem gesundheitsbewussten Publikum haben über 70 % der Anwesenden von der Nurses' Health Study gehört.

---

A   Es handelt sich hierbei um eine Gesundheitsstudie, die ursprünglich zur Untersuchung der Antibabypille im Zusammenhang mit Brustkrebs bei weiblichem Krankenpflegepersonal begonnen wurde.

Die wissenschaftliche Gemeinschaft hat diese Studie genau verfolgt. Die verantwortlichen Forscher der Studie haben Hunderte von wissenschaftlichen Artikeln in den besten, durch Experten begutachteten, Fachzeitschriften veröffentlicht. Das Studiendesign ist eine prospektive Kohortenstudie, d. h., eine Gruppe von Menschen – eine Kohorte – wird beobachtet und Informationen über Ernährung werden aufgezeichnet, bevor noch eine Erkrankung diagnostiziert wurde, was die Studie „prospektiv" macht. Viele Leute sehen eine prospektive Kohortenstudie als die beste experimentelle Anordnung für Humanstudien an.

Die Frage, ob eine fettreiche Ernährung mit Brustkrebs in Zusammenhang steht, war eine natürliche Folgeerscheinung der heftigen Diskussionen, die Mitte der 1970er und Anfang der 1980er Jahre stattfanden. Fettreiche Ernährungsformen wurden nicht nur mit Herzkrankheiten assoziiert (die McGovern-Ernährungsziele), sondern auch mit Krebs (der *Diet, Nutrition and Cancer*-Bericht). Welche Studie würde sich besser dafür eignen, diese Frage zu beantworten als die Nurses' Health Study? Sie weist ein gutes Studiendesign auf, eine gewaltige Anzahl von Frauen, erstrangige Forscher und einen langen Nachuntersuchungszeitraum. Klingt doch perfekt, oder? *Falsch.*

Die Nurses' Health Study leidet an Mängeln, die ihre Ergebnisse ernsthaft verdirbt. Sie ist das Paradebeispiel, wie Reduktionismus in der Wissenschaft gewaltige Mengen an Verwirrung und Fehlinformationen kreieren kann, selbst wenn die involvierten Forscher ehrlich sind und über gute Absichten und Positionen an Spitzeninstitutionen der Welt verfügen. Kaum eine andere Studie fügte dem Gebiet der Ernährung mehr Schaden zu als die Nurses' Health Study. Sie sollte als Warnung für den Rest der Wissenschaft dienen, als etwas, wie man es keinesfalls angehen sollte.[A]

## Fleischfressende Krankenschwestern

Um meine eher harsche Kritik zu verstehen, ist es notwendig, sich selbst einen Überblick über die amerikanische Ernährungsweise zu verschaffen, besonders wenn man sie mit den internationalen Studien vergleicht[7], die den Anstoß für die Nahrungsfett-Hypothese gaben. Amerikaner essen sehr viel Fleisch und Fett verglichen mit weniger industrialisierten Ländern. Wir essen insgesamt mehr Protein, und was noch signifikanter ist, 70 % unserer gesamten Proteinmenge stammt aus tierischer Herkunft. Diese Tatsache bedeutet auch: Wir konsumieren sehr wenig Obst und Gemüse. Zu allem Übel, wenn wir dann Nahrungsmittel pflanzlichen Ursprungs zu uns nehmen, essen wir große Mengen industriell veränderter Produkte, die noch mehr zugesetzte Fette, Zucker und Salz enthalten. Beispielsweise zählt das staatliche Schulspeisungsprogramm des United States Department of Agriculture (USDA, Landwirtschaftsministerium) Pommes Frites (und Ketchup) zu Gemüse!

---

A   Eine Bewertung der Nurses' Health Study durch die Deutsche Gesellschaft für Ernährung (DGE) finden Sie unter: http://www.dge.de/modules.php?name=News&file=article&sid=84. Sie widerspricht einem wichtigen Ergebnis der Nurses' Health Study, nämlich dass Ballaststoffzufuhr keine vorbeugende Wirkung bei Dickdarmkrebs hätte.

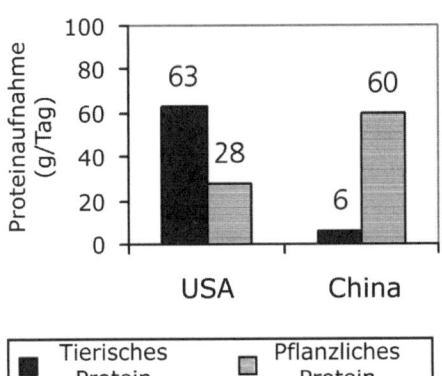
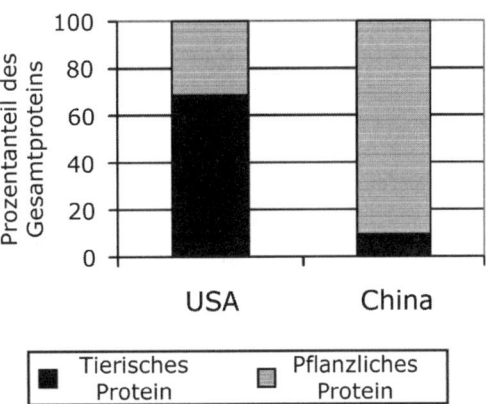

**Abb. 14.1: Proteinkonsum in den USA und im ländlichen China[8]**

Im Gegensatz dazu essen Menschen im ländlichen Raum Chinas sehr wenig Tierprodukte. Sie liefern lediglich 10 % ihrer gesamten aufgenommenen Proteinmenge. Der eindrucksvolle Unterschied zwischen den beiden Ernährungsmustern wird auf zwei Arten in Abbildung 14.1 gezeigt.[8]

Diese Unterschiede sind typisch für die verschiedenen Ernährungsweisen zwischen westlichen und traditionellen Kulturen. Im Allgemeinen sind Menschen in westlichen Ländern großteils Fleischesser und Menschen in weniger industrialiserten Ländern großteils Pflanzenesser.

Und wie ist das mit den Frauen in der Nurses' Health Study? Wie Sie vielleicht annehmen, konsumieren praktisch alle diese Frauen eine Kost, die reich an tierischen Nahrungsmitteln ist und sogar mehr Tierprodukte enthält als die durchschnittliche amerikanische Kost. Ihr durchschnittlicher Proteinkonsum (als Prozentanteil der Kalorien) beträgt ungefähr 19 %, verglichen mit dem US-Durchschnitt von ungefähr 15 %–16 %. Um diese Zahlen in Relation zu setzen, die empfohlene Tagesproteinmenge beträgt bloß ungefähr 9 %–10 %.

Was aber noch wichtiger ist, *78 %–86 % des von den Krankenschwestern in dieser Studie konsumierten Proteins stammt aus Nahrungsmitteln tierischen Ursprungs,*[9] wie in Abbildung 14.2 gezeigt wird.[8, 9] Selbst in der Gruppe der Krankenschwestern, die am wenigsten Gesamtprotein konsumieren, stammen 79 % aus Nahrungsmitteln tierischen Ursprungs.[9] *In anderen Worten essen praktisch alle Krankenschwestern in dieser Studie mehr Fleisch als eine durchschnittliche amerikanische Frau. Sie konsumieren extrem wenig vollwertige, pflanzliche Nahrungsmittel.*

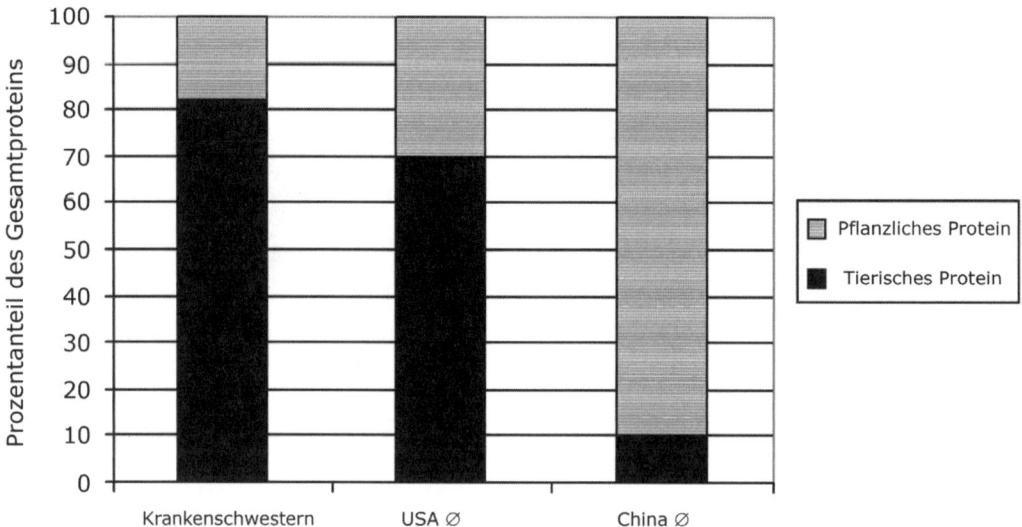

**Abb. 14.2: Anteil des Gesamtproteins aus Nahrungsmitteln tierischen Ursprungs in Prozent**

Dies ist ein alles entscheidender Punkt. Um die Sachlage noch näher zu beleuchten, muss ich zum internationalen Vergleich von Ken Carroll aus dem Jahr 1975 zurückkehren, der in den Abbildungen 4.7 bis 4.9 dargestellt wurde. Die Abbildung 4.7 wird hier nochmal in Abbildung 14.3 wiedergegeben.

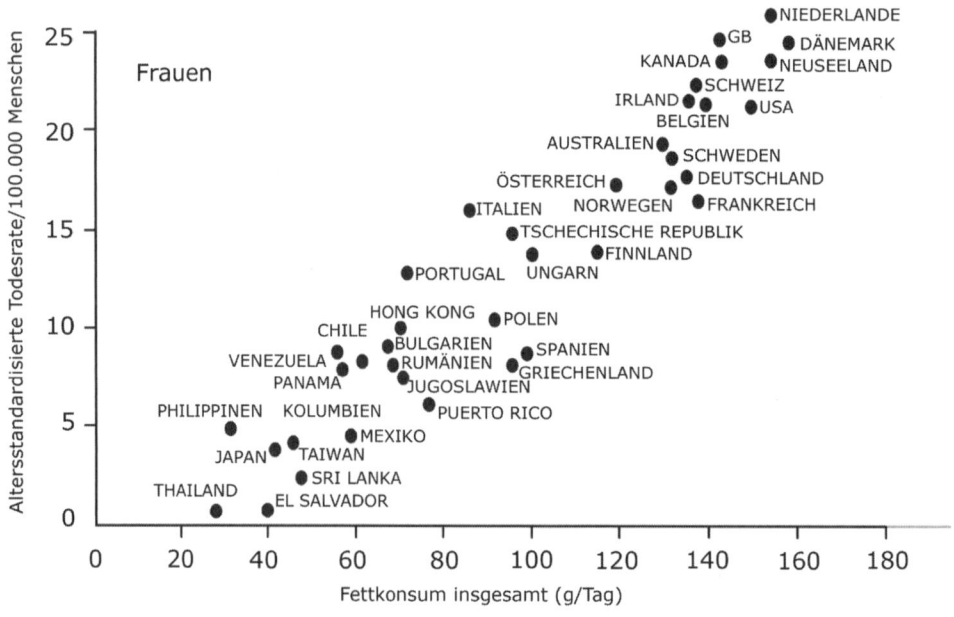

**Abb. 14.3: Fettaufnahme und Brustkrebs bei Frauen**

Diese Grafik wurde zu einer der einflussreichsten Ausführungen über Ernährung und chronische Erkrankungen in den letzten 50 Jahren. Wie andere Studien auch lieferte sie einen signifikanten Teil der Begründung, warum der *Diet, Nutrition and Cancer*-Bericht von 1982 den Amerikanern empfahl, ihren Fettkonsum auf 30 % der Gesamtkalorienmenge zu reduzieren, um Krebs vorzubeugen. Dieser Bericht und weitere, darauf folgende, übereinstimmende Berichte schufen die optimalen Voraussetzungen dafür, dass der Markt für fettarme („Light"-) Produkte explodierte („fettarme" Milchprodukte, mageres Fleisch, „fettarme" Süßigkeiten und Snacks).

Unglücklicherweise war die ausschließliche Konzentration auf das Fett fehlgeleitet. In Carrolls Studie, wie in allen anderen internationalen Vergleichen auch, wurden Bevölkerungen, die hauptsächlich Fleisch und Milchprodukte aßen, mit Bevölkerungen, die hauptsächlich Pflanzen aßen, verglichen. Es gab viel mehr Unterschiede zwischen den Ernährungsformen dieser Länder als lediglich den Fettkonsum! Was Carrolls Grafiken in Wirklichkeit zeigen, ist die Tatsache, dass, je mehr sich eine Bevölkerung einer auf Pflanzen basierenden Ernährungsform nähert, desto geringer ist ihr Risiko, an Brustkrebs zu erkranken.

Aber weil die Frauen in der Nurses' Health Study derart weit von einer pflanzlichen Ernährungsweise entfernt sind, *gibt es hier keinerlei Möglichkeit, eine Beziehung zwischen Ernährung und Brustkrebs, auf die in den internationalen Studien hingewiesen wurde, zu untersuchen.* Es gibt praktisch keine Krankenschwestern, die eine Kost essen, die typisch für die Länder am unteren Ende dieser Grafik ist. Passen Sie auf, dass Ihnen hier kein Fehler unterläuft: Praktisch die gesamte untersuchte Kohorte der Krankenschwestern konsumiert eine Ernährung, die ein erhöhtes Krebsrisiko mit sich bringt. Die meisten Menschen, die die Nurses' Health Study betrachten, übersehen diesen Mangel, denn – wie die Harvard-Forscher herausstreichen – sie weist eine große Bandbreite des Fettkonsums unter den Krankenschwestern auf.

Die Gruppe der Krankenschwestern, die am wenigsten Fett zu sich nehmen, konsumieren 20 %–25 % ihrer Gesamtkalorien als Fett, und die Gruppe der Krankenschwestern, die am meisten Fett essen, beziehen 50 %–55 % ihrer Gesamtkalorien aus Fett.[10] Bei oberflächlicher Betrachtung scheint diese Bandbreite auf wesentliche Unterschiede in ihrer Ernährungsweise hinzuweisen, aber das stimmt überhaupt nicht, denn beinahe alle Frauen ernähren sich gleichermaßen mit einer Kost, die hauptsächlich aus Nahrungsmitteln tierischer Herkunft besteht. Das führt zu der Frage, wie kann ihr Fettkonsum derart dramatisch variieren, während sie alle gleichermaßen riesige Mengen an Tierprodukten konsumieren?

Seitdem „fettarm" ein Synonym für „gesund" ist, werden technologisch die gleichen Speisen, die Sie kennen und mögen, hergestellt, allerdings ohne den Fettanteil. Jetzt können Sie alle Arten von fettarmen und fettlosen Milchprodukten, fettarm weiterverarbeitetes Fleisch, fettarme Dressings und Saucen, fettarme Cracker, fettarme Süßigkeiten und fettarmes Junkfood wie Chips und Kekse bekommen. In anderen Worten können Sie großteils die gleichen Nahrungsmittel essen, wie Sie es vor 25 Jahren getan haben, während Sie Ihre Fettaufnahme jetzt wesentlich reduzieren. Aber der Mengenanteil der Nahrungsmittel pflanzlicher und tierischer Herkunft, den Sie konsumieren, bleibt gleich.

Praktisch gesehen heißt dies auch, dass der Rindfleisch-, Schweinefleisch-, Lamm- und Kalbfleischkonsum abnimmt, während der fettärmere Hühnerfleisch-, Truthahn- und Fischkonsum steigt. Tatsächlich trieben die Menschen durch den Konsum von mehr Geflügel und Fisch den gesamten Fleischkonsum auf Rekordhöhe,[11] während sie versuchen (und größtenteils scheitern[12]), ihren Fettkonsum einzuschränken. Zudem wird weniger Vollmilch konsumiert, aber es werden mehr fettarme und Magermilch konsumiert. Der Käsekonsum erhöhte sich um 150 % in den letzten 30 Jahren.[13]

Insgesamt gesehen essen wir genauso viel Fleisch wie vor 30 Jahren, nur sind wir jetzt mit Hilfe der Wunder der Nahrungsmitteltechnologien imstande, unseren Fettkonsum selektiv zu senken, falls wir es wünschen.

Um dies zu veranschaulichen, müssen wir uns nur zwei typische amerikanische Mahlzeiten ansehen.[14, 15] Mahlzeit Nr. 1 wird in einem gesundheitsbewussten Haushalt serviert, in dem die Etiketten auf jedem Nahrungsmittel gelesen werden. Das Ergebnis: Eine fettarme Speisenzusammenstellung.

Mahlzeit Nr. 2 wird in einem Haushalt serviert, in dem alle Personen die durchschnittliche amerikanische Kost lieben. Wenn zuhause gekocht wird, wird die Mahlzeit sehr üppig. Das Ergebnis: Eine fettreiche Speisenzusammenstellung.

| | Fettarme Mahlzeit Nr. 1 | Fettreiche Mahlzeit Nr. 2 |
|---|---|---|
| Hauptmahlzeit | 8 oz. (0,23 kg) gebratener Truthahn | 4,5 oz. (0,13 kg) scharf angebratenes Steak |
| | Fettarme Bratensauce | Grüne Bohnen mit Mandelsauce |
| | Goldbraun gebratene Kartoffel | Kartoffeltaschen mit Kräutern |
| Getränke | 1 Glas Magermilch | Wasser |
| Dessert | Fettloses Joghurt | knusprige Apfeltaschen |
| | Fettarmer Käsekuchen | |

**Tab. 14.4: Fettarme und fettreiche amerikanische Mahlzeiten (Mengenangabe für eine Person)**

Beide Mahlzeiten liefern ungefähr 1.000 kcal, aber sie unterscheiden sich deutlich in ihrem Fettgehalt. Die fettarme Mahlzeit (Nr. 1) enthält ungefähr 25 g Fett, und die fettreiche Mahlzeit (Nr. 2) enthält etwas über 60 g Fett. Bei der fettarmen Mahlzeit stammen 22 % der Gesamtkalorien aus Fett, und bei der fettreichen Mahlzeit stammen 54 % der Kalorien aus Fett.

Der gesundheitsbewusste Haushalt bereitete eine Mahlzeit zu, die viel fettärmer ist als eine durchschnittliche amerikanische Mahlzeit, allerdings ohne die Anteile der Nahrungsmittel aus tierischem und pflanzlichen Ursprung zu verändern. Beide Mahlzeiten haben Nahrungsmittel tierischen Ursprungs als Hauptbestandteil. Tatsächlich enthält die fettarme Mahlzeit mehr Tierprodukte als die fettreiche Mahlzeit. Das ist es auch, weshalb die Krankenschwestern in der Nurses' Health Study derartig große Unterschiede in der Fettaufnahme erreichen. Einige Krankenschwestern sind einfach gewissenhafter, was die Wahl fettarmer Tierprodukte betrifft.

Viele Menschen würden eine fettarme Mahlzeit als Triumph einer gesunden Menüzusammenstellung erachten, aber was ist mit den anderen Nahrungsbestandteilen in diesen Mahlzeiten? Was ist mit Protein und Cholesterin? *Wie sich gezeigt hat, enthält das fettarme Mahl mehr als doppelt soviel Protein wie die fettreiche Mahlzeit, und beinahe alles davon stammt von Nahrungsmitteln tierischen Ursprungs. Zudem enthält die fettarme Mahlzeit nahezu doppelt so viel Cholesterin (Tab. 14.5).*[14, 15]

| | Fettarme Mahlzeit Nr. 1 | Fettreiche Mahlzeit Nr. 2 |
|---|---|---|
| Fett (Prozent der Gesamt-kalorienmenge) | 22 % | 54 % |
| Protein (Prozent der Gesamt-kalorienmenge) | 36 % | 16 % |
| Prozentanteil des Gesamt-proteins aus Nahrungsmitteln tierischen Ursprungs | 93 % | 86 % |
| Cholesterin (in mg) | 307 | 165 |

**Tab. 14.5: Nährstofftabelle der Mahlzeitbeispiele**

Eine überwältigende Menge an wissenschaftlichen Daten weist darauf hin, dass eine Ernährung, die reich an tierischem Protein ist, ungünstige gesundheitliche Auswirkungen haben kann, genauso wie eine Kost, die viel Cholesterin enthält. In der fettarmen Mahlzeit ist die Menge von beiden dieser ungesunden Nährstoffe signifikant *höher*.

## Fett versus Nahrungsmittel tierischen Ursprungs

Wenn amerikanische Frauen – so wie jene in der Nurses' Health Study und der Milliarden Dollar[4] schweren Women's Health Trial[16–19] – ihre Fettaufnahme reduzieren, tun sie dies nicht, indem sie ihren Konsum von Nahrungsmitteln tierischer Herkunft reduzieren. Stattdessen essen sie fettarme und fettlose Tierprodukte und verwenden weniger Fett beim Kochen und bei Tisch. Demnach übernehmen sie *nicht* die Ernährungsweisen, die laut internationalen Vergleichsstudien und in unserer China Study mit niedrigeren Brustkrebsraten in Zusammenhang stehen.

Dies ist eine sehr wichtige Diskrepanz, die durch die Korrelation zwischen dem Konsum von Tierprotein und Fett bei einer Gruppe von Ländern verdeutlicht wird (Abb. 14.6).[8, 9, 18, 20–22] Der zuverlässigste Vergleich wurde 1975 veröffentlicht,[20] der eine höchst überzeugende Korrelation von mehr als 90 % zeigte. Dies bedeutet, dass bei einer Zunahme des Fettkonsums in unterschiedlichen Ländern, der Tierproteinkonsum gleichzeitig auf nahezu perfekt parallele Weise ansteigt. Auch in der China Study zeigen der Konsum von Fett und Tierprotein eine ähnliche Korrelation von 84 %.[8, 21]

In der Nurses' Health Study ist dies nicht der Fall. Die Korrelation zwischen Tierprotein und der aufgenommenen Gesamtfettmenge beträgt lediglich ungefähr 16 %.[9] Im Women's Health Trial, wo auch amerikanische Frauen untersucht werden, ist die Übereinstimmung sogar noch geringer und liegt bei -17 %,[18, 21, 22] d. h., je weniger Fett, desto mehr Tierprotein. Diese Praxis ist für amerikanische Frauen, die man glauben machte, dass sie durch eine Reduktion ihrer Fettaufnahme zu einer gesünderen Ernährung wechseln würden, ganz typisch. Eine Krankenschwester, die in der Harvard-Studie eine „fettarme" Kost zu sich nimmt – genau wie amerikanische Frauen generell – wird wahrscheinlich weiterhin große Mengen Tierprotein zu sich nehmen, wie das Beispiel mit Mahlzeit Nr. 1 zeigt (siehe Tab. 14.4).

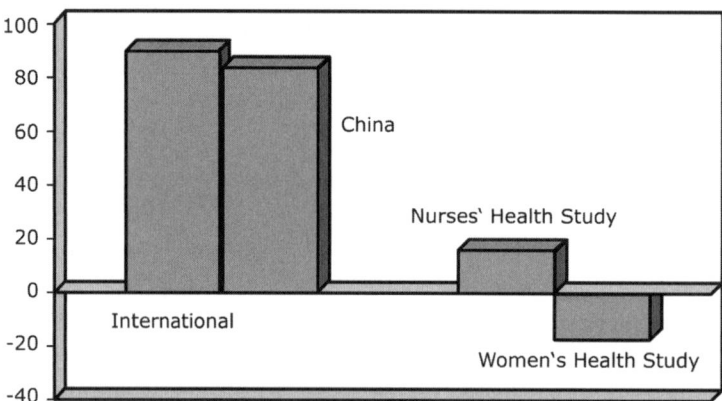

**Abb. 14.6: Korrelationen zwischen Fettkonsum und Tierproteinkonsum in Prozent**

Bedauerlicherweise wurde dieser Nachweis über die Auswirkungen von Nahrungsmitteln tierischer Herkunft auf Krebs und andere Überflusserkrankungen ignoriert, ja sogar verfälscht, indem man den Schwerpunkt auf Fett und andere isolierte Nahrungsbestandteile legte. Aufgrund dieser Tatsache sind die Nurses' Health Study und praktisch alle epidemiologischen Humanstudien bis heute ernsthaft fehlgeleitet bei ihren Untersuchungen der Zusammenhänge zwischen Ernährung und Krankheiten. Praktisch alle Probanden, die untersucht werden, konsumieren genau diejenige Kost, die die Überflusserkrankungen verursacht. Wenn eine Art von Nahrungsmitteln tierischer Herkunft durch eine andere ersetzt wird, kann der gesundheitsschädigende Effekt beider Nahrungsmittel beim Vergleich mit pflanzlichen Nahrungsmitteln leicht übersehen werden. Die Angelegenheit wird noch schlimmer, denn diese Studien konzentrieren sich oft auf den Konsum von lediglich einem Nahrungsbestandteil wie zum Beispiel Fett. Aufgrund dieser sehr schwerwiegenden Mängel können die wirklich signifikanten Auswirkungen der Ernährungsweise auf diese Erkrankungen nicht erkannt werden, was verhängnisvoll ist.

## Die 100 (+) Millionen Dollar-Resultate

Da Sie nun wissen, wie ich die Nurses' Health Study und ihre Mängel interpretiere, sollten wir einen Blick auf ihre Schlussfolgerungen werfen. Nach mehr als US $ 100 Millionen und jahrzehntelanger Arbeit besteht kein Mangel an Resultaten. Wie sehen diese nun aus? Die logische erste Frage ist nun, ob der Fettkonsum wirklich mit Brustkrebs in Zusammenhang steht. Hier lesen Sie einige Ergebnisse, wörtlich zitiert:

- „Diese Daten belegen, dass es weder eine gesundheitsschädigende Auswirkung von Fettkonsum gibt noch einen schützenden Effekt von Ballaststoffkonsum bei Frauen mittleren Alters hinsichtlich des Auftretens von Brustkrebs über acht Jahre hinweg."[23]

  *Übersetzung: Die Nurses' Health Study konnte keine Verbindung zwischen Fett und Ballaststoffen in der Ernährung und dem Risiko für Brustkrebs feststellen.*

- „Wir fanden keine Nachweise, dass eine reduzierte Aufnahme der Gesamtfettmenge oder von spezifischen Typen von Fett mit einem reduzierten Brustkrebsrisiko assoziiert war."[10]

  *Übersetzung: Die Nurses' Health Study konnte keine Verbindung zwischen einer reduzierten Fettaufnahme – egal ob des gesamten Fetts oder bestimmter Fettarten – und dem Brustkrebsrisiko feststellen.*

- „Die vorhandenen Daten liefern allerdings nur wenig Unterstützung für die Hypothese, dass die Reduktion des Fettkonsums – sogar bis zu 20 % der Energiemenge bei Erwachsenen – zu einer wesentlichen Verringerung der Brustkrebsrate in westlichen Kulturen führen wird."[24]

  *Übersetzung: Die Nurses' Health Study konnte keinen Zusammenhang zwischen Brustkrebs und Fett feststellen, nicht einmal wenn Frauen ihren Fettkonsum auf 20 % der Kalorien senkten.*

- „Die relativen Risiken für ... einfach und mehrfach ungesättigte Fette ... waren nahezu einheitlich."[25]

  *Übersetzung: Die Nurses' Health Study konnte keine Verbindung zwischen diesen „guten" Fetten und dem Brustkrebsrisiko feststellen.*

- „Wir fanden keine signifikanten Zusammenhänge zwischen dem Konsum von Fleisch und Milchprodukten und dem Risiko für Brustkrebs."[26]

  *Übersetzung: Die Nurses' Health Study stellte keine Verbindung zwischen dem Fleisch- und Milchproduktkonsum und dem Risiko für Brustkrebs fest.*

- „Unsere Ergebnisse bestätigten keinen Zusammenhang zwischen körperlicher Betätigung im späteren Jugendalter oder in der jüngsten Vergangenheit und dem Brustkrebsrisiko bei jungen erwachsenen Frauen."[27]

  *Übersetzung: Die Nurses' Health Study stellte keine Verbindung zwischen körperlicher Bewegung und dem Brustkrebsrisiko fest.*

- „Diese Daten weisen lediglich auf eine schwach positive Korrelation bei der Substitution von gesättigten Fetten durch den Konsum von Kohlenhydraten hin; keine der anderen untersuchten Fettarten war mit einem Brustkrebsrisiko signifikant assoziiert, verglichen mit einer äquivalenten Reduktion des Kohlenhydratkonsums."[28]

  *Übersetzung: Die Nurses' Health Study stellte wenig oder keinen Effekt auf Brustkrebs fest, wenn Frauen das Fett durch Kohlenhydrate ersetzten.*

- „Die Aufnahme von Selen später im Leben ist wahrscheinlich kein wichtiger Faktor in der Ätiologie von Brustkrebs."[29]

  *Übersetzung: Die Nurses' Health Study stellte keinen schützenden Effekt von Selen hinsichtlich des Brustkrebsrisikos fest.*

- „Diese Resultate weisen darauf hin, dass der Konsum von Obst und Gemüse im Erwachsenenalter nicht signifikant mit einem geringeren Brustkrebsrisiko assoziiert ist."[30]

  *Übersetzung: In der Nurses' Health Study wurde keine Verbindung zwischen dem Verzehr von Obst und Gemüse und dem Brustkrebsrisiko festgestellt.*

Hier ist es also Schwarz auf Weiß, liebe Leser. Das Brustkrebsrisiko steigt nicht mit dem erhöhten Konsum von Fett, Fleisch, Milchprodukten oder gesättigten Fetten. Brustkrebs wird durch eine Zunahme des Obst- und Gemüsekonsums nicht verhindert, auch nicht durch körperliche Betätigung (entweder während der Teenagerjahre oder im Erwachsenenalter), Ballaststoffe, einfach oder mehrfach ungesättigte Fette. Auch das Mineral Selen, von dem man lange Zeit angenommen hatte, dass es vor bestimmten Krebserkrankungen schützt, hat keine Auswirkung auf Brustkrebs. *In anderen Worten können wir ebenso gut daraus schließen, dass die Ernährung in keinerlei Zusammenhang mit Brustkrebs steht.*

Ich kann die Frustration von Professor Meir Stampfer verstehen, der einer der führenden Forscher in dieser Gruppe ist, als er mit folgender Aussage zitiert wurde: „Dies ist unser größter Misserfolg und die größte Enttäuschung, dass wir nicht mehr darüber erfahren haben, was die Menschen tun können, um ihr Risiko zu senken."[6] Diese Aussage war seine Antwort auf die Meinung, dass „die größte Herausforderung für die Zukunft [ist], das Chaos der widersprüchlichen Ergebnisse und den Mangel an Informationen über Brustkrebs aus der Welt zu schaffen".[6] Ich schätze Professor Stampfer für seine Aufrichtigkeit, aber es ist sehr bedauerlich, dass soviel Geld aufgewendet wurde, um so wenig in Erfahrung zu bringen. Vielleicht war das ironischerweise am meisten lohnende Resultat die Erkenntnis, dass das Herumexperimentieren mit jeweils einem einzigen Nährstoff oder Nahrungsbestandteil, während das gleiche Ernährungsmuster beibehalten wird, nicht zu besserer Gesundheit oder zu besserem Gesundheitswissen führt.

Und doch präsentieren die Harvard-Wissenschaftler ungeachtet dieser Herausforderungen laufend massenweise ihre Untersuchungsergebnisse. Aus der Menge ihrer Studien gibt es einige Ergebnisse hinsichtlich des Vergleichs von Erkrankungsrisiken zwischen Männern und Frauen, die ich als sehr problematische Widersprüchlichkeiten erachte:

- Männer, die drei- oder viermal pro Woche Alkohol konsumieren, haben ein niedrigeres Herzinfarktsrisiko.[31]
- Männer mit Typ II-Diabetes, die eine mäßige Alkoholmenge konsumieren, weisen ein niedrigeres Herzinfarktsrisiko auf.[32]

Allerdings:

- Alkoholkonsum erhöht die Brustkrebshäufigkeit um 41 % bei Frauen, die 30–60 g Alkohol pro Tag konsumieren, verglichen mit Frauen, die keinen Alkohol trinken.[33]

Anscheinend ist Alkohol gut bei Herzerkrankungen und schlecht bei Brustkrebs. Der Ehemann kann sein Abendessen mit einem Drink genießen, sollte ihn aber nie mit seiner Frau teilen. Liegt dies an einem Unterschied zwischen Männern und Frauen, oder ist die Reaktion von Herzerkrankung und Krebs unterschiedlich? Fühlen Sie sich nun besser informiert oder verwirrter als vorher?

Dann gibt es diese wundervollen Omega-3-Fettsäuren. Einige Fischarten enthalten relative große Mengen dieser Fette und bekamen daher viel positive Medienaufmerksamkeit in diesen Tagen. Wenn Sie irgendetwas über Omega-3-Fettsäuren gehört haben, dann, dass Sie mehr davon für Ihre Gesundheit brauchen. Wiederum weitere Harvard-Ergebnisse:

- „[...] im Gegensatz zu der früheren Hypothese stellten wir ein erhöhtes Brustkrebsrisiko in Zusammenhang mit Omega-3-Fetten aus Fisch fest." (Dieses erhöhte Risiko war statistisch signifikant und ging mit einer Erhöhung von nur 0,1 % der Gesamtkalorienmenge einher.)[10]
- „Unsere Ergebnisse deuten darauf hin, dass der Konsum von Fisch einmal pro Monat oder öfter das Risiko für ischämischen Schlaganfall bei Männern reduzieren kann."[34]
- „Die Daten deuten darauf hin, dass der Fischkonsum von zumindest einmal pro Woche das Risiko für den plötzlichen Herztod bei Männern reduzieren kann, [nicht aber] das Risiko der gesamten Myokardinfarkte, eines nicht plötzlichen Herztodes oder der gesamten kardiovaskulären Sterblichkeitsrate reduzieren kann."[35] (In anderen Worten kann Fisch einige Aspekte der Herzerkrankungen verhindern, hat aber letztendlich keinen Einfluss auf die Sterblichkeit aufgrund von Herzerkrankungen, nicht einmal auf das Herzinfarktsrisiko.)

Ist dies wieder eine Frage der Entscheidung, welche Krankheit sie am wenigsten fürchten? Oder ist es ein weiterer Unterschied zwischen Männern und Frau.

Hier ist eine noch ältere Geschichte: Wir sind lange Zeit vor zuviel Cholesterin gewarnt worden, und hauptsächlich aus diesem Grund war der Konsum von Eiern ein Thema. Ein Ei enthält die gewaltige Menge von 200mg und mehr Cholesterin,[36] was einen großen Teil der empfohlenen Tagesobergrenze von 300mg ausmacht. Also was sagen uns die Harvard-Studien zu diesem veralteten Thema?

> [...] der Konsum von bis zu einem Ei pro Tag hat wahrscheinlich keine wesentliche Auswirkung auf das Risiko für koronare Herzkrankheit oder Schlaganfall bei gesunden Männern und Frauen.[37]

Allerdings bei Brustkrebs:

> Unsere Ergebnisse [aus acht prospektiven Studien] deuten auf eine mögliche geringe Erhöhung des [Brustkrebs-]Risikos durch den Konsum von Eiern hin [...]. Das Brustkrebsrisiko steigt um 22 % mit der Zunahme des Eierkonsums von 100g täglich [ungefähr 2 Eier].[26] [In der Nurses' Health Study gab es eine Erhöhung des Risikos um 67 %].[26]

Aber etwas früher bezogen die Harvard-Wissenschaftler eine etwas andere Position:

> [...] bei gesunden Männern und Frauen kann der mäßige Eierkonsum Teil einer
> nahrhaften und ausgewogenen Ernährung sein.[38]

Zuletzt wurde die Nurses' Health Study mit neuer, sogar noch stärkerer Befürwortung von Eiern zitiert. In einer Pressemeldung hieß es kürzlich:

> Das Essen von Eiern in den Jugendjahren kann Frauen vor Brustkrebs schützen
> [...][39]

Des Weiteren wird in dem Artikel ein Harvard-Forscher zitiert:

> Frauen, die in ihrer Jugend mehr Eier konsumierten [...] hatten ein geringeres
> Brustkrebsrisiko [...] [39]

Die meisten Leute, die diesen Zeitungsartikel lasen, werden wahrscheinlich annehmen, dass Eier wieder „erlaubt" sind, auch wenn sie nicht wissen wie viele Eier pro Tag gut sind oder ob es Ausnahmen bei dieser Verallgemeinerung gibt. Eier werden nur dann gesünder erscheinen, wenn die Eierindustrie ihre Worte der Weisheit hinzufügt. Aber Moment mal! Die Daten belegen, dass der Eierkonsum für Teenager-Mädchen okay ist, vielleicht sogar gut sei, aber die Daten sagen auch, dass der Eierkonsum insgesamt das Brustkrebsrisiko erhöht. Übrigens gibt es da noch etwas, worüber man nachdenken könnte. Etliche Studien haben ziemlich übereinstimmend gezeigt, dass der Konsum von Eiern das Risiko für Dickdarmkrebs erhöhen kann, und zwar bei Frauen noch mehr als bei Männern.[40]

Was sollen wir nun glauben? In der einen Minute kann Alkoholkonsum unsere Erkrankungsrisiken verringern, in der anderen Minute kann er sie erhöhen. In der einen Minute kann Fischkonsum dazu beitragen, unsere Erkrankungsrisiken zu vermindern, in der nächsten Minute kann er der Gesundheit schaden. In der einen Minute heißt es, Eier sind schlecht, in der nächsten wiederum können sie gesund sein. Es kommt mir vor, als ob hier der größere Zusammenhang fehlen würde.[A] Was ohne diesen Zusammenhang bleibt, ist eine Menge an Verwirrung und Verunsicherung.

## Entwirrung von Ernährung und Krebs

Zusätzlich zu der Behauptung, dass Ernährung und körperliche Betätigung nicht mit Brustkrebs in Zusammenhang stehen, haben Harvard-Wissenschaftler auch an anderen weit verbreiteten Auffassungen bezüglich Ernährung und Krebs gesägt. Zum Beispiel konnten Harvard-Studien keinen Zusammenhang zwischen kolorektalem Krebs und Ballaststoffen oder dem Konsum von Obst und Gemüse feststellen.[4, 41, 42]

---

A   In den zitierten reduktionistisch-mechanistischen Studien bzw. in linearen medizinischen Denkmodellen kommen solch scheinbar verwirrende Ergebnisse leider häufig vor. Praktikabler, phenomenologisch schlüssige und erfolgreichere Erklärungsmodelle für solche Ergebnisse liefert die Chinesische Medizin mit ihren Denkmodellen der Syndromdifferenzierung. In diese lassen sich solche Ergebnisse sowohl einordnen als auch erklären.

Ballaststoffe kommen natürlicherweise nur in pflanzlichen Nahrungsmitteln vor, demzufolge hinterlassen diese Ergebnisse eine Delle in der Auffassung, dass Ballaststoffe oder Obst, Gemüse und Vollwertgetreide vor Dickdarmkrebs schützen. Vergessen Sie nicht, dass sich die Harvard-Studien hauptsächlich mit fleischessenden Menschen befassen, von denen beinahe keine vollwertigen pflanzlichen Nahrungsmittel verzehrt werden, die von Natur aus wenig Fett und viele Ballaststoffe enthalten. Es könnte sein, dass der potenzielle schützende Effekt von Ballaststoffen oder Obst und Gemüse vor kolorektalem Krebs erst eintritt, wenn es eine komplette Verlagerung weg von einer Ernährung, die auf Tierprodukten basiert, gibt. [A]

Durch die Ergebnisse über Dickdarm- und Brustkrebs trug die Nurses' Health Study viel dazu bei, die Auffassung darüber, dass Ernährung und Krebs miteinander in Zusammenhang stehen, durcheinander – wenn nicht sogar in Verruf – zu bringen. Nach dieser jahrzehntelangen Forschung sagt Professor Walt Willett:

> [...] mehr Obst und Gemüse erscheint im Großen und Ganzen weniger erfolgversprechend, um das Krebsrisiko wesentlich zu verringern... der Nutzen [dieser Nahrungsmittel] ist bei kardiovaskulären Erkrankungen größer als bei Krebs.[4]

Diese Aussage klingt etwas bedenklich. Von Dickdarmkrebs, einer der ersten Krebserkrankungen in der Geschichte, von der gesagt wurde, dass sie durch eine pflanzliche Ernährung verhindert werden kann,[43-45] wird nun behauptet, dass er nicht mit der Ernährung in Verbindung steht? Und fettarme Ernährungsformen schützen nicht vor Brustkrebs? Mit derartigen Resultaten ist es nur noch eine Frage der Zeit, dass die Annahme eines Zusammenhangs zwischen Ernährung und Krebs auseinander fallen wird. Tatsächlich habe ich bereits Leute aus wissenschaftlichen Kreisen sagen hören, dass die Ernährung vielleicht keinen Einfluss auf Krebs hat.

Dies sind die Gründe, warum ich glaube, dass die Nurses' Health Study auf dem Gebiet der Ernährung beachtlichen Schaden angerichtet hat. Sie hat praktisch viele Fortschritte, die in den letzten 50 Jahren auf diesem Gebiet gemacht wurden, zunichte gemacht, ohne jemals wirklich eine wissenschaftlich seriöse Herausforderung für die früheren Ergebnisse bezüglich Ernährung und Krebs darzustellen.

Dieses Problem, eine Bevölkerung zu untersuchen, die einheitlich eine risikoreiche Ernährung zu sich nimmt, und die Unterschiede im Konsum jeweils eines Nahrungsbestandteiles oder Nährstoffes anzusehen, ist nicht auf die Nurses' Health Study beschränkt. Es trifft auf praktisch alle Studien zu, die westliche Probanden untersuchen. Zudem bringt es nichts oder nur wenig, wenn man die Ergebnisse vieler groß angelegter Studien zusammenfassend analysiert, um zuverlässigere Resultate zu erhalten, wenn alle Studien die gleichen Mängel aufweisen. Die Strategie einer gemeinsamen Auswertung wird häufig angewendet, um Verbindungen zwischen Ursache und Wirkung aufzudecken, die innerhalb einzelner Studien subtiler und unsicherer sind. Dies ist eine zuverlässige Methode, vorausgesetzt dass jede Studie richtig durchgeführt wurde, aber offensichtlich ist dies nicht der Fall, wenn alle Studien ähnliche Män-

---

A   Hier sei noch einmal auf den schon zitierten Artikel der DGE verwiesen: http://www.dge.de/modules.php?name=News&file=article&sid=84. Die Krankenschwestern in der Nurses' Health Study haben maximal 25 g Ballaststoffe zu sich genommen, der schützende Effekt beginnt aber laut DGE erst ab mindestens 30 g.

gel aufweisen. Die zusammengefassten Resultate geben lediglich ein zuverlässigeres Bild des Fehlers.

Die Harvard-Forscher führten mehrere dieser zusammengefassten Studienanalysen durch. Bei einer dieser zusammengefassten Analysen ging es um die Frage, ob Fleisch und Milchprodukte irgendeine Auswirkung auf Brustkrebs haben.[26] Eine frühere Analyse von 19 Studien aus dem Jahr 1993[46] zeigte eine mäßige, statistisch signifikante Zunahme des Brustkrebsrisikos um 18 % bei erhöhtem Fleischkonsum und eine 17 %ige Zunahme bei erhöhtem Milchkonsum.[46] Die Harvard-Forscher fassten somit 2002 eine Gruppe von Studien neueren Datums zusammen. Diese bestand aus acht großen prospektiven Studien, von denen angenommen wurde, dass die Ernährungsinformationen zuverlässiger wären und in welchen eine viel größere Gruppe von Frauen teilnahmen. Die Forscher fassten Folgendes zusammen:

> Wir fanden keine signifikante Verbindung zwischen dem Konsum von Fleisch oder Milchprodukten und dem Risiko für Brustkrebs.[26]

Die meisten Menschen würden sagen: „Also, das wär's. Es gibt keinen überzeugenden Beweis, dass Fleisch und Milchprodukte mit dem Brustkrebsrisiko assoziiert sind." Aber lassen Sie uns diese angeblich differenziertere Analyse etwas näher betrachten.

Alle acht dieser Studien repräsentierten Ernährungsformen mit einem hohen Anteil von Nahrungsmitteln tierischen Ursprungs. In Wirklichkeit unterlag jede Studie dieses Datenpools dem gleichen Mangel wie die Nurses' Health Study. Es macht keinen Sinn und es bringt nichts, sie miteinander zu verknüpfen. Trotz der 351.041 Frauen und 7.379 Brustkrebserkrankungsfälle in dieser riesigen Datenbank können diese Resultate nicht den wahren Effekt von fleisch- und milchproduktreichen Ernährungsformen auf das Brustkrebsrisiko aufdecken. Dies würde sogar bei einigen Millionen von Versuchspersonen in dieser Untersuchung zutreffen. So wie die Nurses' Health Study umfassten alle diese Studien typische westliche Ernährungsweisen, die sehr einseitig auf dem Konsum von Nahrungsmitteln tierischer Herkunft basierten, in denen die Forscher mit dem Konsum von jeweils nur einem Nahrungsbestandteil oder nur einem Nahrungsmittel herumexperimentierten. Jeder dieser Studien mangelte es daran, eine größere Bandbreite von Ernährungsmöglichkeiten in Betracht zu ziehen – inklusive jenen, die bereits in der Vergangenheit eine positive Auswirkung auf das Brustkrebsrisiko gezeigt hatten.

## Ignorieren meiner Kritik

Nachdem ich eine Veröffentlichung über Tierprotein und Herzkrankheiten in der Nurses' Health Study gelesen hatte, veröffentlichte ich einmal eine Kritik, in der ich einige der gleichen Punkte anführte, einschließlich des Unvermögens der Nurses' Health Study, unser Verständnis der ursprünglichen internationalen Vergleichsstudien voranzubringen. Eine Antwort folgte und die folgende Korrespondenz begann:

Zunächst mein Kommentar:

Innerhalb einer Ernährungsbandbreite [die derart reich an Nahrungsmitteln tierischen Ursprungs ist] ist es meiner Meinung nach nicht möglich, auf zuverlässige Weise die so genannten unabhängigen Zusammenhänge zwischen den einzelnen Bestandteilen in dieser Gruppe zu entdecken, wenn erwartet werden kann, dass alle die gleichen Folgeerkrankungen aufweisen und wenn es so viele schwer zu messende und interagierende Risikofaktoren gibt. Wann wird es begriffen werden, dass es die Ernährung im Ganzen und die gesamte und umfassende Wirkung von großen Nahrungsmittelgruppen ist, die den größten Beitrag zur Aufrechterhaltung von Gesundheit und Prävention von Krankheit liefert? Die Art von Reduktionismus, die in der Dateninterpretation in dieser [Nurses' Health Study] Kohorte verkörpert ist, geht mit dem Risiko einher, den Diskurs über aussagekräftige Programme zur öffentlichen Gesundheit und öffentlichen Richtlinienverordnung ernstlich in die Irre zu führen.[47]

Daraufhin die Antwort von Dr. Hu und Professor Willett:

Obwohl wir zustimmen, dass die gesamten Ernährungsmuster auch eine bedeutende Rolle bei der Ermittlung von Erkrankungsrisiken spielen (Quelle angegeben), sind wir davon überzeugt, dass die Identifizierung von Zusammenhängen mit einzelnen Nahrungsbestandteilen der erste Schritt sein sollte, da es die spezifischen Zusammensetzungen oder Gruppen von Verbindungen sind, die grundlegend [mit dem Krankheitsprozess] in Beziehung stehen. Bestimmte Bestandteile der Ernährung können verändert werden, und Einzelpersonen wie die Nahrungsmittelindustrie tragen aktiv dazu bei. Das Verständnis der gesundheitlichen Auswirkungen von spezifischen Ernährungsveränderungen, von denen Campbell als „Reduktionismus" spricht, ist demzufolge ein wichtiges Unterfangen.[48]

Ich stimme dem zu, dass die Untersuchung der unabhängigen Wirkungen von einzelnen Nahrungsmittelsubstanzen (ihre Identifizierung, Funktionsweisen, Wirkmechanismen) erstrebenswert ist, aber Willett und ich widersprechen uns krass darin, wie diese Untersuchungsergebnisse interpretiert und verwendet werden.

Ich lehne Willetts Folgerung strikt ab, dass „bestimmte Bestandteile der Ernährung" für den gesundheitlichen Nutzen „verändert werden können". Das ist genau das Falsche in diesem Forschungsgebiet. Tatsächlich ist es so, dass wenn die Nurses' Health Study nichts anderes zeigt, so zeigt sie auf, dass die Veränderung des Konsums von jeweils einem Nahrungsbestandteil ohne die Berücksichtigung des gesamten Ernährungsmusters keinerlei signifikanten gesundheitlichen Nutzen mit sich bringt. Frauen, die möglichst wenig Fett zu sich nehmen, während sie eine beinahe gänzlich aus Fleisch bestehende Ernährung beibehalten, haben kein geringeres Brustkrebsrisiko.

Dieses Vorgehen bringt den Reduktionismus in der Wissenschaft auf den Punkt. Solange Wissenschaftler in hohem Maße isolierte chemische Stoffe und Nahrungsmittelbestandteile untersuchen und die Informationen aus dem Kontext nehmen, um pauschale, weitreichende Vermutungen über die komplexen Beziehungen zwischen Ernährung und Krankheit anzustellen, wird Verwirrung und Verunsicherung die Folge sein. Irreführende Schlagzeilen über diesen oder jenen Nahrungsbestandteil und diese oder jene Erkrankung werden die Norm sein. Die viel eindrucksvollere Nachricht über den Nutzen einer umfassenden Ernährungsumstellung wird so lange totgeschwiegen, wie wir unsere Aufmerksamkeit auf relativ unbedeutende Details richten.

Gelegentlich, wenn sich unsere Wege kreuzten, führten Professor Willett und ich Diskussionen über die Untersuchungsergebnisse bezüglich Fett aus der China Study und der Nurses' Health Study. Jedes Mal brachte ich dasselbe Argument vor: Vollwertige Nahrungsmittel, Ernährungsformen, die auf pflanzlichen Nahrungsmitteln basieren, und die naturgemäß fettarm sind, kommen in der Nurses' Health Study-Kohorte nicht vor. Aber dies sind jene Ernährungsweisen, die für unsere Gesundheit am gewinnbringendsten sind. Professor Willett hat als Antwort darauf mehr als einmal gesagt: „Sie mögen vielleicht Recht haben, Colin, aber die Menschen wollen diesen Weg nicht gehen." Diese Bemerkung hat beunruhigende Konsequenzen.

Wissenschaftler sollten Konzepte und Anschauungen nicht verwerfen, nur weil wir meinen, dass die Öffentlichkeit sie nicht hören will. Viel zu oft hörte ich im Laufe meiner Karriere Stellungnahmen, die mehr darauf abzielten, die Öffentlichkeit zufrieden zu stellen als sich an einer offenen, ehrlichen Debatte zu beteiligen, wo immer sie uns letztendlich hinführen mag. Diese Haltung ist von Grund auf falsch. Die Rolle der Wissenschaft in einer Gesellschaft ist zu beobachten, Fragen zu stellen, Hypothesen aufzustellen und diese zu überprüfen sowie die Ergebnisse daraus zu interpretieren ohne jegliche Voreingenommenheit – und nicht sich den Wünschen der Menschen zu beugen. Letztendlich liegt die Entscheidung bei den Konsumenten, ob sie unsere Ergebnisse in ihr Leben integrieren, aber wir schulden ihnen die bestmöglichen Informationen, damit sie ihre Entscheidung fällen können, und nicht, dass wir für sie die Entscheidungen treffen. Es sind die Konsumenten, die für diese Forschung bezahlten, daher sind nur sie selbst dazu berechtigt, entscheiden zu können, was sie damit machen werden.

Die in Wissenschaftskreisen vertretene Meinung, dass die Öffentlichkeit bloß Wundermittel und einfache Ernährungstips möchte, ist überbewertet. In meinen öffentlichen Vorträgen fand ich heraus, dass es mehr Interesse an der Änderung von Ernährungs- und Lebensgewohnheiten gibt, als die akademische Gemeinschaft zugeben würde.

*Diese Methode, die ich Reduktionismus nenne, Details außerhalb ihres Kontexts zu untersuchen mit dem Versuch, aus den Resultaten komplexe Zusammenhänge zu beurteilen, ist tödlich.* Sie richtet sogar mehr Schaden an als das Fehlverhalten der kleinen Minderheit von Wissenschaftlern, das ich in Kapitel 13 erörtert habe. Bedauerlicherweise wurde diese mangelhafte Art der Erforschung von Ernährung zum Standard. Als Folge daraus sind ehrliche, hart arbeitende, wohlmeinende Wissenschaftler aus aller Welt dazu gezwungen, Beurteilungen über gesamte Ernährungsauswirkungen abzugeben, die auf enggefassten Studien über einzelne Nahrungsbestandteile basieren. Die größte Gefahr ist, dass dieser Wissenschaftsreduktionismus, losgelöst von seinem größeren Zusammenhang, zum goldenen Maßstab erhoben wurde.

Tatsächlich kenne ich viele Forscher, die sogar sagen würden, dass dies die sogenannte „gute" Wissenschaft ausmacht.

Diese Probleme hatten besonders ungeheuerliche Auswüchse bei der Erforschung von Vitaminergänzungsmitteln. Wie ich zu Beginn dieses Kapitels erwähnte, verbrachte ich über drei Jahre in der Anfangszeit des Geschäfts mit Nahrungsergänzungsmitteln mit der Entwicklung eines Gutachtens für die Federal Trade Commission und die National Academy of Sciences in ihrem Gerichtsverfahren gegen General Nutrition Inc. Ich brachte das Argument vor, dass isolierten Vitaminen und Mineralien in Präparatform kein besonderer gesundheitlicher Nutzen bei chronischen Erkrankungen zugeschrieben werden kann. Für diese Aussage bekam ich sehr viel Druck ab von Kollegen, die anderer Meinung waren. Und jetzt, mehr als 15 Jahre später, nachdem Hunderte von Millionen Dollar in die Forschung geflossen und Milliarden von Dollar von Konsumenten ausgegeben worden sind, haben wir nun folgende Schlussfolgerung aus einer neuerlichen Untersuchung der Sachlage:

> Die U.S. Preventive Services Task Force (USPSTF, ein Ausschuss zur Prävention) schlussfolgert, dass die Beweise keine Empfehlung für oder gegen die Verwendung von Ergänzungsmitteln mit Vitamin A, C oder E, Multivitaminen mit Folsäure, oder Kombinationen aus Antioxidanzien für die Prävention von Krebs oder kardiovaskulären Erkrankungen rechtfertigen.[49, 50]

Wie viele weitere Milliarden Dollar müssen noch aufgewendet werden, bevor wir die Grenzen dieser eingeschränkten, reduktionistischen Forschung erkennen? Wissenschaftliche Untersuchungen der Auswirkungen von einzelnen Nährstoffen auf komplexe Erkrankungen machen wenig oder keinen Sinn, wenn der hauptsächliche Effekt der Ernährung auf den Konsum einer komplexen Sammlung von Nährstoffen und anderen Substanzen zurückzuführen ist, wie sie in vollwertigen Nahrungsmitteln enthalten sind. Dies gilt vor allem dann, wenn Testpersonen keine auf vollwertiger pflanzlicher Nahrung basierende Kost zu sich nehmen, obwohl man ziemlich sicher weiß, dass ein enger Zusammenhang zwischen einer solchen Ernährung und dem Nicht-Auftreten solch komplexer Erkrankungen besteht. Dies zeigen Litaneien von internationalen Studien. Zudem dient eine vollwertige pflanzliche Ernährung dem langfristigen Erhalt unseres Lebensraums und seiner Ressourcen und last but not least einem kostengünstigen Gesundheitssystem.

Ich lehne es kategorisch ab, auf diesem Gebiet reduktionistische Forschung zu betreiben, ohne den größeren Zusammenhang zu suchen oder zu verstehen. Der endlose Strom der Verwirrung und Verunsicherung, verursacht durch einen fehlinterpretierten Reduktionismus, untergräbt nicht nur die gesamte Ernährungsforschung, sondern auch die Gesundheit von Amerika.

# Kapitel 15

# Die „Wissenschaft" der Industrie

Wofür geben alle Menschen täglich mehrere Male Geld aus? Für Essen. Nach einem Leben lang mit Essen, was werden wir dann alle machen? Sterben – ein Prozess, der normalerweise sehr kostenaufwändig ist, da wir ihn so lange wie möglich hinauszuzögern versuchen. Wir alle sind Kunden von Hunger und Tod. Da gibt es eine Menge Geld auszugeben und zu verdienen.

Aufgrund dessen gehören die Lebensmittel- und Gesundheitsindustrien in Amerika zu den einflussreichsten Organisationen der Welt. Die finanziellen Erträge dieser Firmen, die Lebensmittel- und Gesundheitsprodukte herstellen, sind schwindelerregend. Viele einzelne Lebensmittelunternehmen haben jährliche Umsätze von über 10 Milliarden US-Dollar. Der Konzern Kraft Foods Inc. hatte 2007 einen Umsatz von 37 Milliarden Dollar. Die Danone-Gruppe, eine internationale Milchproduktfirma mit Hauptsitz in Frankreich, betreibt die Handelsmarke Dannon und machte 2008 einen Umsatz von 15,22 Milliarden Dollar. McDonald's erzielte 2008 einen Umsatz von 22,79 Milliarden Dollar. *Der gesamte Aufwand für Nahrungsmittel, inklusive Nahrung, die von Einzelpersonen, der Regierung und vom Handel gekauft wird, übersteigen 700 Milliarden Dollar im Jahr.*[1]

Der am Umsatz gemessen größte Pharmahersteller der Welt, Pfizer Inc. hatte im Jahr 2007 einen Jahresumsatz von 48,4 Milliarden US-Dollar ein, während Eli Lilly & Co. (ein amerikanischer Arzneimittelhersteller) über 18,6 Milliarden Dollar verbuchen konnte. Johnson & Johnson setzte im gleichen Jahr 61 Milliarden Dollar um. Es ist keine Übertreibung zu behaupten, dass über eine Billion Dollar jedes Jahr von unserer Entscheidung abhängen, was wir essen, wie wir Krankheiten behandeln und Gesundheit fördern. Das ist eine Menge Geld.

Es gibt mächtige Spieler, die um Ihr Haushaltsgeld und Ihre Gersundheitskasse konkurrieren. Einzelne Firmen tun selbstverständlich alles, was sie können, um mehr ihrer Produkte zu verkaufen, aber es gibt auch industrielle Vereinigungen, die daran arbeiten, die allgemeine Nachfrage für die Produkte ihrer Verbandsmitglieder zu erhöhen. Das National Dairy Council (ein nationaler Milchwirtschaftsverband), das National Dairy Promotion and Research Board (ein nationales Gremium zur Förderung und Erforschung von Molkereiprodukten), das National Fluid Milk Processor Promotion Board (ein nationales Gremium zu Förderung der Flüssigmilchverarbeitung), die International Sprout Growers Association (eine internationale Vereinigung der Sprossenproduzenten), das American Meat Institute (ein amerikanisches Institut für Fleischprodukte), die Florida Citrus Processors Association (ein Verband von Zitrusfrüchte-Produzenten aus Florida) und die United Egg Producers (ein Verband der Eiererzeuger) sind einige Beispiele solcher industriellen Verbände. Diese Organisationen, die unabhängig von den einzelnen Firmen tätig sind, üben bedeutenden Einfluss aus – die mächtigsten unter ihnen verfügen über ein jährliches Budget von Hunderten Millionen Dollar.

Diese Lebensmittelkonzerne und Interessensverbände tun alles, um den Ertrag ihrer Produkte und das Wachstum ihrer Märkte zu steigern. Dabei behaupten sie z. B., ihre Lebensmittelprodukte seien von gesundheitlichem Nutzen. Gleichzeitig müssen diese Konzerne und Verbände ihre Produkte davor schützen, als ungesund angesehen zu werden. Wenn ein Produkt mit Krebs oder einer anderen Krankheit in Zusammenhang gebracht wird, sinken Umsatz und Gewinn. Also müssen die Lebensmittelunternehmen ihre Interessen vertreten und behaupten, dass ihre Produkte gut sind für Sie, oder zumindest dass sie nicht schlecht für Sie sind. In diesem Prozess wird die Ernährungswissenschaft zum Marketinginstrument.

# Der Airport-Club

Mitten in meiner Arbeit zur China Study erfuhr ich von einem siebenköpfigen Komitee prominenter Wissenschaftler, die von der fleischverarbeitenden Ernährungsindustrie engagiert worden waren (dem National Dairy Council und dem American Meat Institute), um Forschungsprojekte in den USA im Auge zu behalten, die ihrer Industrie schaden könnten. Ich kannte sechs der sieben Mitglieder, vier davon ziemlich gut. Einer meiner Doktoranden traf einen dieser Wissenschaftler und erhielt eine Akte über die Aktivitäten des Komitees. Ich erfuhr nie genau den Grund, warum diese Akte weitergegeben wurde. Vielleicht gewann das Gewissen des Forschers die Oberhand. Auf jeden Fall wurde die Akte letztendlich mir ausgehändigt.

Die Akte enthielt Sitzungsprotokolle des Komitees, wobei die letzte Sitzung auf dem Chicagoer O'Hare Flughafen stattgefunden hatte. Von da an nannte ich diese Gruppe von Wissenschaftlern den „Airport-Club". Er wurde von Professor E. M. Foster und Michael Pariza geleitet, beide Hochschullehrer an der Universität Wisconsin (wo auch Alf Harper ansässig war). Finanziert wurde das Komitee von der Fleisch- und Milchindustrie. Die hauptsächliche Zielsetzung des Komitees bestand darin, Projekte zu beobachten, die ihrer Industrie „schaden" könnten. Mit einer derartigen Überwachung konnte die Industrie effizienter auf unerwartete Entdeckungen von Forschern und deren unvorhergesehenen Veröffentlichungen reagieren. Eines habe ich gelernt, wenn viel auf dem Spiel steht, dann ist die Industrie nicht abgeneigt, sich ihre eigene Geschichte auszudenken.

In der Akte waren neun potenziell schädliche Projekte aufgeführt. Ich hatte die zweifelhafte Auszeichnung, der einzige Forscher zu sein, der für zwei Projekte verantwortlich war. Ich wurde einerseits für die China Study erwähnt, für deren Überwachung eines der Mitglieder zuständig war; andererseits für meine Verbindung zum American Institute for Cancer Research (AICR), insbesondere für meinen Vorsitz im Überprüfungsausschuss. In diesem wurde entschieden, welcher Forschungsantrag über Ernährung und Krebs finanziert werden würde. Ein weiteres Komiteemitglied hatte die Aufgabe, die Aktivitäten der AICR im Auge zu behalten.

Nachdem ich nun sowohl den „Airport-Club" als auch die Person kannte, die für meine Überwachung bei den AICR-Tagungen über Subventionsbewilligungen eingeteilt war, wusste ich, wie ich ausspioniert wurde. Ich ging zum ersten Treffen des AICR-Überprüfungsausschusses, nachdem ich von dem Club erfahren hatte, und beobachtete meinerseits den Spion, der mich beobachtete!

Man könnte annehmen, dass dieses von der Industrie finanzierte „Ausspionieren" nicht illegal wäre, und dass die Beobachtung von potenziell schadenden Informationen für ein Geschäft vorausblickend wäre. Ich stimme dem völlig zu, auch wenn es befremdlich war, selbst auf der Liste der Auszuspionierenden zu stehen. Aber die Industrie macht mehr, als lediglich „gefährliche" Forschungen im Auge zu behalten. Sie vermarktet aktiv ihre Sicht der Dinge, unabhängig von möglichen verheerenden Auswirkungen auf die Gesundheit, und korrumpiert dadurch die wissenschaftliche Integrität. Das besonders Beunruhigende daran ist, wenn akademische Wissenschaftler das Ausspionieren übernehmen und ihre wahren Intentionen verbergen.

## Mächtige Gruppen

Die Milchindustrie, einer der Sponsoren des „Airport-Clubs", ist besonders mächtig in diesem Land. Das 1915 gegründete, gut organisierte und kapitelkräftige National Dairy Council hat nahezu 100 Jahre lang Milch beworben.[2] 1995 gaben zwei der größten Milchindustrieverbände ihrer alten Einrichtung ein neues Gesicht mit dem Namen Dairy Managment Inc. Der Zweck dieser neuen Gruppe war, „eine Sache zu erreichen: Die Nachfrage nach in den USA erzeugten Milchprodukten zu erhöhen", um deren Webseite zu zitieren.[3] Im Jahr 2003 verfügten sie über ein Werbebudget von mehr als 165 Millionen US-Dollar, um dieses Ziel zu erreichen.[4] Zum Vergleich: Das National Watermelon Promotion Board (eine Vereinigung zur Wassermelonenwerbung) verfügt über ein Budget von 1,6 Millionen Dollar.[5] Eine Pressemitteilung der Dairy Management Inc. enthält unter anderem folgende Einzelheiten:[4]

> Rosemont, Illinois – Nationale, bundesweite und regionale Leiter der Milchproduzenten genehmigten ein Budget von US $ 165,7 Millionen für einen einheitlichen Marketingplan, um die Nachfrage für Milchprodukte zu erhöhen ...
>
> ... Größere Programmbereiche umfassen:
>
> Flüssige Milch: Zusätzlich zu den fortlaufenden Hauptwerbemaßnahmen wird sich der Fokus von Werbeveranstaltungen und Öffentlichkeitsarbeit auf Kinder zwischen sechs und zwölf Jahren und ihre Mütter richten. Die zentralen Bestrebungen der Milchwirtschaft 2003 werden sich auf die Entwicklung und den Ausbau der Handelsbeziehungen mit den größten Lebensmittelkonzernen richten, einschließlich Kellogg's®, Kraft Foods® und McDonald's® ...
>
> ... Verkaufsförderung in den Schulen: Als Teil des Bestrebens, die Kinder im schulpflichtigen Alter als lebenslange Konsumenten von Milchprodukten heranzuziehen, werden die Aktivitäten 2003 auf Schüler, Eltern, Lehrer und Schulgastronomen gerichtet. Es laufen Programme sowohl in den Klassenzimmern als auch in den Speisesälen, wo Kontrollorganisationen der Milchindustrie ver-

suchen, den Erfolg der letztjährigen Schulmilchaktion „School Milk Pilot Test"
auszuweiten ...

... Milchwirtschafts-Image/Vertrauen: Dieses laufende Programm zielt darauf
ab, das Vertrauen der Konsumenten in Milchprodukte und in die Milchwirtschaft zu schützen und zu erhöhen. Ein wichtiges Element umfasst die Durchführung und Verbreitung der Ergebnisse von Ernährungsforschungen über
Milch, in denen der Gesundheitsnutzen von Milchprodukten dargelegt wird
sowie auch Problem- und Krisenmanagement ...

Lassen Sie mich die Bestrebungen der Milchindustrie umschreiben: Ihre Ziele sind 1) die Vermarktung an kleine Kinder und deren Mütter; 2) Schulen als Vertriebsweg für junge Konsumenten zu benutzen; 3) das Durchführen und Publizieren von Forschung, die günstig für die
Industrie ist.

Viele Menschen sind sich der Präsenz der Milchindustrie in unseren Schulen nicht bewusst.
Aber lassen Sie sich nicht täuschen: Was Ernährungsinformationen betrifft, erreicht die Milchindustrie Kinder und Jugendliche wirkungsvoller als andere Industriezweige.

Die Milchindustrie nimmt das öffentliche Bildungswesen als primäres Medium in Anspruch,
um die Nachfrage für ihre Produkte zu erhöhen. Der Jahresbericht der Dairy Management Inc.
von 2001 meldet Folgendes:[6]

Als der beste Weg für die Erhöhung des langfristigen Flüssigmilchkonsums sind
Kinder zweifellos die Zukunft des Milchproduktekonsums. Das ist der Grund,
warum die Milchindustrie weiterhin Schulmilchverkaufsprogramme als eine
Methode durchführt, um den Flüssigmilchkonsum der Kinder zu fördern.

Milcherzeuger ... führten zwei bahnbrechende Initiativen im Jahr 2001 ein. Ein
einjähriges Schulmilchforschungsprogramm, das im Herbst 2001 begann, untersucht, wie sich eine verbesserte Verpackung, zugesetzte Aromen, Kühlge-
räte zur Verkaufsförderung und bessere Temperaturregulation auf den Flüssigmilchkonsum und die Einstellung der Kinder innerhalb und außerhalb der
Schule auswirkt. Die Untersuchung schließt mit dem Ende des Schuljahres
2001–2002. Darüber hinaus führten Milcherzeuger und Milchverarbeiter zusammen eine fünf Monate dauernde Automatenverkaufsstudie in Mittel- und
höheren Schulen durch. Die Untersuchung zeigte, dass viele Schüler Milch anderen konkurrierenden Getränken vorziehen würden, sofern sie nach Belieben
überall und jederzeit erhältlich wäre.

Viele andere erfolgreiche Schulprogramme ermutigen die Kinder, weiterhin Milch zu trinken.
Ernährungs-Erziehungsprogramme wie „Pyramiden-Erforschungen" und „Pyramiden Café"
lehren Schüler, dass Milchprodukte ein Hauptbestandteil einer gesunden Ernährung sind. Das
„Kalt ist cool"-Programm lehrt Schulkantinenleiter, wie sie die Milch kalt halten können, genau wie Kinder es wollen; und die Milchindustrieorganisationen helfen bei der Ausweitung
milchfreundlicher Schulfrühstück-Programme mit. Zusätzlich erreicht die populäre „got milk"-

Kampagne^A Kinder in der Schule und durch solche kinderzentrierte Medienkanäle wie Nickelodeon und dem Cartoon Network.

Die folgenden Maßnahmen sind bei weitem keine Kleinigkeit. Im Jahr 1999 wurde eine „Bildungsserie", „die fantastischen Abenteuer des Chefkochs Combo" (eigentlich eine Marketingserie), von der Milchindustrie produziert und war „in 76 % der Vorschul- und Kindergärten landesweit zu sehen."[7] Laut einem Bericht der Milchindustrie an den Kongress[8] machen sich die „Bildungsprogramme" der Milchindustrie über Ernährung ziemlich gut:

> „Pyramid Café®" und „Pyramid-Explorations™"^B, die auf die zweite und vierte Schulstufe gerichtet sind, erreichen über 12 Millionen Schüler mit der Botschaft, dass Milch und Milchprodukte eine Schlüsselrolle in einer gesunden Ernährung spielen. Untersuchungsergebnisse zeigen weiterhin, dass diese beiden Programme von über 70 % der Lehrer angeboten werden.

Amerika betraut die Milchindustrie mit der wichtigen Aufgabe, unsere Kinder auf den Gebieten der Ernährung und Gesundheit zu unterrichten. Zusätzlich zu den allgegenwärtigen Ernährungs-Bildungsprogrammen und „Aufklärungs"-Paketen versorgt die Industrie Grund- und Mittelschulen mit Videos, Postern und Unterrichtsanleitungen zur Ernährung. Sie führt spezielle Werbeaktionen in Schulkantinen durch, um den Milchkonsum in Tausenden von Schulen zu steigern. Sie verteilt bei bundesweiten Konferenzen Informationen an die Schuldirektoren. Sie führt Back-to-school-Werbeaktionen an über 20.000 Schulen durch und sie betreibt Sportwerbeveranstaltungen für die Jugend.

Sollte uns das beunruhigen? Mit einem Wort: Ja. Wenn Sie neugierig sind, welche Art der „Bildung" über Ernährung von der Milchindustrie gelehrt wird, dann schauen Sie sich ihre Webseite an.[9] Als ich die Site im Juli 2003 besuchte, fiel mir gleich zu Anfang folgendes ins Auge: „Juli ist Nationaler Eiscreme-Monat." Beim Klicken auf „Nationaler Eiscreme-Monat" für mehr Informationen las ich: „Wenn Sie sich fragen, ob Sie Ihre Eiscreme und gleichzeitig gesunde Ernährung haben können, lautet die Antwort ‚Ja'!"[9] Großartig. Soviel zur Bekämpfung von Adipositas und Diabetes bei Kindern!

Die Webseite ist in drei Abschnitte unterteilt, einen für Lehrer, einen für Eltern und einen für Gastronomen. Als ich mir die Webseite im Juli 2003 ansah (der Inhalt ändert sich regelmäßig), konnten Lehrer Lehrpläne für den Ernährungsunterricht in ihrer Klasse herunterladen. Die Lehrpläne umfassten die Anfertigung von Handpuppen von Kühen und Milchprodukten und das Spielen eines Fingertheaters. Nach Anfertigung der Handpuppen sollte der Lehrer „den Schülern erzählen, dass sie fünf besondere Freunde kennenlernen werden, und diese Freunde wollen, dass die Buben und Mädchen aufwachsen, um stark und gesund zu werden."[9] Eine weitere Lektion war der „Leckere-Milchprodukte-Tag", an dem jedes Kind Käse, Pudding, Joghurt, Frischkäse und Eiscreme verkosten darf.[9] Oder die Lehrer konnten ihre Klassen dazu anleiten, „Muh-Masken" zu basteln.[9] Bei den fortgeschrittenen Viertklässlern konnten die Lehrer einen

---

A   In etwa „Hast du schon Milch getrunken?" Bei dieser Kampagne wurden viele Prominente mit einem weißen Milchbärtchen und dem Spruch „got milk?" abgebildet.
B   In Anlehnung an die Ernährungspyramide

Lehrplan aus den „Pyramiden-Erforschungen" anwenden, bei dem die Schüler die fünf Nahrungsmittelgruppen und deren gesundheitlichen Nutzen erkunden, wie folgt:[9]

Milchprodukte (machen starke Knochen und Zähne)
Fleischprodukte (machen starke Muskeln)
Gemüse (macht, dass man im Dunkeln sehen kannst)
Obst (macht, dass Schnitte und blaue Flecken schneller heilen)
Getreide (gibt uns Energie)

Aufgrund der wissenschaftlichen Belege aus den vorangegangenen Kapiteln wissen Sie, dass, wenn unsere Kinder diese „Informationen" über Ernährung und Gesundheit lernen, wir uns auf einen langen, schmerzvollen Disput mit unseren Kindern gefasst machen können – freundlicherweise ausgelöst vom Marketing der Dairy Managment Inc. Offenbar erfahren weder die Kinder noch ihre Eltern, wie Milch mit Typ I-Diabetes, Prostatakrebs, Osteoporose, Multipler Sklerose und anderen Autoimmunerkrankungen in Zusammenhang steht, und wie von Kasein, dem hauptsächliche Protein in Milchprodukten, experimentell gezeigt wurde, dass es das Krebswachstum fördert, den Blutcholesterinspiegel erhöht und arteriosklerotische Plaques vermehrt.

Im Jahr 2002 lieferte diese verkaufsfördernde Webseite *über 70.000 Lehrpläne* an Lehrer aus.[8] Die Milchindustrie lehrt der nächsten Generation Amerikas wahrhaftig ihre Version von gesunder Ernährung.

Die Industrie macht dies schon jahrzehntelang und das mit Erfolg. Ich habe viele Menschen getroffen, die, wenn sie von den potenziell schädlichen Auswirkungen von Milchprodukten hören, sofort sagen: „Milch kann nicht schlecht sein." Normalerweise bringen diese Leute keinerlei wissenschaftliche Beweise, um ihre Position zu stützen – sie haben einfach nur das Gefühl, dass Milch gut ist. Sie kannten es schon immer so, und sie fühlen sich wohl damit. Manche ihrer Meinungen kann man bis in die Schultage zurückverfolgen, als sie lernten, dass es fünf Kontinente gibt, dass zwei und zwei vier ergibt, und dass Milch gesund ist. Wenn Sie das auf diese Weise betrachten, werden Sie verstehen, warum die Milchindustrie einen derartig außerordentlichen Einfluss in diesem Land hat, indem sie die Bildungseinrichtungen für ihre Marketingzwecke benutzt.

Wenn dieses Marketing-Programm nicht solch eine umfassende Gefährdung für unsere Kinder darstellen würde, dann wäre es geradezu lachhaft, dass eine industrielle Vereinigung versucht, mit ihren Produkten mit derart oberflächlich getarnten „Bildungs"-Plänen hausieren zu gehen. Wundern sich die Leute denn nicht darüber, wenn beinahe jedes einzelne Kinderbuch, das im „Nutrition Bookshelf" (Abteilung für Ernährungsbücher) dieser Webseite beworben wird, sich entweder um Milch, Käse oder Eiscreme dreht, mit Titeln wie *Ice Cream: Great Moments in Ice Cream History* (Sternstunden in der Eiscremegeschichte)?[9] Immerhin befanden sich im Juli 2003 keinerlei Bücher über Gemüse in diesem „Nutrition Bookshelf"! Ist Gemüse denn nicht gesund?

Wenigstens ist es so, dass die Milchindustrie in den offiziellen Berichten an den Kongress und in den Pressemeldungen der Industrie von all diesen schulbezogenen Aktivitäten zurecht als „Marketing" schreibt.

# Konjugierte Linolsäure

Die Milchindustrie macht nicht Halt bei den Kindern. Für Erwachsene legt die Industrie starken Wert auf „Wissenschaft" und die Verbreitung von Forschungsergebnissen, die so ausgelegt werden könnten, dass der Konsum von Milchprodukten einen gesundheitlichen Nutzen bringen würde. Die Milchwirtschaft wendet 4 bis 5 Millionen US-Dollar jährlich für die Forschung auf, mit dem Ziel etwas Gesundes zu finden, das man dann verbreiten kann.[7, 10] Zusätzlich beschäftigen die Förderer der Milchindustrie einen Medizinischen Beirat, der aus Ärzten, Akademikern und anderen Gesundheitsexperten besteht. Diese Wissenschaftler sind auch diejenigen, die als medizinische Experten in den Medien auftreten und die wissenschaftlich begründete Stellungnahmen über den gesundheitlichen Nutzen von Milch liefern.

Der „Airport-Club" war ein gutes Beispiel der industriellen Bestrebungen, ein positives Produktimage und „Vertrauen" der Konsumenten aufrechtzuerhalten. Zusätzlich zur Beobachtung von potenziell schadenden Projekten versuchte der Club, Forschungen zu erbringen, die zeigen könnten, dass Krebs durch das Trinken von Kuhmilch verhindert werden könnte. Was für ein genialer Schachzug wäre das gewesen! Zu der Zeit wurden die industriellen Vereinigungen bereits ziemlich nervös bezüglich der wachsenden wissenschaftlichen Beweise, die zeigten, dass der Konsum von Nahrungsmitteln tierischen Ursprungs mit Krebs und anderen Erkrankungen in Zusammenhang steht.

Ihr Aufhänger für diese Forschung war eine ungewöhnliche Gruppe von Fettsäuren, die im Kuhpansen von Bakterien erzeugt wird (Pansen ist der größte der vier Mägen). Diese Fettsäuren wurden gemeinsam als konjugierte Linolsäuren bezeichnet (CLA = conjugated linoleic acid), die aus der Linolsäure gebildet werden, die im Futter der Kuh vorkommt. Im Kuhpansen wird CLA sodann resorbiert und im Fleisch und in der Milch des Tiers gespeichert, und schließlich vom Menschen konsumiert.

Der große Zahltag für den „Airport-Club" kam, als die ersten Tests mit Versuchsmäusen darauf hinwiesen, dass CLA dabei mitwirken könnten, die Bildung von Magentumoren – ausgelöst durch ein schwaches chemisches Karzinogen namens Benzo(a)pyren – zu hemmen.[11, 12] Doch in dieser Forschung gab es einen Haken. Die Forscher gaben den Mäusen zuerst CLA und dann erst das Karzinogen Benzo(a)pyren. Die Reihenfolge der Fütterung der Chemikalien verlief verkehrt. Es gibt ein Enymsystem im Körper, das die durch ein Karzinogen ausgelöste Bildung von Krebszellen minimiert. Wenn eine chemische Substanz wie CLA zuerst verabreicht wird, wird dieses Enzymsystem „angeregt", sodass es eine erhöhte Aktivität aufweist. Der Trick war also, das CLA zuerst zu verabreichen, um das Enzymsystem anzuregen, und dann erst das Karzinogen zu geben. In dieser Versuchsanordnung würde das durch CLA angeregte Enzymsystem effizienter darin sein, das Karzinogen zu beseitigen. Als Resultat daraus könnte CLA als Antikarzinogen bezeichnet werden.

Lassen Sie mich ein Beispiel geben. Angenommen Sie haben einen Sack mit einem starken Pestizid in Ihrer Garage stehen. Auf dem Sack steht etwa: „Nicht zum Verzehr geeignet! Im Falle der Einnahme kontaktieren Sie sofort einen Arzt" oder eine andere ähnliche Warnung. Aber sagen wir, Sie sind hungrig und essen trotzdem eine Handvoll dieses Pestizids. Das Pestizid in Ihrem Körper wird die Enzymsysteme in allen Ihren Zellen „hochdrehen", deren Aufgabe die

Beseitigung aller schädlichen Stoffe ist. Wenn Sie dann ins Haus gehen und eine Handvoll Erdnüsse, die vor Aflatoxin triefen, zu sich nehmen, wird Ihr Körper gerüstet sein, mit dem Aflatoxin umzugehen und letztendlich werden Sie weniger Aflatoxin-induzierte Tumore aufweisen. Also das Pestizid, das im Grunde alle möglichen schädlichen Auswirkungen auf Ihren Körper hat, ist ein Antikarzinogen! Dieses Szenario ist offensichtlich absurd, und die Untersuchung an Mäusen, die anfänglich zeigte, dass CLA ein Antikarzinogen ist, war ähnlich absurd. Die Endresultate des Mäuseexperiments klangen jedoch ziemlich gut für einige Leute, die diese Methodik nicht kennen, einschließlich der meisten Wissenschaftler.

Das „Airport-Club"-Mitglied Michael Pariza leitete die Forschung über CLA in einigen Details.[13–15] Ein sehr guter Forscher und sein Team baute die Studie später am Roswell Park Memorial Institute for Cancer Research in Buffalo noch weiter aus. Sie wiesen nach, dass CLA doch mehr machte, als lediglich den ersten Schritt der Tumorbildung zu hemmen. CLA schien auch das nachfolgende Tumorwachstum zu verlangsamen,[16, 17] als es nach dem Karzinogen verabreicht wurde. Dies war ein überzeugenderes Ergebnis über die krebshemmenden Eigenschaften des CLA als in den anfänglichen Untersuchungen,[11, 12] die nur eine Hemmung der Krebsinitiation zeigten.

Egal wie vielversprechend diese Mäuse- und Rinderuntersuchungen waren, so blieb diese Forschung trotzdem zwei bedeutende Schritte von Krebs bei Menschen entfernt. Erstens wurde nicht gezeigt, dass Kuhmilch, die CLA enthält, als ganzes Nahrungsmittel (im Gegensatz zur isolierten chemischen Substanz CLA) Krebs bei Mäusen verhindert. Zweitens, selbst wenn ein derartiger Effekt bei Mäusen bestünde, würde er bei Menschen bestätigt werden müssen. Vielmehr ist es so, wie an früherer Stelle dieses Buches beschrieben wurde, dass, falls Kuhmilch überhaupt irgendeine Wirkung hat, gezeigt wurde, dass sie das Krebswachstum fördert und nicht reduziert. Der bei weitem bedeutendste Bestandteil in Milch ist Protein, dessen starke krebsfördernde Eigenschaften mit den Ergebnissen aus Humanstudien übereinstimmen.

In anderen Worten würde das heißen, dass die Behauptung eines Effekts von CLA in Milch auf Krebs bei Menschen einen großen, ungerechtfertigten Vertrauensvorschuss erfordern würde. Aber zweifeln Sie nie an der Hartnäckigkeit (d. h. am Geld) derer, die die Öffentlichkeit gerne glauben lassen möchten, dass Kuhmilch Krebs verhindert. Und siehe da, kürzlich hieß eine Schlagzeile auf der Titelseite des *Ithaca Journals*: „Änderung des Rinderfutters verbessert Krebsbekämpfung mit Milch".[18] In diesem Artikel ging es um die Untersuchungen eines Cornell-Professors, der maßgeblich an der Entwicklung des Rinderwachstumshormons mitwirkte, das nun an Rinder verfüttert wurde. Er zeigte, dass die Menge von CLA in Kuhmilch erhöht werden kann, indem man den Tieren mehr Maiskeimöl füttert.

Der Artikel des *Ithaca Journals*, wenn auch nur in einer lokalen Kleinstadtzeitung erschienen, war geradezu ein wahrgewordener Traum für die Sponsoren des „Airport-Clubs". Die Schlagzeile überbringt der Öffentlichkeit eine fantastische, aber sehr einfache Botschaft: Milchtrinken reduziert das Krebsrisiko. Es ist mir bewusst, dass Presseleute schlagkräftige Aussagen mögen, also vermutete ich anfänglich, dass der Reporter übertrieb und Behauptungen über die Aussagen der Wissenschaftler hinaus aufstellte. Aber der im Artikel von Professor Bauman ausgedrückte Enthusiasmus über die Bedeutung dieser Forschung kam der Schlagzeile gleich. Die Untersuchung, die in diesem Artikel zitiert wurde, zeigte lediglich, dass der CLA-Gehalt in der Milch von Kühen höher ist, die mit Maiskeimöl gefüttert wurden. Bis dies irgendeine Bedeutung für Krebserkrankungen bei Menschen hätte, ist es ein langer Weg. Keine Studie hat bislang gezeigt, dass Menschen oder selbst Mäuse, die Kuhmilch trinken, ein geringeres Krebsrisiko hätten – egal welchen Krebstyps. Und doch wurde Bauman, der fachlich gesehen ein kompetenter Forscher ist, dahingehend zitiert, dass diese Ergebnisse ein „gutes Potenzial [hätten], weil CLA [ein] sehr starkes [Antikarzinogen ist]". Die Journalisten fuhren fort mit: „Es wurde gezeigt, dass CLA Karzinogene unterdrückt und die Ausbreitung von Dickdarm-, Prostata-, Eierstock- und Brustkrebs sowie Leukämie hemmt". Sie folgerten: „Alles weist darauf hin, dass CLA bei Menschen sogar in niedrigen Konzentrationen wirkungsvoll ist". Dem Artikel zufolge sagte Bauman, dass diese „Forschung einen neuen Fokus auf die Entwicklung von Lebensmitteln darstellt, um ihre Nährstoff- und Gesundheitseigenschaften zu verbessern". Diese Behauptungen könnten dramatischer nicht sein, wenn man bedenkt, dass die notwendigen Humanstudien fehlen.

Bauman, Pariza und ihre vielen anderen Kollegen[19] verfolgten 15 Jahre lang energisch diese Vorgehensweise in der Forschung und haben eine große Anzahl von Arbeiten veröffentlicht. Obwohl behauptet wird, dass CLA zusätzliche positive Effekte aufweist, wurde die entscheidende Studie noch nicht durchgeführt, nämlich die Untersuchung, ob der Konsum von Milch von Kühen, die ein maiskeimölreiches Futter bekamen, tatsächlich das Krebsrisiko bei Menschen reduziert.

In letzter Zeit versuchten Bauman und seine Kollegen, diesen Zusammenhang zu zeigen. Sie zeigten, dass Milchfett von Kühen, die große Mengen Maiskeimöl erhielten (d. h. Linolsäure, aus der CLA entsteht), wie das synthetisch hergestellte CLA, Tumoren in Ratten verringern konnte.[20] Aber wiederum wendeten sie eine trickreiche experimentelle Methode an. Sie verabreichten das Milchfett *vor* und nicht *nach* dem Karzinogen. Aber ihre Behauptungen werden so dramatisch wie immer sein, denn zum ersten Mal wurde gezeigt, dass CLA, wie es in einem Nahrungsmittel vorkommt (d. h. als Fett), so antikarzinogen wirkt wie die isolierte Substanz. Übersetzung: Essen Sie Butter von Kühen, die mit Maiskeimöl gefüttert wurden – es verhindert Krebs!

## Die Wissenschaft der Industrie

Die Geschichte um CLA ist ein gutes Beispiel dafür, wie die Industrie die Wissenschaft dazu benutzt, die Nachfrage für ihre Produkte zu steigern, um mehr Geld zu machen. Diese Industriewissenschaft führt zumindest häufig zu einer allgemeinen Verwirrung (Sind Eier gut oder sind sie schlecht?). Im schlechtesten Fall führt Industriewissenschaft ahnungslose Konsumenten zu Nahrungsmitteln, die sogar schädlich sind, und das alles im Namen der Gesundheit.

Interessenskonflikte gibt es in dieser Wissenschaft der Industrie reichlich. Die CLA-Forschung wurde von Anfang an durch den gezielten Einsatz von Geld spezieller Interessensgruppen ermöglicht und aufrechterhalten. Das National Dairy Council,[20-22] Kraft Foods Inc.,[20] das Northeast Dairy Foods Research Center,[20, 21] das Cattlemen's Beef Board[23] und die Cattlemen's Beef Association[23] sind Konzerne und Verbunde, die diese Studien oftmals finanziert haben.

Die Beeinflussung der akademischen Forschung durch Unternehmen kann vielfache Formen annehmen, die vom schamlosen Missbrauch der persönlichen Macht bis hin zu Interessenkonflikten reichen – alles hinter dem Rücken der Öffentlichkeit. Bei diesem Einfluss muss es sich nicht um plumpe Bestechung von Forschern zur Fingierung von Daten handeln. Diese Art von Verhalten kommt selten vor. Die interessantere Methode, wie Firmeninteressen akademische Forschung beeinflussen, ist viel ausgeklügelter und effektiver. Wie anhand des CLA-Beispiels dargestellt, erforschen Wissenschaftler ein Detail aus dem Zusammenhang, was daraufhin als vorteilhafte Meldung interpretiert werden kann, und die Industrie schlägt mit aller Macht Kapital daraus. Nahezu niemandem ist es bekannt, wo die CLA-Hypothese ihren Anfang nahm und wer sie ursprünglich finanzierte.

Nur wenige Menschen stellen eine solche Forschung in Frage, wenn sie in den besten Fachzeitschriften veröffentlicht worden ist. Noch weniger Menschen wissen – besonders in der breiten Öffentlichkeit –, welche Studien direkt von Firmen-„Förderungen" finanziert werden. Sehr wenige Menschen sind imstande, die technischen Details zu verstehen und die fehlende Information zu erkennen, die den Zusammenhang herstellen könnte. Auf der anderen Seite versteht jedoch beinahe jeder Mensch diese Schlagzeile in der zitierten Lokalzeitung.

Ich könnte dieses Spiel auch spielen. Falls ich die Milchindustrie schädigen wollte und etwas großzügiger in meiner Interpretation von Studienergebnissen wäre, könnte ich eine andere Schlagzeile produzieren, wie zum Beispiel: „Chemische Substanz zur Geburtenkontrolle in Kuhmilch gefunden". Die neuere Forschung zeigt zum Beispiel, dass CLA Kükenembryos in dramatischem Ausmaß tötet.[13] Darüber hinaus erhöht CLA den Grad der gesättigten Fette im Gewebe, was – wenn wir unsere dramatische Methode der Interpretation benutzen – das Herzerkrankungsrisiko verschlimmern kann. Gewiss habe ich diese beiden voneinander unabhängigen Effekte in meinem Beispiel auf grobe Weise aus dem Zusammenhang gerissen. Ich weiß nicht wirklich, ob diese CLA-Effekte tatsächlich auf eine Verringerung der Fruchtbarkeit und einen Anstieg der Herzerkrankungen bei Menschen übertragen werden können, aber wenn ich wie die Industrie-Enthusiasten vorgehen würde, dann würde ich mich nicht darum kümmern. Das wäre eine großartige und weit reichende Schlagzeile.

Ich traf unlängst eines der Mitglieder des „Airport-Clubs", einen Wissenschaftler, der am CLA-Engagement beteiligt war. Er gestand ein, dass der CLA-Effekt nie mehr als der Effekt eines isolierten Stoffes sein wird. Aber Sie können davon ausgehen, dass diese private Aussage so niemals in der Öffentlichkeit wiederholt wird.

## Die Vorliebe der Industrie am „Herumforschen"

Vieles vom „Airport-Club" und der CLA-Geschichte ist eine Geschichte über die „dunkle Seite" der Wissenschaft, auf die ich in Kapitel 13 eingegangen bin. Aber die CLA-Geschichte verdeutlicht auch die Gefahren des Reduktionismus, dem Herausnehmen von Details aus dem Zusammenhang und dem darauffolgenden Aufstellen von Behauptungen über Ernährung und Gesundheit, worum es im letzten Kapitel ging. Wie die akademische Welt sind die Großkonzerne ebenfalls wesentliche Spieler im System des wissenschaftlichen Reduktionismus, das unser

Wissen über Ernährungsgewohnheiten und Krankheiten untergräbt. Die Industrie hat nämlich eine Vorliebe fürs „Herumforschen". Das Absichern von Patenten, die auf solchen Detailzusammenhängen basieren, führt zu Marktansprüchen und letztendlich zu größeren Profiten.

In einer kürzlich erschienenen Veröffentlichung von einigen CLA-Forschern (einschließlich Professor Dale Bauman, einem langjährigen Freund der Tierprodukte-Industrie) kommt der folgende Satz vor, der viel über die Vorstellung einiger Industrie-Enthusiasten offenbart, wie wir uns den Weg zu Gesundheit „zusammenbasteln" können:

> Das Konzept der mit CLA angereicherten Lebensmittel könnte insbesondere für Menschen attraktiv sein, die eine diätetische Krebsprävention wünschen, ohne aber radikale Veränderungen ihrer Essgewohnheiten vornehmen zu müssen.

Ich weiß, dass für Bauman und andere „radikale Veränderungen ihrer Essgewohnheiten" eine Ernährung reich an pflanzlichen Nahrungsmitteln bedeutet. Anstatt schädliche Nahrungsmittel insgesamt zu vermeiden, empfehlen diese Forscher, dass wir die vorhandenen, aber problematischen, Nahrungsmittel modifizieren, um das Problem zu lösen. Anstatt mit der Natur zusammenzuarbeiten, um unsere Gesundheit aufrechtzuerhalten, wollen sie, dass wir auf Technologie vertrauen – ihre Technologie.

Dieser Glaube an die technologischen Spielereien, die den Menschen über die Natur stellen, ist allgegenwärtig. Dies ist nicht auf die Milchindustrie beschränkt, auch nicht auf die Fleischindustrie oder die Lebensmittel verarbeitende Industrie. Sie sind Teil jedes einzelnen Industriezweiges in der Nahrungs- und Gesundheitsindustrie, von Orangen zu Tomaten, von Getreide zu Vitaminpräparaten.

Die Agrarindustrie wurde kürzlich in helle Aufregung versetzt, als ein weiteres Carotinoid „entdeckt" worden war. Sie haben wahrscheinlich davon gehört. Es heißt Lycopin und ist für die rote Farbe der Tomaten verantwortlich. 1995 wurde berichtet, dass Menschen, die mehr Tomaten zu sich nahmen, einschließlich ganzer Tomaten und tomatenhaltiger Speisen wie Pastasaucen, ein niedrigeres Prostatakrebsrisiko aufwiesen,[24] was einen früheren Bericht bekräftigte.[25]

Für jene Firmen, die Lebensmittel aus Tomatenprodukten herstellen, war dies ein Geschenk des Himmels. Marketingleute verstanden die Nachricht sehr schnell. Aber worauf sie sich im Endeffekt konzentrierten, war das Lycopin, nicht die Tomaten. Die Medien waren entgegenkommend und zeigten sich der Situation gewachsen. Lycopin war angesagt! Plötzlich wurde Lycopin weithin bekannt als etwas, wovon man mehr essen sollte, wenn man nicht an Prostatakrebs erkranken wollte. Die reduktionistische wissenschaftliche Welt erhöhte ihre Bestrebungen, um das „Lycopin-Wunder" zu entschlüsseln. Bis jetzt sind bereits 1.361 (!) wissenschaftliche Publikationen über Lycopin in der National Library of Medicine (Medizinische Nationalbibliothek) angeführt.[26] Ein großer Markt entsteht gerade – mit Handelsnamen wie Lycopene 10 Cold Water Dispersion und LycoVit 10 %, die als Nahrungsergänzungsmittel verwendet werden.[27] Glaubt man den Behauptungen über die gesundheitlichen Auswirkungen, sind wir auf dem besten Weg, Prostatakrebs unter Kontrolle zu bringen.

Es gibt allerdings einige Besorgnis erregende Bedenken. Zunächst gibt es trotz Millionenausgaben einige Zweifel, ob Lycopin als isolierte Substanz Prostatakrebs vorbeugen kann. Einer neueren Veröffentlichung zufolge zeigten sechs Studien eine statistisch signifikante Verringerung eines Prostatakrebsrisikos bei erhöhtem Lycopinkonsum; drei Studien zeigten nicht signifikante Zusammenhänge und sieben Studien zeigten gar keinen Zusammenhang.[28] Allerdings wurde in diesen Studien der Konsum von *ganzen Nahrungsmitteln* – nämlich Tomaten – untersucht. Also während diese Studien sicherlich zeigen, dass Tomaten nach wie vor ein gesundes Nahrungsmittel sind,[28] können wir deshalb annehmen, dass Lycopin allein das Prostatakrebsrisiko reduziert? Es sind hunderte, sogar tausende, chemische Substanzen in Tomaten enthalten. Haben wir Beweise, dass isoliertes Lycopin dasselbe bewirkt wie Tomaten, insbesondere für jene, die Tomaten nicht mögen? Die Antwort lautet „Nein".[29]

Es gibt keinen Hinweis für einen Lycopin-spezifischen Effekt auf Prostatakrebs, und ich bezweifle ernsthaft, ob wir jemals überzeugende Beweise haben werden. Trotzdem ist das Lycopin-Geschäft voll im Gange. Ausführliche Studien werden durchgeführt, um die effektivste Menge von Lycopin zu ermitteln sowie zu untersuchen, ob kommerzielle Lycopin-Präparate ungefährlich sind – zumindest bei Ratten und Kaninchen.[27] Auch sollte man die Möglichkeit der genetischen Veränderung von Pflanzen bedenken, um so einen höheren Gehalt von Lycopin und anderen Carotinoiden zu erhalten. [30] Es ist weit hergeholt, diese Berichte über Lycopin als legitime Wissenschaft zu bezeichnen. Ich nenne das „Herumforschen" oder einfach Verkaufsförderung, und nicht Wissenschaft.

Fünf Jahre vor der neuesten „Entdeckung" von Lycopin verglich einer meiner Doktoranden, Youping He, vier verschiedene Carotinoide (Beta-Carotin, Lycopin aus Tomaten, Canthaxanthin aus Karotten und Cryptoxanthin aus Orangen) hinsichtlich ihrer Fähigkeit Krebs bei Versuchstieren zu verhindern.[31, 32] Je nachdem, was wir testeten und wie wir die Untersuchung durchführten, schienen einzelne Carotinoide weitreichende Wirkungen zu haben. Während ein Carotinoid in einer Reaktion wirksam ist, ist dasselbe Carotinoid in einer anderen Reaktion weit weniger wirksam. Diese Schwankungen manifestieren sich auf unzählige Arten bei hunderten von Antioxidanzien und tausenden verschiedenen Reaktionen, was ein enorm komplexes Netzwerk darstellt. Das Konsumieren jeweils eines Carotinoids in Form einer Pille wird niemals dasselbe sein wie das Essen von vollwertigen Nahrungsmitteln, die das natürliche Netzwerk von gesundheitsfördernden Nährstoffen bereitstellen.

Fünf Jahre nach unserer eher obskuren Arbeit über diese Antioxidanzien[32] gab eine Harvard-Studie[33] erfolgreich den Anstoß für die Lycopin-Kampagne. Meiner Ansicht nach steuert Lycopin, als ein Antikrebsmittel, direkt auf den überfüllten Friedhof für Wundermittel zu und hinterlässt eine Spur schwerwiegender Verunsicherung.

## Behauptungen über Obst

Die Obstindustrie spielt dieses Spiel genau wie alle anderen. Wenn Sie zum Beispiel an Vitamin C denken, welches Lebensmittel fällt Ihnen dazu ein? Wenn Sie nicht an Orangen oder Orangensaft denken, dann fallen Sie aus dem Rahmen. Die meisten von uns hörten Zeit unseres Lebens dass Orangen eine gute Quelle für Vitamin C sind.

Dieser Glaube jedoch ist lediglich ein weiteres Ergebnis von gutem Marketing. Wie viel wissen Sie zum Beispiel über die Beziehung von Vitamin C zu Ernährung und Krankheit? Fangen wir mit dem Grundlegenden an. Obwohl Sie wahrscheinlich wissen, dass Orangen eine gute Vitamin C-Quelle sind, so werden Sie vielleicht überrascht darüber sein, dass viele andere pflanzliche Nahrungsmittel erheblich mehr enthalten. Paprika, Erdbeeren, Broccoli oder Erbsen, sie alle enthalten bei gleicher Menge mehr davon. Eine Papaya hat sogar viermal mehr Vitamin C als eine Orange.[34]

Abgesehen von der Tatsache, dass viele andere Nahrungsmittel bessere Vitamin C-Quellen sind, welche Aussagen können wir über das Vitamin C in Orangen hinsichtlich seiner Wirksamkeit als Antioxidant treffen? Wieviel der gesamten Antioxidant-Aktivität einer Orange wird durch das Vitamin C beigesteuert? Wahrscheinlich liegt es bei nicht mehr als 1 %–2 %.[35] Darüber hinaus zeigen die Ergebnisse über die antioxidative Wirkung aus „Reagenzglas"-Studien nicht die gleiche Vitamin C-Aktivität, wie sie im menschlichen Körper stattfindet.

Der Großteil unserer Eindrücke über Vitamin C und Orangen sind eine Mischung aus Mutmaßungen und Spekulationen über aus dem Zusammenhang gerissene Hinweise. Wer waren die ersten, die diese Mutmaßungen aufstellten? Orangenhändler. Begründeten sie ihre Mutmaßungen auf der Basis von sorgfältig durchgeführter Forschung? Natürlich nicht. Klangen die Vermutungen – nun als Tatsachen präsentiert – gut in den Ohren der Marketing-Verantwortlichen? Selbstverständlich taten sie das. Würde ich eine Orange essen, um meinen Vitamin C-Bedarf abzudecken? Nein. Würde ich eine Orange essen, weil sie ein gesundes pflanzliches Nahrungsmittel mit einem komplexen Netzwerk aus chemischen Stoffen ist, das ziemlich sicher gesundheitlichen Nutzen bringt? Ganz sicher.

Vor einigen Jahrzehnten spielte ich eine kleine Rolle in dieser Geschichte. In den 1970ern und 1980ern erschien ich in einer Fernsehwerbung über Zitrusfrüchte. Eine New Yorker Public-Relations-Firma der Florida Citrus Commission hatte zuvor ein Interview über Obst, Ernährung und Gesundheit mit mir gemacht. Zu der Zeit wusste ich allerdings nicht, dass der geplante Werbespot der Grund für das Interview war. Ich hatte den Werbespot nicht gesehen und bekam auch nichts dafür bezahlt, aber dennoch war ich einer der TV-Sprecher, die die Florida Citrus Commission dabei unterstützten, ihr Beweismaterial für den Vitamin C-Gehalt in Orangen zusammenzutragen. Warum machte ich dieses Interview? Zu jenem Zeitpunkt meiner beruflichen Laufbahn war ich wahrscheinlich der Meinung, dass das Vitamin C in Orangen wichtig wäre, und dass Orangen ungeachtet ihres Vitamin C-Gehalts sehr gesundes Obst wären.

Es ist sehr einfach, dass Wissenschaftler im Reduktionismus-Netz des Denkens gefangen werden, selbst wenn sie andere Intentionen haben. Erst vor kurzem, nach lebenslanger Forschung, erkannte ich, wie sehr es schaden kann, Details aus dem Zusammenhang zu reißen und daraus folgende Behauptungen über Ernährung und Gesundheit aufzustellen. Die Industrie macht sich diese Details außerordentlich gut zunutze. Das Ergebnis daraus ist die Verwirrung der Öffentlichkeit. Es scheint, als ob jedes Jahr irgendein neues Produkt als der Schlüssel zu guter Gesundheit beworben wird. Die Situation ist so übel, dass die so genannten „Gesundheits"-Abteilungen in Supermärkten mehr mit Nahrungsergänzungsmitteln und speziellen Präparaten von scheinbar wunderwirkenden Inhaltsstoffen gefüllt sind als mit echten Nahrungsmitteln.

Lassen Sie sich nicht täuschen: Die gesündeste Abteilung eines jeden Geschäftes ist die Obst und Gemüse-Abteilung mit ganzen und frischen Produkten.

Das Schlimmste an der ganzen Sache ist vielleicht, dass die Industrie wissenschaftliche Beweise selbst dann korrumpiert, wenn eines ihrer Produkte in Verbindung mit ernsthaften gesundheitlichen Problemen gebracht worden ist. Unsere Kinder sind häufig die begehrteste Zielgruppe für ihr Marketing. Die amerikanische Regierung verabschiedete ein Gesetz, das die Vermarktung von Zigaretten und Alkohol an Kinder verbietet. Warum haben wir die Lebensmittel dabei außer Acht gelassen? Obwohl es anerkannt ist, dass die Ernährung eine bedeutende Rolle bei vielen chronischen Erkrankungen einnimmt, erlauben wir der Lebensmittelindustrie nicht nur die Vermarktung ihrer Produkte direkt an Kinder, sondern auch die Nutzung unseres öffentlich finanzierten Schulsystems, dieses zu tun. Die langfristigen Gemeinkosten aufgrund unserer kurzsichtigen Unüberlegtheit sind nicht absehbar.

# Kapitel 16
# Die US-Regierung:
# Dient sie dem Volk?

Während der letzten zwei bis drei Jahrzehnte haben wir wesentliche wissenschaftliche Beweise darüber gewonnen, dass die meisten chronischen Krankheiten in Amerika teilweise auf eine schlechte Ernährung zurückzuführen sind. Expertenausschüsse der Regierung haben es gesagt, der Surgeon General[A] hat es gesagt und die akademischen Wissenschaftler haben es bestätigt. Mehr Menschen sterben aufgrund ihrer Ernährungsweise als infolge von Rauchen, Unfällen oder irgendeinem anderen Lebensstil- oder Umweltfaktor. Wir wissen, dass die Zahl der Neuerkrankungen von Adipositas und Diabetes in die Höhe schießt, und dass uns Amerikas Gesundheit entgleitet, und wir wissen, was dafür verantwortlich ist: Die Ernährung. Sollte uns demnach nicht die Regierung zu einer besseren Ernährungsweise führen? Es gibt nichts Besseres, was die Regierung tun könnte, um noch mehr Schmerz und Leid in diesem Land zu verhindern, als den Amerikanern eindeutig und unmissverständlich mitzuteilen, dass sie weniger Tierprodukte, weniger industriell veränderte Pflanzenprodukte und mehr vollwertige, pflanzliche Nahrungsmittel essen sollten. Es ist eine Botschaft, die solide auf umfangreicher und gründlicher wissenschaftlicher Forschung beruht. Die Regierung könnte dies in aller Deutlichkeit vermitteln, wie sie es beim Tabakkonsum gemacht hat. Zigaretten töten, und genauso töten diese schädlichen Nahrungsmittel. *Aber anstatt dies zu verdeutlichen, behauptet die Regierung, dass Tierprodukte, Milchprodukte und Fleisch, raffinierter Zucker und Fett in Ihrer Ernährung für Sie gut sind!* Die Regierung verschließt die Augen sowohl vor den wissenschaftlichen Beweisen, als auch vor den Millionen Amerikanern, die an ernährungsbedingten Krankheiten leiden. Das Vertrauen zwischen der US-Regierung und den amerikanischen Bürgern wurde zerstört. Die US-Regierung versagt nicht nur dabei, die Brände zu löschen, sie gießt auch noch Öl in unsere Feuer.

## Diätetische Richtwerte: Die neueste Attacke

Als ein Teil des Institute of Medicine (IOM) der National Academy of Sciences (Nationale Akademie der Wissenschaften) hat das Food and Nutrition Board (FNB, Lebensmittel- und Ernährungsausschuss) die Pflicht, ungefähr alle fünf Jahre die empfohlenen Richtwerte der einzelnen Nährstoffe zu überprüfen und auf den neuesten Stand zu bringen. Das FNB erstellt seit 1943

---

A   Der Surgeon General ist der Leiter des United States Public Health Service (Service für Öffentliche Gesundheit), einer Behörde des Gesundheitsministeriums der Vereinigten Staaten.

Nährstoffempfehlungen, als es einen Plan für die US-Streitkräfte entwarf, in dem die täglich empfohlene Menge für jeden einzelnen Nährstoff festgelegt war.

Im jüngsten Bericht des FNB,[1] der 2002 veröffentlicht wurde, werden die Nährstoffempfehlungen in Form von Wertebereichen angegeben, und nicht als einzelne Zahlen, wie es bis 2002 praktiziert wurde. Für die Aufrechterhaltung guter Gesundheit werden wir nun dahingehend beraten, dass wir 45 % bis 65 % unserer Kalorien in Form von Kohlenhydraten konsumieren sollten. Auch für Fett und Protein gibt es nun empfohlene Richtwerte.

Ein paar Zitate aus der Pressemitteilung, die diesen gewaltigen, über 900 Seiten langen Bericht ankündigt, sagen bereits alles:[2]

> Um dem täglichen Bedarf an Energie und Nährstoffen zu genügen und gleichzeitig das Risiko für chronische Erkrankungen zu minimieren, sollten Erwachsene 45 % bis 65 % ihrer Kalorien in Form von Kohlenhydraten, 20 % bis 35 % als Fett und 10 % bis 35 % als Protein zu sich nehmen ...

Des Weiteren lesen wir:

> ... zugesetzte Zucker sollten nicht mehr als 25 % der gesamten konsumierten Kalorienmenge umfassen ... zugesetzte Zucker sind jene, die in Lebensmitteln und Getränken während der Produktion eingearbeitet werden, [und] sind hauptsächlich in Süßigkeiten, Limonaden, Fruchtsäfte, Backwaren und andere Süßwaren enthalten.[2]

Lassen Sie uns das Ganze näher betrachten. Was sagen diese Empfehlungen in Wahrheit aus? Denken Sie daran, dass die Presseaussendung mit der Zielvorgabe des Berichts beginnt, nämlich „das Risiko für chronische Erkrankungen zu minimieren".[2] In diesem Bericht wird behauptet, dass wir eine Kost, die bis zu 35 % der Kalorien als Fett enthält, konsumieren können. Das ist mehr als die 30 %-Grenze vorangegangener Berichte. Es wird darin auch empfohlen, dass wir bis zu 35 % der Kalorien als Protein zu uns nehmen können. Dieser Wert ist bei weitem höher als die Empfehlung irgendeiner anderen zuständigen Behörde.

Die letzte Empfehlung stellt gleichsam den Zuckerguss der Torte dar. Wir können bis zu 25 % der Kalorien als zugesetzte Zucker konsumieren. Bedenken Sie, dass Zucker der am höchsten raffinierte Typ von Kohlenhydraten ist. Nun ist es tatsächlich so, dass obwohl der Bericht rät, dass wir eine Minimum von 45 % der Kalorien als Kohlenhydrate brauchen, mehr als die Hälfte dieser Menge (d.h. 25 %) Zucker aus Süßigkeiten, Limonaden und Mehlspeisen sein können. Die bedenkliche Auffassung in diesem Bericht ist Folgende: Die amerikanische Ernährungsweise ist nicht nur die beste, die es gibt, sondern essen Sie ruhig eine sogar üppigere Kost und seien Sie versichert, dass Sie „das Risiko für chronische Erkrankungen minimieren". Vergessen Sie etwaige warnende Worte, die Sie vielleicht in diesem Bericht finden mögen – mit einer derartigen Bandbreite von Richtwerten kann eigentlich jede Ernährungsform zur Minimierung von Krankheitsrisiken verfochten werden.

Vielleicht haben Sie Schwierigkeiten, sich diese Zahlen in Alltagsbegriffen vorzustellen, also habe ich den folgenden Menüplan vorbereitet, der die Inhaltsstoffe entsprechend dieser Richtlinien bereitstellt (Tab. 16.1 und Tab. 16.2).[3, 4]

| Mahlzeit | Speisen |
|----------|---------|
| Frühstück | 1 Tasse Froot Loops (stark gezuckerte, bunte Frühstückscerialien)<br>1 Tasse Magermilch<br>1 Packung M&M Milchschokoladenbonbons |
| Mittagessen | Gegrillter Cheeseburger mit Cheddar-Käse |
| Abendessen | 3 Schnitten Salami-Pizza, 16 oz. Limonade (ca. 0,5 l),<br>1 Portion Archway Zuckerplätzchen |

**Tab. 16.1: Menübeispiel übereinstimmend mit den „zulässigen" Ernährungs-Richtlinien**

| Nährstoff | Gehalt im Menübeispiel | Empfohlene Vorgaben |
|-----------|------------------------|---------------------|
| Gesamtkalorien | ca. 1.800 | Schwankung nach Größe/Gewicht |
| Protein (% der Gesamtkalorien) | ca. 18 % | 10–35 % |
| Fett (% der Gesamtkalorien) | ca. 31 % | 20–35 % |
| Kohlenhydrate (% der Gesamtkalorien) | ca. 51 % | 45–65 % |
| Zucker in Süßwaren oder zugesetzte Zucker (% der Gesamtkalorien) | ca. 23 % | Bis zu 25 % |

**Tab. 16.2: Nährstoffprofil des Menübeispiels und offizielle Richtwerte**

Liebe Leserinnen und Leser, ich scherze nicht. Dieses katastrophale Menü stimmt mit den Empfehlungen des Berichts überein und ist angeblich vereinbar mit dem Ziel, „chronische Krankheiten zu minimieren".

Das Unglaubliche daran ist, dass ich eine Vielzahl von Menüs zusammenstellen könnte, alle in Tierprodukten und zugesetzten Zuckern getränkt, die mit diesen empfohlenen Tagesmengen übereinstimmen. Wenn wir diese Art der Ernährung tagein tagaus essen, werden wir uns nicht nur in die Arme von chronischen Krankheiten begeben, sondern wir werden *hinsprinten*. Die traurige Tatsache ist, dass der Großteil unserer Bevölkerung genau dies bereits tut.

# Protein

Die schockierendste Zahl ist wohl die Obergrenze für den Proteinkonsum. Im Verhältnis zur Gesamtkalorienmenge sind lediglich 5 %–6 % Nahrungsprotein erforderlich, um das regelmäßig in Form von Aminosäuren ausgeschiedene Protein des Körpers zu ersetzen. Ungefähr 9 %–10 % wurde jedoch in den letzten 50 Jahren empfohlen, um sicherzustellen, dass die meisten Menschen zumindest ihren 5 %–6 %igen „Bedarf" abdecken. Diese Empfehlung von 9 %–10 % entspricht der wohl bekannten empfohlenen Tagesmenge (RDA = recommended daily allowance).[5]

Nahezu alle Amerikaner überschreiten die Empfehlung von 9 %–10 %. Wir konsumieren Protein in einem Bereich von 11 %–21 % mit einem Durchschnittswert von 15 %–16 %.[6] Die verhältnismäßig wenigen Menschen, die mehr als 21 % Protein zu sich nehmen, sind hauptsächlich jene, die Gewichte stemmen und in jüngster Zeit auch solche, die eine eiweißbasierte Diät befolgen.

Es ist äußerst rätselhaft, dass diese neuen, von der Regierung gesponserten, FNB-Empfehlungen von 2002 nun besagen, dass es uns möglich sein sollte, Protein als ein Mittel zum Minimieren von chronischen Krankheiten wie Krebs und koronarer Herzkrankheit bis zu dem außerordentlichen Ausmaß von 35 % zu uns zu nehmen. Das ist ein unglaublicher Hohn, hält man sich die wissenschaftlichen Erkenntnisse vor Augen. Die in diesem Buch vorgestellten wissenschaftlichen Resultate zeigen, dass die Erhöhung des Ernährungsproteins innerhalb des Bereichs von 10 %–20 % mit einer großen Bandbreite von Gesundheitsproblemen einhergeht, insbesondere wenn der Großteil des Proteins aus tierischen Quellen stammt.

Wie bereits an früherer Stelle gezeigt wurde, verursachen Ernährungsweisen mit einem größeren Anteil an Tierprotein höhere Blutcholesterinspiegel und ein höheres Risiko für Arteriosklerose, Krebs, Osteoporose, Alzheimer-Krankheit und Nierensteine, um nur einige der chronischen Erkrankungen zu nennen, die das FNB-Komitee aus unerfindlichen Gründen zu ignorieren bereit ist.

Darüber hinaus besaß der FNB-Ausschuss die Unverfrorenheit zu behaupten, dass diese Empfehlung von 10 %–35 % dieselbe Vorgabe ist wie in vorangegangenen Berichten. Ihre Pressemitteilung besagt eindeutig: „die Empfehlungen für den Proteinkonsum sind dieselben [wie in vorangegangenen Berichten]". *Ich weiß von keinem Bericht, der nur im Entferntesten einen derart hohen Wert empfiehlt.*

Als ich zum ersten Mal diese Proteinempfehlung sah, dachte ich wirklich, es handelte sich um einen Druckfehler. Aber nein, es war korrekt. Da ich einige der Leute aus dem Ausschuss kenne, die diesen Bericht verfassten, entschloss ich mich, sie anzurufen. Das erste Ausschussmitglied, ein langjähriger Bekannter von mir, meinte, das wäre das erste Mal, dass er überhaupt von einem 35 %igen Proteingrenzwert gehört hatte! Er meinte, dass diese Proteinempfehlung erst in den letzten Tagen der Fertigstellung des Berichts formuliert worden war. Er erzählte mir auch, dass es nur wenig Diskussionen über die wissenschaftlichen Erkenntnisse hinsichtlich der Pros und Kontras einer hohen Proteinaufnahme gab; dass er sich jedoch an einige Pro-Atkins-Stimmen im Komitee erinnerte. Er hatte auf dem Gebiet des Proteins nicht geforscht, daher kannte er die Literatur nicht. Jedenfalls schlüpfte diese wichtige Empfehlung ohne große Beachtung durch die Maschen des Ausschusses und wurde zum ersten Satz in der FNB-Pressemitteilung!

Das zweite Ausschussmitglied, ein langjähriger Freund und Kollege, war der Vorsitzende des Unterausschusses während des letzten Teils des Ausschussbestehens. Er ist kein Ernährungswissenschaftler und war überrascht, als er meine Bedenken über die Proteinobergrenze hörte. Er erinnerte sich auch nicht an eine ausführliche Diskussion über das Thema. Als ich ihn an einige Forschungsarbeiten erinnerte, die eine tierproteinreiche Ernährung mit chronischen Krankheiten in Verbindung brachten, reagierte er zuerst ein wenig defensiv. Aber nachdem ich auf die wissenschaftlichen Ergebnisse beharrte, sagte er schließlich: „Colin, du weißt doch, dass ich nicht wirklich etwas von Ernährung verstehe." Warum war er dann ein Mitglied – geschweige denn der Vorsitzende – dieses wichtigen Unterausschusses? *Und es wird noch schlim-*

*mer.* Der Vorsitzende des ständigen Komitees für die Evaluation dieser Empfehlungen verließ den Ausschuss kurz vor Beendigung des Berichts, um eine Führungsposition einer sehr großen Lebensmittelfirma zu übernehmen – ein Unternehmen, das sich ob dieser neuen Empfehlungen bereits jetzt ein dickes Plus in der Jahresbilanz vormerken darf.

## Ein zuckersüsser Bericht

Die Empfehlung für zugesetzte Zucker ist genauso skandalös wie diejenige für Protein. Ungefähr zur selben Zeit, als der FNB-Bericht veröffentlicht wurde, beendete ein Expertenausschuss – zusammengestellt von der WHO (World Health Organization = Weltgesundheitsorganisation) und der FAO (Food and Agriculture Organization of the United Nations) – einen neuen Bericht über Ernährung und die Prävention von chronischen Krankheiten. Professor Phillip James, ein weiterer Freund von mir, war Mitglied dieses Ausschusses und Sprecher über die Empfehlung der zugesetzten Zucker. Anfängliche Gerüchte über die Zahlen im Bericht deuteten darauf hin, dass die WHO/FAO kurz davor stand, eine unbedenkliche Obergrenze von 10 % für zugesetzte Zucker zu empfehlen, was bei weitem niedriger wäre, als die von der amerikanischen FNB-Gruppe aufgestellte Obergrenze von 25 %.

Die Politik schaltete sich jedoch bald in die Diskussion ein, so wie sie es bereits bei früheren Berichten über zugesetzte Zucker getan hat.[7] Laut einer Pressemitteilung des Büros des WHO-Generaldirektors[8] starteten die in den USA ansässige Sugar Association (Zuckervereinigung) und die World Sugar Research Organization (ein Organisation zur Forschung rund um Zucker), die „die Interessen der Zuckerproduzenten und Raffinerien vertreten, eine Kampagne, um den [WHO]-Bericht zu diskreditieren und seine Veröffentlichung zu verhindern". Sie sahen es nicht gerne, dass die Unbedenklichkeitsgrenze so niedrig festgelegt wurde. Der Zeitung *Guardian* aus London zufolge[7] drohte die US-Zuckerindustrie, „die Weltgesundheitsorganisation in die Knie zu zwingen", wenn sie diese Richtlinien für zugesetzten Zucker nicht fallen ließe. WHO-Mitarbeiter beschrieben diese Drohung als „gleichbedeutend mit Erpressung und schlimmer als irgendein von der Tabakindustrie ausgeübter Druck".[7] Die beiden Organisationen drohten sogar öffentlich, auf den US-Kongress Einfluss zu nehmen, damit dieser die 406 Millionen Dollar Förderung der WHO reduzieren sollte, wenn sie auf die Beibehaltung der Obergrenze von 10 % bestehen würde! Nachdem ein Brief seitens der Zuckerindustrie an den Gesundheitsminister Tommy Thompson erfolgt war, gab es Berichte, dass die Bush-Regierung geneigt war, sich auf die Seite der Zuckerindustrie zu stellen. Ich und viele andere Wissenschaftler wurden zu der Zeit angehalten, unsere Kongressabgeordneten aufzufordern, dem erpresserischen Vorgehen der US-Zuckerkonzerne Einhalt zu gebieten.

Also nun haben wir zwei unterschiedliche „gefahrlose" Obergrenzen für zugesetzten Zucker: Eine 10 %-Obergrenze für die internationale Gemeinschaft und eine 25 %-Obergrenze für die USA. Warum ein derartig gewaltiger Unterschied? Hatte die Zuckerindustrie Erfolg darin, den US-amerikanischen FNB-Bericht zu beeinflussen, den WHO/FAO-Bericht jedoch nicht? Was sagt das über die FNB-Wissenschaftler aus, die sich zudem die neue Empfehlung für Protein ausdachten? Diese extrem auseinanderklaffenden Schätzungen haben mit wissenschaftlicher Interpretation nichts zu tun. Es handelt sich hierbei um nichts anderes als unverhüllte politische Einflussnahme. Professor James und seine Kollegen an der WHO hielten dem Druck stand; die FNB-Gruppe scheint nachgegeben zu haben. Der US-Ausschuss erhielt finanzielle Zuwendungen vom M&M Mars-Süßwarenunternehmen und einer Vereinigung von Soft-Drink-Unternehmen. Kann es sein, dass die US-Gruppe sich diesen Süßwarenunternehmen verpflichtet fühlte? Nebenbei bemerkt stützte sich die Zuckerindustrie beim Kampf gegen die WHO-Ergebnisse stark[7] auf den FNB-Bericht mit seiner 25 % Obergrenze. Mit anderen Worten erarbeitete das FNB-Komitee eine der Zuckerindustrie entgegenkommende Empfehlung, die daraufhin das Ganze umdreht und dieses Ergebnis dazu benutzt, um ihre Behauptungen gegen den WHO-Bericht zu untermauern.

## Der Einfluss der Industrie

Diese Diskussion lässt die Frage offen, wie die Industrie einen derart außerordentlichen Einfluss nehmen kann. Meist etabliert die Industrie Beratungsgremien besetzt mit bekannten Akademikern, die daraufhin die Meinungsführerschaft innerhalb einer bestimmten politischen Position außerhalb der akademischen Welt übernehmen. Aber trotzdem sollten diese Berater weiterhin der Wissenschaft verpflichtet sein. Sie veranstalten Symposien und Arbeitstagungen, schreiben in Auftrag gegebene Berichte, führen den Vorsitz von Gremien, in denen Richtlinien festgesetzt werden und/oder werden Funktionäre von entscheidenden Berufsverbänden. Sie streben nach Führungspositionen in wissenschaftlich basierten Organisationen, die maßgebliche Richtlinien verfassen und Öffentlichkeitsarbeit leisten.

Einmal in diesen Positionen können sie Teams nach ihrem Gutdünken zusammenzustellen, indem sie Komiteemitglieder, Symposiensprecher, Mitarbeiter in der Geschäftsführung etc. auswählen. Die Art von Menschen, die für das Team am nützlichsten sind, sind entweder ähnlich befangene Kollegen und/oder Kollegen, denen nicht bewusst ist, wer das Sagen hat. Es wird „Die-Karten-Neu-Mischen" genannt, und es funktioniert.

Im Fall des FNB wurde der Ausschuss unter dem Vorsitz eines Akademikers eingerichtet, der starke persönliche Bindungen zur Milchindustrie hatte. Er half bei der Wahl der „richtigen" Leute und dabei, die Richtung des Berichts vorzugeben – dies sind die Schlüsselfunktionen. Überrascht es, dass die Milchindustrie, die über die Ergebnisse des Ausschusses ganz begeistert sein muss, auch die Finanzierung des Berichts unterstützte?

Sie dürften überrascht darüber sein, dass akademische Wissenschaftler persönliche Vergütungen von der Industrie erhalten und gleichzeitig regierungsgeförderte Projekte von nicht unerheblicher öffentlicher Bedeutung durchführen. Ironischerweise können sie sogar dazu beitragen, denselben Regierungsbehörden eine Richtung vorzugeben, die zuvor lange Zeit für derartige Unternehmensinteressensverbände nicht zugänglich waren. Es ist ein gewaltiges „Interessenskonflikt"-Schlupfloch, das den Industrien erlaubt, ihren Einfluss durch den Seiteneingang der akademischen Welt auszuspielen. Im Endeffekt ist es so, dass das gesamte System wesentlich unter industrieller Kontrolle steht. Die Regierung und die akademischen Kreise spielen ihre jeweiligen Rollen und agieren größtenteils so, wie es von ihnen erwartet wird.

Zusätzlich zu M&M Mars umfassten die Firmensponsoren des FNB-Berichts auch größere Lebensmittel- und Arzneimittelfirmen sowie Institutionen, die von höheren Protein- und Zuckervorgaben profitieren würden.[2] So z. B. das Dannon Institute, ein führendes Milchindustrie-Konsortium, das Ernährungsinformationen unter einem eigenen Label vermarktet, und das International Life Sciences Institute (ILSI), eine Interessensvertretung für ungefähr 50 Lebensmittel-, Nahrungsergänzungsmittel- und Pharmafirmen. Sie beide trugen zur Finanzierung des FNB-Berichts bei. Folgende Unternehmen sind beispielsweise Mitglieder in diesen Institutionen: Coca-Cola, Taco Bell, Burger King, Nestlé, Pfizer und Roche-Vitamine.[9] Einige Pharmafirmen sponserten den Bericht auch direkt – zusätzlich zu ihrer Unterstützung über das International Life Sciences Institute. Ich kann mich an kein privates Unternehmen erinnern, dass den NAS-Expertenausschuss finanziell unterstützt hätte, bei dem ich tätig war.

Und das ist noch nicht alles. Der Vorstand des FNB war ein wichtiger Berater der milchverarbeitenden Industrie, wie zum Beispiel dem National Dairy Council, Mead Johnson Nutritionals, einem großen Anbieter von Milchprodukten, Nestlé und einer Danone-Joghurt-Tochtergesellschaft.[10] Gleichzeitig führte er den Vorsitz im Komitee für Ernährungsrichtlinien, das die Vorgaben für die Nahrungsmittelpyramide festsetzt und die nationalen Ernährungsempfehlungen herausgibt, die in die nationalen Schulspeisungsprogramme, in das Lebensmittelmarken-Programm und in das Frauen-, Kleinkind- und Kinder-Ernährungsergänzungs-Programm einfließen.[1, 10] Als Vorstand des letztgenannten Komitees wurden seine persönlichen finanziellen Verbindungen zur Lebensmittelindustrie nicht offengelegt, wie es vom Bundesgesetz vorgeschrieben ist.[11] Letztendlich war ein vom Physician's Committee for Responsible Medicine (Ärztekomitee für verantwortungsbewusste Medizin) initiierter Gerichtsbeschluss[12] nötig, um ihn und seine Kollegen dazu zu bringen, ihre Beziehungen zur Lebensmittelindustrie offenzulegen. Wenngleich die Verbindungen des Vorstands zur Industrie am stärksten waren, so wurde noch *sechs anderen der elf Komiteemitglieder Beziehungen zur Milchindustrie nachgewiesen*.[10, 11]

Das gesamte System für die Entwicklung der öffentlichen Ernährungsinformationen – so wie ich es ursprünglich bereits im Public Nutrition Information Committee, bei dem ich einmal den Vorsitz führte, gesehen hatte (siehe Kapitel 11) – war von Gewährsleuten der Industrie eingenommen und zweckentfremdet. Sie hatten das Interesse und das Kapital, um ihren Einfluss auszuüben und tun es immer noch. Sie kaufen ein paar akademische Aushängeschilder, die sowohl in der akademischen Welt als auch in der Regierung beträchtlichen Einfluss ausüben.

Es erscheint merkwürdig, dass während es Wissenschaftlern in der Regierung nicht gestattet ist, persönliche Zuwendungen aus dem privaten Sektor zu erhalten, ihre Kollegen an den Universitäten jedoch alles nehmen dürfen, was sie kriegen können. Diese umstrittenen Personen bestimmen wiederum in Zusammenarbeit mit ihren Amtskollegen in der Regierung, was gespielt wird. Die Akademiker darin einzuschränken, von Firmen Beratungsaufträge anzunehmen, ist jedoch nicht die Antwort. Dies würde das Problem nur in den Untergrund drängen. Die Situation würde vermutlich am besten durch eine transparente Darstellung der Verbindungen dieser Akademiker zur Industrie gehandhabt werden. Offenlegung und vollständige Transparenz ist im Interesse aller. Die Verstrickungen sollten nicht erst durch einen mühsam erreichten Gerichtsbeschluss aufgedeckt werden müssen.

## Wir wurden um Jahre zurückgeworfen

Damit Sie nicht denken, dass dieser Bericht des Food and Nutrition Board lediglich eine Randnotiz ist, die in einem staubigen alten Aktenschrank irgendwo in Washington abgelegt wird, lassen Sie mich Ihnen versichern, dass Millionen Menschen direkt von den Ergebnissen dieses Ausschusses beeinflusst werden. Der Zusammenfassung des Berichts zufolge sind die empfohlenen Nährstoffmengen, die von diesem Ausschuss festgesetzt werden,

> die Basis für die Lebensmittelkennzeichnung in Bezug auf ihre Inhaltsstoffe, für die Nahrungsmittelpyramide und für andere Ernährungsbildungsprogramme ...
> [Sie dienen] der Bestimmung von Art und Mengen der Lebensmittel
>
> - für die Versorgung im WIC (Women, Infants and Children) Supplemental Feeding Program (Frauen-, Kleinkind- und Kinder-Ernährungsergänzungs-Programm) und den Child Nutrition Programs (Ernährungsprogrammen für Kinder) wie zum Beispiel den Schulspeisungen,
> - in Krankenhäusern und Pflegeheimen zur Rückvergütung von Krankenversicherungen bei US-Bürgern über 65 Jahren,
> - bei Lebensmitteln, die mit speziellen Nährstoffen angereichert werden sollen,
> - die in einer Unzahl von anderen wichtigen regionalen und bundesstaatlichen Programmen und Maßnahmen verwendet werden [wie zum Beispiel bei der Festlegung von Bezugswerten bei der Lebensmittelkennzeichnung][13]

Das Schulspeisungsprogramm verpflegt täglich 28 Millionen Kinder. Mit offiziell empfohlenen Konsummustern wie den oben genannten verfügen wir über die Freiheit, jedes landwirtschaftliche Erzeugnis, das wir wollen, in die hungrigen Mäuler der Kinder zu stecken, die bereits in noch nie dagewesenem Ausmaß an Adipositas und Diabetes leiden. Im Übrigen macht der FNB-Bericht von 2002 eine besondere Ausnahme für Kinder: Er besagt, dass sie bis zu 40 % der Kalorien als Fett zu sich nehmen können, verglichen mit den 35 % für Erwachsene, bei gleichzeitiger Risikominimierung für chronische Erkrankungen. Das Women, Infants and Children Program betrifft die Verpflegung von 7 weiteren Millionen Amerikanern und die Krankenhausprogramme von Medicare (Krankenversicherung für US-Bürger ab 65 Jahren) verpflegen jährlich Millionen von Menschen. Man kann mit Sicherheit sagen, dass die von diesen Regierungsprogrammen ausgegebenen Speisen zumindest 35 Millionen Amerikaner im Monat erreichen.

Aber auch für Menschen, die nicht direkt von der Regierung verpflegt werden, haben diese Nährstoffinformationen signifikante Folgen. Von September 2002 an haben Bildungsprogramme über Ernährung im ganzen Land diese neuen Richtlinien übernommen. Diese umfassen Unterricht in Grundschulen, Universitäten, Bildungspläne für Angehörige der Gesundheitsberufe und andere gesellschaftliche Programme. Die Kennzeichnung der Lebensmittel wird auch durch diese Empfehlungen beeinflusst, genauso wie die Ernährungsinformationen, die mittels Werbung in unser Leben einsickert.

Beinahe alle der weitreichenden Auswirkungen dieses FNB-Berichts von 2002 werden zutiefst gesundheitsschädlich sein. In Schulen können unsere Kinder mit noch mehr Fett verköstigt werden, mit mehr Fleisch, mehr Milch, mehr Tierprotein und mehr Zucker. Darüber hinaus werden sie lernen, dass dieses Essen mit guter Gesundheit in Einklang steht. Die Konsequenzen von alledem sind schwerwiegend, denn eine ganze Generation wird den Weg von Adipositas, Diabetes und anderen chronischen Krankheiten gehen – in der Gewissheit, dass sie das Richtige tun. In der Zwischenzeit können unsere Regierung und ihre akademischen Aushängeschilder ruhigen Gewissens noch mehr Fleisch, mehr Fett, mehr Tierprotein und mehr Zucker auf die Hilfsbedürftigsten unter uns abladen – nämlich den Teilnehmern von WIC (Frauen, Kleinkinder und Kinder). Ich erachte dies als eine unverantwortliche und kaltblütige Missachtung des amerikanischen Bürgers. Freilich sind diese Frauen und Kleinkinder nicht in der Lage, Forschung zu finanzieren, indem sie Politiker mit Spenden unterstützen, Akademikern besondere Gefälligkeiten zu erweisen oder Regierungsausschüsse zu finanzieren! Und anderen, die auf ihre Ernährung bedacht sind, wird jedes Mal, wenn sie eine Diätassistentin aufsuchen, jedes Mal, wenn sie ihren Arzt oder Ärztin konsultieren, jedes Mal, wenn sie eine Ernährungsberaterin aufsuchen und jedes Mal, wenn sie ein Gesundheitszentrum aufsuchen, gesagt, dass eine Ernährung reich an Fett, Tierprotein, Fleisch und Milchprodukten mit guter Gesundheit vereinbar ist, und dass sie sich nicht über den Verzehr von Süßigkeiten sorgen müssten. Die Richtlinien des FNB werden in öffentlichen Einrichtungen ausgehängt werden.

Kurz gesagt wird dieser FNB-Bericht von 2002, der die weitreichendsten, regressivsten Grundsatzerklärungen über Ernährung, die ich je gesehen habe, repräsentiert, entweder indirekt oder direkt Krankheiten bei Amerikanern für viele künftige Jahre begünstigen. Nachdem ich über 20 Jahre lang Mitglied von mehreren Expertenausschüssen war, die Richtlinien über Ernährungs- und Gesundheitsfragen festlegten, war ich der Ansicht, diese Ausschüsse dienten der Gesundheitsförderung der Konsumenten. Ich glaube nicht länger, dass dem so ist.

## Kein Geld für Ernährungsforschung

Nicht nur, dass die Regierung dabei versagt, durch ihrer Empfehlungen und Berichte die Gesundheit zu fördern, sie verspielt zudem die Gelegenheit, die öffentliche Gesundheit durch seriöse wissenschaftliche Forschung voranzutreiben. Die U.S. National Institutes of Health (NIH) sind verantwortlich für die Finanzierung von mindestens 80 %–90 % aller biomedizinischen und ernährungsbezogenen Forschungen, die in der wissenschaftlichen Literatur der USA veröffentlicht wird. Um sich mit verschiedenen Gesundheitsthemen zu befassen, besteht das NIH aus 27 separaten Instituten und Zentren, einschließlich seiner beiden größten – dem National Cancer Institute (NCI, Nationales Krebsinstitut) und dem National Heart, Lung and Blood Institute (Nationales Herz-, Lunge- und Blut-Institut).[14] Mit einem geplanten Budget von nahezu 29 Milliarden US-Dollar für das Jahr 2005[15] stellt das NIH das Zentrum der gigantischen medizinischen Forschungsbestrebungen seitens der Regierung dar.

Hinsichtlich der Ernährungsforschung läuft allerdings etwas verkehrt. Keines dieser 27 Institute und Zentren der NIH ist der Ernährung gewidmet, ungeachtet der Schlüsselrolle der Ernährung bei Gesundheit und ungeachtet des öffentlichen Interesses an diesem Thema. Eines der Argumente gegen ein eigenes Institut für Ernährung ist, dass sich die bestehenden Institute bereits mit Ernährung befassen würden. Aber dem ist nicht so. Die Abbildung 16.3 zeigt die Finanzierungsprioritäten für die verschiedenen Gesundheitsbelange der NIH.[16]

Von dem für das Jahr 2004 geplanten 28 Millarden US-Dollar-Budget der NIH sind lediglich 3,6 % für Projekte in Zusammenhang mit Ernährung[17] und 24 % für Projekte verbunden mit Prävention vorgesehen. Das mag nun nicht so schlecht klingen, aber diese Zahlen sind irreführend.

Die meisten Präventions- und Ernährungsbudgets haben absolut nichts mit Prävention und Ernährung zu tun, wie ich in diesem Buch beschrieben habe. Wir werden nichts von hochinteressanter Forschung über Ernährungsgewohnheiten erfahren, noch wird es ernstzunehmende Bestrebungen geben, die Öffentlichkeit darüber zu informieren, wie Ernährung die Gesundheit beeinflusst. Stattdessen werden die Präventions- und Ernährungsbudgets für die Entwicklung von Medikamenten und Nahrungsergänzungsmittel aufgewendet. Vor einigen Jahren beschrieb der Direktor des NCI, des ältesten der NIH-Institute, Prävention als „Bestrebungen, malignen Transformationen direkt vorzubeugen und/oder zu unterbinden, und Faktoren zu identifizieren, zu charakterisieren und zu manipulieren, die beim Erreichen dieser Unterbindung wirkungsvoll sein könnten sowie die Bestrebungen, präventive Maßnahmen voranzutreiben".[18] Diese so genannte Prävention dreht sich ausschließlich um die Manipulation von isolierten chemischen Stoffen. „Faktoren identifizieren, charakterisieren und manipulieren" ist ein nicht so geheimer Code für die Entdeckung von Medikamentenwirkstoffen.

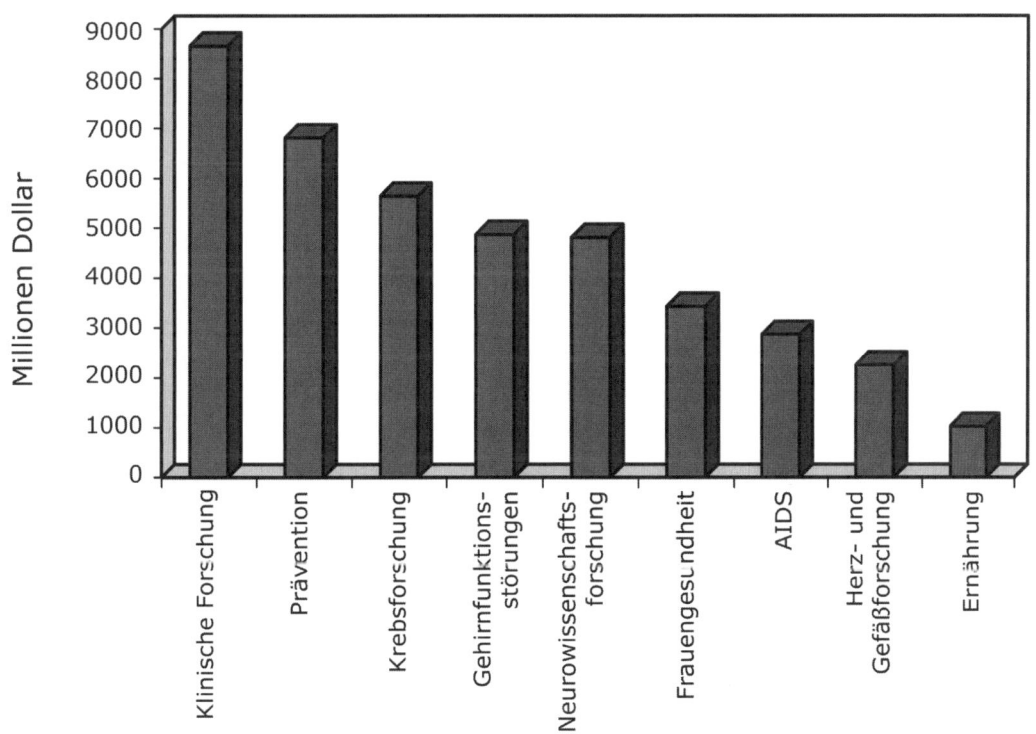

**Abb. 16.3: NIH 2004 geschätzter Aufwand für unterschiedliche Gesundheitsbereiche[17]**

Aus einer anderen Perspektive betrachtet verfügte das NCI (der NIH) 1999 über ein Budget von 2,93 Milliarden Dollar.[19] In einem „größeren" 5-mal-am-Tag-Ernährungsprogramm wendete es 500.000 bis 1 Million Dollar auf, um die Öffentlichkeit darüber aufzuklären, fünf oder mehr Portionen Obst und Gemüse täglich zu essen.[18] Das sind bloß *drei Hundertstel von einem Prozent* (0,0256 %) seines Budgets. Das sind $2,56 je $10.000 des Budgets! Wenn sie dies eine größere Kampagne nennen, dann bedauere ich die kleineren Kampagnen.

Das NCI hat auch einige große, mehrjährige Studien finanziert, darunter die Nurses' Health Study in Harvard (beschrieben in Kapitel 12) und die Women's Health Initiative, die sich hauptsächlich der Untersuchung der Hormonersatztherapie, Vitamin D und Kalziumergänzung sowie den Auswirkungen einer mäßig fettarmen Ernährung auf die Prävention von Brust- und Dickdarmkrebs widmete. Diese seltenen ernährungsbezogenen Studien leiden bedauerlicherweise an denselben experimentellen Mängeln, die in Kapitel 14 beschrieben wurden. Fast immer sind diese Studien so angelegt, dass sie nur mit jeweils einem Nährstoff „herumforschen", und zwar in einer Versuchsgruppe, in der einheitlich eine risikoreiche Kost basierend auf Tierprodukten konsumiert wird. Diese Studien weisen eine sehr hohe Wahrscheinlichkeit für die Schaffung einiger sehr teurer Irrtümer auf, die wir kaum brauchen.

Wenn nun sehr wenig unserer Steuergelder für die Finanzierung von Ernährungsforschung aufgewendet wird, was wird damit finanziert? Der größte Teil der Steuermilliarden, der von den NIH jährlich ausgegeben wird, finanziert Projekte zur Entwicklung von Medikamenten, Ergänzungsmitteln und mechanischen Geräten. Im Wesentlichen ist der Großteil der biomedizinischen Forschung, die Sie und ich finanzieren, Grundlagenforschung zur Entwicklung von Produkten, die von der Pharmaindustrie vermarktet werden. Im Jahr 2000 fasste dies Dr. Marcia Angell, eine frühere Herausgeberin des *New England Journal of Medicine* treffend zusammen, indem sie schrieb:[20]

> ... die Pharmaindustrie erfreut sich außergewöhnlicher Begünstigungen und Subventionen seitens der Regierung. Ein Großteil der anfänglichen Grundlagenforschung, die zur Entwicklung eines Medikaments führen kann, wird von den National Institutes of Health finanziert (Quelle zitiert). Gewöhnlich erst viel später, wenn die Forschung einen praktischen Gewinn verspricht, werden die Pharmafirmen einbezogen. Die Industrie erfreut sich zudem großer Steuervorteile. Nicht nur, dass ihre Forschungs- und Entwicklungskosten steuerlich absetzbar sind, auch ihre gewaltigen Marketingausgaben sind absetzbar. Der durchschnittliche Steuersatz für große US-Industrieunternehmen betrug von 1993 bis 1996 27,3 % ihrer Einkünfte. In dieser Zeit wurden die Pharmaindustrien lediglich mit 16,2 % besteuert (Quelle zitiert). Und das Wichtigste: Die Pharmafirmen erfreuen sich eines von der Regierung gewährten 17 Jahre andauernden Monopols auf ihre neuen Medikamentenwirkstoffe – sprich Patentschutz. Ist ein Wirkstoff einmal patentiert, kann niemand anderer ihn verkaufen, und die Pharmafirma kann dafür verlangen, was immer sie will und was der Markt hergibt.[20]

Unsere Steuergelder werden dazu verwendet, die pharmazeutische Industrie profitabler zu machen. Man könnte argumentieren, dass dies durch eine Verbesserung der öffentlichen Gesundheit gerechtfertigt wäre, aber es ist eine alarmierende Tatsache, dass diese lange Liste von Forschungen nach Arzneimitteln, Genen, technischen Geräten und neuen Technologien *niemals unsere chronischen Krankheiten heilen wird.* Unsere chronischen Krankheiten sind größtenteils das Resultat von unendlich komplexen Angriffen auf unseren Körper, die vom Konsum schlechter Nahrungsmittel herrühren. Keine einzelne chemische Intervention wird jemals der Wirkung des gesündesten Nahrungsmittels ebenbürtig sein. Zudem können isolierte chemische Stoffe in Medikamentenform sehr gesundheitsschädigend sein. Das National Cancer Institute selbst sagt: „Es ist eindeutig, dass die meisten unserer derzeitigen Behandlungen ein gewisses Ausmaß an Schaden hervorbringen".[21] Es verursacht keinen Schaden, sich gesund zu ernähren, und es gibt bei weitem mehr Vorteile, die gewaltige Kostenersparnis eingeschlossen – sowohl bei der Krankheitsprävention als auch bei der Behandlung von Krankheiten. Also warum ignoriert unsere Regierung die reichlich vorhandene wissenschaftliche Forschung, die eine ernährungsorientierte Herangehensweise unterstützt, zugunsten von größtenteils ineffizienten, potenziell gesundheitsschädigenden medikamentösen und invasiven Interventionen?

## Persönlicher Abschluss

Hinsichtlich der Bestimmung offizieller Ernährungsrichtlinien möchte ich das Kapitel mit einer kurzen Geschichte beenden, die symptomatisch für die Haltung der Regierung ist. Eine meiner früheren Doktorandinnen an der Cornell Universität, Antonia Demas, machte ihre Doktorarbeit über die Vermittlung eines auf gesunder Ernährung basierenden Lehrplans[22] an Grundschulkindern und der darauf folgenden Integration dieser gesunden Nahrungsmittel in das Schulspeisungsprogramm. Sie machte diese Arbeit bereits 17 Jahre lang ehrenamtlich in der Schule ihrer Kinder vor ihrer Forschung für die Doktorarbeit. Ich war ihr Betreuer für die Ernährungsforschung zu ihrer Dissertation.

Das US-Landwirtschaftsministerium verwaltet die Schulspeisung von 28 Millionen Kindern, die sich größtenteils auf den Warenbestand von regierungssubventionierten Lebensmitteln stützt. Das Regierungsprogramm verwendet nach dem neuesten Stand größtenteils Produkte tierischen Ursprungs und schreibt den teilnehmenden Schulen sogar vor, dass sie Kuhmilch anbieten müssen. Nach lokalen Maßstäben heißt dies für gewöhnlich, dass der Konsum von Milch obligatorisch ist.

Dr. Demas' innovative Forschung über das Schulspeisungsprogramm war ein großer Erfolg. Die Kinder liebten den Unterrichtsstil und aßen mit Begeisterung die gesunden Nahrungsmittel zur Mittagszeit. Die Kinder überzeugten daraufhin ihre Eltern, die gesunde Kost auch zu Hause zu essen. Dr. Demas' Programm gewann staatliche Auszeichnungen für die „kreativste Umsetzung der Ernährungsrichtlinien" und „die vorzügliche Leistung in der Vermittlung von Ernährungskenntnissen". Das Programm bewährte sich in mehr als 300 Schulspeisungs- und Verhaltenstherapieprogrammen im ganzen Land, von Hawaii über Florida, Indiana, New England und Kalifornien bis New Mexico. Im Laufe dieses Versuchs richtete Dr. Demas eine gemeinnützige Stiftung ein (Food Studies Institute in Trumansburg, New York) und schrieb einen Lehrplan namens „Food is Elementary" (Essen ist elementar). Und hier ist der Clou: Das Programm von Dr. Demas basiert gänzlich auf pflanzlichen Nahrungsmitteln.

Ich hatte die Gelegenheit, nach Washington zu reisen und mit Dr. Eileen Kennedy zu sprechen, die damals die Leiterin des Center for Nutrition Policy and Promotion (Zentrum für Ernährungspolitik und Ernährungspromotion) im Landwirtschaftsministerium war. Dr. Kennedy war sowohl tief in den Schulspeisungsprogrammen wie auch im Komitee zur Festlegung der Ernährungsrichtlinien involviert, als aufgedeckt wurde, dass sie Verbindungen zur Milchindustrie hatte. Jetzt ist sie stellvertretende Staatssekretärin in der Abteilung Forschung, Unterricht und Wirtschaft des Landwirtschaftsministeriums. Das Thema unserer Diskussion war das innovative Schulspeisungsprogramm von Dr. Demas und wie sehr es die landesweite Aufmerksamkeit auf sich zog. Am Ende der Diskussion sagte ich zu ihr: „Sie wissen, dass dieses Programm völlig auf pflanzlichen Nahrungsmitteln basiert!" Sie sah mich an und drohte mir mit dem Finger, als ob ich ein schlimmer Bub wäre, und sagte: *„Das ist unakzeptabel."*

Ich bin zu dem Schluß gelangt, dass sich die Regierung, wenn es um die Gesundheit geht, nicht für die Menschen einsetzt. Sie ist auf der Seite der Lebensmittelindustrie und der Pharmaindustrie auf Kosten der Menschen. Es ist ein systemisches Problem, bei dem Industrie, Wissenschaft und Regierung miteinander über die Gesundheit dieses Landes bestimmen. Die Industrie liefert die finanziellen Mittel für öffentliche Gesundheitsberichte, und industrienahe Akademiker in Führungspositionen spielen eine Schlüsselrolle bei ihrer Erstellung. Es existiert eine Drehtür zwischen Regierungsposten und Industrieposten, und Forschungssubventionen der Regierung fließen in die Entwicklung von Medikamenten und Medizingeräten anstatt in gesunde Ernährung. Dieses System besteht aus Menschen, die ihre isolierten Rollen spielen und die oftmals nichts von den übergeordneten Entscheidungsträgern und deren verborgenen Motivationen wissen. Das System stellt eine Verschwendung von Steuergeldern dar und schädigt unsere Gesundheit tiefgreifend.

# Kapitel 17

# Die Große Medizin:
# Wessen Gesundheit wird hier
# eigentlich geschützt?

Wann waren Sie das letzte Mal beim Arzt und wurden darüber informiert, was Sie essen sollten und was nicht? Wahrscheinlich machten Sie diese Erfahrung noch nie. Der Großteil der Amerikaner fällt jedoch einer der chronischen Überflusskrankheiten zum Opfer, die in Teil II beschrieben wurden, und – wie Sie gesehen haben – gibt es eine Fülle von wissenschaftlichen Veröffentlichungen, die darauf hinweisen, dass diese Erkrankungen das Ergebnis von schlechter Ernährung sind, nicht aber von schadhaften Genen oder Pech. Also warum wird Ernährung vom medizinischen System nicht ernstgenommen?

Die Antwort besteht aus vier Worten: Geld, Ego, Macht und Kontrolle. Während es unfair ist, einzelne Ärzte pauschal zu beurteilen, kann man mit Sicherheit sagen, dass das System, in dem diese arbeiten – das System, das für die Förderung der Gesundheit verantwortlich ist – völlig versagt. Niemand weiß dies besser, als die kleine Minderheit von Ärzten, die ihre Patienten aus ernährungstherapeutischer Sicht behandeln. Zwei der prominentesten Ärzte dieser Minderheit verbrachten viele Jahre damit, den Focus auf Ernährung und Gesundheit zu setzen, sowohl öffentlich als auch im Dialog mit ihren Patienten. Sie waren außerordentlich erfolgreich bei der Gesunderhaltung ihrer Patienten. Diese beiden Ärzte sind Caldwell B. Esselstyn Jr., dessen Arbeit ich in Kapitel 5 beschrieben habe, und der Internist John McDougall. Mein Sohn Tom und ich trafen die beiden unlängst, um mit ihnen über ihre Erfahrungen bei der Befürwortung einer vollwertigen, auf Pflanzen basierenden Ernährung innerhalb der medizinischen Therapie zu sprechen.

## Der Sprossendoktor

Lange Zeit vor der Gründung unseres Landes siedelten holländische Pioniere im Hudson Tal nördlich von New York City. Eine diese Siedlerfamilien waren die Esselstyns. Sie begannen 1675 mit dem Bebauen eines Stückes Land. Neun Generationen später befindet sich dieser Bauernhof noch immer im Besitz der Familie Esselstyn. Dr. Esselstyn und seiner Frau Ann gehört die einige hundert Acre (1 Acre = 4047 qm) große Hudson-Valley-Farm, die etwa zwei Stunden nördlich von New York City gelegen ist. Sie verbrachten den Sommer 2003 auf dem Land, bewirtschafteten die Farm, bepflanzten den Garten, beherbergten ihre Kinder und Enkelkinder und erfreuten sich an einem entspannteren Leben, als sie es von Cleveland, Ohio, gewohnt waren.

„Ess" und Ann wohnen in einem bescheidenen Haus: Ein großes, viereckiges, umgebautes Lagerhaus. Seine Einfachheit verbarg die Tatsache, dass es eines der ältesten Bauernhäuser in Amerika ist. Erst bei näherer Betrachtung kann man das Nichtalltägliche dieses Ortes erkennen. An der Wand hängt eine gerahmte Anerkennung des Staates New York für ihre Familienfarm, ein Bauernhof, der bereits fünf Jahrhunderte erlebt hat. Daneben hängt ein Ruder an der Wand. Dieses Ruder benutzte Ess 1955 in Yale, als Yale Harvard mit einem Zeitabstand von 5 Sekunden besiegte. Ess erzählt, dass er noch drei andere Ruder hat: Zwei aus anderen Jahren, in denen sie Harvard besiegten, und eines vom Sieg der olympischen Goldmedaille mit der Yale-Mannschaft 1956.

Im Erdgeschoss hängt eine alte Fotografie von Ess' Ururgroßvater auf der Farm. Ums Eck gibt es eine eindrucksvolle schematische Darstellung des Stammbaumes der Esselstyns im Museumsstil, und am anderen Ende des Flurs hängt ein großes Schwarzweiß-Bild von Ess' Vater, wie er vor einem Mikrophon steht und während einer Ansprache im Weißen Haus mit John F. Kennedy diskutiert. Trotz seines bescheidenen Erscheinungsbildes zeichnet sich dieser Ort durch seine besondere Geschichte aus.

Nach einer Tour über den Hof mit dem Traktor setzten wir uns zu Ess und befragten ihn über seine Vergangenheit. Nach seinem Abschluss in Yale machte er eine Ausbildung zum Chirurgen an der Cleveland-Klinik und am St. George-Krankenhaus in London. Er erinnert sich liebevoll an einige seiner maßgeblichsten Mentoren: Dr. George Crile Jr., Dr. Turnball und Dr. Brook. Dr. Crile, eine Koryphäe an der Cleveland-Klinik, wurde schließlich Ess' Schwiegervater nach dessen Heirat mit Ann. Crile hatte außerordentlich viel erreicht und spielte eine couragierte führende Rolle bei der Infragestellung der makaberen Operation namens „radikale Mastektomie".[1] Dr. Turnball und Dr. Brook waren ebenfalls angesehene Chirurgen. Darüber hinaus war Ess' eigener Vater ein hervorragender Arzt, der landesweites Ansehen genoss. Aber – wie Ess sich erinnerte – trotz der Tatsache, dass sie „Gesundheitsexperten" waren, wurden alle vier dieser Männer „von kardiovaskulären Krankheiten schwer gezeichnet". Sein eigener Vater erlitt im Alter von 42 Jahren einen Herzinfarkt, und Dr. Brook hatte einen Herzinfarkt im Alter von 52.

Das waren die Männer, zu denen er aufsah und in Bezug auf kardiovaskuläre Erkrankungen waren sie alle hilflos. Ess schüttelte den Kopf und sagte: „Du kannst dieser Krankheit nicht entgehen. Diese Menschen, die Giganten in der Blüte ihres Lebens waren, *schwanden* einfach dahin." Während er einen Moment lang an seinen Vater dachte, sagte er: „Es war im letzten oder vorletzten Jahr im Leben meines Vaters, und wir gingen gerade spazieren, als er sagte, ‚Wir müssen den Menschen zeigen, wie sie ein gesünderes Leben führen können.' *Er hatte Recht damit.* Er war sehr an präventiver Medizin interessiert, aber er hatte keinerlei Kenntnisse darüber." Das Interesse seines Vaters stellte einen richtungsweisenden Einfluss in Esselstyns Leben dar.

In die Fußstapfen dieser Männer tretend fuhr Ess fort, eine außergewöhnlich beeindruckende Liste von Qualifikationen und Auszeichnungen zu sammeln: Olympisches Gold im Rudern; ein Bronze Star für den Militärdienst in Vietnam; Präsident des Kollegiums, Mitglied des Direktoriums, Vorsitzender der Breast Cancer Task Force (ein Arbeitsausschuss für Brustkrebs) und Leiter der Abteilung für Schilddrüsen- und Nebenschilddrüsen-Chirurgie an der Cleveland-Klinik, eine der besten medizinischen Einrichtungen der Welt; Präsident der American Association of Endocrine Surgeons (Amerikanische Vereinigung für Chirurgen des Endokrinsystems); über 100 wissenschaftliche Fachartikel; sowie die Aufnahme in die Liste der besten Ärzte Amerikas 1994–1995.[2] Er erinnert sich zurück: „Ungefähr zehn bis fünfzehn Jahre lang war ich der Spitzenverdiener im Bereich der Allgemeinchirurgie. Als Schwiegersohn von Dr. Crile hatte ich Angst, meinen Beitrag nicht zu leisten. Und so kam ich abends immer sehr spät nach Hause, aber ich hatte eine sichere Stellung." Als der damalige Präsident der American Medical Association (Standesvertretung für Ärzte und Medizinstudenten in den USA) einen operativen Eingriff an der Schilddrüse benötigte, wollte er Ess als seinen Chirurgen.

Aber trotz der vielen Auszeichnungen, Titel und Qualifikationen stimmte irgendetwas nicht. *Oft wurden Ess' Patienten nicht gesund – selbst nicht nach seinen bestmöglichen Bemühungen.* Wie Ess es beschreibt, hatte er „dieses quälende Gefühl, das wirklich anfing, mir Sorgen zu bereiten. Ich sah ständig nach meinen Patienten, wie es ihnen nach diesen chirurgischen Eingriffen ging." Leicht gereizt sagte er: „Wie ist denn die Überlebensrate bei Dickdarmkrebs? Sie ist nicht so toll!" Er berichtete über eine Operation an einem seiner besten Freunde, der Dickdarmkrebs hatte. Während des Eingriffs wurde klar, dass der Krebs bereits den ganzen Darm erfasst hatte. Ess senkte leicht seine Stimme, als er sich erinnerte und sagte: „Er war schon zu weit fortgeschritten". In Gedanken an all die Brustoperationen, die er durchgeführt hatte, an die Lumpektomien (brusterhaltende Operationen) und Mastektomien (Brustamputationen) drückte er seine Abscheu gegenüber dem Konzept aus, „jemanden zu entstellen, wenn man gleichzeitig weiß, dass man die Aussicht auf seine Genesung nicht verändert hat."

Er begann nachzudenken und fragte sarkastisch: „Wie wird meine Grabinschrift lauten? Fünftausend Mastektomien! Sie haben mehr Frauen entstellt als irgendjemand anderer in Ohio!" Danach sagte er in aller Aufrichtigkeit: „Ich glaube, jeder möchte die Erde in der Gewissheit verlassen, dass er vielleicht ... vielleicht ein wenig helfen konnte."

Dr. Esselstyn begann die Literatur über die Erkrankungen, die er normalerweise behandelte, zu studieren. Er las einiges über die populäre Arbeit von Dr. John McDougall, der gerade einen Bestseller über Ernährung und Gesundheit geschrieben hatte: *The McDougall Plan.*[3] Er las die wissenschaftliche Literatur über die Unterschiede zwischen internationalen Krankheitsraten und Lebensgewohnheiten sowie eine Studie eines Pathologen an der Universität Chicago, in der gezeigt wurde, dass eine fett- und cholesterinarme Ernährung bei nichtmenschlichen Primaten Arteriosklerose rückgängig machen kann. Er kam zu der Erkenntnis, dass die Krankheiten, die seine Patienten so oft heimsuchten, auf eine Ernährung zurückzuführen war, die reich an Fleisch, Fett und hochraffinierten Nahrungsmitteln war.

Wie in Kapitel 5 erwähnt, kam er auf die Idee, seine Herzpatienten mit einer fettarmen, auf pflanzlichen Nahrungsmitteln basierenden Ernährung zu behandeln. 1985 wendete er sich mit seinem Studienkonzept an die Leiterin der Cleveland-Klinik. Sie meinte, dass noch nie jemand gezeigt hatte, dass koronare Herzkrankheit beim Menschen mit Hilfe einer Ernährungstherapie reversibel sein würde. Trotzdem wusste Ess, dass er auf dem richtigen Weg war und machte sich über die darauf folgenden Jahre hinweg stillschweigend an die Durchführung seiner

Studie. Die Studie, die er über 18 Patienten mit Herzkrankheit veröffentlichte, zeigte die dramatischste Umkehrung von koronarer Herzkrankheit in der Geschichte der Medizin – allein durch die Anwendung einer fettarmen, pflanzlichen Ernährung und einer minimalen Menge an cholesterinsenkenden Medikamenten.

So wurde Esselstyn zu einem erfolgreichen Vorreiter der Therapie durch Ernährung, und er verfügt über die notwendigen wissenschaftlichen Belege zur Untermauerung seiner Therapie. Dies war allerdings nicht leicht. Anstatt ihn als Helden anzuerkennen, würden es einige im medizinischen Establishment lieber sehen, wenn er verschwinden würde. Irgendwo im Wandel vom hochdekorierten Spitzenarzt, dem „machohaften, superharten Chirurgen", zum Ernährungspapst wurde er hinter seinem Rücken als Dr. Sprouts (der Sprossendoktor) bekannt.

## Eine abschreckende Aufgabe

Das Interessante an dieser Geschichte ist, dass ein Mann, der auf dem Höhepunkt seiner Karriere erfolgreich etwas Neues wagte, sich kurze Zeit später als medizinischer Außenseiter wiederfand. Mit der Umgehung der als Standardbehandlungen geltenden medizinischen Maßnahmen hatte er den Status quo bedroht.

Einige von Ess' Kollegen verunglimpften seine Behandlungsmethode als zu „extrem". Einige Ärzte lehnten es ab, indem sie sagten: „Meiner Meinung nach ist die Forschung auf diesem Gebiet ziemlich matt", was eine absurde Stellungnahme ist, wenn man das Ausmaß und die Tiefe der internationalen Studien, der Tierexperimente und der Interventionsstudien bedenkt. Einige Ärzte sagten zu Ess: „Ja gut, aber niemand wird sich auf diese Art ernähren. Ich bringe meine Patienten nicht einmal dazu, das Rauchen aufzugeben." Ess' Antwort darauf war: „Gut, aber Sie haben nicht wirklich die praktische Ausbildung dafür. Es erfordert genauso viel Fachwissen wie eine Bypass-Operation. Ich brauche drei Stunden für eine Patientenberatung; ganz zu schweigen von der erforderlicher Sorgfalt für die regelmäßigen Nachuntersuchungen und Gesundheitskontrollen der Patienten". Ein Patient erzählte seinem Kardiologen, dass er Ess konsultieren und am Ernährungsprogramm teilnehmen wollte, um seine Herzkrankheit rückgängig zu machen. Der Kardiologe antwortete: „Nun hören Sie gut zu. Es gibt keine Methode, um diese Krankheit rückgängig zu machen." Man sollte annehmen, dass Ärzte etwas mehr Begeisterung an den Tag legen sollten, wenn es um die Heilung ihrer Patienten geht!

Als wir darüber reden, wie widerwillig Ärzte eine vollwertige pflanzliche Ernährung akzeptieren, sagt Ess: „Lassen wir uns nicht frustrieren. Das sind keine bösen Menschen. Es gibt 60 Kardiologen [an der Cleveland-Klinik], unzählige davon sind heimlich vom dem überzeugt, was ich tue, aber aufgrund der Machtstrukturen haben sie einfach Angst."

Für Ess jedoch war es unmöglich, seinem Teil der Frustration zu entgehen. Zu Beginn, als er erstmals eine Ernährungstherapie bei Herzkrankheit vorstellte, begrüßten seine Kollegen diese Idee mit Zurückhaltung. Ess nahm an, ihre Einstellung rührte von der Tatsache her, dass es noch nicht genügend wissenschaftliche Beweise für die Wirksamkeit einer Ernährungsintervention bei Menschen mit Herzerkrankungen gab. Später jedoch wurden wissenschaftliche Ergebnisse von beispiellosen Erfolgen veröffentlicht, einschließlich jenen von Esselstyn. Die Ergebnisse waren stichhaltig, konstant und überzeugend, und trotzdem traf Ess noch immer auf Inakzeptanz:

> Man denke an einen Kardiologen, der alles über Betablocker und Kalziumantagonisten gelernt hat, der lernte, wie man einen Katheter in Ihr Herz einführt, Ballone aufbläst, lasert oder einen Stent einsetzt, ohne Sie umzubringen. Das ist hochentwickelte Medizin. Ach du lieber Gott, ich meine, dass Ärzte den Ballon in ihrem Kopf aufblasen. Das Ego dieser Leute ist enorm. Und dann kommt jemand und sagt: „Wissen Sie, ich glaube, wir können das auch mit Rosenkohl und Brokkoli heilen." Die Antwort des Arztes ist: „WIE BITTE? Ich habe diesen ganzen Mist gelernt, ich verdiene ein verdammtes Vermögen damit, und Sie wollen mir das Ganze wegnehmen?"

Und wenn dann diese Person kommt und wirklich Patienten mit Rosenkohl und Brokkoli heilt, so wie Esselstyn es machte, und bessere Ergebnisse erzielte als 99 % seines Berufsstandes mit Pillen oder Operationen, liegt es plötzlich auf der Hand, dass es zweifellos besser funktioniert. Seinen Standpunkt zusammenfassend sagt Ess:

> Kardiologen sollten Experten auf dem Gebiet der Herzkrankheiten sein – und doch haben sie keine Fachkenntnisse in der Behandlung von Herzkrankheit. Wenn sie sich plötzlich dessen bewusst werden, werden sie sehr defensiv. Sie können Symptome behandeln, sie können Arrythmien beheben, sie können chirurgische Eingriffe durchführen, aber sie wissen nicht, mit welcher Methode man die Erkrankung behandeln kann, nämlich mit Ernährungstherapie... Stellen Sie sich vor, Ernährungsexperten bilden Chirurgen weiter!

Esselstyn stellte fest, dass die bloße Behauptung, dass die Patienten selbst ihre eigene Gesundheit steuern können, für viele bereits eine Herausforderung ist. Diese Experten sind im Grunde genommen als Gesundheits- und Heilspender aufgebaut worden. „Intellektuell gesehen ist der Gedanke, dass der Patient das selbst mit größerem Eifer, größerer Effizienz und nebenwirkungsfreier machen kann, alleine schon eine Herausforderung. Und es ist etwas von Beständigkeit." Mit all den Apparaturen, technischen Spielereien, Ausbildungen und Wissen eines Arztes ist doch nichts effizienter als den Patienten dahin zu führen, dass er die richtigen Entscheidungen in seiner Lebensführung trifft.

Aber Ess weist rasch darauf hin, dass Ärzte keine bösartigen Menschen sind, die einer Verschwörung angehören:

> Die einzige Person, die Veränderungen mag, ist ein Neugeborenes. Es liegt in der menschlichen Natur. Egal, wohin Sie sehen, 99 % der Menschen essen nicht richtig. Die Zahlen sind gegen Sie. Für diese 99 % ist es sehr schwierig, die restlichen 1 % anzusehen und zuzugeben: „Ja, Sie haben Recht, und wir alle liegen falsch."

Ein weiteres Hindernis in der Akzeptanz ist der Mangel an Ernährungswissen unter Ärzten. Ess meint: „Der Mangel an ärztlichem Wissen über die Belege, dass diese Krankheit rückgängig gemacht werden kann, ist beängstigend. Man fragt sich, welche Literatur lesen diese Leute?"

Ärztliches Wissen führt oft nur zu Standardbehandlungen. „Was hat die Medizin des 20. Jahrhunderts zu bieten? Wir haben nur Pillen und chirurgische Eingriffe, richtig?" Esselstyn lehnt sich nach vorne und sagt mit einem leichten Grinsen: *„Aber wer sagt denn jemals, ,Vielleicht sollten wir die Krankheit stoppen'?"* Nach Dr. Esselstyns Erfahrung passt das Ausmerzen einer Krankheit nicht zum Status quo.

## Mangelnde Ausbildung

Der medizinische Status quo setzt stark auf Medikation und Operationen ohne Ernährung und Lebensführung zu beachten. Ärzte haben *praktisch keinerlei Ausbildung auf dem Gebiet der Ernährung und wie sie mit Gesundheit in Zusammenhang steht.* 1985 finanzierte das United States National Research Council (ein nationaler Forschungsrat der USA) den Bericht eines Expertenausschusses, der die Quantität und Qualität der Ernährungsausbildung an den medizinischen Hochschulen in den USA untersuchte.[4] Die Ergebnisse des Fachausschusses waren eindeutig: „Das Komitee kam zu dem Schluss, dass der an medizinischen US-Hochschulen angebotene Ernährungsunterricht überwiegend unzureichend ist, um den gegenwärtigen und zukünftigen Anforderungen im medizinischen Berufsstand zu entsprechen."[4] Diese Ergebnisse waren allerdings nichts Neues. Der Fachausschuss merkte an, dass bereits 1961 das „American Medical Association Council on Foods and Nutrition (Rat für Lebensmittel und Ernährung der amerikanischen Standesvertretung von Ärzten und Medizinstudenten) berichtete, dass Ernährung an den medizinischen Hochschulen in den USA ,unzureichende Anerkennung, Förderung und Beachtung' erhalten würde."[4, 5] In anderen Worten sagten vor über 40 Jahren die Ärzte selbst, dass ihre Ernährungsausbildung unzureichend ist. Nichts hatte sich daran bis 1985 geändert. Bis zum heutigen Tag erscheinen Artikel, die den Mangel an Ernährungsausbildung an medizinischen Hochschulen dokumentieren.[6, 7]

Diese Situation ist alarmierend. Die Ernährungsausbildung von Ärzten ist nicht bloß unzureichend, sie ist praktisch gesehen nicht existent. 1985 stellte das National Research Council in seinem Bericht fest, dass angehende Ärzte während ihres vier Jahre dauernden Studiums im Durchschnitt lediglich 21 Ernährungsunterrichtsstunden erhalten.[4] An der Mehrzahl der untersuchten Hochschulen wurden tatsächlich weniger als 20 Stunden Ernährung unterrichtet. Im Vergleich erhalten Studenten mit dem Hauptfach Ernährungswissenschaft an der Cornell Universität 250–500 Unterrichtsstunden, und zugelassenen Diätassistenten haben mehr als 500 Unterrichtsstunden.

Es kommt noch schlimmer. Die Mehrzahl dieser Unterrichtsstunden im Fach Ernährung wird im ersten Jahr des Medizinstudiums unterrichtet, als Teil von anderen wissenschaftlichen Grundlagenkursen. Inhalte von biochemischen Grundlagenkursen können Nährstoffmetabolismen und/oder biochemische Reaktionen mit bestimmten Vitaminen oder Mineralien sein. *In anderen Worten, Ernährung wird meist nicht in Bezug auf Probleme der öffentlichen Gesund-*

*heit wie Adipositas, Krebs oder Diabetes unterrichtet.* In Verbindung mit dem 1985 erschienenen Regierungsbericht schreibt William Kassler, der Präsident der American Medical Students Association (amerikanische Medizinstudentenvereinigung):[8]

> Die meisten Unterrichtseinheiten zum Thema Ernährung des formellen Lehrplans sind in andere Kurse integriert. Biochemie, Physiologie und Pharmakologie sind die Kurse, die am häufigsten mit Ernährungsinhalten assoziiert werden. Allzu oft wird in derartigen Kursen Ernährung nur kurz gestreift mit der primären Schwerpunktsetzung auf das Hauptstudienfach. *Es ist ziemlich wahrscheinlich, dass jemand den Kurs beendet ohne überhaupt bemerkt zu haben, dass Ernährung besprochen wurde* [meine Meinung!]. Es funktioniert schlichtweg nicht, wenn Ernährung von jenen unterrichtet wird, deren Interessen und Fachwissen woanders liegen.

*Es kommt noch viel schlimmer!* Wenn Ernährungsunterricht in Bezug auf öffentliche Gesundheitsprobleme angeboten wird, raten Sie mal, wer das „Unterrichts"-Material zur Verfügung stellt? Das Dannon Institute, das Egg Nutrition Board, die National Cattlemen's Beef Association, das National Dairy Council, Nestlé Clinical Nutrition, die Wyeth-Ayerst Laboratories, Bristol-Myers Squibb, die Baxter Healthcare Corporation und andere verfügen über vereinte Kräfte, um ein Programm für Ernährung in der Medizin und eine Initiative für einen medizinischen Ernährungslehrplan zu produzieren.[9, 10] Glauben Sie, dass diese Starbesetzung aus Tierprodukt- und Pharmaindustrievertretern sich für die optimale Ernährung entscheiden und diese befürworten wird, wenn wissenschaftlich bewiesen wird, dass diese aus vollwertigen, pflanzlichen Nahrungsmitteln besteht, und dadurch der Bedarf an Medikamenten minimiert wird? Oder würden sie versuchen, die fleischreiche westliche Ernährung zu bewahren, da es ja für jede Beschwerde eine Pille gibt? Die vereinte Industriemacht erstellt einen Ernährungslehrplan auf CD-Roms, die sie kostenlos an die medizinischen Hochschulen verteilt. Spätestens ab 2003 setzten 112 medizinische Hochschulen diesen Lehrplan ein.[11] Laut ihrer Webseite sind „Pläne für die Entwicklung von Versionen für Studierende der Ernährungswissenschaften, die in einer medizinischen Ausbildung fortfahren sowie für Hörerkreise anderer Gesundheitsberufe im Entstehen." (http://www.med.unc.edu/nutr/nim/FAQ.htm#anchor197343).

Die Milchindustrie finanzierte darüber hinaus sowohl Forschungen zum Thema Ernährungslehre an medizinischen Hochschulen[12] als auch „renommierte" Auszeichnungen.[13, 14] Diese Bestrebungen zeigen, wie gut die Industrie darauf vorbereitet ist, ihre finanziellen Interessen bei jeder sich ihr bietenden Gelegenheit voranzutreiben.

Sie sollten nicht davon ausgehen, dass Ihr Arzt mehr Wissen über Ernährung und ihre Verbindung zur Gesundheit aufweist als Ihre Nachbarn oder Arbeitskollegen. Wir leben in einer Zeit, in der diätetisch unausgebildete Ärzte auf Milch und Zucker basierende Shakes als Mahlzeitenersatz übergewichtigen Diabetikern verschreiben; Patienten, die Gewicht verlieren möchten, fettreiche Diäten verordnen und Patientinnen mit Osteoporose zusätzlich Milch empfehlen. *Der gesundheitliche Schaden, der aus der Unwissenheit der Ärzte über Ernährung entsteht, ist bestürzend.*

Offenbar gibt es nicht genügend „ernährungs-orientierte ärztliche Vorbilder" in der medizinischen Ausbildung. Eine kürzlich erfolgte Untersuchung zeigte, dass „ein Mangel an ernährungsorientierten ärztlichen Vorbildern wahrscheinlich das größte Hindernis bei der Vermittlung von Ernährungswissen an Ärzte in der Fachausbildung darstellt."[12] Ich vermute, dass es diesen medizinischen Ausbildungsprogrammen einfach deshalb an ernährungsorientierten Ärzten mangelt, weil deren Anstellung nicht als Piorität erachtet wird. Niemand weiß dies besser als Dr. John McDougall.

## Dr. McDougalls Herausforderung

Dr. John McDougall engagiert sich bereits länger als jeder andere Arzt, den ich kenne, für eine auf vollwertigen pflanzlichen Nahrungsmitteln basierende Lebensführung. Er schrieb zehn Bücher, wobei von einigen mehr als eine halbe Million Exemplare verkauft wurden. Sein Wissen über Ernährung und Gesundheit ist größer als das jedes anderen Arztes, der mir je begegnet ist, und umfangreicher als das meiner Kollegen, die sich mit Ernährung auf wissenschaftlicher Basis auseinandersetzen. Wir trafen uns unlängst bei ihm zuhause in Nordkalifornien und und er zeigte mir seine vier oder fünf großen aneinandergereihten Metallaktenschränke in seinem Arbeitszimmer. Es wird wohl nicht viele Menschen mit einer derartigen Sammlung an wissenschaftlicher Literatur über Ernährung und Krankheit geben. Dr. McDougall hält sich zudem wissenschaftlich auf dem neuesten Stand. Wenn jemand ein ärztliches Vorbild in Sachen Ernährungswissen in seiner Ausbildung braucht, dann ist Dr. John McDougall genau der richtige.

In seiner Jugend aß John die typische, reichhaltige, westliche Kost. Wie er selbst sagt, feierte er vier Feste am Tag: Ostern zum Frühstück, Thanksgiving zu Mittag, Weihnachten zum Abendessen und eine Geburtstagsparty zum Dessert. Dieser Lebenswandel holte ihn ein, und im Alter von 18 Jahren, als er gerade einige Monate am College war, erlitt John einen Schlaganfall. Als er sich davon erholte, entwickelte er eine neue Wertschätzung für das Leben und studierte überaus erfolgreich an der medizinischen Hochschule in Michigan und absolvierte ein Praktikum auf Hawaii. Dort eröffnete er dann auch eine Praxis, wo er Tausende Patienten behandelte, von denen einige erst kürzlich aus China oder den Philippinen eingewandert waren und einige bereits seit vier Generationen als Sino- oder Philipino-Amerikaner dort lebten.

Auf Hawaii wurde John McDougall zu einem unglücklichen Arzt. Viele der Gesundheitsprobleme seiner Patienten waren das Resultat chronischer Krankheiten wie Adipositas, Diabetes, Krebs, Herzkrankheiten und Arthritis. John behandelte sie, wie er es in seiner Ausbildung gelernt hatte, mit den herkömmlichen Methoden und Medikamenten, aber nur sehr wenige von ihnen wurden gesund. Ihre chronischen Krankheiten blieben bestehen, und John realisierte schnell, dass er als Arzt an massive Grenzen gestoßen war. Er erkannte bald noch etwas anderes bei seinen Patienten: Die erste und zweite Generation Amerikaner aus Asien, die sich eher traditionell ernährten – mit asiatischen Grundnahrungsmitteln wie Reis und Gemüse – waren fitter und gesünder und litten nicht in dem Maße an chronischen Erkrankungen wie die anderen Patienten. Die dritte und vierte Generation von Amerikanern asiatischer Herkunft hatten jedoch die amerikanischen Essgewohnheiten vollständig übernommen und kamen häufig mit

Adipositas, Diabetes und vielen anderen chronischen Erkrankungen zu ihm. Diese Menschen ließen Dr. McDougall schon erahnen, wie wichtig die Ernährung für die Gesundheit ist.

Weil John die Menschen nicht heilen konnte, und Medikamente und Eingriffe nicht sehr wirksam waren, entschloss er sich zu einer Facharztausbildung am Queens Medical Center in Honolulu. Dort erkannte er auch die Spielregeln des medizinischen Establishments und wie die medizinische Ausbildung das gewollte ärztliche Denken formte.

John begann seine Facharztausbildung in der Hoffnung, herkömmliche Behandlungsmethoden zu perfektionieren und bekannte Medikamente besser anwenden zu lernen, um ein besserer Arzt zu werden. Er erkannte bald, dass die ärztlichen Autoritäten mit den bekannten therapeutischen Mitteln nicht erfolgreicher behandelten als er. Deren Patienten blieben nicht nur krank – sie wurden noch kränker. John erkannte, dass etwas mit dem System nicht stimmte und nicht mit ihm. Also begann er, die wissenschaftliche Literatur zu lesen. Genau wie Dr. Esselstyn gelangte John bald zu der Überzeugung, dass eine Ernährung aus vollwertigen pflanzlichen Nahrungsmitteln nicht nur das Potenzial hatte, Krankheiten zu verhindern, sondern sogar zu behandeln. Er musste allerdings auch feststellen, dass diese Erkenntnis nicht sehr wohlwollend von seinen Lehrern und Kollegen aufgenommen wurde.

In diesem Umfeld wurde Ernährungstherapie als Quacksalberei betrachtet. John fragte zum Beispiel: „Hat nicht die Ernährungsweise mit Herzkrankheiten zu tun?", und seine Kollegen antworteten, dass dies wissenschaftlich umstritten wäre. John fuhr fort, die wissenschaftlichen Forschungen zu lesen und mit seinen Kollegen darüber zu kommunizieren und wurde nur noch ratloser. „Wenn ich mir die Literatur ansah, konnte ich keinerlei Kontroverse finden. Es war absolut eindeutig, was die Untersuchungen besagten." Während dieser Jahre begann John zu verstehen, warum so viele Ärzte behaupteten, dass die Ernährungsfrage kontrovers war: „Der Wissenschaftler sitzt an seinem Frühstückstisch, in einer Hand die Zeitung, in der steht, dass Cholesterin deine Arterien zersetzt und dich tötet, und in der anderen Hand eine Gabel, mit der er sich Eier mit Speck in den Mund schaufelt. Und das ist die Kontroverse."

John erzählt von der Begegnung mit einem 38-jährigen Mann, der bereits den zweiten Herzinfarkt erlitten hatte. Als Assistenzarzt (nicht sein primär behandelnder Arzt) fragte er den Patienten, was er tun würde, um einem dritten, eventuell tödlichen Herzinfarkt vorzubeugen. „Sie sind 38 Jahre alt, haben eine schöne junge Frau und fünf Kinder. Was machen Sie, um Ihre Frau davor zu bewahren, Witwe zu werden, und Ihre Kinder davor, vaterlos zu werden?" Der Mann war niedergeschlagen und entmutigt und sagte: „Es gibt nichts, das ich tun könnte. Ich rauche nicht. Ich trinke nicht. Ich mache Sport und ich befolge dieselbe Diät, zu der mir der Diätassistent nach meinem letzten Herzinfarkt geraten hat. Es gibt nichts anderes mehr, was ich tun könnte."

John erzählte dem Paar, was er über Ernährung gelernt hatte. Er wies darauf hin, dass der Mann seine Krankheit vielleicht rückgängig machen könnte, wenn er sich richtig ernährte. Der Patient und seine Frau nahmen die Neuigkeiten mit großem Enthusiasmus auf. John sprach sehr lange mit ihnen, verließ den Raum und fühlte sich großartig. Endlich hatte er jemandem helfen können, endlich hatte er das Gefühl, seine Arbeit gut erledigt zu haben.

Das hielt ungefähr zwei Stunden an. Er wurde in das Büro des Chefarztes gerufen. Der Chefarzt verfügt über die absolute Amtsgewalt über die Assistenzärzte. Wenn er einen Assistenzarzt feuert, ist dieser nicht nur seinen Job los, es ist auch das Ende seiner Karriere. Das aufgeregte Paar hatte dem behandelnden Arzt erzählt, was es gerade erfahren hatte. Der Arzt entgegnete den beiden, dass dies nicht stimme und meldete John umgehend dem Chefarzt.

Der Chefarzt führte ein ernstes Gespräch mit John. Er hätte seine Kompetenzen als Assistenzarzt weit überschritten. John sollte die Medizin endlich ernst nehmen und diesen ganzen Unsinn darüber, dass Essen irgendetwas mit Krankheit zu tun hätte, aufgeben. Der Chefarzt verdeutlichte ihm, dass an diesem Punkt sein Job und seine nachfolgende berufliche Laufbahn auf dem Spiel standen. Also biss sich John für den Rest seiner Ausbildung auf die Zunge.

Am Tag seiner Abschlussprüfung führten er und der Chefarzt ein letztes Gespräch. John erinnert sich an den Mann als intelligent und gutherzig, aber zu sehr verhaftet im herkömmlichen medizinischen Denken. Der Chefarzt ließ ihn Platz nehmen und sagte: „John, ich denke, dass Sie ein guter Arzt sind. Ich will auch, dass Sie wissen, dass ich Ihre Familie schätze. Das ist der Grund, warum ich Ihnen Folgendes sage: Ich mache mir Sorgen, dass Sie mit Ihren verrückten Ideen über Ernährung verhungern werden. Sie werden damit nur einen Haufen Gammler und Hippies anziehen."

John hielt etwas inne, um seine Gedanken zu sammeln und sagte daraufhin: „Das könnte der Fall sein. Dann muss ich verhungern. Aber ich kann die Menschen nicht mit Medikamenten und herkömmlichen Therapien behandeln, die nichts bringen. Und außerdem glaube ich, dass Sie falsch liegen. Ich glaube nicht, dass es Gammler und Hippies sein werden. Ich denke, dass es erfolgreiche Menschen sein werden, die vieles in ihrem Leben erreicht haben. Sie werden sich fragen: ‚Ich bin so erfolgreich, wie kommt es, dass ich so fett geworden bin?'" Bei diesen Worten sah John auf den üppigen Bauch des Chefarztes und fuhr fort: „Sie werden sich fragen, ‚Wenn ich so erfolgreich bin, warum sind meine Gesundheit und meine Zukunft außer Kontrolle geraten?' Sie werden sich anhören, was ich zu sagen habe, und sie werden es verstehen."

John beendete seine formelle medizinische Ausbildung, die lediglich eine Stunde Ernährungsunterricht beinhaltet hatte und in der nur die Wahl der richtigen Säuglingsnahrung vermittelt worden war. Jede Studie, die besagt, dass die praktische Ausbildung in Ernährungsfragen während des Medizinstudiums unzureichend ist, wurde durch Johns Erfahrungen bestätigt.

## Süchtig nach Medikamenten

John berührte ein anderes wichtiges Feld, in dem der medizinische Berufsstand seine Glaubwürdigkeit verloren hat: Seine Verbindungen zur Pharmaindustrie. Die medizinische Ausbildung und die Pharmafirmen teilen sich das gleiche Bett, und das bereits seit Langem. John redete über das Ausmaß des Problems und wie das Ausbildungssystem korrumpiert worden war. Er sagte:

> „Das Problem mit den Ärzten beginnt bei unserer Ausbildung. Das ganze System wird von der Pharmaindustrie finanziert – von der Ausbildung bis zur Forschung. Die Pharmaindustrie kauft sich die Seelen des medizinischen Berufsstandes. Es beginnt an dem Tag, an dem du in die medizinische Hochschule

eintrittst. Der gesamte Weg durch das Medizinstudium wird von der Pharmaindustrie unterstützt."

John steht nicht alleine da mit seiner Kritik daran, wie das medizinische Establishment sich mit der Pharmaindustrie verbündet. Viele prominente Forscher veröffentlichten vernichtende Beobachtungen, wie korrupt das System geworden ist. Unter den allgemeinen Beobachtungen finden sich folgende:

- Die Pharmaindustrie macht sich bei den Studenten mit kostenlosen Geschenken beliebt, z. B. Essenseinladungen, Unterhaltungsveranstaltungen und Reisen; Ausbildungs-Veranstaltungen mit Vorträgen, die wie Werbung für Medikamente klingen; Konferenzen mit Vortragenden aus dem Umfeld der Pharmaindustrie.[15–17]
- Ärzte im Praktikum und andere Ärzte ändern tatsächlich ihre Verordnungsgewohnheiten aufgrund der Informationen, die ihnen von Pharmaverkäufern vorgelegt werden,[18–20] obwohl man von diesen Informationen weiß, dass sie „übermäßig positiv sind und demzufolge das Verschreibeverhalten weniger angemessen ist."[17, 21, 22]
- Forschung und Hochschulmedizin führen lediglich die Vorgaben der Pharmaindustrie aus. Dies ist aus folgenden Gründen möglich: Die Pharmafirmen – und nicht die Forscher – können die Versuchsanordnung bestimmen, was es den Firmen ermöglicht, die Studien ihren Bedürfnissen entsprechend „hinzubiegen";[23, 24] die Forscher können in der Pharmafirma, deren Produkt sie untersuchen, direkt finanziell beteiligt sein;[15, 25] die Pharmafirma kann für das Sammeln und Sortieren der Ausgangsdaten zuständig sein und den Forschern lediglich eine selektive Prüfung der Daten gestatten;[23, 26] die Pharmafirma kann sich das Vetorecht über jegliche Veröffentlichung der Resultate vorbehalten, zudem kann sie die Veröffentlichungsrechte über jegliche wissenschaftliche Publikation, die sich aus der Forschung ergibt, behalten;[23, 25, 27] die Pharmafirma kann eine PR-Agentur beauftragen, einen wissenschaftlichen Artikel zu schreiben und dann Forscher finden, die bereit sind, ihre Namen als Autoren der Arbeit herzugeben.[26]
- Die größeren wissenschaftlichen Fachzeitschriften sind zu kaum mehr als einem Vermarktungsweg von Pharmafirmen geworden. Die führenden medizinischen Fachzeitschriften beziehen ihr hauptsächliches Einkommen aus der Medikamentenwerbung. Diese Werbung wird von der Fachzeitschrift nicht angemessen überprüft, und so präsentieren die Firmen oft irreführende Behauptungen über ihre Produkte. Noch beunruhigender ist, dass der Großteil der in den Fachzeitschriften veröffentlichten klinischen Forschungen mit Geld von Pharmafirmen finanziert wird. Die finanziellen Interessen der involvierten Forscher bleiben in diesem Zusammenhang unbekannt.[24]

In den letzten Jahren wurden einige Skandale an größeren Kliniken bekannt, die diese Vorwürfe bestätigen. In einem Fall wurde die Integrität einer Forscherin durch eine Pharmafirma und die Universitätsverwaltung diskreditiert, als sie veröffentlichte, dass ein untersuchtes Arzneimittel starke Nebenwirkungen aufwies und seine Wirksamkeit verlor.[27] In einem anderen Fall verlor ein Wissenschaftler, der sich über die möglichen Nebenwirkungen von Antidepressiva äußerte, ein Stellenangebot an der Universität Toronto.[26] Es gibt unzählige solcher Beispiele.

Dr. Marcia Angell, eine ehemalige Redakteurin des *New England Journal of Medicine*, schrieb einen vernichtenden Leitartikel namens „Is Academic Medicine for Sale? (Kann man akademische Medizin kaufen?)":[15]

> „Die Verbindungen zwischen klinischen Forschern und der Industrie bestehen nicht nur aus der Unterstützung mittels Subventionen sondern aus einer Menge zusätzlicher finanzieller Zuwendungen. Forscher fungieren als Berater für Firmen, deren Produkte sie untersuchen, sie sind Mitglieder von Beiräten und PR-Abteilungen, sie gehen Patent- und Lizenzvereinbarungen ein, sie stimmen zu, als Autoren von Artikeln angeführt zu werden, die von Ghostwritern geschrieben wurden, sie werben für Medikamente und Geräte auf pharmafinanzierten Symposien und lassen sich mit teuren Geschenken und Reisen in luxuriösem Rahmen überhäufen. Viele haben darüber hinaus Eigenkapitalanteile in den Pharmafirmen."

Dr. Angell fährt fort aufzuzeigen, wie diese finanziellen Verbindungen häufig signifikant „die Forschung beeinflusst – sowohl bei der Art der Durchführung als auch bei der Art, wie darüber berichtet wird."

Noch alarmierender als die Gefährdung durch manipulierte Ergebnisse ist die Tatsache, dass die einzige Art von Forschung, die gesponsort und trotzdem anerkannt ist, die Arzneimittelforschung ist. Forschung über die Ursachen von Krankheiten und Interventionen, die nicht Medikamente betreffen, werden im Rahmen der medizinischen Ausbildung einfach vernachlässigt. Zum Beispiel suchen Wissenschaftler lieber wie wild nach Medikamenten, die die Symptome von Adipositas behandeln, anstatt Zeit oder Geld dafür aufzuwenden, die Menschen über eine gesündere Lebensweise aufzuklären. Dr. Angell schreibt:[15]

> „In der Ausbildung *lernen Medizinstudenten und Ärzte im Praktikum sich unter der ständigen Anleitung von Pharmabeauftragen mehr auf Medikamente und Geräte zu stützen, als sie wahrscheinlich sollten* [meine Hervorhebung]. Wie Medizinkritiker so häufig beklagen, *lernen junge Ärzte, dass es für jedes Problem eine Pille gibt* [meine Hervorhebung] (und einen Pharmareferenten, der sie über deren Wirksamkeit aufklärt). Sie gewöhnen sich auch daran, Geschenke und Gefälligkeiten der Industrie anzunehmen. Die Industrie nutzt dies, um die weitere Ausbildung zu beeinflussen. Die Universitätskliniken tragen zur Überbetonung von Medikamenten und medizinischen Geräten bei, indem sie es zugelassen haben, Forschungsaußenposten der Industrie zu werden.

Ist es in einem derartigen Umfeld überhaupt möglich, dass Ernährung auf angemessene und ehrliche Weise für den klinischen Alltag in Betracht gezogen wird? Trotz der Tatsache, dass einige Haupttodesursachen (Herzerkrankungen, Krebs, etc.) durch entsprechende Ernährung und Lebensführung verhindert und wirksam behandelt werden können, werden Sie das kaum jemals von Ihrem Arzt zu hören bekommen. Nicht, solange dieses Umfeld in unseren medizinischen Hochschulen und Krankenhäusern bestehen bleibt. Nicht, solange Ihr Arzt nicht umdenkt und die gelernte und ungenügende medizinische Standardbehandlung ergänzen will. Dafür muss er einen Gutteil seiner Zeit dazu aufwenden, sich über gesundheitsfördernde Ernährung und Lebensführung weiterzubilden. Es gibt leider nur wenige, die dies tun.

Die Situation ist so schlimm geworden, dass Dr. John McDougall meint: „Ich weiß nicht mehr, was ich glauben soll. Wenn ich eine Arbeit lese, in der steht, dass ich meinen Herzpatienten Beta-Blocker und ACE-Inhibitoren geben soll – das sind zwei Arten von Herzmedikamenten – weiß ich nicht, ob das stimmt. Ich weiß wirklich nicht, ob es wahr ist, weil [die Arzneimittelforschung] so derart verdorben ist."

Was denken Sie, haben die folgenden Schlagzeilen etwas miteinander zu tun?

> „Schulen berichten über Interessenskonflikt in der Forschung" (zwischen Pharmafirmen und Forschern)[28]
>
> „Untersuchungen besagen: Medikamentengebrauch steigt bei Kindern um ein Vielfaches"[29]
>
> „Studie: Viele Empfehlungen von Ärzten mit Verbindung zur Industrie erstellt"[30]
>
> „Medikation nach Vorschrift fordert hohen Tribut: Millionen Menschen von toxischen Reaktionen in Mitleidenschaft gezogen "[31]

Wir bezahlen einen hohen Preis dafür, dass wir die in den Schlagzeilen angesprochenen Missstände zulassen. Eine neuere Studie zeigte, dass einer von fünf neuen Medikamentenwirkstoffen entweder auf eine bis vor kurzem unbekannte schwerwiegende Nebenwirkung hinweist, die den Tod oder eine ernsthafte Beeinträchtigung zur Folge hat, oder er innerhalb von 25 Jahren vom Markt genommen wird.[32] Zwanzig Prozent aller neuen Arzneimittelwirkstoffe weisen schwerwiegende, unbekannte Nebenwirkungen auf, und mehr als 100.000 Amerikaner sterben jährlich an *vorschriftsmäßig eingenommenen, ordnungsgemäß verordneten* Medikamenten.[33] Das ist eine Haupttodesursache in Amerika!

## Dr. McDougalls Schicksal

Nach Beendigung seiner ärztlichen Ausbildung eröffnete Dr. John McDougall eine Praxis auf der hawaiianischen Insel Oahu. Er begann Bücher über Ernährung und Gesundheit zu schreiben und baute sich einen landesweiten Ruf auf. Mitte der 1980er Jahre nahm das St. Helena-Krankenhaus in Napa Valley, Kalifornien, mit ihm Kontakt auf und fragte an, ob John die Leitung ihres Gesundheitszentrums übernehmen würde. Das Krankenhaus war ein Siebenten-Tags-Adventisten-Krankenhaus. Wenn Sie sich an das Kapitel 7 erinnern, die Siebenten-Tags-Adventisten ermutigen ihre Anhänger, vegetarisch zu essen (wenngleich sie überdurchschnittlich hohe Mengen an Milchprodukten zu sich nehmen). Das Angebot war zu gut, um es auszuschlagen, und so verließ John Hawaii und ging nach Kalifornien.

John fühlte sich etliche Jahre lang sehr wohl in St. Helena. Er unterrichtete Ernährungslehre und setzte Ernährung zur Behandlung seiner Patienten ein, wobei er fantastischen Erfolg hatte. Er behandelte über 2000 schwerkranke Patienten und wurde im Laufe von 16 Jahren nie verklagt, er erhielt nicht einmal einen Beschwerdebrief. Das wahrscheinlich Wichtigere jedoch ist, dass John diese Patienten gesund werden sah. Während dieser Zeit führte er seine Veröffentlichungen fort und behielt seine landesweite Reputation. Nach und nach erkannte er aber, dass sich die Dinge seit seiner Ankunft geändert hatten und seine Unzufriedenheit wuchs. Von diesen späteren Jahren sagte er: „Ich dachte einfach nicht mehr, dass ich dort eine Zukunft hätte. Das Programm betreute 150 bis 170 Menschen jährlich und nicht mehr. Es wuchs überhaupt nicht, bekam keinerlei Unterstützung vom Krankenhaus, und die Verwalter wechselten ständig."

Es gab kleinere Konflikte mit anderen Ärzten an der Klinik. Einmal beanstandete die Kardiologie das, was John mit Herzpatienten machte. John sagte zu ihnen: „Ich sag Euch was, ich werde Euch jeden meiner Herzpatienten schicken, um eine zweite Meinung einzuholen, wenn Ihr mir Eure Patienten schickt." Es war wirklich ein Angebot, aber sie lehnten es ab. Ein anderes Mal überwies John einen Patienten an einen Kardiologen. Dieser sagte dem Patienten inkorrekterweise, dass er eine Bypass-Operation bräuchte. Nach ein paar solcher Vorfälle war Johns Geduld erschöpft. Schließlich – nachdem ein Kardiologe einem weiteren von Johns Patienten einen chirurgischen Eingriff empfohlen hatte – rief John ihn an und sagte: „Ich möchte mit Ihnen und dem Patienten darüber reden. Ich würde gerne die wissenschaftliche Literatur diskutieren, die Sie dazu veranlasst hat, diese Empfehlung zu machen." Der Kardiologe wollte dies aber nicht, und John sagte daraufhin: „Warum nicht? Sie haben gerade diesem Menschen geraten, sein Herz öffnen zu lassen! Und Sie werden ihm dafür 50.000 oder 100.000 Dollar berechnen. Warum können wir das nicht diskutieren? Finden Sie nicht, dass das nur fair wäre gegenüber dem Patienten?" Der Kardiologe lehnte ab, indem er sagte, dass dies den Patienten nur verunsichern würde. Es war das letzte Mal, dass er einem von Johns Patienten eine Herzoperation empfohlen hatte.

Inzwischen hatte aber keiner der anderen Ärzte jemals einen Patienten an John überwiesen. Nicht ein einziges Mal. Die anderen Ärzte würden ihre eigenen Ehepartner und Kinder zu ihm schicken, aber sie würden nie einen Patienten überweisen. Der Grund war laut John folgender:

> „Sie waren besorgt [darüber, was passieren würde, wenn] ihre Patienten zu mir kommen würden, und es passierte jedes Mal, wenn die Patienten von sich aus zu mir kamen. Sie kommen zu mir mit Herzkrankheiten oder Bluthochdruck oder Diabetes. Ich setze sie auf eine Diät und sie setzen alle ihre Medikamente ab und bald werden ihre Werte wieder normal. Dann gehen sie zu ihren Ärzten und sagen: ,Warum zur Hölle haben Sie mir das nicht gleich gesagt? Warum haben Sie mich leiden, das ganze Geld rausschmeißen und beinahe sterben lassen, wenn ich einfach nur Haferbrei hätte essen müssen?' Die Ärzte wollten das nicht hören."

Es gab noch andere Unstimmigkeiten zwischen John und dem Krankenhaus, aber was letztendlich das Fass zum Überlaufen brachte, hatte mit dem Multiple Sklerose-Programm von Dr. Roy Swank zu tun, das in Kapitel 9 erwähnt wurde.

Als John erfuhr, dass Dr. Swank in den Ruhestand treten wollte, nahm er mit ihm Kontakt auf. John kannte und respektierte Dr. Swank schon lange Zeit. John bot ihm an, sein Multiple Sklerose-Programm zu übernehmen und es in seiner Kurklinik am St. Helena-Krankenhaus anzubieten und in seinem Sinne weiterzuführen. Zu Johns großer Freude stimmte Dr. Swank zu. Wie John erklärte, gab es vier gute Gründe, warum das Programm perfekt zu St. Helena passen würde:

- Es würde sich in die Philosophie der Adventisten einfügen: die Behandlung von Krankheit mittels Ernährung.
- Sie würden Menschen helfen, die dringend ihre Hilfe bräuchten.
- Es würde ihre Patientenanzahl verdoppeln und zur Ausweitung des Programms bei tragen.
- Es würde nahezu nichts kosten.

Während John daran zurückdachte, sagte er: „Können Sie sich irgendeinen Grund vorstellen, das nicht zu tun? Es passte perfekt!" So brachte er seinen Vorschlag bei der Leiterin seiner Abteilung vor. Sie antwortete: „Ich glaube nicht, dass wir momentan irgendwelche neuen Programme aufnehmen wollen." Wie vor den Kopf gestoßen fragte John sie: „Bitte erklären Sie mir warum. Was heißt es, ein Krankenhaus zu sein? Warum sind wir hier? Ich dachte, wir wären hier, um uns um kranke Menschen zu kümmern."

Ihre Antwort war ein Hammer: „Naja, Sie wissen, dass wir das sind, aber wissen Sie, MS-Patienten sind keine wirklich erstrebenswerten Patienten. Sie haben selbst gesagt, dass die meisten Neurologen nicht gerne MS-Patienten betreuen." John konnte nicht glauben, was er da eben gehört hatte. In einem sehr angespannten Moment sagte er:

> „Moment mal! Ich bin Arzt. Das ist ein Krankenhaus. Soweit ich weiß, ist es unser Job, das Leiden der Kranken zu lindern. Dies sind kranke Menschen. Nur weil andere Ärzte ihnen in ihrem Leiden nicht helfen können, heißt das nicht, dass wir es nicht können. Hier sind die Beweise, die bestätigen, dass wir es können. Ich verfüge über eine wirksame Behandlungsmethode für Menschen, die meine Behandlung brauchen, und dies ist ein Krankenhaus. Wollen Sie mir erklären, warum wir diese Art von Patienten nicht behandeln wollen?"

> Er fuhr fort:

> „Ich möchte mit der Leiterin des Krankenhauses sprechen. Ich möchte ihr erklären, warum ich dieses Programm brauche und warum das Krankenhaus dieses Programm braucht und warum die Patienten dieses Programm brauchen. Ich möchte, dass Sie mir einen Termin besorgen."

Letztendlich erwies sich die Krankenhausleiterin jedoch als genauso schwierig. John besprach die Situation mit seiner Frau. Er sollte seinen Vertrag mit dem Krankenhaus in ein paar Wochen erneuern und entschied sich, es nicht zu tun. Er verließ das Krankenhaus in freundschaftlicher Verbundenheit und bis zum heutigen Tag hegt er keinen persönlichen Groll. John zieht es vor, St. Helena so in Erinnerung zu halten, wie es war: 16 Jahre lang ein gutes Zuhause für ihn, aber trotzdem ein Ort, an dem es letztlich auch nur um Geld und Medikamente ging.

Heute führt John mit Hilfe seiner Familie ein sehr erfolgreiches „Lebensführungs-Medizin"-Programm, gibt einen populären, kostenlosen Newsletter heraus (http://www.drmcdougall.com), organisiert Gruppenreisen mit früheren Patienten und neuen Freunden und hat mehr Zeit zum Windsurfen, wenn der Wind an der Bodega Bay aufkommt. Er ist ein Mann mit einer Fülle von Wissen und Qualifikationen, der der Gesundheit von Millionen Amerikanern nützen könnte. Nie hat einer seiner Kollegen sein ärztliches Fachwissen in Frage gestellt. Dennoch legt das medizinische Establishment keinen Wert auf seine Dienste. Er wird ständig an diese Tatsache erinnert:

> Patienten kommen mit rheumatoider Arthritis. Sie sind vielleicht im Rollstuhl, können kaum den Schlüssel im ihrem Wagen umdrehen. Ich behandle sie, und drei oder vier Wochen später haben sie einen Termin bei ihrem Arzt. Sie gehen auf ihren Arzt zu, nehmen seine Hand und schütteln sie fest. Der Doktor wird sagen: „Wunderbar." Der Patient wird ganz begeistert sagen: „Ich möchte Ihnen erzählen, was ich tat. Ich ging zu diesem Dr. McDougall, ich änderte meine Ernährung, und nun ist meine Arthritis weg." Ihr Arzt entgegnet einfach: „Oh, du meine Güte. Das ist ja großartig. Was immer Sie tun, behalten Sie es bei. Auf Wiedersehen." Das ist immer die gleiche Antwort. Nicht: „Oh mein Gott, bitte erzählen Sie mir, was Sie gemacht haben, damit ich es meinem nächsten Patienten sagen kann." Sondern: „Was immer Sie tun ist gut." Falls der Patient anfängt zu erzählen, dass er sich nun vegetarisch ernährt, wird der Arzt ihm ins Wort fallen: „Oh ja, gut, Sie sind wirklich eine starke Persönlichkeit. Danke vielmals. Bis bald." Und versuchen, sie so schnell wie möglich loszuwerden. Es ist sehr bedrohlich... sehr bedrohlich.

## Esselstyns Lohn

Zurück in Ohio zog sich Dr. Esselstyn im Juni 2000 von der aktiven Chirurgie zurück und nahm eine Stelle als beratender Arzt in der präventiven Kardiologie an der Abteilung für Allgemeinchirurgie an der Cleveland-Klinik an. Er fuhr fort, Forschung zu betreiben und Patienten zu sehen. Er hält drei Stunden lange Beratungen mit neuen Herzpatienten in seinem Haus ab, gibt ihnen die neuesten Forschungsergebnisse bekannt und versorgt sie mit einer köstlichen „Herz-Mahlzeit". Darüber hinaus hält er landesweit und im Ausland Vorträge.

Im März 2002 entwarfen Ess und seine Frau Ann, deren Großvater die Cleveland-Klinik gegründet hatte, einen Brief an den Leiter der Kardiologie-Abteilung und den Leiter der Cleveland-Klinik. Der Brief begann damit, dass sie ihren Stolz über den Ruf, die vorzüglichen Leistungen der Klinik und die Innovation der chirurgischen Eingriffe ausdrückten, aber dass es allgemein anerkannt ist, dass die Chirurgie niemals die Antwort auf diese Epidemie namens Herzkrankheit sein wird. Ess schlug vor, ein wirkungsvolles Ernährungsprogramm an der Abteilung für präventive Kardiologie an der Cleveland-Klinik aufzubauen. Das Programm würde seine eigenen Bestrebungen widerspiegeln und könnte von speziell ausgebildetem Krankenpflegepersonal und Diätassistenten durchgeführt werden. Idealerweise sollte ein junger Arzt mit Begeisterung für diese Idee das Programm leiten. Letztendlich würde jedem Patienten mit Herzkrankheit an der Klinik dieses Ernährungsprogramm optional angeboten, das diätetische Mittel einsetzt, sehr wenig kostet, risikofrei ist und die Kontrolle zurück in die Hände des Patienten gibt.

Sie denken vielleicht, dass, wenn sich eine Gelegenheit ergibt, bei der kranke Menschen grundlegend geheilt werden können, und einer der angesehensten Menschen im Land seine Hilfe anbietet, ein Krankenhaus die Gelegenheit sofort beim Schopf packen würde. Aber nachdem er jahrzehntelang einer der Starchirurgen an der Cleveland-Klinik gewesen war, nachdem er eine Studie zur Umkehrung von Herzkrankheit initiiert hatte, die erfolgreicher war als alles andere, das je an der Klinik durchgeführt wurde, und nachdem er liebenswürdigerweise einen Plan anbot, um noch mehr Menschen bei der Heilung zu helfen, hielten es weder der Leiter des Krankenhauses noch der Abteilungsleiter für notwendig, zumindest auf Ess' Brief zu reagieren. Sie riefen nicht an. Sie schrieben nicht zurück. Sie ignorierten ihn völlig.

Sieben Wochen vergingen und schließlich rief Ess den Abteilungsleiter und den Krankenhausleiter an, doch keiner von ihnen nahm seinen Anruf entgegen. Nach sieben Anrufen schließlich nahm der Krankenhausleiter seinen Anruf entgegen. Dieser Mann hatte Ess jahrelang für seine Forschung gelobt und schien ob seiner Resultate immer begeistert gewesen zu sein, aber nun schlug er einen anderen Ton an. Er wusste offenbar genau, warum Ess anrief und sagte ihm, dass der Leiter der Kardiologie-Abteilung den Vorschlag ablehnte. Er gab die Verantwortung einfach ab. Wenn der Krankenhausleiter es durchführen wollte, würde es durchgeführt werden, egal, was der Leiter der Kardiologie wollte. Also rief Ess den Leiter der Kardiologie an, der endlich seinen Anruf entgegen nahm. Der Mann verhielt sich feindselig und unhöflich. Er stellte klar, dass er kein Interesse an Ess' Vorschlag hatte.

Ess hat seither mit keinem der beiden Ärzte gesprochen, aber er hofft noch immer, dass er sie überzeugen kann, da er mehr und mehr Unterstützung von der Forschung erhält. Mittlerweile sind noch immer viele Menschen an der Klinik begeistert von Ess' Arbeit. Viele von ihnen wünschen sich eine umfassendere Anwendung seines Programms, aber die Machtstrukturen lassen dies nicht zu. Sie werden frustriert und entmutigt, und Ess ist enttäuscht, weil das derzeitige Programm zur präventiven Kardiologie ein Desaster ist:

> „Sie essen noch immer Fleisch, sie essen noch immer Milchprodukte, und sie haben keinen erstrebenswerten Cholesterinwert. Es ist alles sehr vage. Die präventive Kardiologie ist stolz darauf, wenn es gelingt, den Grad des Fortschreitens der Krankheit zu verlangsamen. Hier geht es nicht um Krebs, um Himmels willen!"

Eine interessante Situation entwickelt sich aber gerade: Wie bei Dr. McDougall wenden sich viele der „großen Tiere" der Klinik, die selbst an Herzkrankheit leiden, an Esselstyn zur Behandlung und Beratung bezüglich gesünderer Lebensführung. Sie wissen, dass es funktioniert und sie entscheiden sich von sich aus für das Programm. Wie Ess meint, könnte sich dies zu einer sehr interessanten Krise weiterentwickeln:

„Ich habe nun eine Reihe von leitenden Ärzten und Manager der Klinik mit koronarer Herzkrankheit behandelt. Finer von ihnen weiß von dem vergeblichen Versuch, das Programm in der Klinik durchzuführen und meinte: „Ich denke, wenn bekannt wird, dass Esselstyn eine Behandlung entwickelt hat, die diese Krankheit stoppen und umkehren kann, und dass diese Behandlung zwar von leitenden Ärzten und Verwaltern der Cleveland-Klinik in Anspruch genommen wird, das gemeine Volk aber nicht damit behandelt werden darf, dann könnte das ein triftiger Grund für einen Rechtsstreit sein."

Bis auf weiteres wird Ess – mit Unterstützung seiner Frau – weiterhin von zu Hause aus Beratungen anbieten, denn die Institution, der er einen Großteil seines Lebens gewidmet hat, möchte eine ernährungstherapeutische Vorgehensweise, die mit ihrem Standardmenü von Medikamenten und chirurgischen Eingriffen konkurriert, nicht zulassen. Den letzten Sommer verbrachte Ess sehr viel mehr Zeit als gewöhnlich auf seiner Farm im Norden New Yorks, um Heu zu machen. So sehr Ess ein ruhigeres Leben schätzt, so würde er doch gern weiterhin mit Hilfe der Cleveland-Klinik kranken Menschen dazu verhelfen, gesünder zu werden. *Aber sie gestatten es ihm nicht.* Meiner Meinung nach ist das nichts anderes als kriminell. Wir, die Öffentlichkeit, wenden uns an Ärzte und Krankenhäuser in Zeiten von großer Not. Wenn diese uns nur eine Behandlung angedeihen lassen, die bekanntermaßen nicht die optimale ist, die nicht unsere Gesundheit schützt, nicht unsere Krankheit heilt und uns Zigtausende Dollar kostet, ist das moralisch unentschuldbar. Ess fasst die Situation folgendermaßen zusammen:

„Die Klinik führt nun die Injektion von Stammzellen durch, um das Wachstum neuer Herzgefäße zu fördern. Würde es nicht einfacher sein, die Krankheit zu stoppen? Es ist haarsträubend, oder? Der Gedanke, von Menschen an der Nase herumgeführt zu werden, die sich weigern, dass Offensichtliche anzuerkennen, ist einfach unglaublich!"

Sowohl Esselstyn als auch McDougall wurde ein Wiedereintritt in das etablierte System verwehrt, nachdem sie sensationelle Erfolge bei der Heilung von Menschen mit einer ernährungstherapeutischen Herangehensweise verbucht hatten. Sie können Ihr Augenmerk auf das Geld richten – laut John und Ess wurden 80 % der Einnahmen von St. Helena und 65 % der Einnahmen an der Cleveland-Klinik durch die herkömmlichen Behandlungen von koronarer Herzkrankheit und chirurgischen Eingriffe erbracht –, aber es geht um mehr als bloß um Geld. Es kann auch eine intellektuelle Bedrohung darstellen, dass der Patient mehr Kontrolle haben sollte als der Arzt; dass etwas so Simples wie Essen wirksamer sein kann als das ganze Wissen über Medikamente und hochtechnologische Eingriffe. Es liegt vielleicht am Mangel an glaubwürdiger Ernährungsausbildung während des Medizinstudiums; es kann am Einfluss der Pharmaindustrie liegen. Was immer es ist, es ist mittlerweile eindeutig, dass die Gesundheitsindustrie in diesem Land unsere Gesundheit nicht schützt, wie es eigentlich sein sollte. Während McDougall seine Arme mit den Handflächen nach oben ausstreckt und seine Schultern nach oben zieht, sagt er nur: „Es ist unbegreiflich."

# Kapitel 18
# Die Geschichte wiederholt sich

Während eines Forschungsurlaubs 1985 in Oxford, England, hatte ich die Gelegenheit, die Geschichte von Ernährung und Krankheit in einigen der großartigsten medizinhistorischen Bibliotheken der westlichen Welt zu studieren. Ich nutzte die berühmte Bodleian Library in Oxford und die Londoner Bibliotheken des Royal College of Surgeons (Königliches Chirurgencollege) und des Imperial Cancer Research Fund (Krebsforschungsstiftung des britischen Empires). In den stillen Nischen dieser mit Marmor ausgekleideten heiligen Hallen war ich begeistert, Autoren zu entdecken, die bereits vor über 150 Jahren sehr wortgewandt über die Themen Ernährung, Krebs und andere Krankheiten geschrieben hatten.

Einer dieser Autoren war George Macilwain, der 14 Bücher über Medizin und Gesundheit verfasst hat. Macilwain wurde in Nordirland geboren, wuchs dort auf und zog später nach London, wo er Anfang des 19. Jahrhunderts ein berühmter Chirurg wurde. Er wurde Mitglied und später Forschungsstipendiat des Royal College of Surgeons. Im Alter von 40 Jahren wurde er Vegetarier, nachdem er „Schmalz, Fett und Alkohol" als Hauptursachen von Krebs identifiziert hatte.[1] Macilwain machte zudem die Theorie der „konstitutionellen Natur der Krankheit" bekannt, und zwar hauptsächlich in Bezug auf die Ursachen und die Behandlung von Krebs.

Das Konzept der konstitutionellen Natur von Erkrankungen bedeutet, dass Krankheit nicht das Resultat der Fehlfunktion eines einzelnen Organs oder einer Zelle, und auch nicht die Auswirkung einer äußeren Ursache ist, sondern vielmehr durch einen *Zusammenbruch von multiplen Systemen im ganzen Körper* verursacht wird. Im Gegensatz dazu besagt die Theorie der lokalen Krankheit, dass eine Krankheit durch einen einzelnen äußeren Einfluss an einem bestimmten Ort im Körper verursacht wird. Zu jener Zeit war ein heftiger Streit im Gange zwischen jenen Gelehrten, die an die Rolle der Ernährung glaubten, und solchen, die chirurgische Eingriffe und die aufkommende Verwendung von Medikamenten befürworteten. Die Verfechter der „lokalen Krankheit" waren der Ansicht, dass eine Krankheit lokal verursacht wurde und dementsprechend auch lokal wegoperiert oder mit isolierten chemischen Substanzen behandelt werden könnte. Im Gegensatz dazu waren die Befürworter von gesunder Ernährung und Lebensgewohnheiten als Heilmittel der Ansicht, dass Krankheit ein Symptom für die „konstitutionellen" Eigenschaften des gesamten Körpers darstellte.

Ich war beeindruckt, in diesen alten Bücher die gleichen Auffassungen über Ernährung und Krankheit zu entdecken, die in den Gesundheitsstreitereien der 1980er Jahren wieder aufgetaucht waren. Nachdem ich mehr über Macilwain erfahren hatte, stellte sich heraus, dass wir verwandt waren. Der Mädchenname meiner Großmutter väterlicherseits war Macilwain. Dieser „Zweig" der Familie lebte im gleichen Teil Nordirlands, aus dem George Macilwain gekommen war. Überdies gab es Familiengeschichten über einen berühmten Macilwain, der die

Familienfarm in Irland verlassen hatte, und in den frühen Jahren des 19. Jahrhunderts ein sehr bekannter Arzt in London wurde. Mein Vater, der aus Nordirland emigriert war, sprach immer von einem Onkel George, als ich jung war, aber mir war nie bewusst, wer dieser Mann war. Aufgrund weiterführender Ahnenforschung, kam ich zu der beinahe sicheren Schlussfolgerung, dass George Macilwain mein Urgroßonkel war.

Diese Entdeckung ist eine der bemerkenswerteren Geschichten in meinem Leben. Meine Frau Karen sagt: „Wenn es so etwas wie Reinkarnation gibt ..." Ich stimme dem zu: Wenn ich jemals ein früheres Leben hatte, dann war es George Macilwains. Er hatte eine ähnliche berufliche Laufbahn wie ich; wir beide waren uns der Bedeutung von Ernährung bei Krankheiten in hohem Maße bewusst und beide wurden wir Vegetarier. Einige seiner Ideen, die er vor über 150 Jahren beschrieben hatte, waren meinen Ansichten derart ähnlich, dass ich das Gefühl hatte, sie stammten aus meinem eigenen Mund.

Ich entdeckte mehr noch als meine Familiengeschichte, während ich in diesen illustren, geschichtsträchtigen Bibliotheken studierte. Ich stellte fest, dass die Gelehrten bereits jahrhundertelang, ja sogar jahrtausendelang, über das Wesen von Gesundheit gestritten hatten. Vor nahezu 2.500 Jahren beschrieb Platon einen Dialog zwischen zwei Persönlichkeiten, Sokrates und Glaukon, über die Zukunft ihrer Städte. Sokrates meint, dass die Städte einfach gehalten werden sollten und deren Einwohner sich von Gerste und Weizen ernähren sollten, mit „Eingelegtem" aus Salz, Oliven, Käse und „ländlichen Speisen wie gesottenen Zwiebeln und Kohl", mit Nachspeisen aus „Feigen, Erbsen und Bohnen", gerösteten Myrtenbeeren und Bucheckern sowie Wein in Maßen.[2] Sokrates sagt weiter: „Und folglich, indem sie ihre Tage in Beschaulichkeit und bei guter Gesundheit verbringen, werden sie aller Wahrscheinlichkeit nach ein fortgeschrittenes Alter erreichen ..."

Glaukon jedoch antwortet, dass eine derartige Kost lediglich für eine „Gemeinschaft von Schweinen" angemessen wäre, und dass die Bürger „auf zivilisierte Art" leben sollten. Er fährt fort: „Sie sollten auf einem Sofa liegen ... und die üblichen Speisen und Süßspeisen eines modernen Mahls genießen." In anderen Worten sollten die Bürger den „Luxus" des Fleischessens haben. Sokrates antwortet: „Wenn Ihr wünscht, dass wir auch über eine Stadt sinnieren, die an Entzündungen leidet, ... dann werden wir auch große Mengen von Vieh brauchen für jene, die es zum Verzehr wünschen mögen, nicht wahr?"

Glaukon meint: „Natürlich." Sokrates sagt daraufhin: „Werden wir dann nicht mehr Ärzte als früher brauchen?" Glaukon kann es nicht leugnen. „Ja, in der Tat", sagt er. Sokrates meint weiterhin, dass es dieser luxuriösen Stadt an Land fehlen wird, weil zusätzliches Weideland erforderlich ist, um Tiere als Nahrung zu züchten. Der entstehende Mangel an Land wird die Bürger dazu bringen, Land von anderen zu nehmen, wodurch Gewalt und Krieg entstehen könnten, und infolgedessen die Notwendigkeit eines Justizwesens. Sokrates fährt fort: „Wenn Zügellosigkeit und Krankheit in einer Stadt im Überfluss vorhanden sind, gibt es dann nicht Gerichte und Ärzte im Überfluss, und werden nicht Rechts- und Heilkunde hochnäsig ihr Haupt erheben, wenn so viele, auch Adelige, diesen Professionen nachgehen?" In anderen Worten, in dieser luxuriösen Stadt der Krankheit und des Verfall werden Rechtsanwälte und Ärzte zur Norm.[2]

Platon beschreibt es in dieser Passage in aller Deutlichkeit: Wir sollen Tiere nur auf unsere eigene Gefahr hin essen. Obwohl es wirklich bemerkenswert ist, dass vor nahezu 2.500 Jahren einer der größten Intellektuellen in der Geschichte der westlichen Welt das Essen von Fleisch missbilligt, finde ich es sogar noch bemerkenswerter, dass nur wenige über diese geschichtlichen Tatsachen Bescheid wissen. Kaum jemand weiß zum Beispiel, dass der Vater der westlichen Medizin, Hippokrates, die Ernährung als die Hauptmethode zur Vorbeugung und Behandlung von Krankheiten anführte, oder dass George Macilwain wusste, dass Ernährung die Methode zur Vorbeugung und Behandlung von Krankheiten war, oder dass der Mann, der maßgeblich an der Gründung der American Cancer Society beteiligt war – Frederick L. Hoffman – wusste, dass Ernährung die Methode zur Verhütung und Behandlung von Erkrankungen war.

Wie konnte Sokrates die Zukunft so genau voraussagen? Er wusste, dass der Konsum von Tierprodukten nicht zu wahrer Gesundheit und Wohlstand führen konnte. Stattdessen würde das trügerische Gefühl des üppigen Luxus, das der Verzehr von Tieren mit sich brächte, lediglich zu einer Kultur von Gebrechen, Krankheit, Landstreitigkeiten, Anwälten und Ärzten führen. Dies ist eine ziemlich gute Beschreibung von einigen der Herausforderungen, mit denen das moderne Amerika konfrontiert ist!

Wie kommt es, dass Seneca, einer der großen Gelehrten des Altertums, ein Lehrer und Berater des römischen Kaisers Nero, mit einer derartigen Sicherheit die Problematik des Konsums von Tieren kennt, wenn er schrieb:[2]

> „Ein Ochse ist mit dem Weideland von einem oder zwei Acre (1 Acre = 4047m²) zufrieden; ein Wald reicht für einige Elefanten aus. Allein der Mensch ernährt sich durch die Plünderung der gesamten Erde und der Meere. Was ist nur in uns gefahren? Hat uns die Natur tatsächlich einen dermaßen unersättlichen Bauch gegeben, während sie uns so unbedeutende Körper gab? ... Die Sklaven des Bauches (wie Sallust sagt) müssen zu den niederen Tieren gezählt werden, nicht aber zu den Menschen. Nein, nicht zu den lebenden Tieren, viel eher zu den toten... Man könnte an Ihre Türen schreiben: ‚Sie haben den Tod kommen sehen!'"

Wie sagte George Macilwain die Zukunft voraus, als er sagte, dass die Theorie über die lokalen Krankheitsverursachung nicht zu Gesundheit führen würde? Selbst heutzutage verfügen wir weder über Medikamente noch Verfahren, die wirksam die Ursachen von chronischen Krankheiten verhüten, behandeln oder gar beseitigen. Als die vielversprechendsten Präventionsmaßnahmen und Therapien haben sich nun Ernährung und Änderungen der Lebensgewohnheiten erwiesen, also ein konstitutioneller Zugang zur Gesundheit.

Wie konnten wir diese Lektionen aus der Vergangenheit vergessen? Wie konnte aus dem Wissen, dass die besten Athleten bei den antiken griechischen Olympischen Spielen Veganer/Vegetarier waren, die Angst entstehen, dass Vegetarier nicht genug Protein bekommen? Wie kamen wir soweit, dass die Heiler in unserer Gesellschaft, unsere Ärzte, so wenig – wenn überhaupt etwas – über Ernährung wissen; dass unsere medizinischen Einrichtungen dieses Thema verunglimpfen; dass die Einnahme verordneter Medikamente und der Aufenthalt im Krankenhaus die dritthäufigste Todesursache ist? Wie kamen wir soweit, dass die Befürwortung einer Ernährung auf pflanzlicher Basis eine berufliche Karriere gefährden kann und dass Wissenschaftler mehr Zeit dafür aufwenden, die Natur zu beherrschen, anstatt sie zu respektieren? Wie kamen wir soweit, dass die von unserer Krankheit profitierenden Firmen, diejenigen sind, die uns erklären, wie wir gesund bleiben; dass die Firmen, die von unserer Wahl der Lebensmittel profitieren, diejenigen sind, die uns erklären, was wir essen sollen; dass das hart verdiente Geld der Steuerzahler von der Regierung dazu verwendet wird, die Profite der Pharmaindustrie anzukurbeln; und dass es so viel Misstrauen bei der Festlegung der Ernährungsrichtlinien durch die Regierung hinsichtlich Lebensmitteln, Medikamenten und Gesundheit gibt? Wie kamen wir soweit, dass die Amerikaner derart verunsichert darüber sind, was gesund ist, dass es ihnen bereits egal ist?

Die Bevölkerung unseres Landes, die beinahe 300 Millionen Menschen ausmacht,[3] ist krank.

- 82 % der amerikanischen Erwachsenen haben zumindest einen Risikofaktor für Herzinfarkt[4].
- 81 % der Amerikaner nehmen zumindest ein Medikament jede Woche ein[5].
- 50 % der Amerikaner nehmen zumindest ein rezeptpflichtiges Medikament jede Woche ein[5].
- 65 % aller amerikanischen Erwachsenen sind übergewichtig[6].
- 31 % aller amerikanischen Erwachsenen sind adipös[6].
- Ungefähr einer von drei Heranwachsenden in Amerika (im Alter von 6 bis 19) ist bereits übergewichtig oder gefährdet, übergewichtig zu werden.
- Ungefähr 105 Millionen amerikanische Erwachsene weisen einen gefährlich hohen Cholesterinspiegel auf[7] (definiert als 200mg/dL oder höher – ein für die Herzgesundheit empfohlener Cholesterinwert liegt unter 150mg/dL).
- Ungefähr 50 Millionen Amerikaner haben Bluthochdruck[8].
- Über 63 Millionen amerikanische Erwachsene leiden unter Schmerzen im unteren Rücken innerhalb eines beliebigen Drei-Monats-Zeitraums (was in beträchtlichem Ausmaß mit Zirkulationsstörungen und Übergewicht im Zusammenhang steht – beides durch die Ernährungsweise beeinflusst und durch körperliche Inaktivität verschlimmert) [9].
- Über 33 Millionen amerikanische Erwachsene leiden an Migräne oder schweren Kopfschmerzen innerhalb eines beliebigen Drei-Monats-Zeitraums[9].
- 23 Millionen Amerikaner litten im Jahr 2001 an Herzkrankheit[9].
- Zumindest 16 Millionen Amerikaner leiden an Diabetes.
- Über 700.000 Amerikaner starben im Jahr 2000 an koronarer Herzkrankheit.
- Über 550.000 Amerikaner starben im Jahr 2000 an Krebs.
- Über 280.000 Amerikaner starben im Jahr 2000 an zerebrovaskulären Erkrankungen (Gehirnschlag), Diabetes oder Alzheimer.

Unter großer Gefahr hat Amerika die Warnungen Sokrates' und anderer Gelehrter ignoriert und „den Tod kommen sehen", um es in Senecas Worten auszudrücken. Hunger, mangelhafte Sanitäreinrichtungen und übertragbare Krankheiten – Symbole der Armut – wurden in der westlichen Welt größtenteils auf ein Minimum reduziert. Nun haben wir das Problem des Überflusses, und einige der vorher weniger entwickelten Länder bewegen sich dorthin, wo wir bereits sind. Noch nie zuvor starb ein derart hoher Anteil der Bevölkerung an Krankheiten des „Überflusses". Ist dies der Überfluss, den Sokrates vor 2.500 Jahren voraussagte – eine Gesellschaft voller Ärzte und Anwälte, die sich mit den Problemen abmühen, die durch Menschen verursacht werden, die in Luxus leben und Vieh essen? Noch nie zuvor litten so viele Menschen extrem an Adipositas und Diabetes. Noch nie zuvor hat das Gesundheitswesen jeden Sektor unserer Gesellschaft finanziell belastet, von der Wirtschaft, über das Bildungswesen und der Regierung bis hin zur Durchschnittsfamilie mit unzureichender Versicherung. Wenn wir uns zwischen einer Krankenversicherung für unsere Lehrer oder Lehrbüchern für unsere Kinder entscheiden müssten, was würden wir dann wählen?

Noch nie zuvor haben wir die natürliche Umwelt in einem solchen Ausmaß geschädigt, dass wir einen Verlust der nährstoffreichen oberen Humusschichten riskieren, sowie unsere gewaltigen nordamerikanischen Grundwasservorkommen und die Regenwälder unserer Erde.[10] Wir beeinflussen unser Klima derart schnell, dass viele Wissenschaftler Angst vor der Zukunft haben. Noch nie zuvor haben wir so viele Pflanzen- und Tierarten in so kurzer Zeit ausgerottet, wie wir es jetzt tun. Noch nie zuvor haben wir in derart großem Maßstab genetisch veränderte Pflanzenarten in die Umwelt gesetzt, ohne über die zukünftigen Auswirkungen Bescheid zu wissen. All diese Veränderungen in unserer Umwelt werden stark von dem beeinflusst, was wir essen.[11]

Da Milliarden Menschen in weniger industrialisierten Ländern mehr Wohlstand anhäufen und die westliche Ernährungsweise und Lebensgewohnheiten übernehmen, steigen die durch Nahrungsüberfluss ausgelösten Probleme mit jedem Jahr auch dort exponenziell an. 1997 sprach der Generaldirektor der Weltgesundheitsorganisation, Dr. Hiroshi Nakajima, von der zukünftigen Belastung durch chronische Erkrankungen in den Entwicklungsländern als „einer weltweiten Krise des Leidens".[12]

Wir haben in den letzten 2.500 Jahren nicht viel dazu gelernt und schufen diesen nicht gerade nachhaltigen Giganten, den wir nun als moderne Gesellschaft bezeichnen. Wir haben gewiss nicht weitere 2.500 Jahre, um uns an die Worte Sokrates', Pythagoras', Senecas und Macilwains zu erinnern – wir werden nicht einmal 250 Jahre haben. Aus dieser Dringlichkeit heraus entsteht eine große Chance, und daher bin ich voller Hoffnung. Die Menschen beginnen, die Notwendigkeit einer Änderung wahrzunehmen und fangen an, einige unserer grundlegendsten Auffassungen über Ernährung und Gesundheit in Frage zu stellen. Die Menschen beginnen, die Ergebnisse der wissenschaftlichen Literatur zu verstehen und ändern ihr Leben zum Besseren.

Noch nie zuvor hat es einen derartigen Berg an empirischer Forschung gegeben, die eine Ernährung basierend auf vollwertigen pflanzlichen Nahrungsmitteln befürwortet. Heutzutage können wir Bilder von den Arterien im Herzen machen und darauf eindeutig, wie beispielsweise die Ärzte Dean Ornish und Caldwell Esselstyn Jr., zeigen, dass eine pflanzliche Ernährung aus vollwertigen Nahrungsmitteln eine Herzkrankheit rückgängig machen kann.[13] Heutzutage verfügen wir über das Wissen, wie so etwas tatsächlich funktioniert. Tierprotein erhöht den Blutcholesterinspiegel in Versuchstieren, menschlichen Individuen und in der gesamten Bevölkerungen sogar mehr als gesättigte Fette und Nahrungscholesterin. Internationale Vergleiche zwischen Ländern zeigen, dass Bevölkerungen, die sich von traditioneller, pflanzlicher Kost ernähren, weitaus weniger häufig an Herzerkrankungen leiden. Studien von Einzelpersonen innerhalb derselben Bevölkerung zeigen, dass jene, die mehr vollwertige pflanzliche Nahrungsmittel essen, nicht nur niedrigere Cholesterinwerte haben, sondern auch weniger Herzkrankheiten. *Wir haben heute eine umfangreiche Bandbreite an wissenschaftlichen Belegen, die zeigen, dass eine auf vollwertigen pflanzlichen Nahrungsmitteln basierende Ernährung die beste für das Herz ist.*

Noch nie zuvor hatten wir ein derartig tiefes Verständnis dafür, wie sich Ernährung sowohl auf der zellulären Ebene als auch auf der Bevölkerungsebene auf Krebs auswirkt. Publikationen zeigen, dass Tierprotein das Tumorwachstum fördert. Tierprotein führt zu einer Erhöhung des Spiegels eines Hormons, IGF-1, das einen Risikofaktor für Krebs darstellt. Eine kaseinreiche Kost (das Hauptprotein in Kuhmilch) läßt mehr Karzinogene in die Zellen eindringen, was wiederum zu mehr gefährlichen Karzinogenbindungen mit der DNA führt. Das hat mehr erbgutverändernde Reaktionen und damit mehr Krebszellen zur Folge hat, was wiederum das Wachstum von Tumoren beschleunigt, wenn sie erst einmal gebildet sind. Die Daten zeigen, dass eine Ernährung, die auf Nahrungsmitteln tierischen Ursprungs basiert, die Produktion weiblicher Fortpflanzungshormone steigert, was zu Brustkrebs führen kann. *Wir haben heute eine umfangreiche Bandbreite an wissenschaftlichen Belegen, die zeigen, dass eine auf vollwertigen pflanzlichen Nahrungsmitteln basierende Ernährung die beste gegen Krebs ist.*

Noch nie zuvor hatten wir die technologischen Möglichkeiten zur Messung der mit Diabetes assoziierten Biomarkern, sowie die wissenschaftlichen Belege, die zeigen, dass sich die Werte für Blutzucker, Blutcholesterin und Insulin mit einer Ernährung, die auf vollwertigen pflanzlichen Nahrungsmitteln basiert, mehr verbessern als mit irgendeiner anderen Behandlung. Interventionsstudien zeigen, dass Typ II-Diabetiker, die mit einer aus vollwertigen pflanzlichen Nahrungsmitteln bestehenden Kost behandelt werden, ihre Krankheit rückgängig machen und ihre Medikamente absetzen können. Eine große Breite von internationalen Studien zeigen, dass Typ I-Diabetes, eine schwerwiegende Autoimmunerkrankung, mit dem Konsum von Kuhmilch und dem vorzeitigen Abstillen in Zusammenhang steht. Heutzutage wissen wir, wie unser Immunsystem unsere eigenen Körperzellen attackieren kann, und zwar durch einen Prozess der molekularen Mimikry, der durch in unseren Blutstrom gelangtes Tierprotein ausgelöst wird. Wir verfügen auch über erdrückende Belege, dass Multiple Sklerose mit dem Konsum von Nahrungsmitteln tierischer Herkunft, insbesondere mit dem Konsum von Milchprodukten, in Zusammenhang steht. Interventionsstudien mit Ernährungstherapie zeigten, dass die Ernährung dazu beitragen kann, den Verlauf von Multipler Sklerose zu verzögern und vielleicht sogar aufzuhalten. *Wir haben heute eine umfangreiche Bandbreite an wissenschaftlichen Belegen, die zeigen, dass eine auf vollwertigen pflanzlichen Nahrungsmitteln basierende Ernährung die beste gegen Diabetes und Autoimmunerkrankungen ist.*

Noch nie zuvor hatten wir eine derartig große Bandbreite an wissenschaftlichen Belegen, dass ein Übermaß an konsumiertem Tierprotein unsere Nieren zerstören kann. Nierensteine entstehen, weil der Konsum von Tierprotein einen Überschuss an Kalzium und Oxalat in den Nieren hervorruft. Wir wissen heutzutage, dass Katarakt und die altersbedingte Makuladegeneration durch Nahrungsmittel verhindert werden können, die große Mengen Antioxidanzien enthalten. Darüber hinaus zeigte die Forschung, dass kognitive Störungen, vaskuläre Demenz, die durch kleine Schlaganfälle ausgelöst wird, sowie Alzheimer mit unserer Ernährung in Zusammenhang stehen. Humanstudien zeigen, dass unser Risiko für Hüftfrakturen und Osteoporose durch tierproduktreiche Kost erhöht wird. Tierprotein löst Kalzium aus den Knochen, indem es eine Übersäuerung des Blutes herbeiführt. *Wir haben heute eine umfangreiche Bandbreite an wissenschaftlichen Belegen, die zeigen, dass eine auf vollwertigen pflanzlichen Nahrungsmitteln basierende Ernährung die beste für unsere Nieren, Knochen, Augen und unser Gehirn ist.*

Noch mehr Forschung kann und sollte durchgeführt werden, aber die Sichtweise, dass Ernährungsformen, die auf vollwertigen pflanzlichen Nahrungsmitteln basieren, uns vor einer großen Anzahl chronischer Krankheiten nicht nur schützen, sondern sie sogar behandeln können, kann nicht länger geleugnet werden. Es sind nicht mehr nur ein paar Leute, die aufgrund ihrer persönlichen Erfahrungen, einer Philosophie oder der gelegentlichen Erhärtung durch wissenschaftliche Untersuchungen Behauptungen über die Wirkungsweise einer pflanzlichen Ernährung aufstellen. Zum jetzigen Zeitpunkt gibt es Hunderte von umfassenden und sehr detaillierten korrekt durchgeführten wissenschaftlichen Studien, die in dieselbe Richtung weisen.

Was die Zukunft betrifft bin ich aber, aufgrund der neuen Möglichkeiten, Informationen quer durch das Land und rund um die Welt auszutauschen, optimistisch. Ein viel größerer Teil der Weltbevölkerung ist belesen, und ein viel größerer Teil dieser Bevölkerung verfügt über den Luxus, aus einer großen Vielfalt leicht zugänglicher Lebensmittel wählen zu können. Die Menschen können eine Ernährungsform, die auf vollwertigen pflanzlichen Nahrungsmitteln basiert, vielfältig, interessant, köstlich und praktisch gestalten. Ich bin hoffnungsvoll, weil Menschen in kleinen Städten und in ehemals isolierten Teilen des Landes heutzutage leicht auf die neuesten Gesundheitsinformationen zugreifen und im Alltag umsetzen können.

All diese Umstände bilden ein Umfeld, das nach Änderung verlangt. Im Gegensatz zur Situation im Jahr 1982, als einige Kollegen den Ruf von Wissenschaftlern zu zerstören suchten, die darauf hinwiesen, dass die Ernährung etwas mit Krebs zu tun hat, wird es heutzutage im Allgemeinen besser akzeptiert, dass Essen und Lebensführung unser Risiko für viele Krebserkrankungen entscheidend beeinflussen kann. Ich habe auch beobachtet, dass sich die Haltung vieler Menschen zum Thema Veganismus/Vegetarismus von der Betrachtung als bedenkliche, vorübergehende Marotte hin zu einer gesunden, andauernden Wahl der Lebensführung entwickelt hat. Die Popularität pflanzlicher Ernährungsformen ist angestiegen und sowohl die Vielfalt als auch die praktische Verfügbarkeit vegetarischer Lebensmittel haben stark zugenommen.[14] Restaurants bieten heutzutage regelmäßig fleischlose und milchfreie Speisen an.[15] Wissenschaftler veröffentlichen mehr Artikel über Veganismus/Vegetarismus und schreiben mehr über das Gesundheitspotenzial einer pflanzlichen Ernährung.[16] Jetzt, über 150 Jahre nachdem mein Urgroßonkel George Macilwain Bücher über Ernährung und Krankheit geschrieben hatte, schreibe ich mit der Unterstützung meines jüngsten Sohnes Tom ein Buch über Ernährung und Krankheit. Toms zweiter Vorname ist McIlwain (die Familie änderte die Schreibweise in den letzten Generationen), was bedeutet, dass ich nicht nur über viele der gleichen Ansichten schreibe wie Macilwain, sondern dass ein Verwandter, der seinen Namen trägt, der Co-Autor ist. Die Geschichte kann sich wiederholen. Dieses Mal jedoch glaube ich, dass die Botschaft nicht vergessen und in Bibliotheken verbannt wird. Die Welt ist endlich reif dafür, die Botschaft anzunehmen. Die Welt ist bereit für eine Veränderung. Wir haben einen Punkt in unserer Geschichte erreicht, an dem unsere schlechten Lebensgewohnheiten nicht mehr länger ertragen werden können. Wir als Gesellschaft befinden uns am Rand eines großen Abgrunds: Wir können von Krankheit, Armut und Zerfall besiegt werden oder wir können Gesundheit, ein langes Leben und Wohlbefinden mit offenen Armen willkommen heißen. Es erfordert nur den Mut zur Veränderung. Wo werden sich unsere Enkel in 100 Jahren wiederfinden? Nur die Zeit wird es zeigen. Ich hoffe, dass wir aus der Geschichte lernen und die Zukunft zu unserem Besten gestalten werden!

# Anhang A

# Fragen und Antworten: Der Proteineffekt in Rattenexperimenten

## Könnte der Effekt des Nahrungsproteins auf andere Nährstoffe in der Versuchskost der Ratten zurückzuführen sein?

Die Verringerung des Nahrungsproteins von 20 % auf 5 % bedeutet, dass etwas anderes die fehlenden 15 % ersetzen musste. Wir verwendeten Kohlenhydrate, um das Kasein zu ersetzen, weil sie den gleichen Energiegehalt haben. Mit der Abnahme des Proteins wurde eine 1:1 Mischung aus Stärke und Glukose in derselben Menge zugesetzt. Die zusätzliche Menge an Stärke und Glukose in der proteinarmen Kost konnten nicht für die geringere Entwicklung der Foci verantwortlich gewesen sein, denn diese Kohlenhydrate – wenn sie allein getestet wurden – führten sogar zu einer Zunahme der Foci-Entwicklung.[1] Wenn überhaupt, dann würde ein wenig zusätzliche Stärke in der proteinarmen Kost eher die Krebshäufigkeit erhöhen und den Effekt des fehlenden Proteins kompensieren. Durch diesen Umstand wird die Krebsprävention durch proteinarme Ernährung noch eindrucksvoller.

## Könnte der Proteineffekt darauf zurückzuführen sein, dass die Ratten mit dem proteinarmen Futter weniger essen bzw. weniger Kalorien zu sich nehmen?

Viele Studien aus den 1930er, 1940er und 1950er Jahren[2] zeigten, dass eine Verringerung der gesamten Nahrungsaufnahme oder der gesamten Kalorienmenge zu einer Abnahme der Tumorentwicklung führt. Eine Überprüfung unserer vielen Experimente zeigte jedoch, dass die Ratten, die mit der proteinarmen Kost gefüttert wurden, durchschnittlich nicht weniger Kalorien, sondern sogar mehr Kalorien konsumierten.[3, 4] Dieser Umstand wiederum untermauert nur den bei Kasein beobachteten tumorfördernden Effekt.

## Wie war der allgemeine Gesundheitszustand der Ratten mit dem proteinarmen Futter?

Viele Forscher sind lange Zeit davon ausgegangen, dass Tiere, die mit derartig proteinarmem Futter gefüttert werden, nicht gesund sein würden. Allerdings waren die Tiere mit dem proteinarmen Futter in jeder Hinsicht gesünder. Sie lebten länger, waren körperlich viel aktiver, waren schlanker und hatten ein gesundes Fell, während alle Ratten mit dem proteinreichen Futter nach 100 Wochen bereits tot waren. Außerdem konsumierten die Ratten mit weniger Nahrungskasein im Futter nicht nur mehr Kalorien, sondern verbrannten auch mehr davon. Die Tiere mit dem proteinarmen Futter nahmen mehr Sauerstoff auf, der für die Verbrennung dieser Kalorien notwendig ist, und wiesen zudem mehr braunes Fettgewebe[5, 6] auf, ein spezielles Gewebe, das besonders effizient bei der Verbrennung von Kalorien ist. Dies geschieht durch einen Prozess der „Thermogenese", d. h. des Verbrauchs der Kalorien als Körperwärme. Dieses Phänomen wurde bereits Jahre zuvor demonstriert.[7–11] *Eine proteinarme Ernährung steigert die Kalorienverbrennung, wodurch weniger Kalorien für das Körpergewicht übrig bleiben und vielleicht auch weniger für das Tumorzellwachstum.*

## Stand das Ausmaß der körperlichen Aktivität mit dem Konsum des proteinarmen Futters in Zusammenhang?

Um das Ausmaß der körperlichen Aktivität jeder Gruppe von Ratten zu messen, verglichen wir, wie viel Zeit sie freiwillig auf dem Laufrad verbrachten. Ein Monitor nahm die Anzahl der Umdrehungen des Laufrads auf. Die Tiere mit dem kaseinarmen Futter[12] machten zweimal so viel Bewegung in einem Zeitraum von zwei Wochen! Diese Beobachtung scheint das zu bestätigen, wie man sich nach einer proteinreichen Mahlzeit fühlt – träge und schläfrig. Ich hörte, dass eine Nebenwirkung der proteinbasierten Atkins-Diät Schlappheit ist. Haben Sie jemals dieses Gefühl bei sich selbst nach einer proteinreichen Mahlzeit festgestellt?

# Anhang B

# Studiendesign der China Study

65 Landkreise in 24 verschiedenen Provinzen (von 27) wurden für die Untersuchung ausgewählt. Sie repräsentierten die volle Bandbreite der Sterblichkeitsraten für sieben der häufigeren Krebserkrankungen. Sie lieferten auch eine breite geografische Abdeckung und waren in einem Umkreis von vier Stunden zu einem der Zentrallabors gelegen. Die untersuchten Landkreise umfassten:

- subtropische Küstengebiete in Südost-China;
- kalte winterliche Gebiete in Nordost-China, nahe Sibirien;
- Gebiete nahe der Wüste Gobi und den nördlichen Steppen;
- und Gebiete nahe oder im Himalaya-Gebirge, das sich vom fernen nordwestlichen bis zum fernen südwestlichen Teil des Landes erstreckt.

Außer einigen suburbanen Gegenden in der Nähe Shanghais befinden sich die meisten Landkreise im ländlichen Teil Chinas, wo die Menschen ihr gesamtes Leben am gleichen Ort verbrachten und sich von lokalen landwirtschaftlichen Erzeugnissen ernährten. Die Einwohnerzahlen waren sehr unterschiedlich, von 20.000 nomadisierenden Bewohnern im entlegensten Landkreis in der Nähe der Wüste Gobi bis zu 1,3 Millionen Einwohnern im Landkreis im Randgebiet von Shanghai.

Diese Untersuchung versteht sich als ökologische oder Korrelationsstudie, was bedeutet, dass wir Merkmale bezüglich Ernährung, Lebensgewohnheiten und Krankheit in einer Reihe von ausgewählten Bevölkerungsgruppen – in diesem Fall von 65 Landkreisen – verglichen haben. Wir stellten fest, wie diese Merkmale als Durchschnittswert für jeden Landkreis miteinander korrelierten oder miteinander in Beziehung standen. In welchem Zusammenhang zum Beispiel stehen Nahrungsfett und Brustkrebsraten? Oder in welchem Zusammenhang stehen Blutcholesterinwerte mit koronarer Herzkrankheit? Wie korreliert eine bestimmte Art von Fettsäure in den roten Blutzellen mit dem Konsum von Reis? Wir konnten auch die Bluttestosteron- und Östrogenspiegel mit dem Brustkrebsrisiko vergleichen. Wir führten Tausende verschiedene Vergleiche dieser Art durch.

Bei einer derartigen Studie ist es wichtig anzumerken, dass nur die Durchschnittswerte für die Landkreispopulationen miteinander verglichen werden. Einzelpersonen werden nicht mit Einzelpersonen verglichen (in Wirklichkeit ist das bei keinem epidemiologischen Studienaufbau der Fall). Im Vergleich zu ähnlichen Studien dieser Art war diese mit 65 Landkreisen ungewöhnlich groß. Vergleichbare Untersuchungen berücksichtigen nur 10 bis höchstens 20 solcher Bevölkerungseinheiten.

Jeder der 65 Landkreise stellte 100 Erwachsene für die Untersuchung zur Verfügung. Die Hälfte war männlich, die andere Hälfte weiblich, und alle waren im Alter von 35 bis 64 Jahren. Die Daten wurden folgendermaßen erhoben:

- Jede Person stellte sich für eine Blutentnahme zur Verfügung und füllte einen Fragebogen über Ernährungs- und Lebensstilfaktoren aus;
- die Hälfte der Personen stellte eine Harnprobe zur Verfügung;
- die Untersuchungsteams besuchten 30 % der Studienteilnehmer zuhause und untersuchten sorgfältig die von der Familie konsumierten Nahrungsmittel im Laufe eines Zeitraums von 30 Tagen;
- Stichproben der Lebensmittel, die die typische Kost für das jeweilige Untersuchungsgebiet repräsentierten, wurden auf den lokalen Märkten genommen und hinterher auf verschiedene Nährstofffaktoren und andere Ernährungsgesichtspunkte hin analysiert.

Eine der wichtigeren Fragen während des frühen Planungsstadiums war, wie die Informationen über Ernährung und Essverhalten erhoben werden sollten. Die Schätzung des Konsums von Nahrungsmitteln und Nährstoffen aus dem Gedächtnis ist eine übliche Methode, aber sie ist sehr ungenau, insbesondere wenn Mahlzeiten aus Nahrungsmitteln mehrerer Nahrungsmittelgruppen bestehen. Können Sie sich daran erinnern, welche Lebensmittel Sie letzte Woche – oder gerade gestern – zu sich genommen haben? Können Sie sich daran erinnern, wie viele es waren? Eine andere, noch ungenauere Methode zur Beurteilung des Nahrungsmittelkonsums ist die Überprüfung, wie viel eines jeden Nahrungsmittels auf dem Markt verkauft wird. Diese Ergebnisse können einigermaßen realistische Schätzungen über die Ernährungsgewohnheiten ganzer Bevölkerungsgruppen im Lauf der Zeit abgeben, aber sie sagen nichts über den Anteil der weggeworfenen Lebensmittel oder die individuell konsumierten Mengen aus.

Obwohl jede dieser relativ ungenauen Methoden für bestimmte Zwecke nützlich sein kann, sind sie doch anfällig für erhebliche formale Fehler und individuelle Abweichungen. Und je größer die formalen Fehler, desto schwieriger ist es, signifikante Ursache-Wirkung-Zusammenhänge zu erkennen.

Wir wollten etwas Besseres zustande bringen, als nur grob zu untersuchen, welche Nahrungsmittel und wie viel davon konsumiert wurde. Daher entschieden wir uns, den Ernährungszustand mittels Blut- und Harnprobenanalyse nach Indikatoren bzw. Biomarkern für unterschiedliche Nährstoffe zu beurteilen. Diese Analysen würden bei weitem verlässlicher sein als das Gedächtnis der Menschen bezüglich ihrer Nahrungsaufnahme.

Die Abnahme und Analyse des Blutes waren jedoch nicht so einfach durchzuführen, zumindest nicht auf die Art, wie wir es wollten. Zunächst einmal hatten wir das Problem, *genug* Blut zu bekommen. Aus kulturellen Gründen wollten uns die Chinesen aus ländlichen Gebieten keine Blutproben geben. Ein Stich in den Finger schien die einzige Möglichkeit zu sein, aber das war nicht genug. Ein richtiges Glasröhrchen würde 100-mal mehr Blut fassen und die Analyse von viel mehr Faktoren ermöglichen.

Dr. Junshi Chen aus unserem Team vom Institute of Nutrition and Food Hygiene (Institut für Ernährung und Lebensmittelhygiene) am Gesundheitsministerium hatte die wenig beneidenswerte Aufgabe, die freiwilligen Studienteilnehmer davon zu überzeugen, dass sie uns ein ordentliches Glasröhrchen voll Blut geben sollten. Er hatte Erfolg. Sir Richard Peto aus unserem Team von der Universität Oxford veranlasste dann die individuellen Blutproben eines jeden Dorfes für jedes Geschlecht zu einer großen Blutdatenbank zusammenzufassen. Jetzt hatten wir mehr als 1.200–1.300-mal soviel Blut wie mit der Fingerstichmethode in unserer Blutdatenbank.

Die Zusammenlegung zu einer großen Blutdatenbanken hatte eine enorme Tragweite und machte die China Study, so wie sie später bekannt wurde, erst möglich. Dies ermöglichte Analysen von weit mehr Indikatoren für Ernährung und Gesundheit und erlaubte uns, die Zusammenhänge auf eine umfassendere Art und Weise zu betrachten. Für nähere Details der theoretischen und praktischen Grundlage für die Erfassung und Analyse des Blutes wird der werte Leser an die Originalstudie verwiesen.[1]

Nachdem wir das Blut erhalten hatten, mussten wir entscheiden, wer die vielen Analysen durchführen würde. Wir gaben uns nur mit dem Besten zufrieden. Während einige der Analysen an unserem Cornell-Labor und an Dr. Chens Labor in Beijing durchgeführt wurden, wurden die restlichen Analysen, insbesondere die spezielleren, in ungefähr zwei Dutzend Labors in sechs Ländern und vier Kontinenten durchgeführt. Die Labors wurden aufgrund ihrer ausgewiesenen Fachkompetenz und ihres Interesses ausgewählt. Die teilnehmenden Labors sind in der Originalstudie aufgelistet.[1]

## Wie gut ist diese Studie?

Da die Studienkonstellation eine einmalige Gelegenheit war, wollten wir sie zur besten jemals durchgeführten Untersuchung dieser Art machen. Sie ist umfassend, sie ist von höchster Qualität, und ihre Einzigartigkeit bietet neue Möglichkeiten, Ernährung und Krankheit zu untersuchen, wie es nie zuvor möglich war. Diese besonders große Reichweite, Qualität und Einzigartigkeit steigerte die Glaubwürdigkeit und Zuverlässigkeit der Ergebnisse in hohem Maße. Tatsächlich bezeichnete ein Leitartikel im Wissenschaftsteil der *New York Times* sie als „Grand Prix" der epidemiologischen Studien.

## Das Datenvolumen

Diese Studie war – und ist noch immer – die umfassendste ihrer Art. Nachdem alle Blut-, Harn- und Nahrungsmittelproben erfasst und analysiert worden waren, und nachdem die Endergebnisse tabellarisch dargestellt und auf ihre Qualität hin evaluiert (einige fehlerverdächtige

Ergebnisse wurden in der endgültigen Fassung nicht veröffentlicht) worden waren, konnten wir 367 Variablen untersuchen. Diese repräsentierten eine große Bandbreite von Ernährungs-, Lebensstil- und Krankheitsfaktoren, die nun in einer dichten, 896 Seiten langen, Monografie zusammengefasst sind.[1] Dazu zählen:

- Sterberaten von mehr als 48 unterschiedlichen Krankheiten;[2]
- 109 diätetische, virale, hormonelle und andere Indikatoren im Blut;
- über 24 Harnmesswerte;
- beinahe 36 Nahrungsbestandteile (Nährstoffe, Pestizide, Schwermetalle);
- mehr als 36 spezifische Nährstoff- und Nahrungsmittelaufnahmen, die in den Haushalten untersucht wurden;
- 60 Ernährungs- und Lebensstilfaktoren aus den Fragebögen;
- und 17 geografische und klimatische Faktoren.

Die Studie war nicht nur aufgrund der bloßen Anzahl von Variablen umfassend, sondern auch, weil diese – wie auch die Krebssterberaten – über ein breites Spektrum variierten, was es uns ermöglichte, aussagekräftige und zuvor noch unentdeckte Zusammenhänge zwischen den Variablen zu finden.

## Die Datenqualität

Eine Reihe weiterer Besonderheiten erhöhte zusätzlich die Qualität der Studie.

- Die für die Untersuchung ausgewählten Erwachsenen wurden auf 35- bis 64-Jährige beschränkt. In dieser Lebensspanne kommen die untersuchten Krankheiten am häufigsten vor. Informationen auf Totenscheinen von Menschen, die älter als 64 Jahre alt waren, wurden in der Untersuchung nicht berücksichtigt, da sie als weniger zuverlässig angesehen wurden.
- In jedem der 65 Landkreise wurden zwei Dörfer für die Erfassung der Daten herangezogen. Zwei Dörfer aus jedem Landkreis anstatt nur eines ergeben einen zuverlässigeren Durchschnitt für den jeweiligen Landkreis. Wenn die Werte der beiden Dörfer einander mehr ähneln als jenen der anderen Landkreise, bedeutet das eine höhere Datenqualität.[3]
- Wenn es möglich war, wurden die Variablen mit mehr als einer Methode gemessen. Zum Beispiel wurde der Eisenstatus auf sechs verschiedene Arten gemessen, Riboflavin (Vitamin $B_2$) auf drei Arten und so fort. Auch konnten wir in vielen Fällen die Qualität und Zuverlässigkeit der Daten bewerten, indem wir Variablen verglichen, von denen man bereits plausible biologische Verbindungen kannte.
- Die untersuchten Bevölkerungsgruppen erwiesen sich als sehr stabil. Durchschnittlich 93 %–94 % der Männer wurden im Landkreis geboren, wo sie zum Zeitpunkt der Untersuchung lebten; bei den Frauen waren es durchschnittlich 89 %. Und laut von

der Weltbank veröffentlichten Daten[4] war die Art der Ernährung zum Zeitpunkt der Studie jener aus früheren Jahren sehr ähnlich. Das war für die Studie ideal, denn diese früheren Jahre repräsentierten die Zeit, in der die Krankheiten entstanden sind.

## Die Einmaligkeit der Daten

Ein Konzept, das unsere Studie derart einzigartig macht, ist die Verwendung des ökologischen Studienaufbaus. Kritiker der ökologischen Versuchsanordnung gehen korrekterweise davon aus, dass es eine schwache Anordnung für die Feststellung von Zusammenhängen zwischen Ursache und Wirkung ist, wenn man an dem Effekt einer einzelnen Ursache, die sich auf einzelne Ergebnisse auswirkt, interessiert ist. Aber so funktioniert Ernährung nicht. Es ist vielmehr so, dass Ernährung Krankheiten aufgrund vieler Nährstoffe und anderer chemischer Substanzen, die in Nahrungsmitteln zusammenwirken, verursacht oder verhindert. Eine ökologische Studie ist beinahe ideal, wenn wir herausfinden wollen, wie ein ganzes Spektrum von Ernährungsfaktoren bei der Entstehung einer Krankheit zusammenwirkt. Es sind die umfassenden ineinander übergreifenden Effekte der Nährstoffe und anderer Faktoren auf ein Krankheitsereignis, die die wichtigsten Erkenntnisse bringen. Zur Untersuchung dieser ineinander übergreifenden Ursachen von Krankheit war es daher notwendig, so viele Ernährungs- und andere Lebensstilfaktoren wie möglich zu erfassen, dann Hypothesen zu formulieren und die Daten zu interpretieren, die dieses umfassende Datenvolumen repräsentieren. Die vielleicht bedeutendste Besonderheit, die diese Studie von allen anderen unterscheidet, betrifft die Nährstoffeigenschaften der im ländlichen Raum Chinas konsumierten Nahrung. Praktisch jede andere Humanstudie über Ernährung und Gesundheit – egal mit welcher Versuchsanordnung – beinhaltet Studienteilnehmer, die eine üppige westliche Kost konsumieren. Dies trifft sogar zu, wenn Vegetarier an der Untersuchung teilnehmen, denn 90 % aller Vegetarier konsumieren noch eher große Mengen Milch, Käse und Eier, und eine bedeutende Anzahl nimmt weiterhin etwas Fisch und Geflügel zu sich. Wie in der folgenden Tabelle B.1[5] gezeigt wird, besteht nur ein geringfügiger Unterschied zwischen den Nährstoffeigenschaften einer nicht-vegetarischen und einer vegetarischen Kost, wie sie in westlichen Ländern konsumiert werden.

| Nährstoff | Vegetarisch | Nicht-vegetarisch |
|---|---|---|
| Fett (% der Kalorien) | 30–36 | 34–38 |
| Cholesterin (mg/Tag) | 150–300 | 300–500 |
| Kohlenhydrate (% der Kalorien) | 50–55 | <50 |
| Gesamtprotein (% der Kalorien) | 12–14 | 14–18 |
| Tierprotein (% der Kalorien) | 40–60 | 60–70 |

**Tab. B.1: Vergleich zwischen vegetarischer und nicht-vegetarischer Kost in der westlichen Bevölkerung**

Eine auffallend unterschiedliche Ernährungssituation fanden wir in China vor. In Amerika werden 15 %–17 % unserer gesamten Kalorien von Protein bereitgestellt, und bis zu 80 % dieser Menge stammt von Nahrungsmitteln tierischen Ursprungs. Anders ausgedrückt, wir stopfen uns mit Protein voll, und wir beziehen das meiste davon aus Fleisch und Milchprodukten. Im ländlichen Raum Chinas wird jedoch insgesamt weniger Protein (9 %–10 % der gesamten Kalorien) konsumiert, und lediglich 10 % davon stammen aus Tierprodukten. Das bedeutet, dass es viele andere große Nährstoffunterschiede bei den chinesischen und amerikanischen Ernährungsweisen gibt, wie in Tabelle B.2 gezeigt wird.[1]

| Nährstoff | China | Vereinigte Staaten |
|---|---|---|
| Kalorien (kcal/kg Körpergewicht/Tag) | 40,6 | 30,6 |
| Fett (% der Kalorien) | 14,5 | 34–38 |
| Ballaststoffe (g/Tag) | 33 | 12 |
| Gesamtprotein (g/Tag) | 64 | 91 |
| Tierprotein (% der Kalorien) | 0,8* | 10–11 |
| Eisen gesamt (mg/Tag) | 34 | 18 |

*Tierprotein ohne Fisch

**Tab. B.2: Chinesische und amerikanische Nährstoffaufnahmen**

Dies war die erste und einzige Studie, die solch ein Spektrum der Ernährungspraxis und ihre gesundheitlichen Konsequenzen untersuchte. Die chinesische Ernährungsweise reichte von *reich an* bis *sehr reich an pflanzlichen* Nahrungsmitteln. In allen anderen Studien mit westlichen Teilnehmern reichte die Ernährungsweise von *reich* bis *sehr reich* an Nahrungsmitteln *tierischer* Herkunft. Dieser charakteristische Unterschied hob die China Study so sehr von anderen Studien ab.

# Umsetzung der Studie

Die Organisation und Durchführung einer Studie dieser Größe, dieser Reichweite und dieser Qualität war aufgrund der außerordentlichen Fähigkeiten von Dr. Junshi Chen möglich. Die Untersuchungsorte waren über entlegene Gebiete Chinas verstreut. Auf amerikanische Reiseweglängen umgelegt reichten sie von den Florida Keys bis Seattle, Washington, und von San Diego, Kalifornien, bis Bangor in Maine. Die Reise zwischen diesen Orten war schwieriger als in den Vereinigten Staaten, und das Equipment und die Anweisungen für die Untersuchung mussten vor Ort sein und für alle Erfassungsstandorte standardisiert werden. Und dies alles wurde in einer Zeit vor E-mails, Faxmaschinen und Mobiltelefonen durchgeführt.

Es war von entscheidender Bedeutung, die 24 Gesundheitsteams in den Landkreisen, bestehend aus jeweils 12 bis 15 Mitarbeitern, auszubilden, damit sie die Erfassung der Blut-, Nahrungsmittel- und Harnproben und die Ergänzung der Fragebögen auf systematische und standardisierte Weise vornehmen konnten. Um die Erfassung der Daten zu standardisieren, unterteilte Dr. Chen das Land in Regionen. Jede Region entsendete einen Ausbilder nach Beijing zu einem Ausbildungsseminar für leitende Trainer. Diese wiederum kehrten in ihre Heimatprovinzen zurück, um die dortigen Gesundheitsteams auszubilden.

Obgleich das U.S. National Cancer Institute (NCI) der National Institutes of Health (NIH) die anfängliche Finanzierung dieses Projekts aufbrachte, zahlte das Chinese Ministry of Health (Chinesisches Gesundheitsministerium) die Löhne der ungefähr 350 Mitarbeiter. Meiner Schätzung nach beteiligte sich China mit ungefähr US$ 5–6 Millionen an dem Projekt. Der US-Beitrag belief sich im Vergleich dazu auf US$ 2,9 Millionen über einen Zeitraum von 10 Jahren. Hätte die US-Regierung ein ähnliches Projekt in den USA unterstützt, so hätten die Kosten mindestens zehnmal soviel ausgemacht, nämlich US$ 50–60 Millionen.

# Anhang C

# Die „Vitamin"-D-Verbindung

Der eindrucksvollste Beleg für die Überlegenheit einer Ernährung auf pflanzlicher Basis ist das Zusammenspiel so vieler Nahrungsfaktoren und biologischer Vorgänge, um die Gesundheit zu optimieren und Krankheiten zu minimieren. Obwohl die biologischen Prozesse außerordentlich komplex sind, wirken diese Faktoren dennoch wie ein wunderbar abgestimmtes, sich selbst regulierendes Netzwerk zusammen. Insbesondere die Koordination und Regelung dieses Netzwerkes sind außerordentlich eindrucksvoll.

Vielleicht tragen ein paar Analogien zur Veranschaulichung eines derartigen Prozesses bei. Vogelschwärme im Flug oder umherflitzende Fischschwärme sind imstande, die Richtung innerhalb einer Mikrosekunde zu ändern, ohne miteinander zusammenzustoßen. Sie scheinen ein kollektives Unterbewusstsein zu haben, das weiß, wohin sie sich bewegen und wann sie sich ausruhen. Ameisenkolonien und Bienenschwärme stimmen kollektive Arbeitseinsätze ebenfalls mit großartiger Fertigkeit aufeinander ab. Aber so erstaunlich diese Tieraktivitäten sind, haben Sie sich jemals überlegt, wodurch ihr Verhalten mit einer derartigen Gewandtheit koordiniert wird? Ich beobachte dieselben Eigenschaften und noch mehr in der Art, wie die unzähligen Faktoren aus pflanzlichen Nahrungsmitteln ihre Wunder wirken, um Gesundheit auf allen Ebenen unseres Körpers, zwischen unseren Organen und zwischen unseren Zellen und Enzymen und anderen subzellulären Partikeln innerhalb unserer Zellen, hervorzubringen.

Für jene, die nicht mit biomedizinischen Forschungslabors vertraut sind: Die Wände dieser Labors sind oftmals mit großen Postern bedeckt, die Tausende von biochemischen Reaktionen zeigen, die in unserem Körper stattfinden. Es sind die uns bekannten Reaktionen – bei weitem mehr sind noch unentdeckt. Die Wechselbeziehungen und Verflechtungen dieser Prozesse miteinander sind besonders aufschlussreich, ja sogar erstaunlich in ihrer Tragweite.

Ein Beispiel eines sehr kleinen Teils dieses gewaltigen Netzwerks von Reaktionen ist der Effekt von Vitamin D und seinen Stoffwechselprodukten auf einige der in diesem Buch beschriebenen Krankheiten. Dieses spezielle Netzwerk umfasst komplexe Schaltverbindungen zwischen den inneren Funktionsabläufen in unseren Zellen, der von uns aufgenommenen Nahrung und der Umgebung, in der wir leben (Abbildung C.1). Obwohl etwas, von dem im Körper vorhandenen Vitamin D aus der Nahrung stammen mag, können wir normalerweise unseren Bedarf mit einigen Stunden Sonnenschein wöchentlich abdecken. Tatsächlich ist es unsere Fähigkeit zur Produktion von Vitamin D, was zur Auffassung führt, dass es kein Vitamin, sondern vielmehr ein Hormon ist, das in einem Teil unseres Körpers produziert wird und in einem anderen Teil wirkt. Mit Hilfe der UV-Sonnenstrahlen wird Vitamin C aus einem in unserer Haut vorhandenen chemischen Ausgangsstoff gebildet. Vorausgesetzt wir bekommen ausreichend Sonne, wird so unser Bedarf an Vitamin D gedeckt.[1] Wir können natürlich unser Vitamin D auch aus angereicherter Milch, bestimmten Fischölen und einigen Vitaminergänzungsmitteln beziehen.

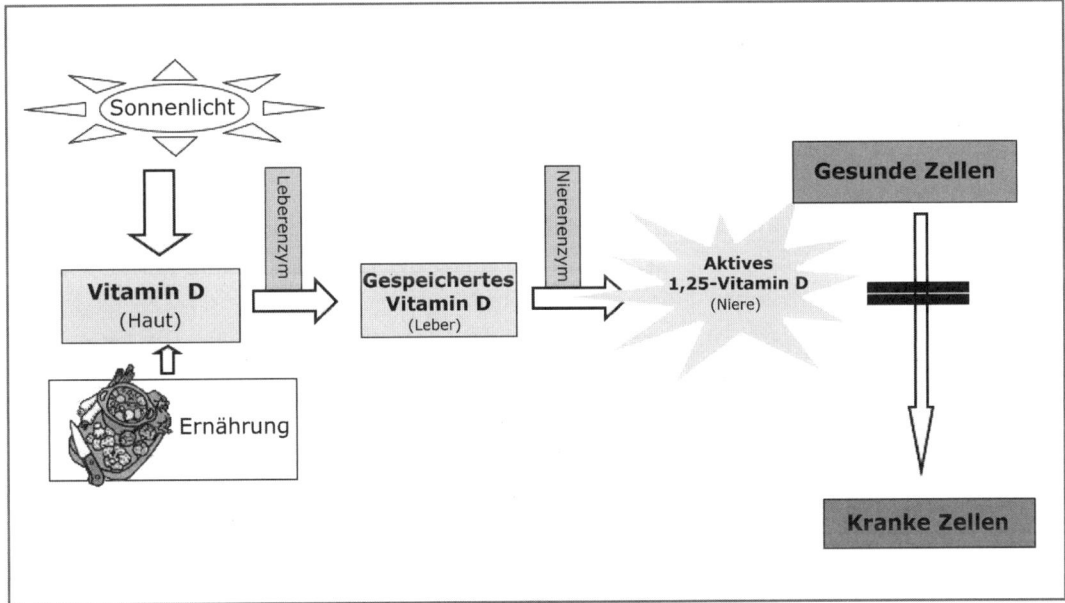

**Abb. C.1: Das Vitamin D-Netzwerk**

Das in unserer Haut produzierte Vitamin D gelangt zu unserer Leber, wo es mit Hilfe eines Enzyms zu einem Vitamin-D-Stoffwechselprodukt umgewandelt wird. Die Hauptfunktion dieses Stoffwechselprodukts ist es, als Speicherform des Vitamin D im Körper zu fungieren, wobei es größtenteils in der Leber gespeichert wird, aber auch im Körperfett.

Der nächste Schritt ist von entscheidender Bedeutung. Wenn es benötigt wird, wird ein Teil der in der Leber gespeicherten Form in die Nieren transportiert, wo es mit Hilfe eines anderen Enzyms in ein aktives Vitamin-D-Stoffwechselprodukt namens 1,25-Vitamin D[A] umgewandelt wird. Die Umwandlungsrate von der Speicherform zum aktiven 1,25-Vitamin D ist eine entscheidende Reaktion in diesem Netzwerk. Der 1,25-Vitamin D-Metabolit führt den Großteil der wichtigen Funktionen des Vitamin D in unserem Körper aus.

Dieses aktive 1,25-Vitamin D ist ungefähr 1 000-mal aktiver als die Speicherform des Vitamin D. Die aktivierte Form bleibt nur 6 bis 8 Stunden nach seiner Bildung erhalten. Im Gegensatz dazu hält das gespeicherte Vitamin D zwanzig und mehr Tage vor.[2, 3] Dieser Umstand demonstriert ein wichtiges Prinzip, das für derartige Netzwerke typisch ist: Die weitaus grö-

---

A   Damit ist das 1,25 $(OH)_2D_3$, auch Calcitriol genannt, gemeint.

ßere Aktivität, die bei weitem kürzere Lebensdauer und die weitaus geringeren Mengen des 1,25-Vitamin D-Endprodukts machen ein extrem reaktionsfähiges System möglich, in dem das 1,25-Vitamin D seine Aktivität in Minutenschnelle – ja sogar jede Mikrosekunde – anpassen kann, solange ausreichend gespeichertes Vitamin D vorhanden ist, um daraus zu schöpfen. Kleine Änderungen, die Großes bewirken, können schnellstens erfolgen.

Das Verhältnis zwischen der Speicherform und dem aktiven 1,25-Vitamin D ist vergleichbar mit einem großen Tank Erdgas, der in Ihrem Garten vergraben ist (gespeichertes Vitamin D), wobei Sie aber vorsichtig bloß eine kleine Menge Gas an der Herdplatte entzünden. Es ist entscheidend, dass die Menge und die zeitliche Abstimmung des zur Herdplatte gelangenden Gases (1,25-Vitamin D) sorgfältig reguliert wird, egal wie voll oder leer der Tank sein mag. Es ist sinnvoll, wenn wir einen angemessenen Vorrat in unserem Speichertank behalten. Ebenso ist eine sensitive, fein abgestimmte Reaktion des Nierenenzyms entscheidend, da es die richtige Menge an 1,25-Vitamin D zur richtigen Zeit produziert.

Eine der wichtigsten Funktionen des Vitamin D – hauptsächlich durch seine Umwandlung in das aktive 1,25-Vitamin D – ist die Eindämmung der Entstehung einer großen Anzahl schwerwiegender Erkrankungen. Der Einfachheit halber wird dies schematisch gezeigt, indem die Unterdrückung der Umwandlung von gesundem Gewebe zu krankem Gewebe durch 1,25-Vitamin D dargestellt wird.[4–12]

Bekommt der Mensch ausreichend Sonnenlicht, kann der Körper genügend Vitamin D in Speicherform herstellen und die Zellen bleiben gesund. Dies könnte darauf hindeuten, dass bestimmte Krankheiten häufiger in Gegenden auftreten, wo es weniger Sonnenlicht gibt, und zwar in Ländern, die näher am Nord- und Südpol gelegen sind. Tatsächlich gibt es Hinweise für diese Annahme. Genauer gesagt: *In der nördlichen Hemisphäre neigen die weiter nördlich gelegenen Gemeinden zu mehr Krankheitsfällen von Typ I-Diabetes, Multipler Sklerose, rheumatoider Arthritis, Osteoporose, Brustkrebs, Prostatakrebs und Dickdarmkrebs und anderen Erkrankungen.*

Forscher wissen bereits seit 80 Jahren, dass zum Beispiel Multiple Sklerose mit einem zunehmenden Breitengrad in Zusammenhang steht.[13] Wie in Abbildung C.2 dargestellt, gibt es einen enormen Unterschied in der MS-Häufigkeit in Abhängigkeit von der Entfernung zum Äquator, die im hohen Norden 100-mal höher ist als am Äquator.[14] Ähnlich verhält es sich in Australien, wo die Häufigkeit von MS mit der im Süden abnehmenden Sonneneinstrahlung korreliert. (r = 91 %).[15] MS kommt im Süden Australiens (43° S) siebenmal häufiger vor als im Norden (19° S).[16]

Der Mangel an Sonnenlicht ist allerdings nicht der einzige Faktor, der mit diesen Erkrankungen assoziiert ist. Hier gibt es einen größeren Zusammenhang und der betrifft zunächst einmal die mit der Regelung und Koordination der mit dem Vitamin D verbundenen Reaktionen. Die Regelung setzt an unterschiedlichen Orten in diesem Netzwerk an. Wie ich bereits erwähnt habe, ist aber die Umwandlung des gespeicherten Vitamin D in das aktive 1,25-Vitamin D in den Nieren von entscheidender Bedeutung. Diese Regelung wird in beträchtlichem Ausmaß von einem anderen komplexen Netzwerk von Reaktionen ausgeführt, das ein „Manager"-Hormon erfordert, welches von der Nebenschilddrüse im Hals produziert wird (Abb. C.3).

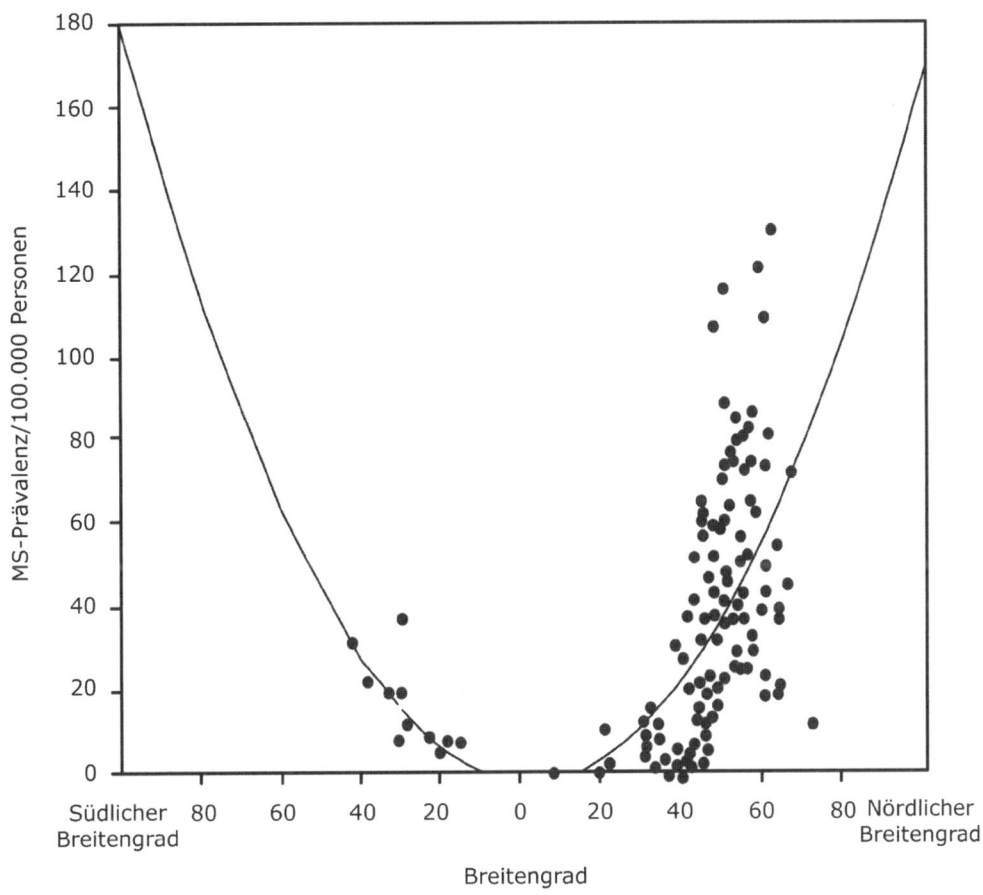

**Abb. C.2: Weltweite Verteilung von MS (120 Länder)**

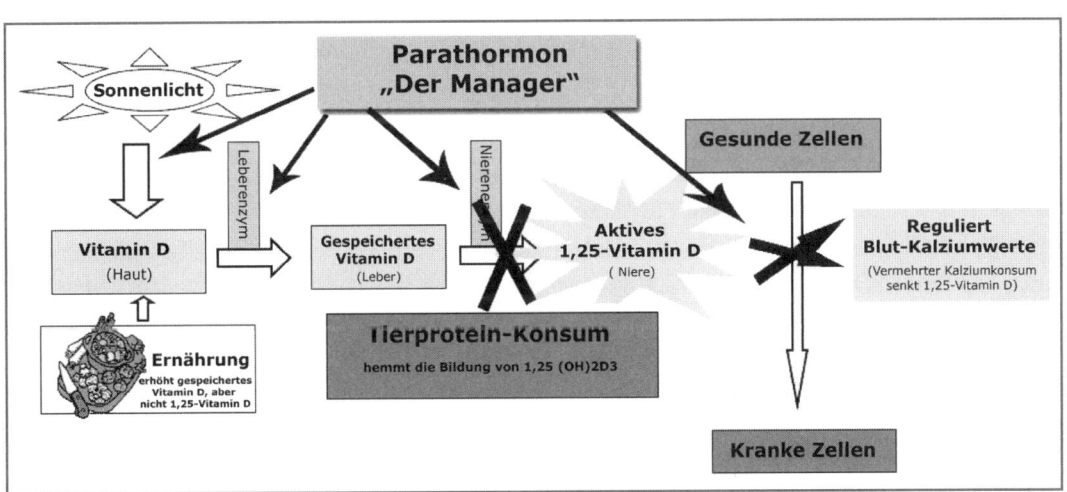

**Abb. C.3: Die Rolle des Parathormons bei der Regulierung des aktivem 1,25-Vitamin D**

Wird etwa mehr 1,25-Vitamin D benötigt, regt das Parathormon aus der Nebenschilddrüse die Aktivität des Nierenenzyms an, um mehr 1,25-Vitamin D zu produzieren. Wenn genug 1,25-Vitamin D vorhanden ist, bremst das Parathormon die Aktivität des Nierenenzyms wieder ab. Innerhalb von Sekunden reguliert das Parathormon, wie viel 1,25-Vitamin D zu jeder Zeit an jedem Ort verfügbar ist. Das Parathormon fungiert auch als Leiter an einigen anderen Stellen in diesem Netzwerk, wie durch die Pfeile dargestellt wird. Indem es die Rolle jedes Mitspielers kennt, koordiniert, kontrolliert und steuert es die Feinabstimmung dieser Reaktionen wie ein Dirigent sein Orchester.

Unter optimalen Bedingungen sorgt ausreichend Sonnenlicht allein für das notwendige Vitamin D und somit für eine rechtzeitige Produktion des wichtigen 1,25-Vitamin D. Selbst ältere Menschen, die nicht soviel Vitamin D aus Sonnenlicht produzieren können, haben keinen Grund zur Sorge, wenn sie genügend Sonnenlicht bekommen.[17] Wie viel ist aber „genügend"? Wenn Sie wissen, wie viel Sonnenlicht eine leichte Hautrötung bei Ihnen verursacht, so ist ein Viertel dieser Menge zwei- oder dreimal in der Woche mehr als ausreichend, um Ihren Vitamin D-Bedarf zu decken und einiges davon in Leber und Körperfett zu speichern.[17] Wenn Ihre Haut nach 30 Minuten in der Sonne leicht gerötet wird, so reichen 10 Minuten dreimal pro Woche aus, um reichlich Vitamin D zur Verfügung zu haben.

Falls wir nicht genügend Sonnenlicht bekommen, kann es förderlich sein, Vitamin D aus unserer Nahrung zu beziehen. Beinahe alle Vitamin D-Mengen in unserer Ernährung wurden künstlich zu Nahrungsmitteln wie Milch oder Frühstückscerealien hinzugefügt. Zusammen mit Vitamin D-Ergänzungsmitteln ist diese Menge ziemlich signifikant, und unter bestimmten Umständen kann diese Praxis sich als günstig erweisen.[18–21]

In diesem System wirken Sonnenlicht und Parathormon auf wunderbar koordinierte Weise zusammen und sorgen für einen reibungslosen Ablauf sowohl beim Auffüllen unseres Vitamin D-Depots als auch bei der Produktion der für jeden Moment exakt benötigten Menge des 1,25-Vitamin D. Wenn es darum geht, ausreichend Sonnenlicht zu bekommen oder das Vitamin D aus der Nahrung zu beziehen, dann ist ersteres bei weitem sinnvoller.

## Sand ins Getriebe streuen

Es gibt etliche Studien darüber, dass bei konstant niedrigem 1,25-Vitamin D-Spiegel das Risiko für mehrere Krankheiten ansteigt. Die Frage lautet also: Was verursacht einen niedrigen Wert von 1,25-Vitamin D? Tierproteinhaltige Nahrungsmittel verursachen eine signifikante Senkung des 1,25-Vitamin D.[22] Diese Proteine führen zu einer Übersäuerung im Blut, wodurch das Nierenenzym bei der Produktion dieses äußerst wichtigen Stoffwechselprodukts gehemmt wird.[23]

Kalzium ist ein weiterer Faktor, der diesen Prozess beeinflusst. Kalzium in unserem Blut ist für die optimalen Muskel- und Nervenfunktionen entscheidend, und es muss in einem ziemlich eng begrenzten Bereich bleiben.

Durch das 1,25-Vitamin D bleiben die Kalziumblutwerte innerhalb dieses engen Bereichs, denn es überwacht und reguliert, wie viel Kalzium aus der im Darm verdauten Nahrung aufgenommen wird, wie viel Kalzium über den Harn und den Stuhl ausgeschieden wird und wie viel mit den Knochen ausgetauscht wird, dem großen Hauptspeicher für das Kalzium des Körpers. Wenn der Kalziumblutspiegel zu hoch ist, wird weniger 1,25-Vitamin D aktiv und demzufolge wird weniger Kalzium resorbiert und mehr Kalzium ausgeschieden. Es ist ein sehr empfindlicher Balanceakt unseres Körpers. Wenn der Blutkalziumspiegel ansteigt, sinkt das 1,25-Vitamin D, und wenn das Kalzium im Blut sinkt, steigt das 1,25-Vitamin D an.[10, 24] Doch das Beste kommt erst: Ist der Kalziumkonsum unnötigerweise hoch, senkt dies die Aktivität des Nierenenzyms und als Folge daraus den Spiegel des 1,25-Vitamin D.[1, 25] Anders ausgedrückt: Der routinemäßige Konsum von kalziumreicher Kost bekommt uns überhaupt nicht.

Der Blutspiegel von 1,25-Vitamin D wird also vom übermäßigen Konsum von sowohl Tierprotein als auch von zuviel Kalzium gedrückt. Nahrungsmittel tierischen Ursprungs mit ihrem Proteingehalt senken 1,25-Vitamin D. Kuhmilch jedoch ist sowohl reich an Protein als auch an Kalzium. Tatsächlich wurde in einer der ausführlichen Studien über MS, das mit niedrigen Spiegeln von 1,25-Vitamin D assoziiert ist, festgestellt, dass Kuhmilch ein ebenso wichtiger Faktor ist wie der an früherer Stelle erwähnte Breitengrad.[26] Die Verbindung zwischen MS und dem Breitengrad bzw. Sonnenlicht, wie in Abbildung C.2 dargestellt, ist auch mit Nahrungsmitteln tierischen Ursprungs und MS beobachtbar, wie in Abbildung C.4 gezeigt.[14]

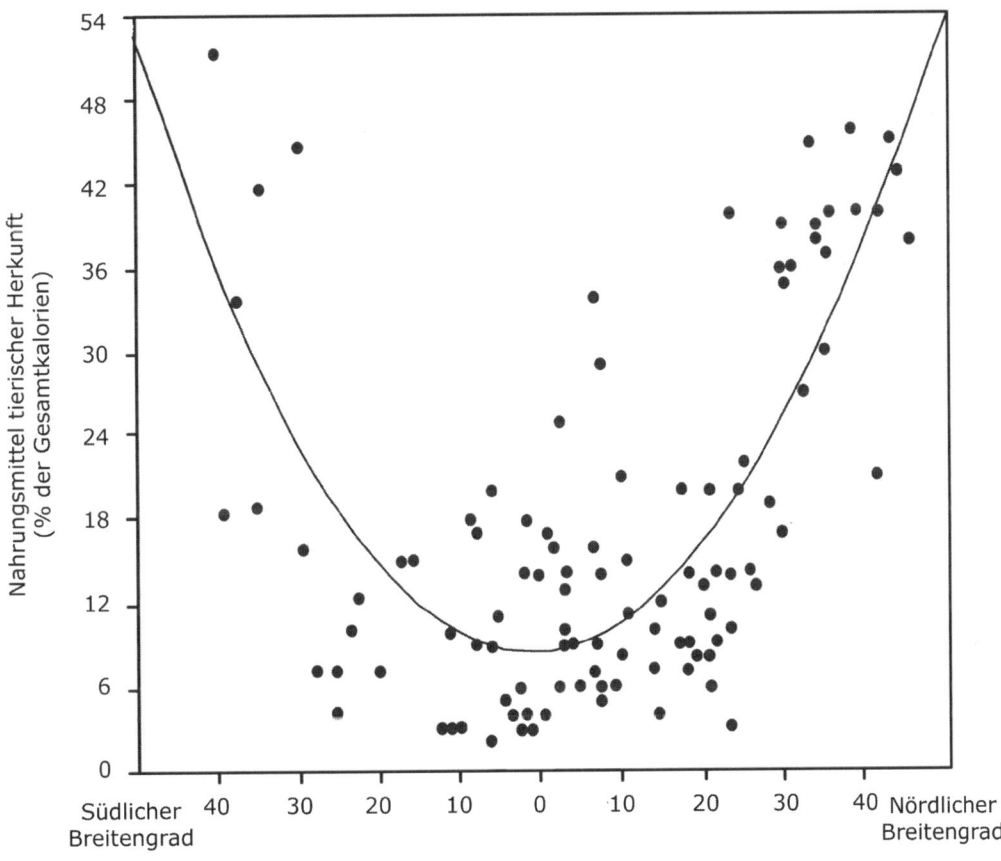

**Abb. C.4: Weltweite Verteilung des Kalorienkonsums von Nahrungsmitteln tierischen Ursprungs in 120 Ländern**

Man könnte die Hypothese aufstellen, dass Krankheiten wie MS zumindest teilweise auf einen Mangel an Sonnenlicht und einen niedrigen Vitamin D-Status zurückzuführen sind. Diese Annahme wird durch die Beobachtung erhärtet, dass im Norden entlang der Küstenlinie lebende Menschen (z. B. in Norwegen und Japan)[26], die große Mengen an Vitamin D-reichen Fisch zu sich nehmen, weniger häufig an MS erkranken als die im Binnenland lebende Menschen. Allerdings wird in diesen Fisch essenden Gegenden mit niedrigeren Erkrankungsraten viel weniger Kuhmilch konsumiert. Unabhängig vom Fischkonsum wurde nachgewiesen, dass der Konsum von Kuhmilch mit dem Auftreten von MS[26] und Typ I-Diabetes[27] assoziiert ist.

In einer weiteren Reaktion in Zusammenhang mit diesem Netzwerk führt ein vermehrter Konsum von Tierprotein zu einer Steigerung der Produktion eines insulinähnlichen Wachstumsfaktors (IGF-1 = insulin-like growth factor, erstmals erwähnt in Kapitel 1), was wiederum das Wachstum von Krebszellen steigert.[5] Tatsächlich gibt es viele Reaktionen, die auf koordinierte und sich gegenseitig beeinflussende Weise zusammenwirken und Krankheiten verursachen, wenn eine tierproteinreiche Kost konsumiert wird. Wenn die Blutwerte von 1,25-Vitamin D vermindert werden, nimmt die Aktivität von IGF-1 gleichzeitig zu. Zusammen steigern diese beiden Faktoren die Bildung neuer Zellen, während die Beseitigung der alten Zellen gleichzeitig unterdrückt wird, was beides die Entstehung von Krebs begünstigt (sieben Studien werden zitiert).[28] Menschen mit erhöhtem IGF-1 im Blut, zum Beispiel, weisen ein 5,1-mal höheres Risiko für fortgeschrittenen Prostatakrebs auf.[28] In Kombination mit einem niedrigen Blutwert eines Proteins, welches das IGF-1 inakiviert[29] (d. h. die Aktivität von IGF-1 ist erhöht), ist das *Risiko für fortgeschrittenen Prostatakrebs 9,5-mal so hoch*. Dieser Grad des Erkrankungsrisikos ist alarmierend. All dem zugrunde liegend ist die Tatsache, dass Nahrungsmittel tierischer Herkunft wie Fleisch und Milchprodukte[30–32] zu erhöhtem IGF-1 und vermindertem 1,25-Vitamin D führen, wobei beides das Krebsrisiko erhöht.

Dies sind nur einige der Faktoren und Vorgänge im Zusammenhang mit diesem Vitamin D-Netzwerk. Mit Hilfe des richtigen Essens und der geeigneten Umweltbedingungen wirken diese Reaktionen und Faktoren fein aufeinander abgestimmt zusammen, um uns gesund zu erhalten. Wenn hingegen die falsche Nahrung konsumiert wird, werden ihre gesundheitsschädigenden Wirkungen nicht bloß von einer, sondern von vielen Reaktionen innerhalb dieses Netzwerks herbeigeführt. Zudem sind viele Faktoren in derartigen Nahrungsmitteln zusätzlich zu Protein und Kalzium an der Verursachung des Problems beteiligt. Und schließlich ist es oft nicht bloß eine einzelne Krankheit, sondern mehrere, die wahrscheinlich auftreten.

Was mich bei diesem und anderen Netzwerken beeindruckt, ist das Zusammenwirken so vieler krankheitsverursachender Faktoren in so vielen unterschiedlichen Reaktionsabläufen, um ein gemeinsames Resultat hervorzubringen. Wenn das gemeinsame Ergebnis mehr als eine Krankheit ist, dann ist es sogar noch eindrucksvoller. Wenn diese unterschiedlichen Faktoren in einer Nahrungsmittelart enthalten sind, und diese Nahrungsmittel epidemiologisch mit einer oder mehreren dieser Krankheiten in Verbindung stehen, werden diese Zusammenhänge noch bemerkenswerter. Dieses Beispiel liefert den Anfang einer Erklärung, warum von Milchprodukten anzunehmen ist, dass sie das Risiko für diese Krankheiten erhöhen. Es besteht keine Möglichkeit, dass so viele komplizierte Mechanismen, die derart synchron zusammenwirken, um dasselbe Resultat herbeizuführen, lediglich ein zufälliges, unwichtiges Ereignis sind. Die

Natur wäre nicht so hinterhältig, einen derart nutzlosen, widersprüchlichen inneren Irrgarten immer weiterzuentwickeln. Netzwerke wie dieses existieren im ganzen Körper und innerhalb der Zellen. Aber von noch größerer Bedeutung ist, dass sie in einer weitaus größeren Dynamik integriert sind, der Dynamik des Lebens.

# Anhang D

# Vergleichsdaten

Dieser Anhang wurde vom *Verlag für Ganzheitliche Medizin* in die deutsche Ausgabe der „China Study" zur Darstellung von Vergleichszahlen und -grafiken vor allem zu Kapitel 1 eingefügt.

Unser Anliegen ist es, zum Teil aktualisierte, vor allem aber europäische/deutsche Vergleichsdaten zu zeigen. Wir wollen illustrieren, dass die (Ausgangs-)Situation in Deutschland/Europa durchaus vergleichbar ist mit der in den USA.

Die für Deutschland und zum Teil für Österreich, die Schweiz und Europa recherchierten Daten zeigen für Krebs, Adipositas und Diabetes im Vergleich zu den USA ein ähnliches Bild.

# 1. Krebs (vgl. Kapitel 1, S. 13, 70ff)

In Deutschland erkrankten 2006 Frauen im Mittel mit 69, Männer mit 68 Jahren an Krebs. Frauen verstarben an einer Krebserkrankung im Mittel mit 76, Männer mit 72 Jahren. In Deutschland lag 2006 das Risiko einer Frau, im Laufe ihres Lebens an Krebs zu erkranken, bei 38 % und bei Männern bei 47 % . Dies entspricht den Zahlen, die die Autoren für die Vereinigten Staaten auf S. 13 dieses Buches beschreiben.

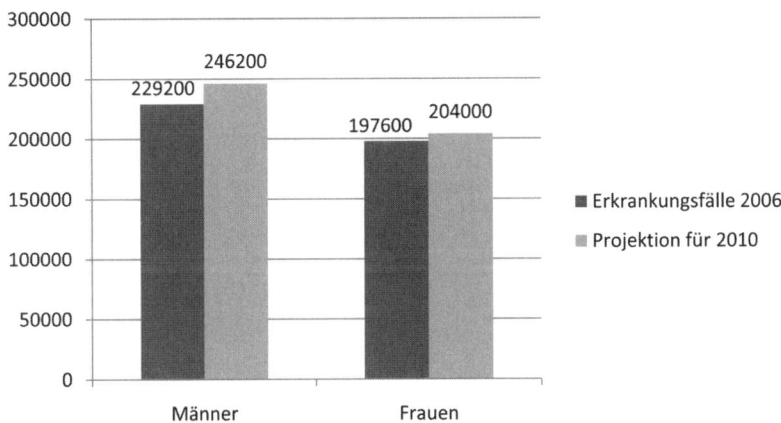

**Abb. D1.1: Krebsprävalenz in Deutschland 2006**

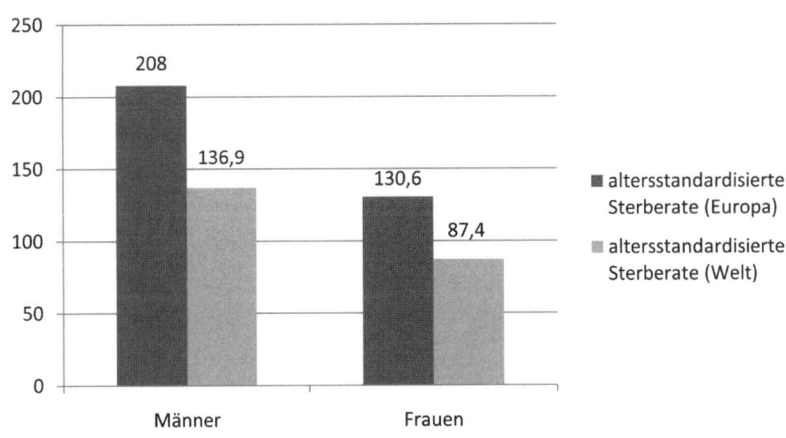

**Abb. D1.2: Sterberate je 100000 in 2006 (altersstandardisiert*)**

\* Die Altersstandardisierung erfolgt in der Regel durch eine Gewichtung und anschließende Summation der altersspezifischen Raten. Die altersstandardisierte Rate gibt die Häufigkeit einer Erkrankung oder Todesursache unter insgesamt 100.000 Personen einer ganz bestimmten Altersstruktur an.

Die altersstandardisierte Sterberate zeigt für Europa 2006 ähnliche Werte wie in den USA 1992–1994 (siehe S. 13).

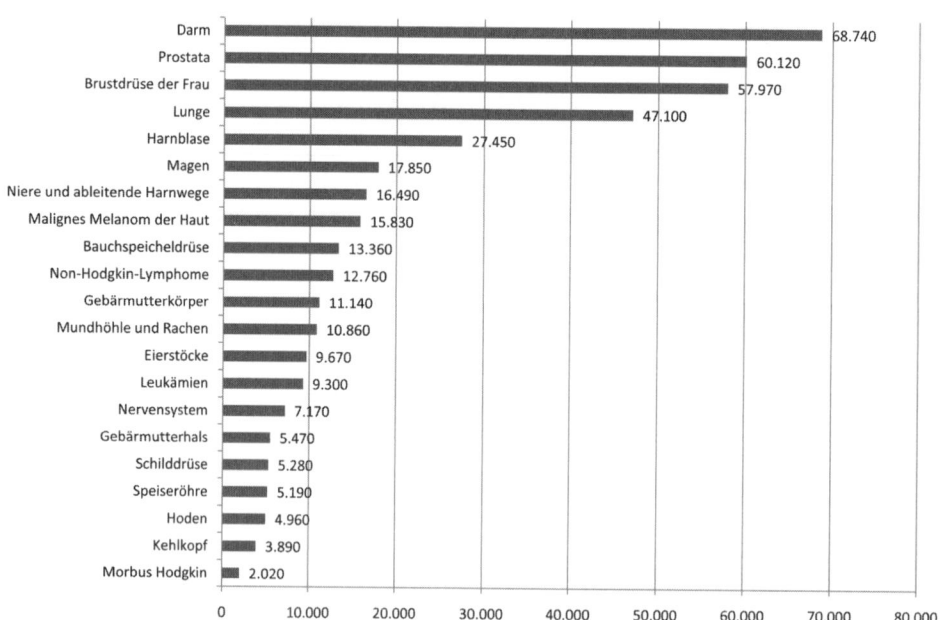

**Abb. D1.3: Geschätzte Zahl der Krebsneuerkrankungen in Deutschland 2006:**

Die Zahlen für Abbildung D1.3 beruhen auf einer Schätzung der Dachdokumentation Krebs im Robert Koch-Institut. Diese besagt auch, dass die Anzahl aller bösartigen Neubildungen ohne nicht-melanotischen Hautkrebs im Jahr 2006 bei 426.800 lagen, dabei waren 229.200 Männer und 197.600 Frauen betroffen.

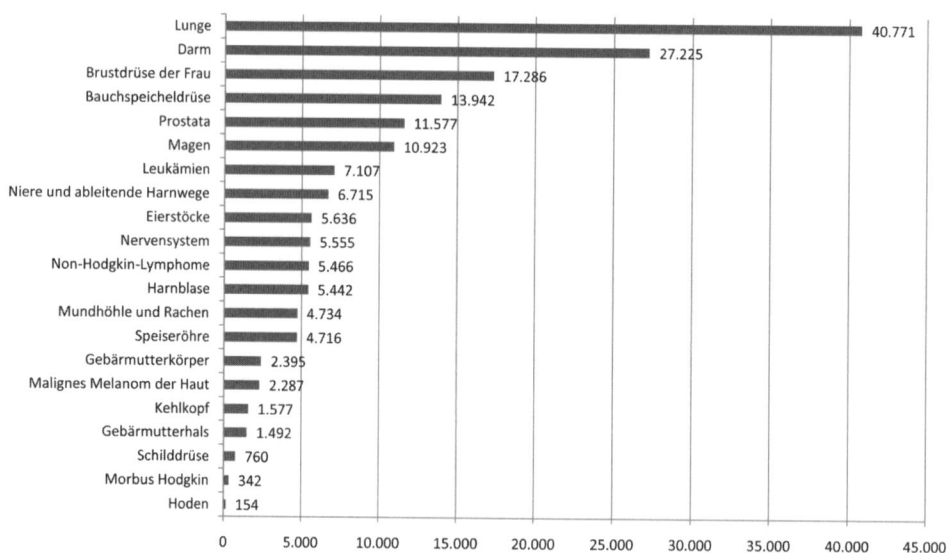

**Abb. D1.4: Krebssterbefälle in Deutschland 2006**

Die Gesamtzahl der 2006 an bösartigen Neubildungen ohne nicht-melanotischen Hautkrebs verstorbenen Menschen betrug 210.930, davon waren 112.438 Männer und 98.492 Frauen.

| Krebslokalisation | Männer | Frauen |
|---|---|---|
| Alle Krebsarten (ohne sonst. Tumoren der Haut) | 402,3-507,9 | 275,7-381,2 |
| Mundhöhle, Rachen | 16,0-26,8 | 3,9-7,6 |
| Speiseröhre | 7,0-11,7 | 1,0-2,7 |
| Magen | 14,1-24,1 | 6,9-11,2 |
| Leber und Galle | 5,4-15,5 | 1,9-10,6 |
| Lunge | 53,9-88,7 | 12,2-36,3 |
| Brust | 0,6-1,9 | 78,7-136,5 |
| Prostata | 78,9-129,3 | - |

Quelle: Gesellschaft der epidemiologischen Krebsregister in Deutschland e.V. (GEKID e.V., Saarbrücken, www. gekid.de) in http://www.ekr.med.uni-erlangen.de/GEKID/Atlas/Inzidenz/atlas.html

**Tab. D1.5: Spannbreite der dokumentierten Krebsneuerkrankungen (Inzidenz) innerhalb der Bundesstaaten in Deutschland 2006 (altersstandardisierte Raten nach Europastandard je 100.000)**

Im Vergleich zu den riesigen Spannbreiten in China in den 70er Jahren des letzten Jahrhunderts sind die Spannbreiten innerhalb von Deutschland moderat. Nur bei einigen Krebsarten sind die Spannbreiten dagegen groß. Bei Leber-/Gallenkrebs z. B. sind die Unterschiede sowohl bei Männern wie auch bei Frauen beachtlich (bei Männern: Bremen 5,4, Mecklenburg-Vorpommern 15,5; bei Frauen: Bremen 1,9, Mecklenburg-Vorpommern 10,6).

## Entwicklung von Inzidenz und Mortalität

Die Zahl pro Jahr neu aufgetretener Krebserkrankungen in Deutschland hat nach der aktuellen RKI-Schätzung seit 1980 bei Frauen um 35 %, bei Männern um mehr als 80 % zugenommen, die altersstandardisierten Erkrankungsraten um 15 % bzw. 23 %. Eine Ursache ist in der veränderten Altersstruktur der Bevölkerung, insbesondere der Männer, zu suchen (demografischer Wandel). Seit 1990 haben nur noch die Erkrankungsraten der 55- bis 80-jährigen Männer und der 45- bis 70-jährigen Frauen zugenommen, während die Erkrankungsraten Jüngerer und Älterer abnahmen. Bei den Männern dürfte der Anstieg zum größten Teil auf mehr und in jüngerem Lebensalter diagnostizierte Prostatakrebserkrankungen zurückzuführen sein, die 1980 nur 16 %, im Jahr 2006 aber bereits 26 % aller Krebserkrankungen ausmachten. Der Anteil von Brustkrebs an Krebs gesamt bei Frauen ist weniger deutlich von 24 % auf 29 % angestiegen. Im Gegensatz zu den Erkrankungsraten nahmen die altersstandardisierten Krebssterberaten sowohl bei Frauen als auch bei Männer gleichermaßen um mehr als 20 % ab.

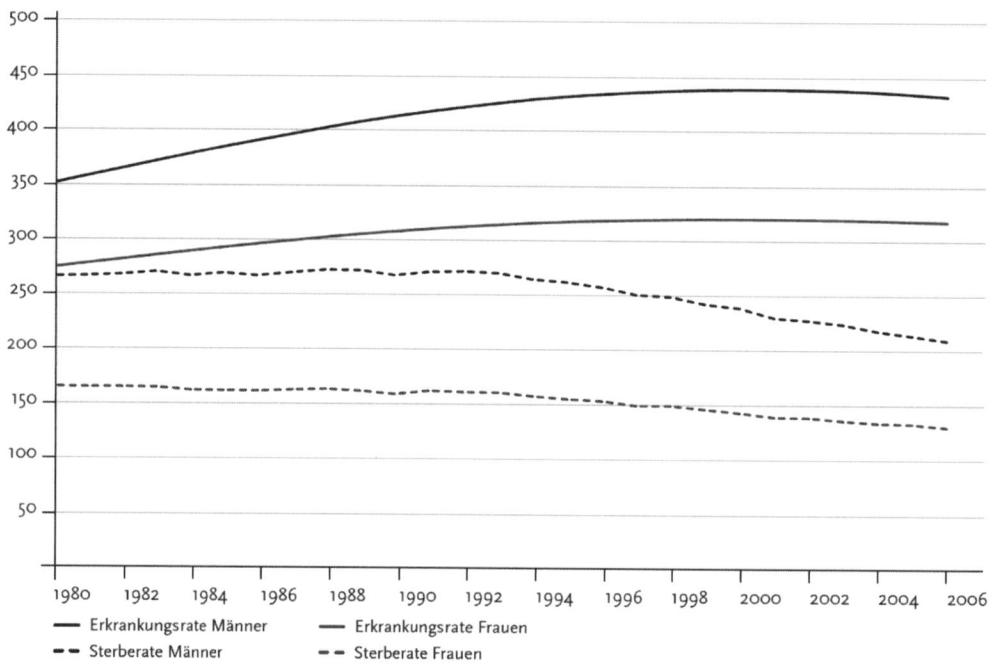

Quelle: Krebs in Deutschland 2005/2006 – Häufigkeiten und Trends, Robert-Koch-Institut und Gesellschaft der epidemiologischen Krebsregister in Deutschland e. V., 7. Ausgabe, 2010, S. 22; aus der Reihe Gesundheitsberichterstattung des Bundes.

**Abb. D1.6: Entwicklung der Erkrankungs- und Sterberate bei Krebs in Deutschland**

Im Jahr 2006 lebten in Deutschland in einer Bevölkerung von etwa 82 Millionen Menschen insgesamt nahezu 1,4 Millionen Krebskranke, deren Diagnose nicht länger als fünf Jahre zurück lag. Darunter waren 700.000 Frauen und 680.000 Männer (5-Jahres-Prävalenz). Bei 2,1 Millionen Personen (davon 1,1 Millionen Frauen) lag die Diagnose bis zu 10 Jahre zurück. Gegenüber 1990 bedeutet dies eine Steigerung von etwa 90 % bei den Männern und um knapp 40 % bei den Frauen. Hierzu trugen sowohl gestiegene Neuerkrankungsraten (bei einigen Lokalisationen), verbesserte Überlebensaussichten (bei den meisten Krebsarten) und, vor allem bei den Männern, demografische Veränderungen bei.

**Die in diesem Anhang unter 1. dargestellten Daten, Grafiken und Schlussfolgerungen wurden, wo nicht anders erwähnt, abgeleitet bzw. wörtlich entnommen aus: Krebs in Deutschland 2005/2006 – Häufigkeiten und Trends, Robert-Koch-Institut und Gesellschaft der epidemiologischen Krebsregister in Deutschland e. V., 7. Ausgabe, 2010, S. 12–22; aus der Reihe Gesundheitsberichterstattung des Bundes.**

**Wir bedanken uns herzlich beim Robert-Koch-Institut und der Gesellschaft der epidemiologischen Krebsregister e. V. für die Verwendungsgenehmigung.**

# 2. Adipositas (vgl. S. 14f und 126ff)

Als adipös gelten Menschen mit einem Body-Mass-Index (BMI) von >30, als übergewichtig solche mit einem BMI <25 [BMI = Körpergewicht in kg/(Körpergröße in m)²]. Es wurden Männer und Frauen ab dem 18. Lebensjahr in die Betrachtung einbezogen.

Im Vergleich zu den US-amerikanischen Zahlen der Autoren (siehe S. 14) zeigen die Auswertungen des Mikrozensus des Statistischen Bundesamtes der Bunderepublik Deutschland von 2005 nicht ganz so alarmierende Ergebnisse bezüglich Adipositas in Deutschland. Doch die Tendenz ist die gleiche.

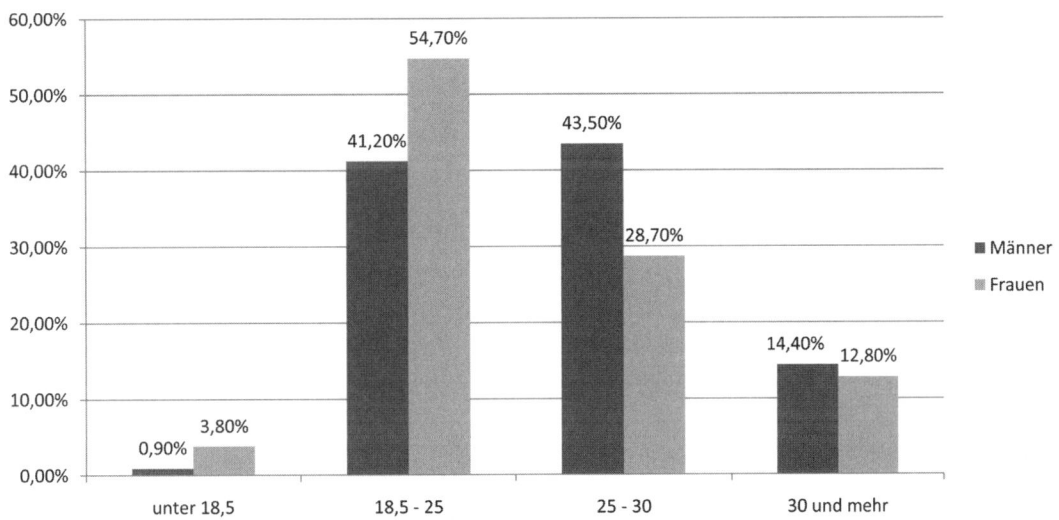

Y-Achse: Anteil an der männlichen/weiblichen Bevölkerung, X-Achse: Body-Mass-Index
Quelle: Mikrozensus der Bundesrepublik von 2005, aus: Gesundheitsberichterstattung des Bundes – www.gbe-bund.de

**Abb. D2.1: Body-Mass-Index in der deutschen Bevölkerung in 2005**

Die Daten des bundesweiten Gesundheitssurveys des Robert Koch-Instituts und des Bertelsmann Gesundheitsmonitors ergeben ein anderes Bild. Demnach sind 2003 noch ca. 25 % der Männer nicht adipös oder übergewichtig, bei den Frauen ca. 40 % (siehe Abb. D2.2 und Abb. D2.3).

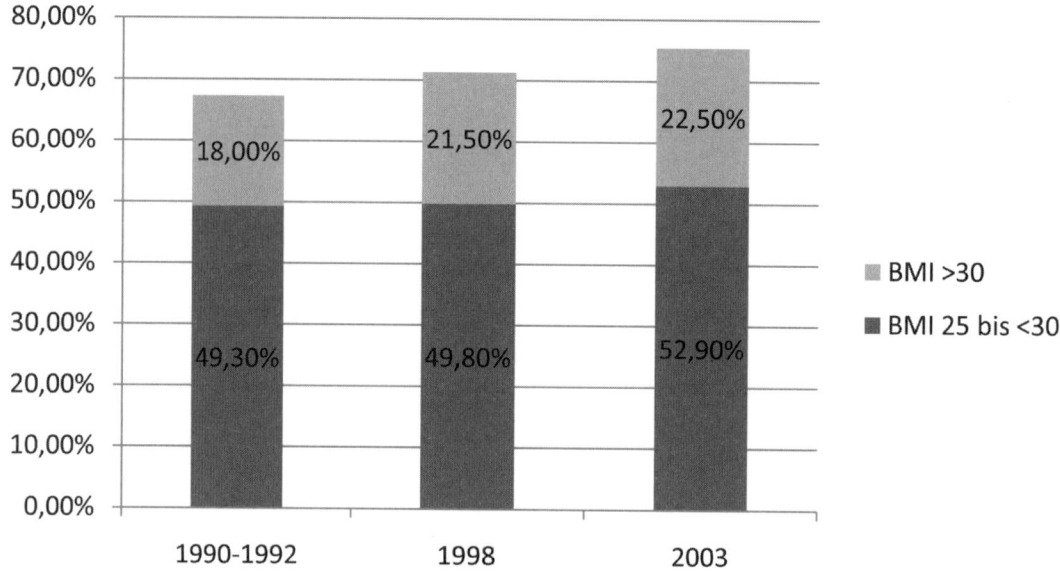

**Abb. D2.2: Entwicklung von Übergewicht und Adipositas bei Männern
in Deutschland von 1990 bis 2003**

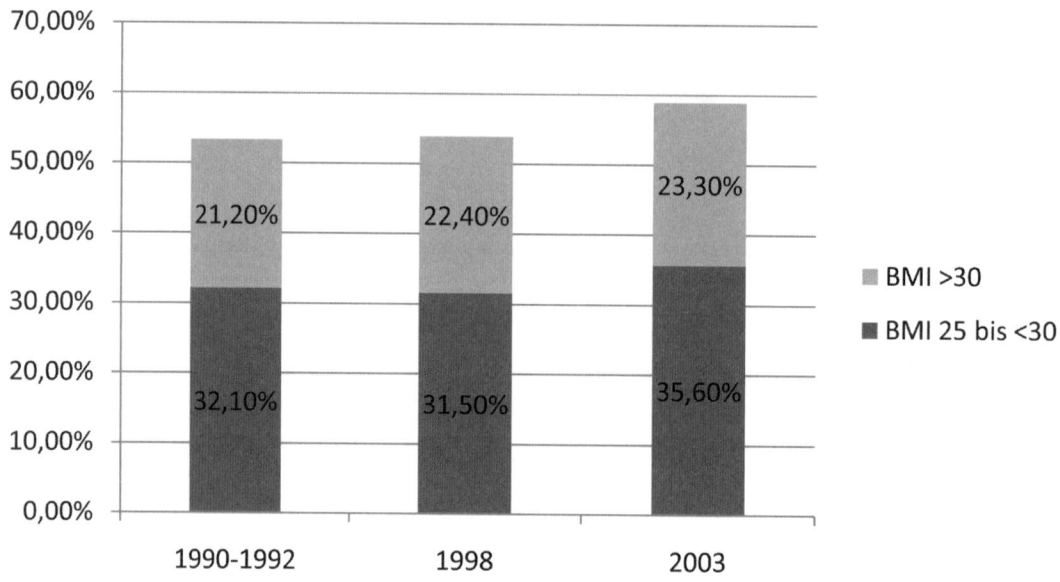

Quelle: Bundesweite Gesundheitssurveys des Robert Koch-Instituts 1990 bis 1998 und Bertelsmann Gesundheitsmonitor
2003, aus: Gesundheitsberichterstattung des Bundes – www.gbe-bund.de

**Abb. D2.3: Entwicklung von Übergewicht und Adipositas bei Frauen
in Deutschland von 1990 bis 2003**

# 3. Diabetes (vgl. S. 15f und S. 135ff)

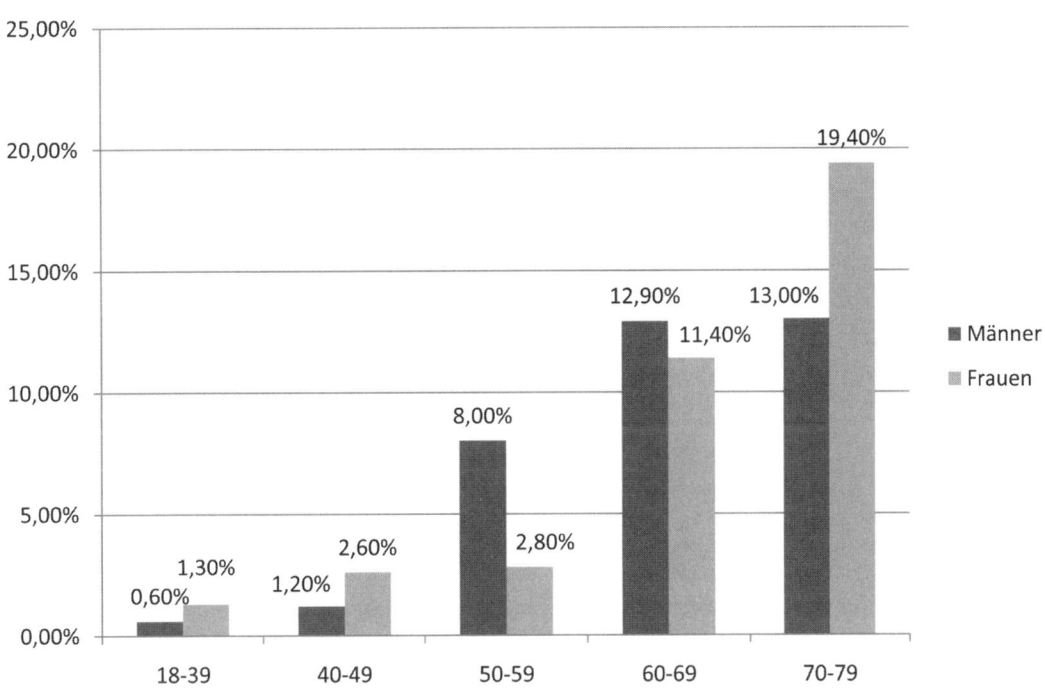

Quelle: W. Thefeld, Prävalenz des Diabetes mellitus in der erwachsenen Bevölkerung Deutschlands, Bundes-Gesundheits-survey 1998, Robert-Koch-Institut, Berlin

**Abb. D3.1: Prävalenz des Diabetes mellitus nach Alter und Geschlecht in der Bundesrepublik Deutschland als Anteil aller Männer bzw. Frauen in der jeweiligen Altersgruppe**

Im Jahr 1998 litten in Deutschland laut dem Bundes-Gesundheitssurvey 1998 4,7 % der 18–79-jährigen Männer und 5,6 % der 18–79-jährigen Frauen an Diabetes mellitus, der weitaus häufigsten Art von Diabetes. Die gleiche Quelle spricht etwa von 1 % unerkannter Diabetiker in der untersuchten Population. Im Vergleich dazu sind es in den USA 5,5 % der Frauen und 7,4 % der Männer. Hierbei ist zu beachten, dass die Gruppe der über 70-Jährigen in der herangezogenen Quelle der Autoren kein oberes Ende hat.

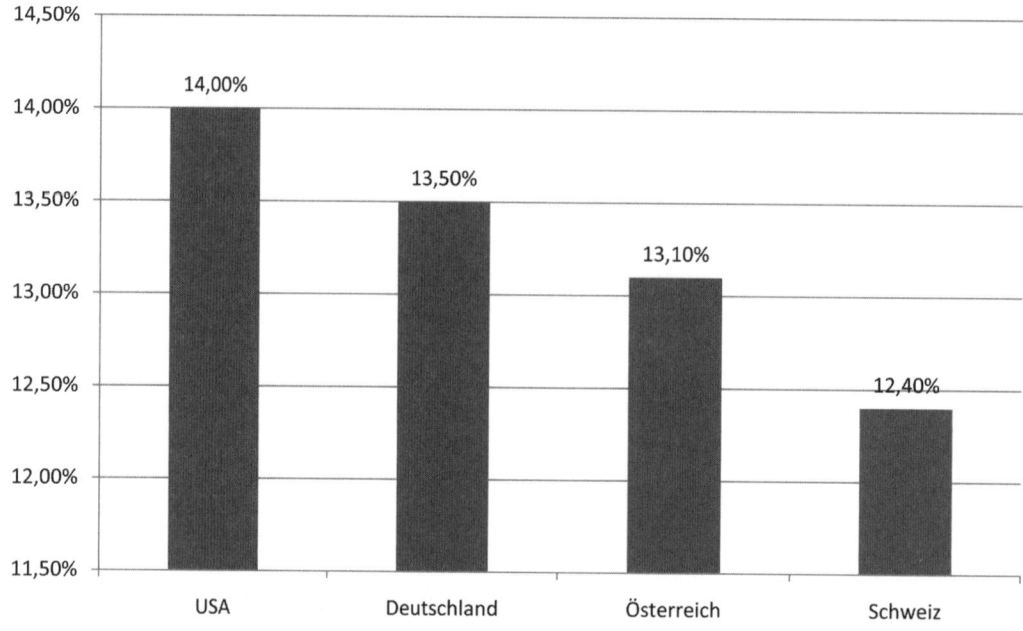

Quelle: IDF Diabetes Atlas der International Diabetes Federation, www.diabetesatlas.org

**Abb. D3.2: Geschätzter Anteil der Bevölkerung mit Diabetes im Jahr 2030**

Wenn die Schätzungen der International Diabetes Federation zutreffen, dann bedeutet diese Prognose für 2030 eine Zunahme der Diabetesprävalenz in Deutschland von 1998 bis 2030 um ca. 170 %.

# 4. Ausgaben für das Gesundheitswesen (vgl. S. 18ff)

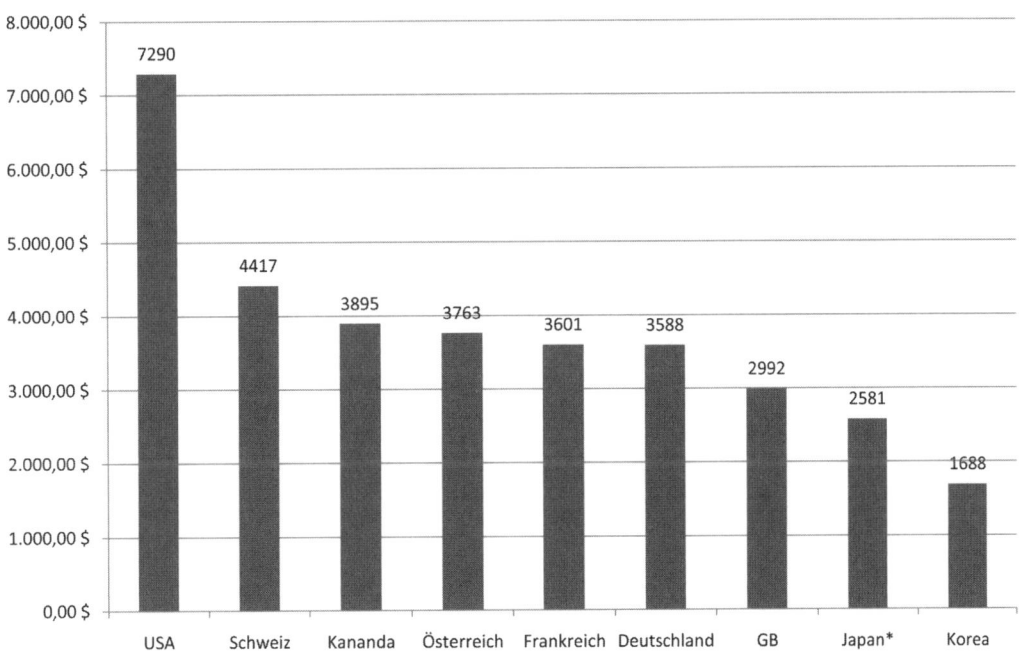

Quelle: OECD Health Data 2009 – Part 5: Expenditures on Health HC.1-9;HC.R.1; November 2009
*Die Angaben für Japan beziehen sich auf das Jahr 2006.

**Abb. D4.1: Gesundheitsausgaben in US-Dollar pro Person (kaufkraftbereinigt, 2007)**

Bemerkenswert an den Ausgaben im Jahr 2007 ist der noch einmal enorme Anstieg der Ausgaben in den einzelnen Ländern gegenüber 1997 (vgl. S. 18ff). Dies gilt vor allem für die Ausgaben pro Kopf, aber auch für die relativen Ausgaben gemessen am Bruttoinlandsprodukt, wobei dieser Anstieg allerdings geringer ausfällt.

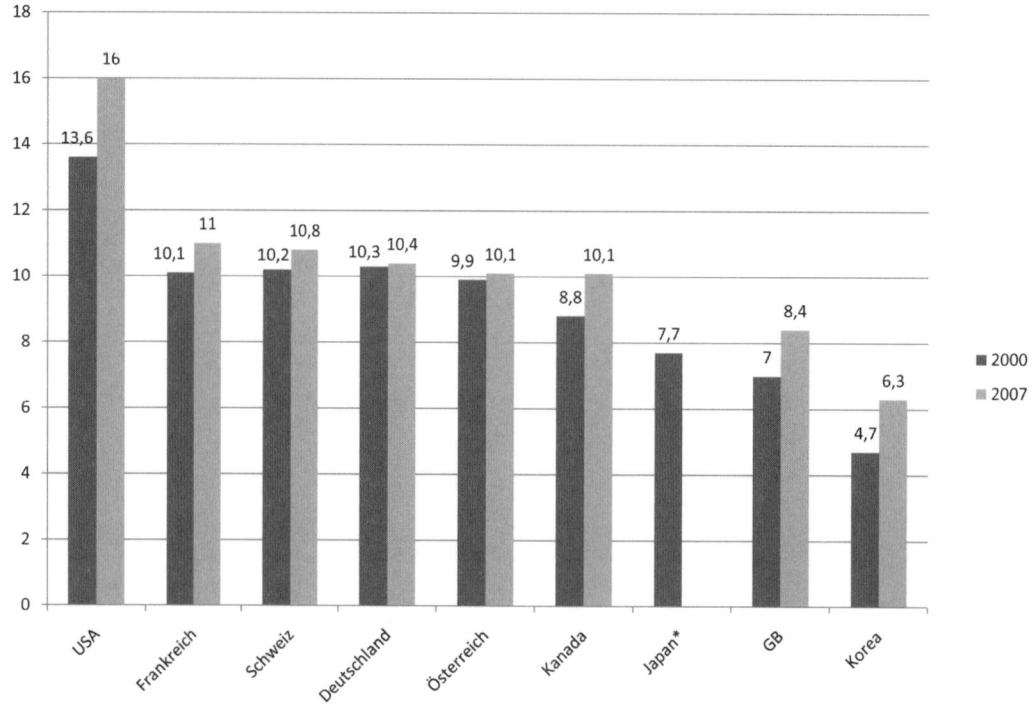

Quelle: OECD Health Data 2009 – Part 5: Expenditures on Health HC.1-9;HC.R.1; November 2009
*Die Angaben für Japan beziehen sich auf das Jahr 2006.

**Abb. D4.2: Gesundheitsausgaben als Anteil des Bruttosozialprodukts des jeweiligen Landes für 2006 und 2007**

# Verweise

## Teil 1

## Kapitel 1

1. American Cancer Society. "Cancer Facts and Figures – 1998." Atlanta, GA: American Cancer Society, 1998.

2. Flegal KM, Carroll MD, Ogden CL, et al. "Prevalence and trends in obesity among U.S. adults, 1999–2000." JAMA 288 (2002): 1723–1727.

3. National Center for Health Statistics. "Obesity still on the rise, new data show. The U.S. Department of Health and Human Services News Release." October 10, 2003. Washington, DC: 2002. Accessed at http://www.cdc.gov/nchs/releases/02news/obesityonrise.htm

4. Lin B-H, Guthrie J, and Frazao E. "Nutrient Contribution of Food Away from Home." In: E. Frazao (ed.), America's Eating Habits: Changes and Consequences. Washington, DC: Economic Research Service, USDA, 1999. Cited on p. 138 in: Information Plus. Nutrition: a key to good health. Wylie, TX: Information Plus, 1999.

5. Mokdad AH, Ford ES, Bowman BA, et al. "Diabetes trends in the U.S.: 1990–1998." Diabetes Care 23 (2000): 1278–1283.

6. Centers for Disease Control and Prevention. "National Diabetes Fact Sheet: National Estimates and General Information on Diabetes in the United States, Revised Edition." Atlanta, GA: Centers for Disease Control and Prevention, 1998.

7. American Diabetes Association. "Economic consequences of diabetes mellitus in the U.S. in 1997." Diabetes Care 21 (1998): 296–309. Cited In: Mokdad AH, Ford ES, Bowman BA, et al. "Diabetes trends in the U.S.: 1990–1998." Diabetes Care 23 (2000): 1278–1283.

8. American Heart Association. "Heart Disease and Stroke Statistics-2003 Update." Dallas, TX: American Heart Association, 2002.

9. Ornish D, Brown SE, Scherwitz LW, et al. "Can lifestyle changes reverse coronary heart disease?" Lancet 336 (1990): 129–133.

10. Esselstyn CB, Ellis SG, Medendorp SV, et al. "A strategy to arrest and reverse coronary artery disease: a 5-year longitudinal study of a single physician's practice." J Family Practice 41 (1995): 560–568.

11. Starfield B. "Is U.S. health really the best in the world?" JAMA 284 (2000): 483–485.

12. Anderson RN. "Deaths: leading causes for 2000." National Vital Statistics Reports 50 (16) (2002).

13. Phillips D, Christenfeld N, and Glynn L. "Increase in U.S. medication-error death between 1983 and 1993" Lancet 351 (1998): 643–644.

14. U.S. Congressional House Subcommittee Oversight Investigation. "Cost and quality of health care: unnecessary surgery." Washington, DC: 1976. Cited by: Leape, L. "Unnecessary surgery." Ann. Rev. Publ. Health 13 (1992): 363–383.

15. Lazarou J, Pomeranz B, and Corey PN. "Incidence of adverse drug reactions in hospitalized patients." JAMA 279 (1998): 1200–1205.

16. World Health Organization. Technical Report Series No. 425. "International Drug Monitoring: the Role of the Hospital." Geneva, Switzerland: World Health Organization, 1966.

17. Health Insurance Association of America. Source Book of Health Insurance Data: 1999–2000. Washington, DC, 1999.

18. National Center for Health Statistics. Health, United States, 2000 with Adolescent Health Chartbook. Hyattsville, MD: National Center for Health Statistics, 2000.

19. Starfield B. Primary Care: Balancing Health Needs, Services, and Technology. New York, NY: Oxford University Press, 1998.

20. World Health Organization. World Health Report 2000: Press release. "World Health Organization assesses the world's health systems." June 21, 2000. Geneva. Accessed at http://www.who.int

21. Coble YD. American Medical Association press release. "AMA decries rise in number of uninsured Americans." September 30, 2003. Chicago, IL: Accessed at http://www.ama-assn.org/ama/pub/article/1617–8064.html

22. Campbell TC. "Present day knowledge on aflatoxin." Phil J Nutr 20 (1967): 193–201.

23. Campbell TC, Caedo JP, Jr., Bulatao-Jayme J, et al. "Aflatoxin M$_1$ in human urine." Nature 227 (1970): 403–404.

24. Dieses Programm wurde in Zusammenarbeit mit dem philippinischen Gesundheitsministerium durchgeführt und von der United States Agency for International Development (USAID; Behörde der Vereinigten Staaten für internationale Entwicklung) finanziert und führte zu insgesamt 110 „Mutterwerk-Zentren" auf den Philippinen. Die Entwicklung dieses Abkommens wurde vom stellvertretenden Dekan C.W. Engel an der Virginia Tech in monatlichen Berichten an das USAID dargestellt. Die USAID bezahlte sechs Jahre lang mein volles Gehalt.

25. Hu J, Zhao X, Jia J, et al. «Dietary calcium and bone density among middle-aged and elderly women in China.» Am. J. Clin. Nutr. 58 (1993): 219–227.

26. Hu J, Zhao X, Parpia B, et al. "Dietary intakes and urinary excretion of calcium and acids: a cross-sectional study of women in China." Am. J. Clin. Nutr. 58 (1993): 398–406.

27. Hu J, Zhao X, Parpia B, et al. "Assessment of a modified household food weighing method in a study of bone health in China." European J. Clin. Nutr. 48 (1994): 442–452.

28. Potischman N, McCulloch CE, Byers T, et al. «Breast cancer and dietary and plasma concentrations of carotenoids and vitamin A.» Am. J. Clin. Nutr. 52 (1990): 909–915.

29. Potischman N, McCulloch CE, Byers T, et al. "Associations between breast cancer, triglycerides and cholesterol." Nutr. Cancer 15 (1991): 205–215.

30. Chen J, Campbell TC, Li J, et al. Diet, life-style and mortality in China. A study of the characteristics of 65 Chinese counties. Oxford, UK; Ithaca, NY; Beijing, PRC: Oxford University Press; Cornell University Press; People's Medical Publishing House, 1990.

31. Campbell TC, and Chen J. "Diet and chronic degenerative diseases: perspectives from China." Am. J. Clin. Nutr. 59 (Suppl.) (1994): 1153S–1161S.

32. Campbell TC. "The dietary causes of degenerative diseases: nutrients vs foods." In: N. J. Temple and D. P. Burkitt (eds.), Western diseases: their dietary prevention and reversibility, 119–152. Totowa, NJ: Humana Press, 1994.

33. Campbell TC, and Chen J. "Diet and chronic degenerative diseases: a summary of results from an ecologic study in rural China." In: N.J. Temple and D. P. Burkitt (eds.), Western diseases: their dietary prevention and reversibility, 67–118. Totowa, NJ: Humana Press, 1994.

34. Chittenden RH. Physiological economy in nutrition. New York: F. A. Stokes, 1904.

35. Chittenden RH. The nutrition of man. New York: F. A. Stokes, 1907.

# Kapitel 2

1. Stillings BR. "World supplies of animal protein." In: J. W. G. Porter and B. A. Rolls (eds.), Proteins in Human Nutrition, 11–33. London: Academic Press, 1973.

2. Campbell TC, Warner RG, and Loosli JK. "Urea and biuret for ruminants." In: Cornell Nutrition Conference, Buffalo, NY, 1960, 96–103.

3. Campbell TC, Loosli JK, Warner RG, et al. "Utilization of biuret by ruminants." J. Animal Science 22 (1963): 139–145.

4.  Autret M. "World protein supplies and needs. Proceedings of the Sixteenth Easter School in Agricultural Science, University of Nottingham, 1969." In: R. A. Laurie (ed.), Proteins in Human Food, 3–19. Westport, CT.: Avi Publishing Company, 1970.

5.  Scrimshaw NS, and Young VR. "Nutritional evaluation and the utilization of protein resources." In: C. E. Bodwell (ed.), Evaluation of Proteins for Humans, 1–10. Westport, CT: The Avi Publishing Co., 1976.

6.  Jalil ME, and Tahir WM. "World supplies of plant proteins." In: J. W. G. Porter and B. A. Rolls (eds.), Proteins in Human Nutrition, 35–46. London: Academic Press, 1973.

7.  Blount WP "Turkey "X" Disease." Turkeys 9 (1961): 52, 55–58, 61, 77.

8.  Sargeant K, Sheridan A, O'Kelly J, et al. "Toxicity associated with certain samples of groundnuts." Nature 192 (1961): 1096–1097.

9.  Lancaster MC, Jenkins FP, and Philp JM. "Toxicity associated with certain samples of groundnuts." Nature 192 (1961): 1095–1096.

10. Wogan GN, and Newberne PM. "Dose-response characteristics of aflatoxin $B_1$ carcinogenesis in the rat." Cancer Res. 27 (1967): 2370–2376.

11. Wogan GN, Paglialunga S, and Newberne PM. "Carcinogenic effects of low dietary levels of aflatoxin $B_1$ in rats." Food Cosmet. Toxicol. 12 (1974): 681–685.

12. Campbell TC, Caedo JP, Jr., Bulatao-Jayme J, et al. "Aflatoxin $M_1$ in human urine." Nature 227 (1970): 403–404.

13. Madhavan TV, and Gopalan C. "The effect of dietary protein on carcinogenesis of aflatoxin." Arch. Path. 85 (1968): 133–137.

# Kapitel 3

1.  Natural Resources Defense Council. "Intolerable risk: pesticides in our children's food." New York: Natural Resources Defense Council, February 27, 1989.

2.  Winter C, Craigmill A, and Stimmann M. "Food Safety Issues 11. NRDC report and Alar." UC Davis Environmental Toxicology Newsletter 9(2) (1989): 1.

3.  Lieberman AJ, and Kwon SC. "Fact versus fears: a review of the greatest unfounded health scares of recent times." New York: American Council on Science and Health, June, 1998.

4.  Whelan EM, and Stare FJ. Panic in the pantry: facts and fallacies about the food you buy. Buffalo, NY: Prometheus Books, 1992.

5.  U.S. Apple Association. "News release: synopsis of U.S. Apple Press Conference." McLean, VA: U.S. Apple Association, February 25, 1999.

6.  Cassens RG. Nitrite-cured meat: a food safety issue in perspective. Trumbull, CT: Food and Nutrition Press, Inc., 1990.

7.  Lijinsky W, and Epstein SS. "Nitrosamines as environmental carcinogens." Nature 225 (1970): 21–23.

8.  National Toxicology Program. "Ninth report on carcinogens, revised January 2001." Washington, DC: U.S. Department of Health and Human Services, Public Health Service, January, 2001. Accessed at http://ehis.niehs.nih.gov/roc/toc9.html#viewe

9.  International Agency for Cancer Research. IARC Monographs on the Evaluation of the Carcinogenic Risk of Chemicals to Humans: Some N-Nitroso Compounds. Vol. 17 Lyon, France: International Agency for Research on Cancer, 1978.

10. Druckrey H, Janzowski R, and Preussmann R. "Organotrope carcinogene Wirkungen bei 65 verschiedenen N-Nitroso-Verbindungen an BD-Ratten." Z. Krebsforsch. 69 (1967): 103–201.

11. Thomas C, and So BT. "Zur Morphologie der durch N-nitroso-Verbindungen erzeugten Tumoren im oberen Verdauungstrakt der Ratte." Arzneimittelforsch. 19 (1969): 1077–1091.

12. Eisenbrand G, Spiegelhalder B, Janzowski C, et al. "Volatile and non-volatile N-nitroso compounds in foods and other environmental media," IARC Sci. Publi. 19 (1978): 311–324.

13. National Archives and Records Administration, "Code of Federal Regulations: Title 9, Animals and Animal Products, Section 319.180 (9CFR319,180)." Washington, DC: Govemment Printing Office, 2001.

14. Kanfer S. October 2,1972. "The decline and fall of the American hot dog." Time: 86.

15. Newbeme P "Nitrite promotes lymphoma incidence in rats." Science 204 (1979): 1079–1081.

16. Madhavan TV, and Gopalan C. "The effect of dietary protein on carcinogenesis of aflatoxin." Arch, Path, 85 (1968): 133–137.

17. Wenn dieser Defekt Teil der ersten Generation von Tochterzellen wird, dann wird er an alle nachfolgenden Generationen von Zellen weitergegeben – mit dem Potenzial eines letztendlich klinisch nachweisbaren Krebses. Dies ist allerdings eine sehr starke Vereinfachung eines sehr komplexen Prozesses. Zwei der vielleicht wichtigsten Auslassungen sind die Hypothesen, dass 1) eventuell mehr als eine Mutation für die Krebsentstehung und das Krebswachstum erforderlich ist, und dass 2) nicht alle genetischen Defekte Krebs zur Folge haben.

18. Mgbodile MUK, and Campbell TC. "Effect of protein deprivation of male weanling rats on the kinetics of hepatic microsomal enzyme activity." J. Nutr: 102 (1972): 53–60.

19. Hayes JR, Mgbodile MUK, and Campbell TC. "Effect of protein deficiency on the inducibility of the hepatic microsomal drug-metabolizing enzyme system. I. Effect on substrate interaction with cytochrome P-450." Biochem, Pharmacol. 22 (1973): 1005–1014.

20. Mgbodile MUK, Hayes JR, and Campbell TC. "Effect of protein deficiency on the inducibility of the hepatic microsomal drug-metabolizing enzyme system. II. Effect on enzyme kinetics and electron transport system." Biochem, Pharmacol. 22 (1973): 1125–1132.

21. Hayes JR, and Campbell TC. "Effect of protein deficiency on the inducibility of the hepatic microsomal drug-metabolizing enzyme system, III. Effect of 3-methylcholanthrene induction on activity and binding kinetics." Biochem, Pharmacol. 23 (1974): 1721–1732.

22. Campbell TC. "Influence of nutrition on metabolism of carcinogens (Martha Maso Honor's Thesis)." Adv. Nutr. Res. 2 (1979): 29–55.

23. Preston RS, Hayes JR, and Campbell TC. "The effect of protein deficiency on the in vivo binding of aflatoxin B₁ to rat liver macromolecules." Life Sci. 19 (1976): 1191–1198.

24. Portman RS, Plowman KM, and Campbell TC. "On mechanisms affecting species susceptibility to aflatoxin." Biochim. Biopys. Acta 208 (1970): 487–495.

25. Prince LO, and Campbell TC. "Effects of sex difference and dietary protein level on the binding of aflatoxin B₁ to rat liver chromatin proteins in vivo." Cancer Res. 42 (1982): 5053–5059.

26. Mainigi KD, and Campbell TC. "Subcellular distribution and covalent binding of aflatoxins as functions of dietary manipulation." J Toxicol. Eviron. Health 6 (1980): 659–671.

27. Nerurkar LS, Hayes JR, and Campbell TC. "The reconstitution of hepatic microsomal mixed function oxidase activity with fractions derived from weanling rats fed different levels of protein." J Nutr. 108 (1978): 678–686.

28. Gurtoo HL, and Campbell TC. "A kinetic approach to a study of the induction of rat liver microsomal hydroxylase after pretreatment with 3,4-benzpyrene and aflatoxin B₁." Biochem. Pharmacol. 19 (1970): 1729–1735.

29. Adekunle AA, Hayes JR, and Campbell TC. "Interrelationships of dietary protein level, aflatoxin B₁ metabolism, and hepatic microsomal epoxide hydrase activity." Lije Sci. 21 (1977): 1785–1792.

30. Mainigi KD, and Campbell TC. "Effects of low dietary protein and dietary aflatoxin on hepatic glutathione levels in F-344 rats." Toxicol. Appl. Pharmacol. 59 (1981): 196–203.

31. Farber E, and Cameron R. "The sequential analysis of cancer development." Adv. Cancer Res. 31 (1980): 125–226.

32. Die Foci-Reaktionen in den verschiedenen Abbildungen dieses Kapitels reflektieren „% des Lebervolumens", was die „Anzahl der Foci" und die „Größe der Foci" miteinschließt, von denen beide auf eine tumorbildende Tendenz hinweisen. Damit die Reaktionen aus individuellen Experimenten untereinander verglichen werden können, werden die Daten auf

einen gemeinsamen Maßstab abgestimmt, der die Reaktionen infolge einer Standarddosierung von Aflatoxin und der Fütterung mit 20 % Protein widergibt.

33. Appleton BS, and Campbell TC. "Inhibition of aflatoxin-initiated preneoplastic liver lesions by low dietary protein." Nutr. Cancer 3 (1982): 200–206.

34. Dunaif GE, and Campbell TC. "Relative contribution of dietary protein level and Aflatoxin $B_1$ dose in generation of presumptive preneoplastic foci in rat liver." J. Natl. Cancer Inst. 78 (1987): 365–369.

35. Youngman LD, and Campbell TC. "High protein intake promotes the growth of preneoplastic foci in Fischer #344 rats: evidence that early remodeled foci retain the potential for future growth." J. Nutr. 121 (1991): 1454–1461.

36. Youngman LD, and Campbell TC. "Inhibition of aflatoxin $B_1$-induced gamma-glutamyl transpeptidase positive (GGT+) hepatic preneoplastic foci and tumors by low protein diets: evidence that altered GGT+ foci indicate neoplastic potential." Carcinogenesis l3 (1992): 1607–1613.

37. Dunaif GE, and Campbell TC. "Dietary protein level and aflatoxin $B_1$-induced preneoplastic hepatic lesions in the rat." J. Nutr. 117 (1987): 1298–1302.

38. Horio F, Youngman LD, Bell RC, et al. 'Thermogenesis, low-protein diets, and decreased development of $AFB_1$-induced preneoplastic foci in rat liver." Nutr. Cancer 16 (1991): 31–41.

39. Dem National Research Council der National Academy of Sciences (Nat. Forschungsrat der Akademie der Wissenschaften) zufolge sind ungefähr 12 % Nahrungsprotein erforderlich, um die Wachstumsrate zu maximieren.

40. Subcommittee on Laboratory Animal Nutrition. Nutrient requirements of laboratory animals. Second revised edition, number 10. Washington, DC: National Academy Press, 1972.

41. National Research Council. Recommended dietary allowances. Tenth edition. Washington, DC: National Academy Press, 1989.

42. Schulsinger DA, Root MM, and Campbell TC. "Effect of dietary protein quality on development of aflatoxin $B_1$-induced hepatic preneoplastic lesions." J. Natl. Cancer Inst. 81 (1989): 1241–1245.

43. Youngman LD. The growth and development of aflatoxin Bl-induced preneoplastic lesions, tumors, metastasis, and spontaneous tumors as they are influenced by dietary protein level, type, and intervention. Ithaca, NY: Cornell University, Ph.D. Thesis, 1990.

44. Beasley RP. "Hepatitis B virus as the etiologic agent in hepatocellular carcinoma-epidemiologic considerations." Hepatol. 2 (1982): 21S–26S.

45. Blumberg BS, Larouze B, London WT, et al. "The relation of infection with the hepatitis B agent to primary hepatic carcinoma." Am. J. Pathol. 81 (1975): 669–682.

46. Chisari FV, Ferrari C, and Mondelli MU. "Hepatitis B virus structure and biology." Microbiol. Pathol. 6 (1989): 311–325.

47. Hu J, Cheng Z, Chisari FV, et al. "Repression of hepatitis B virus (HBV) transgene and HBV-induced liver injury by low protein diet." Oncogene 15 (1997): 2795–2801.

48. Cheng Z, Hu J, King J, et al. "Inhibition of hepatocellular carcinoma development in hepatitis B virus transfected mice by low dietary casein." Hepatology 26 (1997): l351–1354.

49. Hawrylewicz EJ, Huang HH, Kissane JQ, et al. "Enhancement of the 7,12-dimethylbenz(a)anthracene (DMBA) mammary tumorigenesis by high dietary protein in rats." Nutr. Reps. Int. 26 (1982): 793–806.

50. Hawrylewicz EJ. "Fat-protein interaction, defined 2-generation studies." In: C. Ip, D. F. Birt, A. E. Rogers and C. Mettlin (eds.), Dietary fat and cancer, 403 434. New York: Alan R. Liss, Inc., 1986.

51. Huang HH, Hawrylewicz EJ, Kissane JQ, et al. "Effect of protein diet on release of prolactin and ovarian steroids in female rats." Nutr. Rpts. Int. 26 (1982): 807–820.

52. O'Connor TP, Roebuck BD, and Campbell TC. "Dietary intervention during the post-dosing phase of L-azaserine-induced preneoplastic lesions." J Natl Cancer Inst 75 (1985): 955–957.

53. O'Connor TP, Roebuck BD, Peterson F, et al. "Effect of dietary intake of fish oil and fish protein on the development of L-azaserine-induced preneoplastic lesions in rat pancreas." J Natl Cancer Inst 75 (1985): 959–962.

54. He Y. Effects of carotenoids and dietary carotenoid extracts on aflatoxin $B_1$-induced mutagenesis and hepatocarcinogenesis. Ithaca, NY: Cornell University, PhD Thesis, 1990.

55. He Y, and Campbell TC. "Effects of carotenoids on aflatoxin $B_1$-induced mutagenesis in S. typhimurium TA 100 and TA 98." Nutr. Cancer 13 (1990): 243–253.

# Kapitel 4

1. LiJ-Y, Liu B-Q, Li G-Y, et al. «Atlas of cancer mortality in the People's Republic of China. An aid for cancer control and research.» Int. J. Epid. 10 (1981): 127–133.

2. Higginson J. "Present trends in cancer epidemiology." Proc. Can. Cancer Conf. 8 (1969): 40–75.

3. Wynder EL, and Gori GB. "Contribution of the environment to cancer incidence: an epidemiologic exercise." J. Natl. Cancer Inst. 58 (1977): 825–832.

4. Doll R, and Peto R. "The causes of cancer: Quantitative estimates of avoidable risks of cancer in the Unites States today." J Natl Cancer Inst 66 (1981): 1192–1265.

5. Fagin D. News release. "Breast cancer cause still elusive study: no clear link between pollution, breast cancer on LI." August 6, 2002. Newsday.com. Accessed at http://www.newsday.com/news/local/longisland/ny-licanc062811887aug06.story?coll=ny%2Dtop%2Dheadlines

6. Es handelte sich um 82 Sterberaten, aber ungefähr ein Drittel dieser Raten waren Zweifachzählungen derselben Krankheit bei Menschen unterschiedlichen Alters.

7. Die Kalorienaufnahme in China bezieht sich auf einen 65 kg schweren männlichen Erwachsenen, der „leichte körperliche Arbeit" verrichtet. Vergleichbare Daten für einen amerikanischen männlichen Erwachsenen sind auf ein Körpergewicht von 65 kg abgestimmt.

8. SerVaas C. "Diets that protected against cancers in China." The Saturday Evening Post October 1990: 26–28.

9. Alle verfügbaren krankheitsbasierten Sterblichkeitsraten wurden in einer Matrix so angeordnet, dass es möglich war, die Beziehungen jeder Rate zu jeder anderen Rate leicht zu ermitteln. Jedem Vergleich wurde dann ein Plus oder Minus zugeteilt, abhängig davon, ob sie direkt oder umgekehrt miteinander korrelierten. Alle Plus-Korrelationen wurden in einer Liste zusammengestellt, und alle Minus-Korrelationen wurden in einer zweiten Liste zusammengestellt. Jeder einzelne Eintrag in einer der Listen stand demzufolge in einem positiven Zusammenhang mit Einträgen seiner eigenen Liste, aber in umgekehrten Zusammenhang mit Krankheiten der anderen Liste. Die meisten, aber nicht alle, dieser Korrelationen waren statistisch signifikant.

10. Campbell TC, Chen J, Brun T, et al. «China: from diseases of poverty to diseases of affluence. Policy implications of the epidemiological transition.» Ecol. Food Nutr. 27 (1992): 133–144.

11. Chen J, Campbell TC, Li J, et al. Diet, life-style and mortality in China. A study of the characteristics of 65 Chinese counties. Oxford, UK; Ithaca, NY; Beijing, PRC: Oxford University Press; Cornell University Press; People's Medical Publishing House, 1990.

12. Lipid Research Clinics Program Epidemiology Committee. "Plasma lipid distributions in selected North American Population. The Lipid Research Clinics Program Prevalence Study." Circulation 60 (1979): 427–439.

13. Campbell TC, Parpia B, and Chen J. "Diet, lifestyle, and the etiology of coronary artery disease: The Cornell China Study." Am. J. Cardiol. 82 (1998): 18T–21 T.

14. These data are [or villages SA, LC and RA for women and SA, QC and NB for men, as seen in the monograph (Chen, et al. 1990)

15. Sirtori CR, Noseda G, and Descovich Ge. "Studies on the use of a soybean pro tein diet for the management of human hyperlipoproteinemias." In: M. J. Gibney and D. Kritchevsky (eds.), Current Topics in Nutrition and Disease, Volume 8: Animal and Vegetable Proteins in Lipid Metabolism and Atherosc1erosis., 135–148. New York, NY: Alan R. Liss, Inc., 1983.

16. Carroll KK. "Dietary proteins and amino acids-their effects on cholesterol metabolism." In: M. J. Gibney and D. Kritchevsky (eds.), Animal and Vegetable Proteins in Lipid Metabolism and Atherosc1erosis, 9–17. New York, NY: Alan R. Liss, Inc., 1983.

17. Terpstra AHM, Hermus RJJ, and West CE. "Dietary protein and cholesterol metabolism in rabbits and rats." In: M. J. Gibney and D. Kritchevsky (eds.), Animal and Vegetable Proteins in Lipid Metabolism and Athersc1erosis, 19–49. New York: Alan R. Liss, Inc., 1983.

18. Kritchevsky D, Tepper SA, Czarnecki SK, et al. "Atherogenicity of animal and vegetable protein. Influence of the lysine to arginine ratio." Atherosc1erosis 41 (1982): 429–431.

19. Nahrungsfett kann als Prozentanteil des Gesamtgewichts der Nahrung oder als Prozentanteil der Gesamtkalorienmenge ausgedrückt werden. Die meisten Autoren und Forscher drücken Fett als Prozent der Gesamtkalorienmenge aus, weil wir in erster Linie Essen zu uns nehmen, um unseren Kalorienbedarf zu decken, nicht unseren Bedarf nach Gewicht. Daher mache ich es auch so in meinem Buch.

20. National Research Council. Diet, Nutrition and Cancer. Washington, DC: National Academy Press, 1982.

21. United States Department of Health and Human Services. The Surgeon General's Report on Nutrition and Health. Washington, DC: Superintendant of Documents, U.S. Government Printing Office, 1988.

22. National Research Council, and Committee on Diet and Health. Diet and health: implications for reducing chronic disease risk. Washington, DC: National Academy Press, 1989.

23. Expert Panel. Food, nutrition and the prevention of cancer, a global perspective. Washington, DC: American Institute for Cancer Research/World Cancer Research Fund, 1997.

24. Ausnahmen umfassen jene Nahrungsmittel, bei denen der Fettanteil künstlich reduziert wurde, wie z.B. Magermilch.

25. Armstrong D, and Doll R. "Environmental factors and cancer incidence and mortality in different countries, with special reference to dietary practices." Int. J. Cancer 15 (1975): 617–631.

26. US. Senate. "Dietary goals for the United States, 2nd Edition." Washington, DC: U.S. Government Printing Office, 1977.

27. Committee on Diet Nutrition and Cancer. Diet, nutrition and cancer: directions for research. Washington, DC: National Academy Press, 1983.

28. Es gab auch einige andere Grundsatzprogramme und groß angelegte Humanstudien, die ungefähr zu dieser Zeit begonnen wurden und viele öffentliche Diskussionen ausgelöst hatten, und die entweder in Bezug auf Nahrungsfett und diesen Krankheiten begründet und/oder daraufhin interpretiert worden waren. Diese beinhalteten die Einführung der Berichtsreihe über die US-Ernährungsrichtlinien beginnend 1980, die Harvard Nurses' Health Study von 1984, die ersten Berichte über die Framingham Herzstudie aus den 1960er Jahren, die Seven Countries Study von Ancel Keys, die Multiple Risikofaktoren Interventionsstudie und andere.

29. Carroll KK, Braden LM, Bell JA, et al. "Fat and cancer." Cancer 58 (1986): 1818–1825.

30. Drasar BS, and Irving D. "Environmental factors and cancer of the colon and breast." Br. J. Cancer 27 (1973): 167–172.

31. Haenszel W, and Kurihara M. "Studies of Japanese Migrants: mortality from cancer and other disease among Japanese and the United States." J Natl Cancer Inst 40 (1968): 43–68.

32. Higginson J, and Muir CS. "Epidemiology in Cancer" In: J. F. Holland and E. Frei (eds.), Cancer Medicine, 241–306. Philadelphia, PA: Lea and Febiger, 1973.

33. Die Korrelation zwischen Fettkonsum und Konsum von Tierprotein beträgt 84 % des konsumierten Fettes in Gramm und 70 % des Fettanteils der Gesamtkalorien.

34. Kelsey JL, Gammon MD, and Esther MJ. "Reproductive factors and breast cancer." Epidemiol. Revs. 15 (1993): 36–47.

35. De Stavola BL, Wang DY, Allen DS, et al. "The association of height, weight, menstrual and reproductive events with breast cancer: results from two prospective studies on the island of Guernsey (United Kingdom)." Cancer Causes and Control 4 (1993): 331–340.

36. Rautalahti M, Albanes D, Virtamo J, et al. "Lifetime menstrual activity-indicator of breast cancer risk." (1993): 17–25

37. Es war nicht möglich, einen statistischen Zusammenhang zwischen den Bluthormonspiegeln und dem Brustkrebsrisiko innerhalb dieser Gruppe von Frauen festzustellen, weil ihre Blutproben zu beliebigen Zeitpunkten ihrer Menstruationszyklen abgenommen worden waren und die Brustkrebsrate sehr niedrig war. Dies minimierte die Möglichkeit, einen Zusammenhang zu entdecken – selbst wenn ein solcher bestanden hätte.

38. Key TJA, Chen J, Wang DY, et al. "Sex hormones in women in rural China and in Britain." Brit. J. Cancer 62 (1990): 631–636.

39. Diese Biomarker beinhalten Serumkupfer, Harnstoff-Stickstoff, Östrodiol, Prolactin, Testosteron sowie steroidbindendes Globulin. Von jedem dieser Stoffe ist aus früheren Studien bekannt, dass sie mit dem Konsum von Tierprotein assoziiert sind.

40. Die zu sich genommene Gesamtballaststoffmenge betrug in China durchschnittlich 33,3 g und in den USA 11,1 g pro Tag. Die Spannweite der Landkreismittelwerte war in China 7,7–77,6 g pro Tag, verglichen mit einer Spannweite von 2,4–26,6 g täglich bei den mittleren 90 % der betrachteten amerikanischen Männer.

41. Die Korrelation mit Pflanzenprotein war +0,53 [III] und für Tierprotein +0,12.

42. Grundsätzlich gilt, indem man Familien-Krebsprävalenz als Outcome-Maß heranzieht, kann man effizienter verschiedene Ursachen für Krebs herausfinden, und damit auch die isolierten Effekte von bestimmter Ernährung.

43. Guo W, Li J, Blot WJ, et al. "Correlations of dietary intake and blood nutrient levels with esophageal cancer mortality in China." Nutr. Cancer 13 (1990): 121–127.

44. Die volle Auswirkung dieser fettlöslichen Antioxidanzien kann nur gezeigt werden, wenn die Antioxidanskonzentrationen den LDL-Spiegeln der Einzelpersonen angepasst werden. Dies war zur Zeit der Untersuchung nicht bekannt, daher wurden keine Vorkehrungen für eine derartige Anpassung getroffen.

45. Kneller RW, Guo W, Hsing AW, et al. "Risk factors for stomach cancer in sixty-five Chinese counties." Cancer Epi. Biomarkers Prev. 1 (1992): 113–118.

46. Information Plus. Nutrition: a key to good health. Wylie, TX: Information Plus, 1999.

47. Westman EC, Yancy WS, Edman JS, et al. "Carbohydrate Diet Program. " Am. J. Med. 113 (2002): 30–36.

48. Atkins RC. Dr. Atkins' New Diet Revolution. New York, NY: Avon Books, 1999.

49. Wright JD, Kennedy-Stephenson J, Wang CY, et al. "Trends in Intake of Energy and Macronutrients- United States, 1971–2000." Morbidity and mortality weekly report 53 (February 6, 2004): 80–82.

50. Noakes M, and Clifton PM. "Weight loss and plasma lipids." Curr. Opin Lipidol. 11 (2000): 65–70.

51. Bilsborough SA, and Crowe TC. "Low-carbohydrate diets: what are the potential short- and long-term health implications?" Asia Pac. J. Clin. Nutr. 12 (2003): 396–404.

52. Stevens A, Robinson DP, Turpin J, et al. «Sudden cardiac death of an adolescent during dieting.» South. Med. J. 95 (2002): 1047–1049.

53. Patty A. "Low-carb fad claims teen's life – Star diet blamed in death." The Daily Telegraph (Sidney, Australia) November 2, 2002: 10.

54. Atkins, 1999. 275.

55. Atkins behauptet, dass ein Antioxidanzien-Cocktail vor Herzkrankheiten, Krebs und Alterungsprozessen schützen kann. Diese Behauptung wurde durch mehrere große, unlängst abgeschlossene Studien widerlegt (siehe Kapitel 11).

56. Atkins, 1999. 103.

57. Bone J. "Diet doctor Atkins 'obese', had heart problems: coroner: Widow angrily denies that opponents' claims that heart condition caused by controverial diet." Ottawa Citizen February 11, 2004: A11.

58. Campbell TC. "Energy balance: interpretation of data from rural China." Toxicological Sciences 52 (1999): 87–94.

59. Horio F, Youngman LD, Bell RC, et al. "Thermogenesis, low-protein diets, and decreased development of AFB$_1$-induced preneoplastic foci in rat liver." Nutr. Cancer 16 (1991): 31–41.

60. Krieger E, Youngman LD, and Campbell TC. "The modulation of aflatoxin(AFBl) induced preneoplastic lesions by dietary protein and voluntary exercise in Fischer 344 rats." FASEB J. 2 (1988): 3304 Abs.

61. Die zitierten Zusammenhänge der gesamten Tierprotein- und Pflanzenproteinaufnahme entstammen einem Manuskript, das bei Drucklegung dieses Buches noch redigiert wurde.

62. Campbell TC, Chen J, Liu C, et al. «Non-association of aflatoxin with primary liver cancer in a cross-sectional ecologic survey in the People's Republic of China.» Cancer Res. 50 (1990): 6882–6893.

# Teil 2

# Kapitel 5

1. Adams CF. "How many times does your heart beat per year?" Accessed October 20, 2003. Accessed at http://www.straightdope.com/classics/a1_088a.html

2. National Heart, Lung, and Blood Institute. "Morbidity and Mortality: 2002 Chart Book on Cardiovascular, Lung, and Blood Diseases." Bethesda, MD: National Institutes of Health, 2002.

3. American Heart Association. "Heart Disease and Stroke Statistics-2003 Update." Dallas, TX: American Heart Association, 2002.

4. Braunwald E. "Shattuck lecture-cardiovascular medicine at the turn of the millenium: triumphs, concerns and opportunities." New Engl. J. Med. 337 (1997); 1360–1369.

5. American Cancer Society. "Cancer Facts and Figures-1998." Atlanta, GA: American Cancer Society, 1998.

6. Anderson RN. "Deaths: leading causes for 2000." National Vital Statistics Reports 50 (16) (2002):

7. Enos WE, Holmes RH, and Beyer J. "Coronary disease among United States soldiers killed in action in Korea." JAMA 152 (1953): 1090–1093.

8. Esselstyn CJ. "Resolving the coronary artery disease epidemie through plant-based nutrition." Prev. Cardiol. 4 (2001); 171–177.

9. Antman EM, and Braunwald E. "Acute myocardial infarction." In: E. Braunwald (ed.), Heart disease, a textbook of cardiovascular disease, Vol. 11 (Fifth Edition), 1184–1288. Philadelphia: W.B. Saunders Company, 1997.

10. Esselstyn CJ. "Lecture: Reversing heart disease." December 5, 2002. Ithaca, NY: Cornell University, 2002.

11. Ambrose JA, and Fuster V "Can we predict future acute coronary events in patients with stable coronary artery disease?" JAMA 277 (1997): 343–344.

12. Forrester JS, and Shah PK. "Lipid lowering versus revascularization: an idea whose time (for testing) has come." Circulation 96 (1997): 1360–1362.

13. 'National Heart Institute' heißt nun 'National Heart, Lung, and Blood Institute of the National Institutes of Health' mit Sitz in Bethesda, Maryland, U.S.A.

14. Gofman JW, Lindgren F, Elliot H, et al. "The role of lipids and lipoproteins in atherosclerosis" Science 111 (1950) 166.

15. Kannel WB, Dawber TR, Kagan A, et al. "Factors of risk in the development of coronary heart disease-six-year follow-up experience." Ann. Internal Medi. 55 (1961): 33–50.

16. Jolliffe N, and Archer M. "Statistical associations between international coronary heart disease death rates and certain environmental factors." J. Chronic Dis. 9 (1959): 636–652.

17. Scrimgeour EM, McCall MG, Smith DE, et al. "Levels of serum cholesterol, triglyceride, HDL cholesterol, apolipoproteins A-1 and B, and plasma glucose, and prevalence of diastolic hypertension and cigarette smoking in Papua New Guinea Highlanders." Pathology 21 (1989): 46–50.

18. Campbell TC, Parpia B, and Chen J. "Diet, lifestyle, and the etiology of coronary artery disease: The Cornell China Study." Am. J. Cardiol. 82 (1998): 18T–21 T.

19. Kagan A, Harris BR, Winkelstein W, et al. "Epidemiologie studies of coronary heart disease and stroke in Japanese men living in Japan, Hawaii and California." J. Chronic Dis. 27 (1974): 345–364.

20. Kato H, Tillotson J, Nichaman MZ, et al. "Epidemiologic studies of coronary heart disease and stroke in Japanese men living in Japan, Hawaii and California: serum lipids and diet." Am. J. Epidemiol. 97 (1973): 372–385.

21. Morrison LM. "Arteriosclerosis." JAMA 145 (1951): 1232–1236.

22. Morrison LM. "Diet in coronary atherosclerosis." JAMA 173 (1960): 884–888.

23. Lyon TP, Yankley A, Gofman JW, et al. "Lipoproteins and diet in coronary heart disease." California Med. 84 (1956): 325–328.

24. Gibney MJ, and Kritchevsky D, eds. Current Topics in Nutrition and Disease, Volume 8: Animal and Vegetable Proteins in Lipid Metabolism and Atherosclerosis. New York, NY: Alan R. Liss, Inc., 1983.

25. Sirtori CR, Noseda G, and Descovich GC. "Studies on the use of a soybean protein diet for the management of human hyperlipoproteinemias." In: M. J. Gibney and D. Kritchevsky (eds.), Current Topics in Nutrition and Disease, Volume 8: Animal and Vegetable Proteins in Lipid Metabolism and Atherosclerosis., 135–148. New York, NY: Alan R. Liss, Inc., 1983.

26. G.S. Myers, personal communication, cited by Groom, D. "Population studies of atherosclerosis." Ann. Internal Med. 55(1961):51–62.

27. Centers for Disease Control. "Smoking and Health: a national status report." Morbidity and Mortality Weekly Report 35 (1986): 709–711.

28. Centers for Disease Control. "Cigarette smoking among adults – United States, 2000." Morbidity and Mortality Weekly Report 51 (2002): 642–645.

29. Altersstandardisiert, Alter von 25–74.

30. Marwick C. "Coronary bypass grafting economics, including rehabilitation. Commentary." Curr: Opin Cardiol. 9 (1994): 635–640.

31. S. 1319, in Gersh BJ, Braunwald E, and Rutherford JD. "Chronic coronary artery disease." In: E. Braunwald (ed.), Heart Disease: A Textbook of cardiovascular Medicine, Vol. 2(Fifth Edition), 1289–1365. Philadelphia, PA: WB. Saunders, 1997.

32. Ornish D. "Avoiding revascularization with lifestyle changes: the Multicenter Lifestyle Demonstration Project." Am. J. Cardiol. 82 (1998): 72T–76T.

33. Shaw PJ, Bates D, Cartlidge NEF, et al. "Early intellectual dysfunction following coronary bypass surgery." Quarterly J. Med. 58 (1986): 59–68.

34. Cameron AAC, Davis KB, and Rogers WJ. "Recurrence of angina after coronary artery bypass surgery. Predictors and prognosis (CASS registry)." J. Am. Coll. Cardiol. 26 (1995): 895–899.

35. S. 1320, in Gersh BJ, Braunwald E, and Rutherford JD. "Chronic coronary artery disease." In: E. Braunwald (ed.), Heart Disease: A Textbook of cardiovascular Medicine, Vol. 2(Fifth Edition), 1289–1365. Philadelphia, PA: WB. Saunders, 1997.

36. Kirklin JW, Naftel DC, Blackstone EH, et al. "Summary of a consensus concerning death and ischemic events after coronary artery bypass grafting." Circulation 79(Suppl 1) (1989): 181–191.

37. S. 1368–1369, in Lincoff AM, and Topol EJ. "Interventional catherization techniques." In: E. Braunwald (ed.), Heart Disease: A Textbook of Cardiovascular Medicine, 1366–1391. Philadelphia, PA: W.B. Saunders, 1997.

38. Hirshfeld JW, Schwartz JS, Jugo R, et al. "Restenosis after coronary angioplasty: a multivariate statistical model to relate lesion and procedure variables to restenosis." J. Am. Coll. Cardiol. 18 (1991): 647–656.

39. Information Plus. Nutrition: a key to good health. Wylie, TX: Information Plus, 1999.

40. Naifeh SW. The Best Doctors in America, 1994–1995. Aiken, S.C.: Woodward & White, 1994.

41. Esselstyn CB, Jr. "Foreward: changing the treatment paradigm for coronary artery disease." Am. J. Cardiol. 82 (1998): 2T–4 T.

42. Esselstyn CB, Ellis SG, Medendorp SV, et al. "A strategy to arrest and reverse coronary artery disease: a 5-year longitudinal study of a single physician's practice." J. Family Practice 41 (1995): 560–568.

43. Esselstyn CJ. "Introduction: more than coronary artery disease." Am. J. Cardiol. 82 (1998): 5T–9T.

44. Der Blutfluss steht mit dem Biquadrat des Gefäßradius im direkt-proportionalem Zusammenhang. Demzufolge geht z. B. eine Verdoppelung des Radius eines Blutgefäßes [= Reduzierung der Ablagerungen] mit der Versechzehnfachung des Blutflusses einher.

45. Personal communication with Dr. Esselstyn, 9/15/03.

46. Ornish D, Brown SE, Scherwitz LW, et al. "Can lifestyle changes reverse coronary heart disease?" Lancet 336 (1990): 129–133.

47. Ratliff NB. "Of rice, grain, and zeal: lessons from Drs. Kempner and Esselstyn." Cleveland Clin. J. Med. 67 (2000): 565–566.

48. American Heart Association. "AHA Dietary Guidelines. Revision 2000: A Statement for Healthcare Professionals from the Nutrition Committee of the American Heart Association." Circulation 102 (2000): 2296–2311.

49. National Cholesterol Education Program. "Third report of the National Cholesterol Education Program (NCEP) expert panel on detection, evaluation and treatment of high blood cholesterol in adult (adult treatment panel III): executive summary." Bethesda, MD: National Institutes of Health, 2001.

50. Castelli W "Take this letter to your doctor." Prevention 48 (1996): 61–64.

51. Schuler G, Hambrecht R, Schlierf G, et al. "Regular physical exercise and low-fat diet." Circulation 86 (1992): 1–11.

# Kapitel 6

1. Flegal KM, Carroll MD, Ogden CL, et al. "Prevalence and trends in obesity among U.S. adults, 1999–2000." JAMA 288 (2002): 1723–1727.

2. Ogden CL, Flegal KM, Carroll MD, et al. "Prevalence and trends in overweight among U.S. children and adolescents." JAMA 288 (2002): 1728–1732.

3. Dietz WH. "Health consequences of obesity in youth: childhood predictors of adult disease." Pediatrics 101 (1998): 518–525.

4. Fontaine KR, and Barofsky I. "Obesity and health-related quality of life." Obesity Rev. 2 (2001): 173–182.

5. Colditz GA. "Economic costs of obesity and inactivity." Med. Sci. Sports Exerc. 31 (1999): 5663–5667.

6. Adcox S. "New state law seeks to cut down obesity." Ithaca Journal Sept. 21, 2002: 5A.

7. Ellis FR, and Montegriffo VME. "Veganism, clinical findings and investigations." Am. J. Clin. Nutr. 23 (1970): 249–255.

8. Berenson, G., Srinivasan, S., Bao, W., Newman, W. P. r., Tracy, R. E., and Wattigney, W. A. "Association between multiple cardiovascular risk factors and atherosclerosis to children and young adults. The Bogalusa Heart Study." New Engl. J. Med., 338: 1650–1656, 1998.

9. Key TJ, Fraser GE, Thorogood M, et al. "Mortality in vegetarians and nonvegetarians: detailed findings from a collaborative analysis of 5 prospective studies." Am. J. Clin. Nutri. 70(Suppl.) (1999): 516S–524S.

10. Bergan JG, and Brown PT. "Nutritional status of "new" vegetarians." J. Am. Diet. Assoc. 76 (1980): 151–155.

11. Appleby PN, Thorogood M, Mann J, et al. "Low body mass index in non-meat eaters: the possible roles of animal fat, dietary fibre, and alcohol." Int J. Obes. 22 (1998): 454–460.

12. Dwyer JT. "Health aspects of vegetarian diets." Am. J. Clin. Nutr. 48 (1988): 712–738.

13. Key TJ, and Davey G. "Prevalence of obesity is low in people who do not eat meat." Brit. Med. Journ. 313 (1996): 816–817.

14. Shintani TT, Hughes CK, Beckham S, et al. "Obesity and cardiovascular risk intervention through the ad libitum feeding of traditional Hawaiian diet." Am. J. Clin. Nutr. 53 (1991): 1647S–1651S.

15. Barnard RJ. "Effects of life-style modification on serum lipids." Arch. Intern. Med. 151 (1991): 1389–1394.

16. McDougall J, Litzau K, Haver E, et al. "Rapid reduction of serum cholesterol and blood pressure by a twelve-day, very low fat, strictly vegetarian diet." J. Am. Coll. Nutr. 14 (1995): 491–496.

17. Ornish D, Scherwitz LW, Doody RS, et al. "Effects of stress management training and dietary changes in treating ischemic heart disease." JAMA 249 (1983): 54–59.

18. Shintani TT, Beckham S, Brown AC, et al. "The Hawaii diet: ad libitum high carbohydrate, low fat multi-cultural diet for the reduction of chronic disease risk factors: obesity, hypertension, hypercholesterolemia, and hyperglycemia." Hawaii Med. Journ. 60 (2001): 69–73.

19. Nicholson AS, Sklar M, Barnard ND, et al. "Toward improved management of NIDDM: a randomized, controlled, pilot intervention using a lowfat, vegetarian diet." Prev. Med. 29 (1999): 87–91.

20. Ornish D, Scherwitz LW, Billings JH, et al. "Intensive lifestyle changes for reversal of coronary heart disease." JAMA 280 (1998): 2001–2007.

21. Astrup A, Toubro S, Raben A, et al. "The role of low-fat diets and fat substitutes in body weight management: what have we learned from clinical studies?" J. Am. Diet. Assoc. 97(suppl) (1997): S82–S87.

22. Duncan KH, Bacon JA, and Weinsier RL. "The effects of high and low energy density diets on satiety, energy intake, and eating time of obese and nonobese subjects." Am. J. Clin. Nutr. 37 (1983): 763–767.

23. Heaton KW. "Food fibre as an obstacle to energy intake." Lancet (1973): 1418–1421.

24. Levin N, Rattan J, and Gilat T. "Energy intake and body weight in ovo-lacto vegetarians." J. Clin. Gastroenterol. 8 (1986): 451–453.

25. Campbell TC. "Energy balance: interpretation of data from rural China." Toxicological Sciences 52 (1999): 87–94.

26. Poehlman ET, Arciero PJ, Melby CL, et al. «Resting metabolic rate and postprandial thermogenesis in vegetarians and nonvegetarians.» Am. J. Clin. Nutr. 48 (1988): 209–213.

27. Die Studie von Poehlman et al. zeigte eine hohe Sauerstoffaufnahme und einen höheren Grundumsatz, wurde allerdings von den Autoren extrem fehlinterpretiert. Wir erhielten ähnliche Resultate bei den Versuchsratten.

28. Fogelholm M, and Kukkonen-Harjula K. "Does physical activity prevent weight gain – a systematic review." Obesity Rev. 1 (2000): 95–111.

29. Ravussin E, Lillioja S, Anderson TE, et al. "Determinants of 24-hour energy expenditure in man. Methods and results using a respiratory chamber." J. Clin. Invest. 78 (1986): 1568–1578.

30. Thorburn AW, and Proietto J. "Biological determinants of spontaneous physical activity." Obesity Rev. 1 (2000): 87–94.

31. Krieger E, Youngman LD, and Campbell TC "The modulation of aflatoxin(AFB₁) induced preneoplastic lesions by dietary protein and voluntary exercise in Fischer 344 rats." FASEB J. 2 (1988): 3304 Abs.

32. Heshka S, and Allison DB. "Is obesity a disease?" Int. J. Obesity Rel. Dis. 25 (2001): 1401–1404.

33. Kopelman PG, and Finer N. "Reply: is obesity a disease?" Int J. Obes. 25 (2001): 1405–1406.

34. Campbell TC. "Are your genes hazardous to your health?" Nutrition Advocate 1 (1995): 1–2, 8.

35. Campbell TC. "Genetic seeeds of disease. How to beat the odds." Nutrition Advocate 1 (1995): 1–2, 8.

36. Campbell TC. "The 'Fat Gene' dream machine." Nutrition Advocate 2 (1996): 1–2.

# Kapitel 7

1. Mokdad AH, Ford ES, Bowman BA, et al. "Diabetes trends in the U.S.: 1990–1998." Diabetes Care 23 (2000): 1278–1283.

2. Centers for Disease Control and Prevention. "National Diabetes Fact Sheet: General Information and National Estimates on Diabetes in the United States, 2000." Atlanta, GA: Centers for Disease Control and Prevention.

3. Griffin KL. "New lifestyles: new lifestyles, hope for kids with diabetes." Milwaukee Journal Sentinel 22 July 2002: 1G.

4. American Diabetes Association. "Type 2 diabetes in children and adolescents." Diabetes Care 23 (2000): 381–389.

5. Himsworth HP. "Diet and the incidence of diabetes mellitus." Clin. Sci. 2 (1935): 117–148.

6. West KM, and Kalbfleisch JM. "Glucose tolerance, nutrition, and diabetes in Uruguay, Venezuela, Malaysia, and East Pakistan." Diabetes 15 (1966): 9–18.

7. West KM, and Kalbfleisch JM. "Influence of nutritional factors on prevalence of diabetes." Diabetes 20 (1971): 99–108.

8. Fraser GE. "Associations between diet and cancer, ischemic heart disease, and all-cause mortality in non-Hispanic white California Seventh-day Adventists." Am. J. Clin. Nutr. 70(Suppl.) (1999): 532S–538S.

9. Snowdon DA, and Phillips RL. "Does a vegetarian diet reduce the occurrence of diabetes?" Am. J. Publ. Health 75 (1985): 507–512.

10. Tsunehara CH, Leonetti DL, and Fujimoto WY. "Diet of second generation Japanese-American men with and without non-insulin-dependent diabetes." Am. J. Clin. Nutri. 52 (1990): 731–738.

11. Marshall J, Hamman RF, and Baxter J. "High-fat, low-carbohydrate diet and the etiology of non-insulin-dependent diabetes mellitus: the San Luis Valley Study." Am. J. Epidemiol. 134 (1991): 590–603.

12. Kittagawa T, Owada M, Urakami T, et al. "Increased incidence of non-insulin-dependent diabetes mellitus among Japanese schoolchildren correlates with an increased intake of animal protein and fat." Clin. Pediatr. 37 (1998): 111–116.

13. Trowell H. "Diabetes mellitus death-rates in England and Wales 1920–1970 and food supplies." Lancet 2 (1974): 998–1002.

14. Meyer KA, Kushi LH, Jacobs DR, Jr., et al. «Carbohydrates, dietary fiber, and incident Type 2 diabetes in older women.» Am. J. Clin. Nutri. 71 (2000): 921–930.

15. Anderson JW. "Dietary fiber in nutrition management of diabetes." In: G. Vahouny, V. and D. Kritchevsky (eds.), Dietary Fiber: Basic and Clinical Aspects, 343–360. New York: Plenum Press, 1986.

16. Anderson JW, Chen WL, and Sieling B. "Hypolipidemic effects of high-carbohydrate, highfiber diets." Metabolism 29 (1980): 551–558.

17. Story L, Anderson JW, Chen WL, et al. "Adherence to high-carbohydrate, high-fiber diets: long-term studies of non-obese diabetic men." Journ. Am. Diet. Assoc. 85 (1985): 1105–1110.

18. Barnard RJ, Lattimore L, Holly RG, et al. "Response of non-insulin-dependent diabetic patients to an intensive program of diet and exercise." Diabetes Care 5 (1982): 370–374.

19. Barnard RJ, Massey MR, Cherny S, et al "Long-term use of a high-complex-carbohydrate, high-fiber, low-fat diet and exercise in the treatment of NIDDM patients." Diabetes Care 6 (1983): 268–273.

20. Anderson JW, Gustafson NJ, Bryant CA, et al. "Dietary fiber and diabetes: a comprehensive review and practical application." J. Am. Diet. Assoc. 87 (1987): 1189–1197.

21. Jenkins DJA, Wolever TMS, Bacon S, et al. "Diabetic diets: high carbohydrate combined with high fiber." Am. J. Clin. Nutri. 33 (1980): 1729–1733.

22. Diabetes Prevention Program Research Group. "Reduction in the incidence of Type 2 diabetes with lifestyle intervention or Metformin." New Engl. J. Med. 346 (2002): 393–403.

23. Tuomilehto J, Lindstrom J, Eriksson JG, et al. "Prevention of Type 2 diabetes mellitus by changes in lifestyle among subjects with impaired glucose tolerance." New Engl. J. Med. 344 (2001): 1343–1350.

# Kapitel 8

1. Das vorhandenene Östrogen in seiner freien, ungebundenen Form.

2. Die Östrogenaktivität ist von mehr als einem Analogon abhängig, aber normalerweise bezieht man sich auf das Östradiol. Ich verwende den allgemeinen Begriff „Östrogen", der alle Steroide und verwandte weibliche Sexualhormone umfasst, deren Wirkung dem Östradiol entspricht. Ein geringer Anteil von Testosteron zeigt bei Frauen dieselbe Wirkung.

3. Wu AH, Pike MC, and Stram DO. "Meta-analysis: dietary fat intake, serum estrogen levels, and the risk of breast cancer." J. Nat. Cancer Inst. 91 (1999): 529–534.

4. Bernstein L, and Ross RK. "Endogenous hormones and breast cancer risk." Epidemiol. Revs. 15 (1993): 48–65.

5. Pike MC, Spicer DV, Dahmoush L, et al. "Estrogens, progestogens, normal breast cell proliferation, and breast cancer risk." Epidemiol. Revs. 15 (1993): 17–35.

6. Bocchinfuso WP, Lindzey JK, Hewitt SC, et al. "Induction of mammary gland development in estrogen receptor-alpha knockout mice." Endocrinology 141 (2000): 2982–2994.

7. Atwood CS, Hovey RC, Glover JP, et al. "Progesterone induces side-branching of the ductal epithelium in the mammary glands of peripubertal mice." J. Endocrinol. 167 (2000): 39–52.

8. Rose DP, and Pruitt BT "Plasma prolactin levels in patients with breast cancer." Cancer 48 (1981): 2687–2691.

9. Dorgan JF, Longcope C, Stephenson HE, Jr., et al. "Relation of prediagnostic serum estrogen and androgen levels to breast cancer risk." Cancer Epidemiol Biomarkers Prev 5 (1996): 533–539.

10. Dorgan JF, Stanczyk FZ, Longcope C, et al. «Relationship of serum dehydroepiandrosterone (DHEA), DHEA sulfate, and 5-androstene-3 beta, 17 beta-diol to risk of breast cancer in postmenopausal women.» Cancer Epidemiol Biomarkers Prev 6 (1997):

11. Thomas HV, Key TJ, Allen DS, et al. "A prospective study of endogenous serum hormone concentrations and breast cancer risk in post-menopausal women on the island of Guernsey." Brit. J. Cancer 76 (1997): 410–405.

12. Hankinson SE, Willett W, Manson JE, et al. «Plasma sex steroid hormone levels and risk of breast cancer in postmenopausal women.» J. Nat. Cancer Inst. 90 (1998): 1292–1299.

13. Rosenthal MB, Barnard RJ, Rose DP, et al. "Effects of a high-complex-carbohydrate, low-fat, low-cholesterol diet on levels of serum lipids and estradiol" Am. J. Med. 78 (1985): 23–27.

14. Adlercreutz H. "Western diet and Western diseases: some hormonal and biochemical mechanisms and associations." Scand. J. Clin. Lab. Invest. 50(Suppl.201) (1990): 3–23.

15. Heber D, Ashley JM, Leaf DA, et al. "Reduction of serum estradiol in postmenopausal women given free access to low-fat high-carbohydrate diet." Nutrition 7 (1991): 137–139.

16. Rose DP, Goldman M, Connolly JM, et al. "High-fiber diet reduces serum estrogen concentrations in premenopausal women." Am. J. Clin. Nutr. 54 (1991): 520–525.

17. Rose DP, Lubin M, and Connolly JM. "Efects of diet supplementation with wheat bran on serum estrogen levels in the follicular and luteal phases of the menstrual cycle." Nutrition 13 (1997): 535–539.

18. Tymchuk CN, Tessler SB, and Barnard RJ. "Changes in sex hormone-binding globulin, insulin, and serum lipids in postmenopausal women on a low-fat, high-fiber diet combined with exercise." Nutr. Cancer 38 (2000): 158–162.

19. Key TJA, Chen J, Wang DY, et al. "Sex hormones in women in rural China and in Britain." Brit. J. Cancer 62 (1990): 631–636.

20. Prentice R, Thompson D, Clifford C, et al. «Dietary fat reduction and plasma estradiol concentration in healthy postmenopausal women.» J. Natl. Cancer Inst. 82 (1990): 129–134.

21. Boyar AP, Rose DP, and Wynder EL. "Recommendations for the prevention of chronic disease: the application for breast disease." Am. J. Clin. Nutr. 48(3 Suppl) (1988): 896–900.

22. Nandi S, Guzman RC, and Yang J. "Hormones and mammary carcinogenesis in mice, rats and humans: a unifying hypothesis." Proc. National Acad. Sci 92 (1995): 3650–3657.

23. Peto J, Easton DF, Matthews FE, et al. "Cancer mortality in relatives of women with breast cancer, the OPCS study." Int. J. Cancer 65 (1996): 275–283.

24. Colditz GA, Willen W, Hunter DJ, et al. "Family history, age, and risk of breast cancer. Prospective data from the Nurses' Health Study." JAMA 270 (1993): 338–343.

25. National Human Genome Research Institute. "Learning About Breast Cancer." http://www.genome.gov/l0000507

26. Futreal PA, Liu Q, Shattuck-Eidens D, et al. "BRCA1 mutations in primary breast and ovarian carcinomas." Science 266 (1994): 120–122.

27. Miki Y, Swensen J, Shatttuck-Eidens D, et al. «A strong candidate for the breast and ovarian cancer susceptibility gene BRCA1.» Science 266 (1994): 66–71.

28. Wooster R, Bignell G, Lancaster J, et al. "Identification of the breast cancer susceptibility gene BRCA2." Nature 378 (1995): 789–792.

29. Tavtigian SV, Simard J, Rommens J, et al. "The complete BRCA2 gene and mutations in chromosome 13q-linked kindreds." Nat. Genet. 12 (1996): 333–337.

30. Ford D, Easton D, Bishop DT, et al. "Risks of cancer in BRCA1 mutation carriers." Lancet 343 (1994): 692–695.

31. Antoniou A, Pharoah PDP, Narod S, et al. "Average risks of breast and ovarian cancer associated with BRCA1 or BRCA2 mutations detected in case series unselected for family history: a combined analysis of 22 studies." Am. J. Hum. Genet. 72 (2003): 1117–1130.

32. Newman B, Mu H, Butler LM, et al. "Frequency of breast cancer attributable to BRCA1 in a population-based series of American women." JAMA 279 (1998): 915–921.

33. Peto J, Collins N, Barfoot R, et al. «Prevalence of BRCA1 and BRCA2 gene mutations in patients with early-onset breast cancer.» J. Nat. Cancer Inst. 91 (1999): 943–949.

34. Tabar L, Fagerberg G, Chen HH, et al. "Efficacy of breast cancer screening by age. New results from the Swedish Two-County Trial." Cancer 75 (1995): 2507–2517.

35. Bjurstram N, Bjorneld L, Duffy SW, et al. "The Gothenburg Breast Cancer Screening Trial: first results on mortality, incidence, and mode of detection for women ages 39–49 years at randomization." Cancer 80 (1997): 2091–2099.

36. Frisell J, Lidbrink E, Hellstrom L, et al. "Follow-up after 11 years: update of mortality results in the Stockholm mammographic screening trial." Breast Cancer Res. Treat 1997 45 (1997): 263–270.

37. Greenlee RT, Hill-Harmon MB, Murray T, et al. "Cancer statistics, 2001." CA Cancer J. Clin. 51 (2001): 15–36.

38. Cairns J. "The treatment of diseases and the War against Cancer." Sci. Am. 253 (1985): 31–39.

39. Cuzick J, and Baum M. "Tamoxifen and contralateral breast cancer." Lancet 2 (1985): 282.

40. Cuzick J, Wang DY, and Bulbrook RD. "The prevention of breast cancer." Lancet 1 (1986): 83–86.

41. Fisher B, Costantino JP, Wickerham DL, et al. "Tamoxifen for prevention of breast cancer: report of the National Surgical Adjuvant Breast and Bowel Project P-1 Study."J. Nat. Cancer Inst. 90 (1998): 1371–1388.

42. Freedman AN, Graubard BI, Rao SR, et al. "Estimates of the number of U.S. women who could benefit from tamoxifen for breast cancer chemoprevention." J. Nat. Cancer Inst. 95 (2003): 526–532.

43. Powles T, Eeles R, Ashley S, et al. «Interim analysis of the incidence of breast cancer in the Royal Marsden Hospital tamoxifen randomised chemoprevention trial.» Lancet 352 (1998): 98–101.

44. Veronesi U, Maisonneuve P, Costa A, et al. "Prevention of breast cancer with tamoxifen: preliminary findings from the Italian randomised trial among hysterectomised women." Lancet 352 (1998): 93–97.

45. Cuzick J. "A brief review of the current breast cancer prevention trials and proposals for future trials." Eur J Cancer 36 (2000): 1298–1302.

46. Cummings SR, Eckert S, Krueger KA, et al. "The effect of raloxifene on risk of breast cancer in postmenopausal women: results from the MORE randomized trial." JAMA 281 (1999): 2189–2197.

47. Dorgan JF, Hunsberger S, A., McMahon RP, et al. "Diet and sex hormones in girls: findings from a randomized controlled clinical trial." J. Nat. Cancer Inst. 95 (2003): 132–141.

48. Ornish D, Scherwitz LW, Billings JH, et al. "Intensive lifestyle changes for reversal of coronary heart disease." JAMA 280 (1998): 2001–2007.

49. Esselstyn CB, Ellis SG, Medendorp SV, et al. "A strategy to arrest and reverse coronary artery disease: a 5-year longitudinal study of a single physician's practice." J. Family Practice 41 (1995): 560–568.

50. Hildenbrand GLG, Hildenbrand LC, Bradford K, et al. "Five-year survival rates of melanoma patients treated by diet therapy after the manner of Gerson: a retrospective review." Altemative Therapies in Health and Medicine 1 (1995): 29–37.

51. Youngman LD, and Campbell TC. "Inhibition of aflatoxin $B_1$-induced gamma-glutamyl transpeptidase positive (GGT+) hepatic preneoplastic foci and tumors by low protein diets: evidence that altered GGT+ foci indicate neoplastic potential." Carcinogenesis 13 (1992): 1607–1613.

52. Ronai Z, Gradia S, El-Bayoumy K, et al. "Contrasting incidence of ras mutations in rat mammary and mouse skin tumors induced by anti-benzo [c] phenanthrene-3,4-diol-1,2-epoxide." Carcinogenesis 15 (1994): 2113–2116.

53. Jeffy BD, Schultz EU, Selmin O, et al. "Inhibition of BRCA-1 expression by benzo [a] pyrene and diol epoxide." Mol. Carcinogenesis 26 (1999): 100–118.

54. Gammon MD, Santella RM, Neugut AI, et al. "Environmental toxins and breast cancer on Long Island. I. Polycyclic aromatic hydrocarbon DNA adducts." Cancer Epidemiol Biomarkers Prev 11 (2002): 677–685.

55. Gammon MD, Wolff MS, Neugut AI, et al. "Environmental toxins and breast cancer on Long Island. II. Organchlorine compound levels in blood." Cancer Epidemiol Biomarkers Prev 11 (2002): 686–697.

56. Humphries KH, and Gill S. "Risks and benefits of hormone replacement therapy: the evidence speaks." Canadian Med. Assoc. Journ. 168 (2003): 1001–1010.

57. Writing Group for the Women's Health Initiative Investigators. "Risks and benefits of estrogen plus progestin in healthy postmenopausal women: principal results from the Women's Health Initiative Randomized Controlled Trial." JAMA 288 (2002): 321–333.

58. Hulley S, Grady D, Bush T, et al. "Randomized trial of estrogen plus progestin for secondary prevention of coronary heart disease in postmenopausal women. Heart and Estrogen/progestin Replacement Study (HERS) Research Group." JAMA 280 (1998): 605–613.

59. Obwohl dieses Ergebnis statistisch nicht signifikant war, ist seine Übereinstimmung mit dem WHI-Ergebnis bemerkenswert.

60. International Agency for Cancer Research. "Globocan" (accessed 18 October 2002), http://www-dep.iarc/globocan.html."

61. Kinzler KW, and Vogelstein B. "Lessons from Heredity. Colorectal Cancer." Cell 87 (1996): 159–170.

62. Ferlay J, Bray F, Pisani P, et al. GLOBOCAN 2000: Cancer Incidence, mortality and prevalence worldwide, Version 1.0. Lyon, France: IARCPress, 2001.

63. Limited version of Ferlay et al. document available at http://www.dep.iarc.fr/globocan/globocan.htm, last updated on 03/02/2001.

64. Expert Panel. Food, nutrition and the prevention of cancer; a global perspective. Washington, DC: American Institute for Cancer Research/World Cancer Research Fund, 1997.

65. Armstrong D, and Doll R. "Environmental factors and cancer incidence and mortality in different countries, with special reference to dietary practices." Int. J. Cancer 15 (1975): 617–631.

66. Burkitt DP. "Epidemiology of cancer of the colon and the rectum." Cancer 28 (1971): 3–13.

67. Jansen MCJF, Bueno-de-Mesquita HB, Buzina R, et al. «Dietary fiber and plant foods in relation to colorectal cancer mortality: The Seven Countries Study.» Int. J. Cancer 81 (1999): 174–179.

68. Whiteley LO, and Klurfeld DM. "Are dietary fiber-induced alterations in colonic epithelial cell proliferation predictive of fiber's effect on colon cancer?" Nutr. Cancer 36 (2000): 131– 149.

69. Die meisten dieser Zusammenhänge waren statistisch nicht signifikant, aber die Übereinstimmung der umgekehrten Korrelation zwischen Ballaststoffen und kolorektalem Karzinom war beeindruckend.

70. Campbell TC, Wang G, Chen J, et al. "Dietary fiber intake and colon cancer mortality in The People's Republic of China." In: D. Kritchevsky, C. Bonfield and J. W. Anderson (eds.), Dietary Fiber, 473–480. New York, NY: Plenum Publishing Corporation, 1990.

71. Trock B, Lanza E, and Greenwald P. "Dietary fiber, vegetables, and colon cancer: critical review and meta-analysis of the epidemiologie evidence." J. Nat. Cancer Inst. 82 (1990): 650–661.

72. Howe GR, Benito E, Castelleto R, et al. "Dietary intake of fiber and decreased risk of cancers of the colon and rectum: evidence from the combined analysis of 13 case-control studies." J. Nat. Cancer Inst. 84 (1992): 1887–1896.

73. Bingham SA, Day NE, Luben R, et al. "Dietary fibre in food and protection against colorectal cancer in the European Prospective Investigation into Cancer and Nutrition (EPIC): an observational study." Lancet 361 (2003): 1496–1501.

74. O'Keefe SJD, Ndaba N, and Woodward A. "Relationship between nutritional status, dietary intake patterns and plasma lipoprotein concentrations in rural black South Africans." Hum. Nutr. Clin. Nutr. 39 (1985): 335–341.

75. Sitas F. "Histologically diagnosed cancers in South Africa, 1988." S. African Med. J. 84 (1994): 344–348.

76. O'Keefe SJD, Kidd M, Espitalier-Noel G, et al. "Rarity of colon cancer in Africans is associated with low animal product consumption, not fiber." Am. J. Gastroenterology 94 (1999): 1373–1380.

77. McKeown-Eyssen G. "Epidemiology of colorectal cancer revisited: are serum triglycerides and/or plasma glucose associated with risk?" Cancer Epidemiol Biomarkers Prev 3 (1994): 687–695.

78. Giovannucci E. "Insulin and colon cancer." Cancer Causes and Control 6 (1995): 164–179.

79. Bruce WR, Giacca A, and Medline A. "Possible mechanisms relating diet and risk of colon cancer." Cancer Epidemiol Biomarkers Prev 9 (2000): 1271–1279.

80. Kono S, Honjo S, Todoroki I, et al. "Glucose intolerance and adenomas of the sigmoid colon in Japanese men (Japan)." Cancer Causes and Control 9 (1998): 441–446.

81. Schoen RE, Tangen CM, Kuller LH, et al. "Increased blood glucose and insulin, body size, and incident colorectal cancer." J. Nat. Cancer Inst. 91 (1999): 1147–1154.

82. Bruce WR, Wolever TMS, and Giacca A. "Mechanisms linking diet and colorectal cancer: the possible role of insulin resistance." Nutr. Cancer 37 (2000): 19–26.

83. Lipkin M, and Newmark H. "Development of clinical chemoprevention trials." J. Nat. Cancer Inst. 87 (1995): 1275–1277.

84. Holt PR, Atillasoy EO, Gilman J, et al. «Modulation of abnormal colonic epithelial cell proliferation and differentiation by low-fat dairy foods. A randomized trial.» JAMA 280 (1998): 1074–1079.

85. Mobarhan S. "Calcium and the colon: recent findings." Nutr: Revs. 57 (1999): 124–126.

86. Alberts DS, Ritenbuagh C, Story JA, et al. "Randomized, double-blinded, placebo-controlled study of effect of wheat bran fiber and calcium on fecal bile acids in patients with resected adenomatous colon polyps." J. Nat. Cancer Inst. 88 (1996): 81–92.

87. Chen J, Campbell TC, Li J, et al. Diet, life-style and mortality in China. A study of the characteristics of 65 Chinese counties. Oxford, UK; Ithaca, NY; Beijing, PRC: Oxford University Press; Cornell University Press; People's Medical Publishing House, 1990.

88. Jass JR. "Colon cancer: the shape of things to come." Gut 45 (1999): 794–795.

89. Burt RW "Colon cancer screening." Gastroenterology 119 (2000): 837–853.

90. Winawer SJ, Zauber AG, Ho MN, et al. "Prevention of colorectal cancer by colonoscopic polypectomy." New Engl. J. Med. 329 (1993): 1977–1981.

91. Pignone M, Rich M, Teutsch SM, et al. "Screening for colorectal cancer in adults at average risk: a summary of the evidence for the U.S. Preventive Services Task Force." Ann. Internal Med. 137 (2002): 132–141.

92. Scott RJ, and Sobol HH. "Prognostic implications of cancer susceptibility genes: Any news?" Recent Results in Cancer Research 151 (1999): 71–84.

93. Lee ML, Wang R-T, Hsing AW, et al. "Case-control study of diet and prostate cancer in China." Cancer Causes and Control 9 (1998): 545–552.

94. Villers A, Soulie M, Haillot O, et al. "Prostate cancer screening (III): risk factors, natural history, course without treatment." Progr. Urol. 7 (1997): 655–661.

95. Stanford JL. "Prostate cancer trends 1973–1995." Bethesda, MD: SEER Program, National Cancer Institute, 1998.

96. Chan JM, and Giovannucci EL. "Dairy products, calcium, and vitamin D and risk of prostate cancer." Epidemiol. Revs. 23 (2001): 87–92.

97. Giovannucci E. "Dietary influences of 1,25 (OH)$_2$ vitamin D in relation to prostate cancer: a hypothesis." Cancer Causes and Control 9 (1998): 567–582.

98. Chan JM, Stampfer MJ, Ma J, et al. "Insulin-like growth factor-I (IGF-I) and IGF binding protein-3 as predictors of advanced-stage prostate cancer." J. Natl Cancer Inst 94 (2002): 1099–1109.

99. Doi SQ, Rasaiah S, Tack I, et al. "Low-protein diet suppresses serum insulin-like growth factor- 1 and decelerates the progresseion of growth hormone-induced glomerulosclerosis." Am. J. Nephrol. 21 (2001) 331–339.

100. Heaney RP, McCarron DA, Dawson-Hughes B, et al. "Dietary changes favorably affect bond remodeling in older adults." J. Am. Diet. Assoc. 99 (1999): 1228–1233.

101. Allen NE, Appleby PN, Davey GK, et al. «Hormones and diet: low insulin-like growth factor-I but normal bioavailable androgens in vegan men.» Brit. J. Cancer 83 (2000): 95–97.

102. Cohen P, Peehl DM, and Rosenfeld RG. "The IGF axis in the prostate." Horm. Metab. res. 26 (1994): 81–84.

# Kapitel 9

1. Mackay IR. "Tolerance and immunity." Brit. Med. Journ. 321 (2000): 93–96.

2. Jacobson DL, Gange SJ, Rose NR, et al. «Short analytical review. Epidemiology and estimated population burden of selected autoimmune diseases in the United States.» Clin. Immunol. Immunopath. 84 (1997): 223–243.

3. Davidson A, and Diamond B. "Autoimmune diseases." New Engl. J. Med. 345 (2001): 340–350.

4. Aranda R, Sydora BC, McAllister PL, et al. "Analysis of intestinal lymphocytes in mouse colitis mediated by transfer of CD4+, CD45RB$^{high}$ T cells to SCID recipients." J. Immunol. 158 (1997):3464–3473.

5. Folgar S, Gatto EM, Raina G, et al. "Parkinsonism as a manifestation of multiple sclerosis." Movement Disorclers 18 (2003): 108–113.

6. Cantorna MT. "Vitamin D and autoimmunity: is vitamin D status an environmental factor affecting autoimmune disease prevalence?" Proc. Soc. Exp. Biol. Med. 223 (2000): 230–233.

7. DeLuca HF, and Cantorna MT. "Vitamin D: its role and uses in immunology." FASEB J. 15 (2001): 2579–2585.

8. Winer S, Astsaturov I, Cheung RK, et al. "T cells of multiple sclerosis patients target a common environmental peptide that causes encephalitis in mice." J. Immunol. 166 (2001): 4751–4756.

9. Davenport CB. "Multiple sclerosis from the standpoint of geographic distribution and race." Arch. Neurol. Pschiatry 8 (1922): 51–58.

10. Alter M, Yamoor M, and Harshe M. "Multiple sclerosis and nutrition." Arch. Neurol. 31 (1974): 267–272.

11. Carroll M. "Innate immunity in the etiopathology of autoimmunity." Nature Immunol. 2 (2001): 1089–1090.

12. Karjalainen J, Martin JM, Knip M, et al. "A bovine albumin peptide as a possible trigger of insulin-dependent Diabetes Mellitus." New Engl. Journ. Med. 327 (1992): 302–307.

13. Akerblom HK, and Knip M. "Putative environmental factors and Type 1 diabetes." Diabetes/Metabolism Revs. 14 (1998): 31–67.

14. Naik RG, and Palmer JP. "Preservation of beta-cell function in Type 1 diabetes." Diabetes Rev. 7 (1999): 154–182.

15. Virtanen SM, Rasanen L, Aro A, et al. «Infant feeding in Finnish children less than 7 yr of age with newly diagnosed IDDM. Childhood diabetes in Finland Study Group.» Diabetes Care 14 (1991): 415–417.

16. Savilahti E, Akerblom HK, Tainio V-M, et al. "Children with newly diagnosed insulin dependent diabetes mellitus have increased levels of cow's milk antibodies." Diabetes Res. 7 (1988): 137–140.

17. Yakota A, Yamaguchi T, Ueda T, et al. «Comparison of islet cell antibodies, islet cell surface antibodies and anti-bovine serum albumin antibodies in Type 1 diabetes.» Diabetes Res. Clin. Pract. 9 (1990): 211–217.

18. Hammond-McKibben D, and Dosch H-M. "Cow's milk, bovine serum albumin, and IDDM: can we settle the controversies?" Diabetes Care 20 (1997): 897–901.

19. Akerblom HK, Vaarala O, Hyoty H, et al. "Environmental factors in the etiology of Type 1 diabetes." Am. J. Med. Genet. (Semin. Med. Genet.) 115 (2002): 18–29.

20. Gottlieb MS, and Root HF. "Diabetes mellitus in twins." Diabetes 17 (1968): 693–704.

21. Barnett AH, Eff C, Leslie RDG, et al. «Diabetes in identical twins: a study of 200 pairs.» Diabetologia 20 (1981) 87–93.

22. Borch-Johnsen K, Joner G, Mandrup-Poulsen T, et al. "Relation between breast feeding and incidence rates of insulin-dependent diabetes mellitus: a hypothesis." Lancet 2 (1984): 1083–1086.

23. Perez-Bravo F, Carrasco E, Gutierrez-Lopez MD, et al. "Genetic predisposition and environmental factors leading to the development of insulin-dependent diabetes mellitus in Chilean children." J. Mol. Med. 74 (1996): 105–109.

24. Kostraba JN, Cruickshanks KJ, Lawler-Heavner J, et al. "Early exposure to cow's milk and solid foods in infancy, genetic predisposition, and risk of IDDM." Diabetes 42 (1993): 288–295.

25. Pyke DA. "The genetic perspective: putting research into practice." In: Diabetes 1988, Amsterdam, 1989, 1227–1230.

26. Kaprio J, Tuomilehto J, Koskenvuo M, et al. "Concordance for Type 1 (insulin-dependent) and Type 2 (non-insulin-dependent) diabetes mellitus in a population-based cohort of twins in Finland." Diabetologia 35 (1992): 1060–1067.

27. Dahl-Jorgensen K, Joner G, and Hanssen KF. "Relationship between cow's milk consumption and incidence of IDDM in childhood." Diabetes Care 14 (1991): 1081–1083.

28. Der Anteil von Diabetes Typ I infolge des Konsums von Kuhmilch beträgt 96% (das Bestimmeitsmaß r²).

29. LaPorte RE, Tajima N, Akerblom HK, et al. "Geographic differences in the risk of insulin-dependent diabetes mellitus: the importance of registries." Diabetes Care 8 (Suppl. 1) (1985): 101–107.

30. Bodansky HJ, Staines A, Stephenson C, et al. «Evidence for an environmental effect in the aetiology of insulin dependent diabetes in a transmigratory population.» Brit. Med. Journ. 304 (1992): 1020–1022.

31. Burden AC, Samanta A, and Chaunduri KH. "The prevalence and incidence of insulin-dependent diabetes in white and Indian children in Leicester city (UK)." Int. J. Diabetes Dev. Countries 10 (1990): 8–10.

32. Elliott R, and Ong TJ. "Nutritional genomics." Brit. Med. Journ. 324 (2002): 1438–1442.

33. Onkamo P, Vaananen S, Karvonen M, et al. "Worldwide increase in incidence of Type 1 diabetes-the analysis of the data on published incidence trends." Diabetologia 42 (1999): 1395–1403.

34. Gerstein HC. "Cow's milk exposure and Type 1 diabetes mellitus: a critical overview of the clinical literature." Diabetes Care 17 (1994): 13–19.

35. Kimpimaki T, Erkkola M, Korhonen S, et al. "Short-term exclusive breastfeeding predisposes young children with increased genetic risk of Type 1 diabetes to progressive beta-cell autoimmunity." Diabetologia 44 (2001): 63–69.

36. Virtanen SM, Laara E, Hypponen E, et al. "Cow's milk consumption, HLA-DQB1 genotype, and Type 1 diabetes." Diabetes 49 (2000): 912–917.

37. Monetini L, Cavallo MG, Stefanini L, et al. "Bovine beta-casein antibodies in breast- and bottle-fed infants: their relevance in Type 1 diabetes." Diabetes Metab. Res. Rev. 17 (2001): 51–54.

38. Norris JM, and Pietropaolo M. "Review article. Controversial topics series: milk proteins and diabetes."J. Endocrinol. Invest. 22 (1999): 568–580.

39. Reingold SC. "Research Directions in Multiple Sclerosis." National Multiple Sclerosis Society, November 25, 2003. Accessed at http://www.nationalmssociety.org/%5CBrochuresResearch.asp

40. Ackermann A. "Die Multiple Sklerose in der Schweiz." Schweiz. med. Wchnschr. 61 (1931): 1245–1250.

41. Swank RL. "Multiple sclerosis: correlation of its incidence with dietary fat." Am. J. Med. Sci. 220 (1950): 421–430.

42. Dip JB. "The distribution of multiple sclerosis in relation to the dairy industry and milk consumption." New Zealand Med. J. 83 (1976): 427–430.

43. McDougall JM. 2002. Multiple sclerosis stopped by McDougall/Swank Program. http://www.nealhendrickson.com/McDougall/McDnewannouncementSwank021112.htm. Accessed Nov. 16, 2002.

44. McLeod JG, Hammond SR, and Hallpike JF. "Epidemiology of multiple sclerosis in Australia. With NSW and SA survey results." Med. J. Austr 160 (1994): 117–122.

45. Lawrence JS, Behrend T, Bennett PH, et al. "Geographical studies of rheumatoid arthritis." Ann. Rheum. Dis. 25 (1966): 425–432.

46. Keen H, and Ekoe JM. "The geography of diabetes mellitus." Brit. Med. Journ. 40 (1984): 359–365.

47. Swank RL. "Effect of low saturated fat diet in early and late cases of multiple sclerosis." Lancet 336 (1990): 37–39.

48. Swank RL. "Treatment of multiple sclerosis with low fat diet." A.M.A. Arch. Neurol. Psychiatry 69 (1953): 91–103.

49. Swank RL, and Bourdillon RB. "Multiple sclerosis: assessment of treatment with modified low fat diet."J. Nerv. Ment. Dis. 131 (1960): 468–488.

50. Swank RL. "Multiple sclerosis: twenty years on low fat diet." Arch. Neurol. 23 (1970): 460– 474.

51. Agranoff BW, and Goldberg D. "Diet and the geographical distribution of multiple sclerosis." Lancet 2(7888) (November 2 1974): 1061–1066.

52. Malosse D, Perron H, Sasco A, et al. "Correlation between milk and dairy product consumption and multiple sclerosis prevalence: a worldwide study." Neuroepidemiology 11 (1992): 304–312.

53. Malosse D, and Perron H. "Correlation analysis between bovine populations, other farm animals, house pets, and multiple sclerosis prevalence." Neuroepidemiology 12 (1993): 15–27.

54. Lauer K. "Diet and multiple sclerosis." Neurology 49 (suppl 2) (1997): S55–S61.

55. Swank RL, Lerstad O, Strom A, et al. "Multiple sclerosis in rural Norway. Its geographic distribution and occupational incidence in relation to nutrition." New Engl. J. Med. 246 (1952): 721–728.

56. Dalgleish AG. "Viruses and multiple sclerosis." Acta Neurol. Scand. Suppl 169 (1997): 8–15.

57. McAlpine D, Lumsden CE, and Acheson ED. Multiple sclerosis: a reappraisal. Edinburgh and London: E&S Livingston, 1965.

58. Alter M, Liebowitz U, and Speer J. "Risk of multiple sclerosis related to age at immigration to Israel." Arch. Neurol. 15 (1966): 234–237.

59. Kurtzke JF, Beebe GW, and Norman JE, Jr. "Epidemiology of multiple sclerosis in U.S. veterans: 1. Race, sex, and geographic distribution." Neurology 29 (1979): 1228–1235.

60. Ebers GC, Bulman DE, Sadovnick AD, et al. "A population-based study of multiple sclerosis in twins." New Engl. J. Med. 315 (1986): 1638–1642.

61. Acheson ED, Bachrach CA, and Wright FM. "Some comments on the relationship of the distribution of multiple sclerosis to latitude solar radiation and other variables." Acta Psychiatrica Neurologica Scand. 35 (Suppl. l47) (1960): 132–147.

62. Warren S, and Warren KG. "Multiple sclerosis and associated diseases: a relationship to diabetes mellitus." J. Canadian Sci. Neurol. 8 (1981): 35–39.

63. Wertman E, Zilber N, and Abransky O. "An association between multiple sclerosis and Type 1 diabetes mellitus." J. Neurol. 239 (1992): 43–45.

64. Marrosu MG, Cocco E, Lai M, et al. "Patients with multiple sclerosis and risk of Type 1 diabetes mellitus in Sardinia, Italy: a cohort study." Lancet 359 (2002): 1461–1465.

65. Buzzetti R, Pozzilli P, Di Mario U, et al. "Multiple sclerosis and Type 1 diabetes." Diabetologia 45 (2002): 1735–1736.

66. Lux WE, and Kurtzke JF. "Is Parkinson's disease acquired? Evidence from a geographic comparison with multiple sclerosis." Neurology 37 (1987): 467–471.

67. Prahalad S, Shear ES, Thompson SD, et al. "Increased Prevalence of Familial Autoimmunity in Simplex and Multiplex Families with Juvenile Rheumatoid Arthritis." Arthritis Rheumatism 46 (2002): 1851–1856.

68. Cantorna MT, Munsick C, Bemiss C, et al. «1,25-Dihydroxycholecalciferol Prevents and Ameliorates Symptoms of Experimental Murine Inflammatory Bowel Disease.» J. Nutr. 130 (2000): 2648–2652.

69. Cantorna MT, Woodward WD, Hayes CE, et al. "1,25-Dihydroxyvitamin $D_3$ is a positive regulator for the two anti-encephalitogenic cytokines TGF-B1 and IL-4." J Immunol. 160 (1998): 5314–5319.

70. Cantorna MT, Humpal-Winter J, and DeLuca HF. "Dietary calcium is a major factor in 1,25-dihydroxycholecalciferol suppression of experimental autoimmune encephalomyelitis in mice." J. Nutr. 129 (1999): 1966–1971.

71. Multiple Sclerosis International Federation. "Alternative Therapies." November 25, 2003. Accessed at http://www.msif.org/en/symptoms_treatments/treatment_overview/alternative.html

# Kapitel 10

1. Frassetto LA, Todd KM, Morris C, Jr., et al. "Worldwide incidence of hip fracture in elderly women: relation to consumption of animal and vegetable foods." J. Gerontology 55 (2000): M585–M592.

2. Abelow BJ, Holford TR, and Insogna KL. "Cross-cultural association between dietary animal protein and hip fracture: a hypothesis." Calcif. Tissue Int. 50 (1992): 14–18.

3. Wachsman A, and Bernstein DS. "Diet and osteoporosis." Lancet May 4, 1968 (1968): 958– 959.

4. Barzel U.S.. "Acid loading and osteoporosis." J. Am. Geriatr. Soc. 30 (1982): 613.

5. Sherman HC. "Calcium requirement for maintenance in man." J. Biol. Chem. 39 (1920): 21–27.

6. Tierprotein enthält mehr schwefelhaltige Aminosäuren. Bei der Verdauung und Verstoffwechselung dieser Aminosäuren entstehen die säurebildenden Sulfationen, die über die Nieren ausgeschieden werden müssen. Ein kürzlich erschienener Bericht zeigte eine bemerkenswerte 84%ige Korrelation zwischen dem Tierproteinkonsum und saurer Sulfatausscheidung über den Urin.

7. Brosnan JT, and Brosnan ME. "Dietary protein, metabolic acidosis, and calcium balance." In: H. H. Draper (ed.), Advances in Nutritional Research, 77–105. New York: Plenum Press, 1982.

8. Frassetto LA, Todd KM, Morris RC, Jr., et al. "Estimation of net endogenous noncarbonic acid production in humans from diet potassium and protein contents." Am. J. Clin. Nutri. 68 (1998): 576–583.

9. Margen S, Chu J-Y, Kaufmann NA, et al. "Studies in calcium metabolism. I. The calciuretic effect of dietary protein." Am. J. Clin. Nutr. 27 (1974): 584–589.

10. Hegsted M, Schuette SA, Zemel MB, et al. "Urinary calcium and calcium balance in young men as affected by level of protein and phosphorus intake." J. Nutr. 111 (1981): 553–562.

11. Kerstetter JE, and Allen LH. "Dietary protein increases urinary calcium." J. Nutr. 120 (1990): 134–136.

12. Westman EC, Yancy WS, Edman JS, et al. "Carbohydrate Diet Program." Am. J. Med. 113 (2002): 30–36.

13. Sellmeyer DE, Stone KL, Sebastian A, et al. "A high ratio of dietary animal to vegetable protein increases the rate of bone loss and the risk of fracture in postmenopausal women." Am. J. Clin. Nutr. 73 (2001): 118–122.

14. Hegsted DM. "Calcium and osteoporosis." J. Nutr. 116 (1986): 2316–2319.

15. Heaney RP "Protein intake and bone health: the influence of belief systems on the conduct of nutritional science." Am. J. Clin. Nutr. 73 (2001): 5–6.

16. Cummings SR, and Black D. "Bone mass measurements and risk of fracture in Caucasian women: a review of findings for prospective studies." Am. J. Med. 98 (Suppl 2A) (1995): 2S–24S.

17. Marshall D, Johnell O, and Wedel H. "Meta-analysis of how well measures of bone mineral density predict occurrence of osteoporotic fractures." Brit. Med. Journ. 312 (1996): 1254–1259.

18. Lips P. "Epidemiology and predictors of fractures associated with osteoporosis." Am. J. Med. 103 (2A) (1997): 3S–11S.

19. Lane NE, and Nevitt MC. "Osteoarthritis, bone mass, and fractures: how are they related?" Arthritis Rheumatism 46 (2002): 1–4.

20. Lucas FL, Cauley JA, Stone RA, et al. "Bone mineral density and risk of breast cancer: differences by family history of breast cancer." Am. J. Epidemiol. 148 (1998): 22–29.

21. Cauley JA, Lucas FL, Kuller LH, et al. "Bone mineral density and risk of breast cancer in older women: the study of osteoporotic fractures." JAMA 276 (1996): 1404–1408.

22. Mincey BA. "Osteoporosis in women with breast cancer." Curr. Oncol Rpts. 5 (2003): 53–57.

23. Riis BJ. "The role of bone lass." Am. J. Med. 98 (Suppl 2A) (1995): 25–29S.

24. Ho SC. "Body measurements, bone mass, and fractures: does the East differ from the West?" Clin. Orthopaed Related Res. 323 (1996): 75–80.

25. Aspray TJ, Prentice A, Cole TJ, et al. "Low bone mineral content is common but osteoporotic fractures are rare in elderly rural Gambian women." J. Bone Min. Res. 11 (1996): 1019–1025.

26. Tsai K-S. "Osteoporotic fracture rate, bone mineral density, and bone metabolism in Taiwan." J. Formosan Med. Assoc. 96 (1997): 802–805.

27. Wu AH, Pike MC, and Stram DO. "Meta-analysis: dietary fat intake, serum estrogen levels, and the risk of breast cancer." J. Nat. Cancer Inst. 91 (1999): 529–534.

28. UCLA Kidney Stone Treatment Center. "Kidney Stones-Index." March, 1997. Accessed at http://www.radsci.ucla.edu:8000/gu/stones/kidneystone.html

29. Stamatelou KK, Francis ME, Jones CA, et al. "Time trends in reported prevalence of kidney stones." Kidney Int. 63 (2003): 1817–1823.

30. Dieser genetisch selten vorkommende Nierenstein ist die Folge des Unvermögens der Nieren, Cystein, eine Aminosäure, zu resorbieren.

31. Ramello A, Vitale C, and Marangella M. "Epidemiology of nephrolothiasis." J. Nephrol. 13 (Suppl 3) (2000): S65–S70.

32. Robertson WG, Peacock M, and Hodgkinson A. "Dietary changes and the incidence of urinary calculi in the U.K. between 1958 and 1976." Chron. Dis. 32 (1979): 469–476.

33. Robertson WG, Peacock M, Heyburn PJ, et al. "Risk factors in calcium stone disease of the urinary tract." Brit. J. Urology 50 (1978): 449–454.

34. Robertson WG. "Epidemiological risk factors in calcium stone disease." Scand. J. Urol. Nephrol. Suppl. 53 (1980): 15–30.

35. Robertson WG, Peacock M, Heyburn PJ, et al. "Should recurrent calcium oxalate stone formers become vegetarians?" Brit. J. Urology 51 (1979): 427–431.

36. Diese Information wurde in Dr. Robertsons Seminar in Toronto dargestellt.

37. Robertson WG. "Diet and calcium stones." Miner Electrolyte Metab. 13 (1987): 228–234.

38. Cao LC, Boeve ER, de Bruijn WC, et al. "A review of new concepts in renal stone research." Scanning Microscopy 7 (1993): 1049–1065.

39. Friedman DS, Congdon N, Kempen J, et al. "Vision problems in the U.S.: prevalence of adult vision impairment and age-related eye disease in America." Bethesda, MD: Prevent Blindness in America. National Eye Institute, 2002.

40. Foote CS. Photosensitized oxidation and singlet oxygen: consequences in biological systems. Vol. 2 New York: Academic Press, 1976.

41. Seddon JM, Ajani UA, Sperduto RD, et al. "Dietary carotenoids, vitamins A, C, and E, and advanced age-related macular degeneration." JAMA 272 (1994): 1413–1420.

42. Eye Disease Case-Control Study Group. "Antioxidant status and neovascular age-related macular degeneration." Arch. Ophthalmol. 111 (1993): 104–109.

43. Die anderen vier Nahrungsmittelgruppen waren Broccoli, Karotten, Süßkartoffeln und Winterkürbis, die einen Erkrankungsrückgang von jeweils 53 %, 28 %, 33 % und 44 % zeigten. Diese Rückgänge waren nur annähernd oder geringfügig statistisch signifikant.

44. Berman ER. Biochemistry of the eye. (Perspectives in vision research). New York, N.Y.: Plenum Publishing Corporation, 1991.

45. Lyle BJ, Mares-Perlman JA, Klein BEK, et al. "Antioxidant Intake and Risk of Incident Age-related Nuclear Cataracts in the Beaver Dam Eye Study." Am. J. Epidemiol. 149 (1999): 801–809.

46. Bates CJ, Chen SJ, Macdonald A, et al. "Quantitation of vitamin E and a carotenoid pigment in cataracterous human lenses, and the effect of a dietary supplement." Int. J. Vitam. Nutr. Res. 66 (1996): 316–321.

47. Varma SD, Beachy NA, and Richards RD. "Photoperoxidation of lens lipids: prevention by vitamin E." Photochem. Photobiol. 36 (1982): 623–626.

48. Talan J. "Alzheimer's diagnoses can be two years late." Ithaca Journal: 8A.

49. Petersen RC, Smith GE, Waring SC, et al. "Mild cognitive impairment." Arch. Neurol. 56 (1999): 303–308.

50. Kivipelto M, Helkala E-L, Hanninen T, et al. "Midlife vascular risk factors and late-life mild cognitive impairment, A population based study." Neurology 56 (2001): 1683–1689.

51. Breteler MMB, Claus JJ, Grobbee DE, et al. "Cardiovascular disease and distribution of cognitive function in elderly people: the Rotterdam Study." Brit. Med. Journ. 308 (1994): 1604–1608.

52. Haan MN, Shemanski L, Jagust WJ, et al. "The role of APOE e4 in modulating effects of other risk factors for cognitive decline in elderly persons." JAMA 282 (1999): 40–46.

53. Sparks DL, Martin TA, Gross DR, et al. "Link between heart disease, cholesterol, and Alzheimer's Disease: a review." Microscopy Res. Tech. 50 (2000): 287–290.

54. Slooter AJ, Tang MX, van Duijn CM, et al. «Apolipoprotein E e4 and risk of dementia with stroke. A population based investigation.» JAMA 277 (1997): 818–821.

55. Messier C, and Gagnon M. "Glucose regulation and cognitive functions: relation to Alzheimer's disease and diabetes." Behav. Brain Res. 75 (1996): 1–11.

56. Ott A, stolk RP, Hofman A, et al. "Association of diabetes mellitus and dementia: the Rotterdam Study." Diabetologia 39 (1996): 1392–1397.

57. Kannel WB, Wolf PA, Verter J, et al. "Epidemiologic assessment of the role of blood pressure in stroke." JAMA 214 (1970): 301–310.

58. Launer LJ, Masaki K, Petrovitch H, et al. "The association between midlife blood pressure levels and late-life cognitive function." JAMA 274 (1995): 1846–1851.

59. White, L., Petrovitch, H., Ross, G. W., Masaki, K. H., Abbott, R. D., Teng, E. L., Rodriquez, B. L., Blanchette, P. L., Havlik, R., Wergowske, G., Chiu, D., Foley, D. J., Murdaugh, C., and Curb, J. D. "Prevalence of dementia in older Japanese-American men in Hawaii. The Honolulu-Asia Aging Study." JAMA, 276: 955–960, 1996.

60. Hendrie HC, Ogunniyi A, Hall KS, et al. "Incidence of dementia and Alzheimer Disease in 2 communities: Yoruba residing in Ibadan, Nigeria and African Americans residing in Indianapolis, Indiana." JAMA 285 (2001): 739–747.

61. Chandra V, Pandav R, Dodge HH, et al. "Incidence of Alzheimer's disease in a rural community in India: the Indo-U.S. Study." Neurology 57 (2001): 985–989.

62. Grant WB. "Dietary links to Alzheimer's Disease: 1999 Update." J. Alzheimer's Dis 1 (1999): 197–201.

63. Grant WB. "Incidence of dementia and Alzheimer disease in Nigeria and the United States." JAMA 285 (2001): 2448.

64. Diese unlängst veröffentlichte Studie ist interessanter als die anderen, weil hier Vitamin E genauer untersucht wurde, indem die Tatsache berücksichtigt wurde, dass Vitamin E durch das Blutfett transportiert wird. Das heißt, dass ein hoher Blutspiegel an Vitamin E manchmal mit hohen Spiegeln von Blutfetten zusammenhängen kann. (Am. J. Epidemiol. 150 (1999); 37–44)

65. Die Auswirkungen von Vitamin C und Selen in einer Studie von Perkins (Am. J. Epidemiol. 150 (1999): 37–44) waren den Autoren zufolge in einem logistischen Regressionsmodell statistisch nicht signifikant. Ich stimme jedoch mit ihrer Schlussfolgerung nicht überein, denn der umgekehrte „Dosis-Wirkungs"-Verlauf (hohe Blutspiegel von Antioxidanzien, weniger Gedächtnisverlust) war eindrucksvoll und eindeutig signifikant. Die Autoren verabsäumten es, dieses Ergebnis in ihrer Analyse zu behandeln.

66. Ortega RM, Requejo AM, Andres P, et al. "Dietary intake and cognitive function in a group of elderly people." Am. J. Clin. Nutr. 66 (1997): 803–809.

67. Perrig WJ, Perrig P, and Stahelin HB. "The relation between antioxidants and memory performance in the old and very old." J. Am. Geriatr. Soc. 45 (1997): 718–724.

68. Gale CR, Martyn CN, and Cooper C. "Cognitive impairment and mortality in a cohort of elderly people." Brit. Med. Journ. 312 (1996): 608–611.

69. Goodwin JS, Goodwin JM, and Garry PJ. "Association between nutritional status and cognitive functioning in a healthy elderly population." JAMA 249 (1983): 2917–2921.

70. Jama JW, Launer LJ, Witteman JCM, et al. "Dietary antioxidants and cognitive function in a population-based sample of older persons: the Rotterdam Study." Am. J. Epidemiol. 144 (1996): 275–280.

71. Martin A, Prior R, Shukitt-Hale B, et al. "Effect of fruits, vegetables or vitamin E-rich diet on vitamins E and C distribution in peripheral and brain tissues: implications for brain function." J. Gerontology 55A (2000): B144–B151.

72. Joseph JA, Shukitt-Hale B, Denisova NA, et al. "Reversals of age-related declines in neuronal signal transduction, cognitive, and motor behavioral deficits with blueberry, spinach, or strawberry dietary supplementation." J. Neurosci. 19 (1999): 8114–8121.

73. Gillman MW, Cupples LA, Gagnon D, et al. «Protective effect of fruits and vegetables on development of stroke in men.» JAMA 273 (1995): 1113–1117.

74. Kalmijn S, Launer LJ, Ott A, et al. "Dietary fat intake and the risk of incident dementia in the Rotterdam study." Ann. Neurol. 42 (1997): 776–782.

75. Die Verlauf von Alzheimer war statistisch nicht signifikant, was vielleicht auf die geringe Anzahl der Krankheitsfälle zurückzuführen war.

76. Clarke R, Smith D, Jobst KA, et al. "Folate, vitamin $B_{12}$, and serum total homocysteine levels in confirmed Alzheimer disease." Arch. Neurol. 55 (1998): 1449–1455.

77. McCully KS. "Homocysteine theory of arteriosclerosis: development and current status." In: A. M. Gotto, Jr. and R. Paoletti (eds.), Atherosclerosis reviews, Vol. 11, 157–246. New York: Raven Press, 1983.

78. Es gibt jedoch einen potenziellen Haken bei dieser Logik. Der Homocysteinspiegel wird teilweise durch B-Vitamine reguliert, vor allem durch Folsäure und Vitamin $B_{12}$. Menschen, die einen dieser Vitaminmängel aufweisen, können höhere Homocysteinspiegel aufweisen. Menschen, die keine Nahrungsmittel tierischen Ursprungs essen, laufen Gefahr, einen zu niedrigen Vitamin $B_{12}$-Spiegel zu haben und demzufolge einen zu hohen Homocysteinspiegel. Allerdings hat dies, wie in Kapitel 11 beschrieben, mehr mit unserer Trennung von der Natur zu tun als mit einer Unzulänglichkeit von Ernährungsweisen auf pflanzlicher Basis.

# Teil 3

1.  http://www.southbeachdiet.com, accessed 4/26/04

# Kapitel 11

1.  Atkins RC. Dr. Atkins' New Diet Revolution. New York, NY: Avon Books, 1999.

2.  The Alpha-Tocopherol Beta Carotene Cancer Prevention Study Group. "The effect of vitamin E and beta carotene on the incidence of lung cancer and other cancers in male smokers." New Engl. J. Med. 330 (1994): 1029–1035.

3.  Omenn GS, Goodman GE, Thornquist MD, et al. "Effects of a combination of beta carotene and vitamin A on lung cancer and cardiovascular disease." New Engl. J. Med. 334 (1996): 1150–1155.

4.  U.S. Preventive Services Task Force. "Routine vitamin supplementation to prevent cancer and cardiovascular disease: recommendations and rationale." Ann. Internal Med. 139 (2003): 51–55.

5.  Morris CD, and Carson S. "Routine vitamin supplementation to prevent cardiovascular disease: a summary of the evidence for the U.S. Preventive Services Task Force." Ann. Internal Med. 139 (2003): 56–70.

6.  Kolata G. "Vitamins: more may be too many (Science Section)," The New York Times April 29, 2003: 1, 6.

7.  U.S. Department of Agriculture. "USDA Nutrient Database for Standard Reference." Washington, DC: U.S. Department of Agriculture, Agriculture Research Service, 2002. Accessed at http://www.nal.USDA.gov/fnic/foodcomp

8.  Holden JM, Eldridge AL, Beecher GR, et al. "Carotenoid content of U.S. foods: an update of the database." J. Food Comp. Anal. 12 (1999): 169–196.

9.  Die genauen Auflistungen in der Datenbank waren wie folgt: Rinderhackfleisch, 80 % mageres Fleisch/20 % Fett, roh; Schweinefleisch, frisch, gehackt, roh; Huhn, Brat- oder Grillhuhn, Fleisch und Haut, roh; Vollmilch, trocken; Spinat, roh; Tomaten, rot, reif, roh, Ganzjahresdurchschnitt; Limabohnen, groß, reife Samenkörner, roh; Erbsen, grün, roh; Kartoffeln, rotbraun, Fruchtfleisch und Haut, roh.

10. Mozafar A. "Enrichment of some B-vitamins in plants with application of organic fertilizers." Plant and Soil 167 (1994): 305–311.

11. Brand D, and Segelken R. "Largest scientific effort in Cornell's history announced." Cornell Chronicle May 9, 2002

12. Ashrafi K, Chang FY, Watts JL, et al. "Genome-wide RNAi analysis of Caenorhabitis elegans fat regulatory genes." Nature 421 (2003): 268–272.

13. Shermer M. "Skeptical sayings. Wit and wisdom from skeptics past and present." Skeptic 9 (2002): 28.

14. Derart spezifische Zeitpunkte in Bezug auf Entstehung, Wachstum und Fortschreiten einer chronischen Erkrankung zu setzen mochte ich noch nie, denn diese Punkte werden für jedes Stadium einer chronischen Erkrankung völlig beliebig gewählt. Chronische Erkrankungen liegen einfach oft schon lange vor, bevor sie diagnostiziert werden (können). Und auch das Fortschreiten der Erkrankung erfolgt meist nicht in genau vorhersagbaren Zeiträumen.

15. Hildenbrand GLG, Hildenbrand LC, Bradford K, et al. "Five-year survival rales of melanoma patients treated by diet therapy after the manner of Gerson: a retrospective review." Alternative Therapies in Health and Medicine 1 (1995): 29–37.

16. McDougall JA. McDougall's Medicine, A Challenging Second Opinion. Piscataway, NJ: New Century Publishers, Inc., 1985.

17. Swank RL. "Multiple sclerosis: twenty years on low fat diet." Arch. Neurol. 23 (1970): 460–474.

18. Swank RL. "Effect of low saturated fat diet in early and late cases of multiple sclerosis." Lancet 336 (1990): 37–39.

# Teil 4

## Kapitel 13

1.  Colen BD. "To die in Tijuana; a story of faith, hope and laetrile." The Washington Post Magazine, September 4, 1977: 10.

2.  Burros M. "The sting? America's supplements appetite; scientists are dubious, but America's appetite for food supplements keeps growing." The Washington Post August 2, 1979: E1.

3.  Hilgartner S. Science on Stage. Expert advice as public drama. Stanford, CA: Stanford University Press, 2000.

4.  National Research Council. Diet, Nutrition and Cancer. Washington, DC: National Academy Press, 1982.

5.  U.S. Senate. "Dietary goals for the United States, 2nd Edition." Washington, DC: U.S. Government Printing Office, 1977.

6.  American Council of Science and Health. 01/08/04. Accessed at http://www.achs.org/about/index.html

7.  Mindfully.org. 01/08/2004. Accessed at http://www.mindfully.org/Pesticide/ACSH-koop.htm

8.  American Society for Nutritional Sciences. 01/08/04. Accessed at http://www.asns.org

## Kapitel 14

1.  National Research Council. Diet, Nutrition and Cancer. Washington, DC: National Academy Press, 1982.

2.  United States Federal Trade Commission. "Complaint counsel's proposed findings of fact, conclusions of law and proposed order (Docket No. 9175)." Washington, DC: United States Federal Trade Commission, December 27, 1985.

3.  Associated Press. "Company news; General Nutrition settles complaint." The New York Times June 14, 1988: D5.

4.  Willett W. "Diet and cancer: one view at the start of the millennium." Cancer Epi. Biom. Prev. 10 (2001): 3–8.

5.  Belanger CF, Hennekens CH, Rosner B, et al. "The Nurses' Health Study." Am. J. Nursing (1978): 1039–1040.

6.  Marchione M. "Taking the long view; for 25 years, Harvard's Nurses' Health Study has sought answers to women's health questions." Milwaukee Journal-Sentinel July 16, 2001: 01G.

7.  Carroll KK. "Experimental evidence of dietary factors and hormone-dependent cancers." Cancer Res. 35 (1975): 3374–3383.

8.  Chen J, Campbell TC, Li J, et al. Diet, life-style and mortality in China. A study of the characteristics of 65 Chinese counties. Oxford, UK; Ithaca, NY; Beijing, PRC: Oxford University Press; Cornell University Press; People's Medical Publishing House, 1990.

9.  Hu FB, Stampfer MJ, Manson JE, et al. "Dietary protein and risk of ischemic heart disease in women." Am. Journ. Clin. Nutr. 70 (1999): 221–227.

10. Holmes MD, Hunter DJ, Colditz GA, et al. «Association of dietary intake of fat and fatty acids with risk of breast cancer.» JAMA 281 (1999): 914–920.

11. U.S. Department of Agriculture. "Agriculture Fact Book." Washington, DC: U.S. Department of Agriculture, 1998. cited in: Information Plus. Nutrition: a key to good health. Wylie, TX: Information Plus, 1999.

12. Obwohl der durchschnittliche Prozentanteil der aus Fett bezogenen Kalorien leicht zurückgegangen ist, ist die durchschnittliche tägliche Fettaufnahme in Gramm gleichgeblieben oder sogar gestiegen.

13. Information Plus. Nutrition: a key to good health. Wylie, TX: Information Plus, 1999.

14. Wegmans.com. 01/19/04. Accessed at http://www.wegmans.com/recipes

15. Mardiweb.com. "Cheesecake." 01/19/04. Accessed at http://mardiweb.com/lowfat/dessert.htm#Recipe000857

16. Anonymous. "Center to Coordinate Women's Health Study." Chicago Sun-Times October 12, 1992: 14N.

17. Prentice RL, Kakar F, Hursting S, et al. "Aspects of the rationale for the Women's Health Trial." J. Natl. Cancer Inst. 80 (1988): 802–814.

18. Henderson MM, Kushi LH, Thompson DJ, et al. "Feasibility of a randomized trial of a lowfat diet for the prevention of breast cancer: dietary compliance in the Women's Health Trail Vanguard Study." Prev Med. 19 (1990): 115–133.

19. Self S, Prentice R, Iverson D, et al. "Statistical design ofthe Women's Health Trial." Controlled Clin. Trials 9 (1988): 119–136.

20. Armstrong D, and Doll R. "Environmental factors and cancer incidence and mortality in different countries, with special reference to dietary practices." Int. J. Cancer 15 (1975): 617–631.

21. Campbell TC. "The dietary causes of degenerative diseases: nutrients vs foods." In: N. J. Temple and D. P. Burkitt (eds.), Western diseases: their dietary prevention and reversibility, 119–152. Totowa, NJ: Humana Press, 1994.

22. White E, Shattuck AL, Kristal AR, et al. "Maintenance of a low-fat diet: follow-up of the Women's Health Trial." Cancer Epi. Biom. Prev. 1 (1992): 315–323.

23. Willett WC, Hunter DJ, Stampfer MJ, et al. "Dietary fat and fiber in relation to risk of breast cancer. An 8-year follow-up." J. Am. Med. Assoc. 268 (1992): 2037–2044.

24. Willett W. "Dietary fat and breast cancer." Toxicol. Sci. 52 [Suppl] (1999): 127–146.

25. Hunter DJ, Spiegelman D, Adami H-O, et al. "Cohort studies of fat intake and the risk of breast cancer-a pooled analysis." New Engl. J. Med. 334 (1996): 356–361.

26. Missmer SA, Smith-Warner SA, Spiegelman D, et al. "Meat and dairy consumption and breast cancer: a pooled analysis of cohort studies." Int. J. Epidemiol 31 (2002): 78–85.

27. Rockhill B, Willen WC, Hunter DJ, et al. "Physical activity and breast cancer risk in a cohort of young women." J. Nat. Cancer Inst. 90 (1998): 1155–1160.

28. Smith-Warner SA, Spiegelman D, Adami H-O, et al. "Types of dietary fat and breast cancer: a pooled analysis of cohort studies." Int. J. Cancer 92 (2001): 767–774.

29. Hunter DJ, Morris JS, Stampfer MJ, et al. "A prospective study of selenium status and breast cancer risk." JAMA 264 (1990): 1128–1131.

30. Smith-Warner SA, Spiegelman D, Yaun S-S, et al. "Intake of fruits and vegetables and risk of breast cancer: a pooled analysis of cohort studies." JAMA 285 (2001): 769–776.

31. Mukamal KJ, Conigrave KM, Mittleman MA, et al. "Roles of drinking pattern and type of alcohol consumed in coronary heart disease in men." New Engl. J. Med. 348 (2003): 109–118.

32. Tanasescu M, Hu FB, Willett WC, et al. "Alcohol consumption and risk of coronary heart disease among men with Type 2 diabetes mellitus." J. Am. Coll. Cardiol. 38 (2001): 1836–1842.

33. Smith-Warner SA, Spiegelman D, Yaun S-S, et al. "Alcohol and breast cancer in women. A pooled analysis of cohort studies." JAMA 279 (1998): 535–540.

34. He K, Rimm EB, Merchant A, et al. "Fish consumption and risk of stroke in men." JAMA 288 (2002): 3130–3136.

35. Albert CM, Hennekens CH, O'Donnell CJ, et al. "Fish consumption and risk of sudden cardiac death." JAMA 279 (1998): 23–28.

36. U.S. Department of Agriculture. "USDA Nutrient Database for Standard Reference." Washington, DC: U.S. Department of Agriculture, Agriculture Research Service, 2002. Accessed at http://www.nal.usda.gov/fnic/foodcomp

37. Hu FB, Stampfer MJ, Rimm EB, et al. "A prospective study of egg consumption and risk of cardiovascular disease in men and women." JAMA 281 (1999): 1387–1394.

38. Hu FB, Manson JE, and Willett WC. "Types of dietary fat and risk of coronary heart disease: a critical review." J. Am. Coll. Nutr. 20 (2001): 5–19.

39. Mitchell S. "Eggs might reduce breast cancer risk." United Press International Feb. 21, 2003

40. Steinmetz, K. A. and Potter, J. D. "Egg consumption and cancer of the colon and rectum." Eur. J. Cancer Prev., 3: 237–245, 1994.

41. Giovannucci E, Rimm EB, Stampfer MJ, et al. "Intake of fat, meat, and fiber in relation to risk of colon cancer in men." Cancer Res. 54 (1994): 2390–2397.

42. Fuchs CS, Giovannucci E, Colditz GA, et al. "Dietary fiber and the risk of colorectal cancer and adenoma in women." New Engl. J. Med. 340 (1999): 169–176.

43. Higginson J. "Present trends in cancer epidemiology." Proc. Can. Cancer Conf. 8 (1969): 40–75.

44. Burkitt DP. "Epidemiology of cancer of the colon and the rectum." Cancer 28 (1971): 3–13.

45. Trowell HC, and Burkitt DP. Western diseases: their emergence and prevention. London: Butler & Tanner, Ltd., 1981.

46. Boyd NF, Martin LJ, Noffel M, et al. "A meta-analysis of studies of dietary-fat and breast cancer risk." Brit. J. Cancer 68 (1993): 627–636.

47. Campbell TC. "Animal protein and ischemic heart disease." Am. J. Clin. Nutr. 71 (2000): 849–850.

48. Hu FB, and Willett W. "Reply to TC Campbell." Am. J. Clin. Nutr. 71 (2000): 850.

49. Morris CD, and Carson S. "Routine vitamin supplementation to prevent cardiovascular disease: a summary of the evidence for the U.S. Preventive Services Task Force." Ann. Internal Med. 139 (2003): 56–70.

50. U.S. Preventive Services Task Force. "Routine vitamin supplementation to prevent cancer and cardiovascular disease: recommendations and rationale." Ann. Internal Med. 139 (2003): 51–55.

# Kapitel 15

1. Putman JJ, and Allshouse JE. "Food Consumption, Prices, and Expenditures, 1970–95." Washington, DC: United States Department of Agriculture, 1997. Cited in: Information Plus. Nutrition: a key to good health. Wylie, TX: Information Plus, 1999.

2. National Dairy Council. July 15, 2003. Accessed at http://www.nationaldairycouncil.org/aboutus.asp

3. Dairy Management Inc. "What is Dairy Management Inc.?" February 12, 2004. Accessed at http://www.dairycheckoff.com/whatisdmi.htm

4. Dairy Management Inc. Press release. "Dairy checkoff 2003 unified marketing plan budget geared to help increase demand in domestic and international markets." Rosemont, IL:January 24, 2003. Accessed at http://www.dairycheckoff.com/news/release-012403.asp

5. National Watermelon Promotion Board. January 12, 2004. Accessed at http://www:watermelon.org

6. Dairy Management Inc. "2001 Annual Report." Dairy Management, Inc., 2001. Accessed at http://www.dairycheckoff.com/annualreport.htm/

7. United States Department of Agriculture. "Report to Congress on the National Dairy Promotion and Research Program and the National Fluid Milk Processor Promotion Program." 2000. Accessed at http://www.ams.usda.gov/dairy/prb_intro.htm.IN

8. United States Department of Agriculture. "Report to Congress on the National Dairy Promotion and Research Program and the National Fluid Milk Processor Promotion Program." 2003. Accessed at http://www.ams.usda.gov/dairy/prb/prb_rept_2003.htm

9. Nutrition Explorations. July, 2003. Accessed at http://www.nutritionexplorations.com

10. Powell A. "School of Public Health hosts food fight: McDonald's, dairy industry, dietary reformers face off at symposium." Harvard Gazette: 24 October 2002. Accessed at http://www.news.harvard.edu/gazette/2002/10.24/09-food.html

11. Ha YL, Grimm NK, and Pariza MW. "Anticarcinogens from fried ground beef: heat-altered derivatives of linoleic acid." Carcinogensis 8 (1987): 1881–1887.

12. Ha YL, Storkson J, and Pariza MW. "Inhibition of benzo(a)pyrene-induced mouse forestomach neoplasia by conjugated denoic derivatives of linoleic acid." Cancer Res. 50 (1990): 1097–1101.

13. Aydin R, Pariza MW, and Cook ME. "Olive oil prevents the adverse effects of dietary conjugated linoleic acid on chick hatchability and egg quality." J. Nutr. 131 (2001): 800–806.

14. Peters JM, Park Y, Gonzalez FJ, et al. «Influence of conjugated linoleic acid on body composition and target gene expression in peroxisome proliferator-activated receptor alpha-null mice.» Biochim. Biophys. Acta 1533 (2001): 233–242.

15. Ntambi JM, Choi Y, Park Y, et al. «Effect of conjugated linoleic acid (CLA) on immune responses, body composition and stearoyl-CoA desaturase.» Can. J. Appl. Physiol. 27 (2002): 617–627.

16. Ip C, Chin SF, Scimeca JA, et al. "Mammary cancer prevention by conjugated dienoic derivative of linoleic acid." Cancer Res. 51 (1991): 6118–6124.

17. Ip C, Cheng J, Thompson HJ, et al. «Retention of conjugated linoleic acid in the mammary gland is associated with tumor inhibition during the post-initiation phase of carcinogenesis.» Carcinogensis 18 (1997): 755–759.

18. Yaukey J. "Changing cows' diets elevates milks' cancer-fighting." Ithaca Journal November 12, 1996: 1.

19. Belury MA. "Inhibition of carcinogenesis by conjugated linoleic acid: potential mechanisms of action." J. Nutr. 132 (2002): 2995–2998.

20. Ip C, Banni S, Angioni E, et al. "Conjugated linoleic acid-enriched butter fat alters mammary gland morphogenesis and reduces cancer risk in rats." J. Nutr. 129 (1999): 2135–2142.

21. Griinari JM, Corl BA, Lacy SH, et al. "Conjugated linoleic acid is synthesized endogenously in lactating dairy cows by $D^9$-desaturase." J. Nutr. 130 (2000): 2285–2291.

22. Ip C, Dong Y, Thompson HJ, et al. "Control of rat mammary epithelium proliferation by conjugated linoleic acid." Nutr. Cancer 39 (2001): 233–238.

23. Ip C, Dong Y, Ip MM, et al. "Conjugated linoleic acid isomers and mammary cancer prevention." Nutr. Cancer 43 (2002): 52–58.

24. Giovannucci E. "Insulin and colon cancer." Cancer Causes and Control (1995): 164–179.

25. Mills PK, Beeson WL, Phillips RL, et al. "Cohort study of diet, lifestyle, and prostate cancer." Cancer 64 (1989): 598–604.

26. Suchen Sie nach dem Schlagwort „Lycopen" (= Lycopin) unter http://www.ncbi.nlm.nih.gov

27. Christian MS, Schulte S, and Hellwig J. "Developmental (embryo-fetal toxicity/teratogenecity) toxicity studies of synthetic crystalline lycopene in rats and rabbits." Food Chem. Toxicol. 41 (2003): 773–783.

28. Giovannucci E, Rimm E, Liu Y, et al. "A prospective study of tomato products, lycopene, and prostate cancer risk." J. Nat. Cancer Inst. 94 (2002): 391–398.

29. Gann PH, and Khachik F. "Tomatoes or lycopene versus prostate cancer: is evolution antireductionist?" J. Nat. Cancer Inst. 95 (2003): 1563–1565.

30. Tucker G. "Nutritional enhancement of plants." Curr. Opin. 14 (2003): 221–225.

31. He Y. Effects of carotenoids and dietary carotenoid extracts on aflatoxin$B_1$-induced mutagenesis and hepatocarcinogenesis. Ithaca, NY: Cornell University, PhD Thesis, 1990.

32. He Y, and Campbell TC. "Effects of carotenoids on aflatoxin $B_1$-induced mutagenesis in S. typhimurium TA 100 and TA 98." Nutr. Cancer 13 (1990): 243–253.

33. Giovannucci E, Ascherio A, Rimm EB, et al. "Intake of carotenoids and retinol in relation to risk of prostate cancer." J. Nat. Cancer Inst. 87 (1995): 1767–1776.

34. U.S. Department of Agriculture. "USDA Nutrient Database for Standard Reference." Washington, DC: U.S. Department of Agriculture, Agriculture Research Service, 2002. Accessed at http://www.nal.usda.gov/fnic/foodcomp

35. Eberhardt MV, Lee CY, and Liu RH. "Antioxidant activity of fresh apples." Nature 405 (2000): 903–904.

# Kapitel 16

1.  Food and Nutrition Board, and Institute of Medicine. "Dietary reference intakes for energy, carbohydrates, fiber, fat, fatty acids, cholesterol, protein, and amino acids (macronutrients)." Washington, DC: The National Academy Press, 2002. Accessed at http://www.nap.edu/catalog/10490.html?onpi_newsdoc090502

2.  National Academy of Sciences, Press Release. "Report offers new eating and physical activity targets to reduce chronic disease risk." Sept. 5, 2002. Washington, DC: National Research Council, Institute of Medicine. Accessed at http://www4.nationalacademies.org/news.nsf/isbn/0309085373?OpenDocument

3.  Wegmans Company. Recipe and nutrient facts. Accessed 2003. Available from http://www.wegmans.com.

4.  U.S. Department of Agriculture. "USDA Nutrient Database for Standard Reference." Washington, DC: U.S. Department of Agriculture, Agriculture Research Service, 2002. Accessed at http://www.nal.usda.gov/fnic/foodcomp

5.  Die empfohlene Tagesmenge ist durch eine feste Proteinmenge ausgedrückt, nämlich 0,8 g Protein pro Kilogramm Körpergewicht. Wenn man bei einer 70 kg schweren Person von einer täglichen Kalorienaufnahme von 2200 kcal ausgeht, entspricht dieser Wert von 0,8 g ungefähr 10–11 % der Gesamtkalorienmenge: 70 kg x 0,8 gm/kg x 4 cal/gm x 1/2200 cal x 100 = 10,2 %

6.  Wright JD, Kennedy-Stephenson J, Wang CY, et al. "Trends in Intake of Energy and Macronutrients – United States, 1971–2000." Morbidity and mortality weekly report 53 (February 6, 2004): 80–82.

7.  Boseley S. "Sugar industry threatens to scupper WHO." The Guardian April 21, 2003

8.  Brundtland GH. "Sweet and sour; The WHO is accused by the sugar industry of giving unscientific nutrition advice. But its recommendations are based on solid evidence, says Gro Harlem Brundtland." New Scientist, May 03, 2003: 23.

9.  International Life Sciences Institute. ILSI North America. Accessed February 13, 2004. Available from http://www.ilsina.org.

10. Kursban M. Commentary: conflicted panel makes for unfit guidelines. Physicians Committee for Responsible Medicine. Accessed June, 2003. Available from http://www.pcrm.org/health/commentary/commentary0004.html.

11. Chaitowitz S. Court rules against USDA's secrecy and failure to disclose conflict of interest in setting nutrition policies. Physicians Committee for Responsible Medicine. Accessed January 27, 2004. Available from http://www.pcrm.org/news/health001002.html.

12. Ich war für mehrere Jahre Mitglied des wissenschaftlichen Beirats des PCRM (Physician's Committee for Responsible Medicine).

13. National Academy of Sciences, and Institute of Medicine. "Dietary Reference Intakes for Energy, Carbohydrates, Fiber, Fat, Fatty Acids, Cholesterol, Protein, and Amino Acids [summary statement]." Washington, DC: National Academy Press, September, 2002.

14. National Institutes of Health. February 2004. Accessed at http://www.nih.gov

15. National Institutes of Health. "National Institutes of Health. Summary of the FY 2005 President's Budget." February 2, 2004. Accessed at http://www.nih.gov/news

16. National Institutes of Health. NIH Disease Funding Table: Special Areas of Interest. Accessed August 18, 2003. Available from http://www.nih.gov/news/findingresearchareas.htm.

17. Die Berechnung stammt aus dem NIH-Verzeichnis zur Finanzierung von Krankheitsbekämpfung: Besondere Interessensgebiete. Siehe vorhergehenden Quellennachweis.

18. National Cancer Institute. "FY 1999 Questions and Answers provided for the record for the FY 1999 House Appropriations Subcommitee." July 15, 2003. Accessed at http: //www3.cancer.gov/admin/fmb/1999QAs.htm

19. National Cancer Institute. FY 2001 Congressional Justifitcation. Accessed March 2, 2004. Available from http://www3.cancer.gov/admin/fmb/index.html.

20. Angell M. "The pharmaceutical industry – to whom is it accountable?" New Engl. J. Med. 342 (2000): 1902–1904.

21. National Cancer Institute. FY 2004 Congressional Justification. Accessed 2003. Available from http://www3.cancer.gov/admin/fmb/index/html.

22. Demas A. Food Education in the Elementary Classroom as a Means of Gaining Acceptance of Diverse Low Fat Foods in the School Lunch Program [PhD Dissertation]. Ithaca, NY: Cornell University, 1995:325

# Kapitel 17

1. Austoker J. "The 'treatment of choice': breast cancer surgery 1860–1985." Soc. Soc. Hist. Med. Bull. (London) 37 (1985): 100–107.

2. Naifeh SW. The Best Doctors in America, 1994–1995. Aiken, S.C.: Woodward & White, 1994.

3. McDougall JA, and McDougall MA. The McDougall Plan. Clinton, NJ: New Win Publishing, Inc., 1983.

4. Committee on Nutrition in Medical Education. "Nutrition Education in U.S. Medical Schools." Washington, DC: National Academy of Sciences, 1985.

5. White PL, Johnson OC, and Kibler MJ. "Council on Foods and Nutrition, American Medical Association – its relation to physicians." Postgraduate Med. 30 (1961): 502–507.

6. Lo C. "Integrating nutrition as a theme throughout the medical school curriculum." Am. J. Clin. Nutr. 72 (Suppl) (2000): 882S–889S.

7. Pearson TA, Stone EJ, Grundy SM, et al. "Translation of nutrition science into medical education: the Nutrition Academic Award Program." Am. J. Clin. Nutr. 74 (2001): 164–170.

8. Kassler WJ. "Appendix F: Testimony of the American Medical Student Association." Washington, DC: National Academy of Sciences, 1985.

9. Zeisel SH, and Plaisted CS. "CD-ROMs for Nutrition Education." J. Am. Coll. Nutr. 18 (1999): 287.

10. Auch zwei oder drei angesehene staatliche Einrichtungen sponserten dieses Programm, aber ich vermute, dass die Leiter dieser Vertretungen es als erforderlich ansahen, sich in ein Projekt über medizinische Bildung für ihre eigenen Zwecke einzubinden – trotz der fragwürdigen Liste der anderen Organisationen.

11. http://www.med.unc.edu/nutr/nim/FAQ.htm#anchor 197343

12. Weinsier RL, Boker JR, Brooks CM, et al. "Nutrition training in graduate medical (residency) education: a survey of selected training programs." Am. J. Clin. Nutr. 54 (1991): 957–962.

13. Young EA. "National Dairy Council Award for Excellence in Medical/Dental Nutrition Education Lecture, 1992: perspectives on nutrition in medical education." Am. J. Clin. Nutr. 56 (1992): 745–751.

14. Kushner RF. "Will there be a tipping point in medical nutrition education?" Am. J. Clin. Nutr. 77 (2003): 288–291.

15. Angell M. "Is academic medicine for sale?" New Engl. J. Med. 342 (2000): 1516–1518.

16. Moynihan R. "Who pays for the pizza? Redefining the relationships between doctors and drug companies 1: Entanglement." Brit. Med. Journ. 326 (2003): 1189–1192.

17. Moynihan R. "Who pays for the pizza? Redefining the relationships between doctors and drug companies. 2. Disentanglement." Brit. Med. Journ. 326 (2003): 1193–1196.

18. Avorn J, Chen M, and Hartley R. "Scientific versus commercial sources of influence on the prescribing behavior of physicians." Am. J. Med. 73 (1982): 4–8.

19. Lurie N, Rich EC, Simpson DE, et al. «Pharmaceutical representatives in academic medical centers: interaction with faculty and housestaff.» J. Gen. Intern. Med. 5 (1990): 240–243.

20. Steinman MA, Shlipak MG, and McPhee SJ. "Of principles and pens: attitudes and practices of medicine housestaff toward pharmaceutical industry promotions." Am. J. Med. 110 (2001): 551–557.

21. Lexchin J. "Interactions between physicians and the pharmaceutical industry: what does the literature say?" Can . Med. Assoc. J. 149 (1993): 1401–1407.

22. Lexchin J. "What information do physicians receive from pharmaceutical representatives?" Can. Fam. Physician 43 (1997): 941–945.

23. Baird P. "Getting it right: industry sponsorship and medical research." Can. Med. Assoc. Journ. 168 (2003): 1267–1269.

24. Smith R. "Medical journals and pharmaceutical companies: uneasy bedfellows." Brit. Med. Journ. 326 (2003): 1202–1205.

25. Chopra SS. "Industry funding of clinical trials: benefit or bias?" JAMA 290 (2003): 113–114.

26. Healy D. "In the grip of the python: conficts at the university-industry interface." Sci. Engineering Ethics 9 (2003): 59–71.

27. Olivieri NF. "Patients' health or company profits? The commericalization of academic research." Sci. Engineering Ethics 9 (2003): 29–41.

28. Johnson L. "Schools report research interest conflicts." The Ithaca Journal October 24, 2002: 3A.

29. Agovino T. "Prescription use by children multiplying, study says." The Ithaca Journal Sept. 19,2002: 1A.

30. Associated Press. "Survey: many guidelines written by doctors with ties to companies." The Ithaca Journal Feb. 12, 2002

31. Weiss R. "Correctly prescribed drugs take heavy toll; millions affected by toxic reactions." The Washington Post Apr. 15, 1998: A01

32. Lasser KE, Allen PD, Woolhandler SJ, et al. "Timing of new black box warnings and withdrawals for prescription medications." JAMA 287 (2002): 2215–2220.

33. Lazarou J, Pomeranz B, and Corey PN. "Incidence of adverse drug reactions in hospitalized patients." JAMA 279 (1998): 1200–1205.

# Kapitel 18

1. Macilwain G. The General Nature and Treatment of Tumors. London, UK: John Churchill, 1845.

2. Williams H. The Ethics of Diet. A Catena of Authorities Deprecatory of the Practice of Flesh-Eating. London: F. Pitman, 1883.

3. U.S. Census Bureau. "U.S. Popclock Projection." March, 2004. Accessed at http://www.census.gov/cgi-bin/popclock

4. Centers for Disease Control. "Prevalence of adults with no known risk factors for coronary heart disease-behavioral risk factor surveillance system, 1992." Morbidity and mortality weekly report 43 (February 4, 1994): 61–63, 69.

5. Kaufman DW, Kelly JP, Rosenberg L, et al. "Recent patterns of medication use in the ambulatory adult population of the United States: the Slone survey." J. Am. Med. Assoc. 287 (2002): 337–344.

6. Flegal KM, Carroll MD, Ogden CL, et al. "Prevalence and trends in obesity among U.S. adults, 1999–2000." JAMA 288 (2002): 1723–1727.

7. American Heart Association. "High blood cholesterol and other lipids-statistics." March, 2004. Accessed at http://www.americanheart.org/presenter.jhtml?identifier=2016

8. Wolz M, Cutler J, Roccella EJ, et al. "Statement from the National High Blood Pressure Education Program: prevalence of hypertension." Am. J. Hypertens. 13 (2000): 103–104.

9. Lucas JW, Schiller JS, and Benson V. "Summary health statistics for U.S. Adults: National Health Interview Survey, 2001." National Center for Health Statistics. Vital Health Stat. 10 (218). 2004

10. Robbins J. The Food Revolution. Berkeley, California: Conari Press, 2001. Deutsche Ausgabe: Food Revolution, Freiburg/Br, Deutschland: Hans-Nietsch-Verlag, 2003.

11. Ich empfehle dringend die Lektüre von John Robbins „Food Revolution" (siehe vorige Fußnote), in dem die Zusammenhänge von Ernährungsweise und Umwelt ausführlich und auf überzeugende Weise beschrieben werden.

12. World Health Organization. "The World Health Report 1997: Press Release. Human and social costs of chronic diseases will rise unless confronted now, WHO Director-General says." Geneva, Switzerland: World Health Organization, 1997. Accessed at http://www.who.int/whr2001/2001/archives/1997/presse.htm

13. Ornish, D., Brown, S. E., Scherwitz, L. W., Billings, J. H., Armstrong, W. T., Ports, T. A., McLanahan, S. M., Kirkeeide, R. L., Brand, R. J., and Gould, K. L. "Can lifestyle changes reverse coronary heart disease?" Lancet, 336: 129–133, 1990. Esselstyn, C. B., Ellis, S. G., Medendorp, S. V., and Crowe, T. D. "A strategy to arrest and reverse coronary artery disease: a 5-year longitudinal study of a single physician's practice." J. Family Practice, 41: 560–568, 1995.

14. Vegetarian Resource Group. "How Many Vegetarians Are There?" March, 2004. Accessed at http://www.vrg.org/journal/vj2003issue3/vj2003issue3poll.htm

15. Herman-Cohen V. "Vegan revolution." Ithaca Journal (reprinted from LA Times) Aug 11, 2003: 12A.

16. Sabate J, Duk A, and Lee CL. "Publication trends of vegetarian nutrition articles in biomedical literature, 1966–1995." Am. J. Clin. Nutr. 70 (Suppl) (1999): 601S–607S.

# Anhang A

1. Boyd JN, Misslbeck N, Parker RS, et al. "Sucrose enhanced emergence of aflatoxin $B_1$ ($AFB_1$)-induced GGt positive rat hepatic cell foci." Fed. Proc. 41 (1982): 356 Abst.

2. Tannenbaum A, and Silverstone H. "Nutrition in relation to cancer." Adv. Cancer Res. 1 (1953): 451–501.

3. Youngman LD. The growth and development of aflatoxin $B_1$-induced preneoplastic lesions, tumors, metastasis, and spontaneous tumors as they are influenced by dietary protein level, type, and intervention. Ithaca, NY: Cornell University, Ph.D. Thesis, 1990.

4. Youngman LD, and Campbell TC. "Inhibition of aflatoxin $B_1$-induced gamma-glutamyl transpeptidase positive (GGT+) hepatic preneoplastic foci and tumors by low protein diets: evidence that altered GGT+ foci indicate neoplastic potential." Carcinogenesis 13 (1992): 1607–1613.

5. Horio F, Youngman LD, Bell RC, et al. "Thermogenesis, low-protein diets, and decreased development of $AFB_1$-induced preneoplastic foci in rat liver." Nutr. Cancer 16 (1991): 31–41.

6. Bell RC, Levitsky DA, and Campbell TC. "Enhanced thermogenesis and reduced growth rates do not inhibit GGT+ hepatic preneoplastic foci development." FASEB J. 6 (1992): 1395 Abs.

7. Miller DS, and Payne PR. "Weight maintenance and food intake." J. Nutr. 78 (1962): 255–262.

8. Stirling JL, and Stock MJ. "Metabolic origins of thermogenesis by diet." Nature 220 (1968): 801–801.

9. Donald P, Pitts GC, and Pohl SL. "Body weight and composition in laboratory rats: effects of diets with high or low protein concentrations." Science 211 (1981): 185–186.

10. Rothwell NJ, Stock MJ, and Tyzbir RS. "Mechanisms of thermogenesis induced by low protein diets." Metabolism 32 (1983): 257–261.

11. Rothwell NJ, and Stock MJ. "Influence of carbohydrate and fat intake on diet-induced thermogenesis and brown fat activity in rats fed low protein diets." J. Nutr. 117 (1987): 1721–1726.

12. Krieger E, Youngman LD, and Campbell TC. "The modulation of aflatoxin ($AFB_1$) induced preneoplastic lesions by dietary protein and voluntary exercise in Fischer 344 rats." FASEB J. 2 (1988): 3304 Abs.

# Anhang B

1. Chen J, Campbell TC, Li J, et al. Diet, life-style and mortality in China. A study of the characteristics of 65 Chinese counties. Oxford, UK; Ithaca, NY; Beijing, PRC: Oxford University Press; Cornell University Press; People's Medical Publishing House, 1990.

2. Es handelte sich um 82 Sterberaten, aber ungefähr ein Drittel dieser Raten waren Zweifachzählungen derselben Krankheit bei Menschen unterschiedlichen Alters.

3. Dies bedeutet auch, dass man nur wenige oder keine nützlichen Daten erhält, wenn alle Individuen im Landkreis erfasst werden. Es gibt nur eine Krankheitsrate für jeden Landkreis, daher ist es nur notwendig, eine bestimmte Anzahl für jede der Variablen mit der Krankheitsrate zu vergleichen.

4. Piazza A. Food consumption and nutritional status in the People's Republic of China. London: Westview Press, 1986.

5. Messina M, and Messina V. The Dietitian's Guide to Vegetarian Diets. Issues and Applications. Gaithersburg, MD: Aspen Publishers, Inc., 1996.

# Anhang C

1. Holick MF. In: M. E. Shils, J. A. Olson, M. Shike and e. al (eds.), Modern nutrition in health and disease, 9th ed., 329–345. Baltimore, MD: Williams and Wilkins, 1999.

2. Barger-Lux MJ, Heaney R, Dowell S, et al. "Vitamin D and its major metabolites: serum levels after graded oral dosing in healthy men." Osteoporosis Int. 8 (1998): 222–230.

3. Die biologische Halbwertszeit des gespeicherten Vitamin D beträgt 10–19 Tage, d.h. in diesem Zeitraum wird die Hälfte des gespeicherten Vitamin D abgebaut.

4. Colston KW, Berger U, and Coombes RC. "Possible role for vitamin D in controlling breast cancer cell proliferation." Lancet 1 (1989): 188–191.

5. Nieves J, Cosman F, Herbert J, et al. "High prevalence of vitamin D deficiency and reduced bone mass in multiple sclerosis." Neurology 44 (1994): 1687–1692.

6. Al-Qadreh A, Voskaki I, Kassiou C, et al. "Treatment of osteopenia in children with insulin-dependent diabetes mellitus: the effect of 1-alpha hydroxyvitamin $D_3$." Eur. J. Pediatr. 155 (1996): 15–17.

7. Cantorna MT, Hayes CE, and DeLuca HF. "1,25-Dihydroxyvitamin $D_3$ reversibly blocks the progression of relapsing encephalomyelitis, a model of multiple sclerosis." Proc. National Acad. Sci 93 (1996): 7861–7864.

8. Rozen F, Yang X-F, Huynh H, et al. "Antiproliferative action of vitamin D-related compounds and insulin-like growth factor-binding protein 5 accumulation." J. Nat. Cancer Inst. 89 (1997): 652–656.

9. Cosman F, Nieves J, Komar L, et al. "Fracture history and bone loss in patients with MS." Neurology 51 (1998): 1161–1165.

10. Giovannucci E, Rimm E, Wolk A, et al. "Calcium and fructose intake in relation to risk of prostate cancer." Cancer Res. 58 (1998): 442–447.

11. Peehl DM, Krishnan AV, and Feldman D. "Pathways mediating the growth-inhibitory action of vitamin D in prostate cancer." J. Nutr. 133 (Suppl) (2003): 2461S–2469S.

12. Zella JB, McCary LC, and DeLuca HF. "Oral administration of 1,25-dihydroxyvitamin $D_3$ completely protects NOD mice from insulin-dependent diabetes mellitus." Arch. Biochem Biophys. 417 (2003): 77–80.

13. Davenport CB. "Multiple sclerosis from the standpoint of geographic distribution and race." Arch. Neurol. Pschiatry 8 (1922): 51–58.

14. Alter M, Yamoor M, and Harshe M. "Multiple sclerosis and nutrition." Arch. Neurol. 31 (1974): 267–272.

15. Van der Mei IA, Ponsonby AL, Blizzard L, et al. "Regional variation in multiple sclerosis prevalence in Australia and its association with ambivalent ultraviolet radiaion." Neuroepidemiology 20 (2001): 168–174.

16. McLeod JG, Hammond SR, and Hallpike JF. "Epidemiology of multiple sclerosis in Australia. With NSW and SA survey results." Med. J. Austr 160 (1994): 117–122.

17. Holick MF. "Vitamin D: a millenium perspective." J. Cell. Biochem. 88 (2003): 296–307.

18. MacLaughlin JA, Gange W, Taylor D, et al. "Cultured psoriatic fibroblasts from involved and uninvolved sites have a partial, but not absolute resistance to the proliferation-inhibtion activity of 1,25-dihydroxyvitamin $D_3$. Proc. National Acad. Sci 52 (1985): 5409–5412.

19. Goldberg P, Fleming MC, and Picard EH. "Multiple sclerosis: decreased relapse rate through dietary supplementation with calcium, magnesium and vitamin D." Med. Hypoth. 21 (1986): 193–200.

20. Andjelkovic Z, Vojinovic J, Pejnovic N, et al. "Disease modifying and immunomodulatory effects of high dose la (OH)$D_3$ in rheumatoid arthritis patients." Clin. Exp. Rheumatol. 17 (1999): 453–456.

21. Hypponen E, Laara E, Reunanen A, et al. "Intake of vitamin D and risk of Type 1 diabetes: a birth-cohort study." Lancet 358 (2001): 1500–1503.

22. Breslau NA, Brinkley L, Hill KD, et al. "Relationship of animal protein-rich diet to kidney stone formation and calcium metabolism." J. Clin. Endocrinol. Metab. 66 (1988): 140–146.

23. Langman CB. "Calcitriol metabolism during chronic metabolic acidosis." Semin. Nephrol. 9 (1989): 65–71.

24. Chan JM, Giovannucci EL, Andersson S-O, et al. "Dairy products, calcium, phosphorus, vitamin D, and risk of prostate cancer (Sweden)." Cancer Causes and Control 9 (1998): 559–566.

25. Byrne PM, Freaney R, and McKenna MJ. "Vitamin D supplementation in the elderly: review of safety and effectiveness of different regimes." Calcified Tissue Int. 56 (1995): 518–520.

26. Agranoff BW, and Goldberg D. "Diet and the geographical distribution of multiple sclerosis." Lancet 2 (7888) (November 2 1974): 1061–1066.

27. Akerblom HK, Vaarala O, Hyoty H, et al. "Environmental factors in the etiology of Type 1 diabetes." Am. J. Med. Genet. (Semin. Med. Genet.) 115 (2002): 18–29.

28. Chan JM, Stampfer MJ, Ma J, et al. "Insulin-like growth factor-I (IGF-I) and IGF binding protein-3 as predictors of advanced-stage prostate cancer." J. Natl. Cancer Inst. 94 (2002): 1099–1109.

29. Cohen P, Peehl DM, and Rosenfeld RG. "The IGF axis in the prostate." Horm. Metab. res. 26 (1994): 81–84.

30. Doi SQ, Rasaiah S, Tack I, et al. "Low-protein diet suppresses serum insulin-like growth factor-1 and decelerates the progresseion of growth hormone-induced glomerulosclerosis." Am. J. Nephrol. 21 (2001): 331–339.

31. Heaney RP, McCarron DA, Dawson-Hughes B, et al. "Dietary changes favorably affect bond remodeling in older adults." J. Am. Diet. Assoc. 99 (1999): 1228–1233.

32. Allen NE, Appleby PN, Davey GK, et al. "Hormones and diet: low insulin-like growth factor-1 but normal bioavailable androgens in vegan men." Brit. J. Cancer 83 (2000): 95–97.

# Index

John Robbins

# Ernährung
# für ein neues Jahrtausend

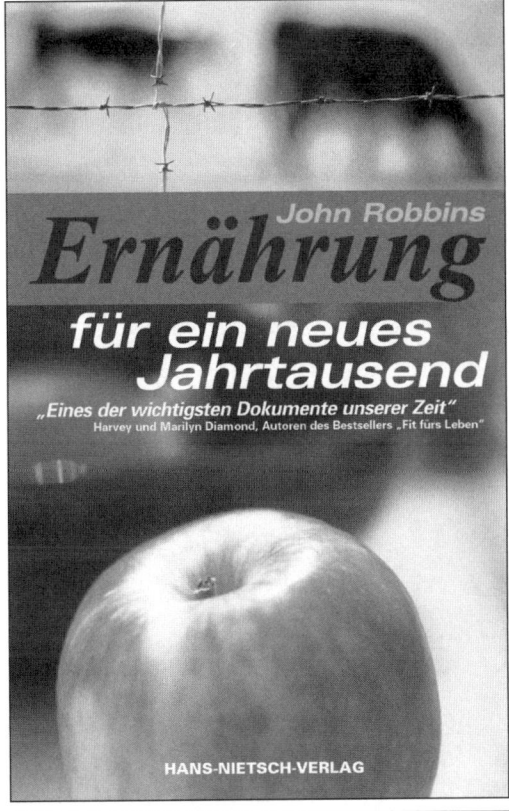

416 Seiten • € (D) 19,90 • sFr. 35,50
ISBN 978-3-929475-08-1

„Eines der wichtigsten Dokumente unserer Zeit“
Harvey und Marilyn Diamond, Autoren des Bestsellers „Fit fürs Leben“